ALTERNATIV HEILEN

Herausgegeben von Gerhard Riemann

Carola Lage-Roy führt seit Beendigung ihrer Heilpraktikerausbildung eine Praxis und behandelt beinahe ausschließlich mit Klassischer Homöopathie. Zusammen mit ihrem Mann schrieb sie 1988 das Standardwerk »Selbstheilung durch Homöopathie« und veröffentlicht im Eigenverlag die Schriftenreihe »Homöopathische Ratgeber«. Sie hält Vorträge über Homöopathie, Bachblüten und über die Nebenwirkungen von Impfungen. Carola und Ravi Roy haben drei Kinder.

Ravi Roy ist homöopathischer Arzt in zweiter Generation. Schon in jungen Jahren konnte er Erfahrungen bei der homöopathischen Behandlung der ländlichen Bevölkerung seiner indischen Heimat sammeln. Nach dem Medizinstudium in Indien kam er 1979 nach Deutschland, um die Homöopathie in ihrem Heimatland zu studieren. Er heiratete und blieb in Deutschland. Ravi Roy hat sich als Dozent, Autor und Leiter von Homöopathie-Fortbildungsseminaren im In- und Ausland einen Namen gemacht.

Von Carola und Ravi Roy ist außerdem erschienen:

Selbstheilung durch Homöopathie (Band 76011)

Unseren Kindern
Jakob, Jonas und Aron
gewidmet

Dieses Buch wurde auf chlor- und säurefreiem Papier gedruckt.

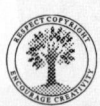

Originalausgabe März 1997
Copyright © 1997 Droemersche Verlagsanstalt Th. Knaur Nachf., München
Das Werk einschließlich aller seiner Teile ist urheberrechtlich geschützt.
Jede Verwertung außerhalb der engen Grenzen des Urheberrechtsgesetzes ist ohne
Zustimmung des Verlages unzulässig und strafbar. Das gilt insbesondere für
Vervielfältigungen, Übersetzungen, Mikroverfilmungen und die Einspeicherung
und Verarbeitung in elektronischen Systemen.
Umschlagillustration Susannah zu Knyphausen, München
DTP-Satz und Herstellung: Barbara Rabus
Druck und Bindung Ebner Ulm
Printed in Germany
ISBN 3-426-76130-0

2 4 5 3 1

Carola und Ravi Roy

Kranke Kinder
mit Homöopathie
behandeln

Schwerpunktthema: Impfung

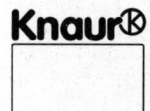

Inhalt

III. ALLGEMEINE KINDERKRANKHEITEN

IV. INFEKTIONSKRANKHEITEN

V. ARZNEIMITTELLEHRE

VI. KEINE ANGST VOR ÄNGSTEN

VII. ANHANG

I.

EINFÜHRUNG

Die Homöopathie gestern und heute

Homöopathie ist eine medizinische Therapie, die die Ursache und den Kern von Krankheiten auflösen und heilen will. Sie ist nicht daran interessiert, die Folgen falscher Handlungen zu beseitigen, so daß der Mensch weiterhin so leben kann, wie er bisher gelebt hat.

Die Homöopathie wurde uns in der Form, wie sie heute praktiziert wird, von dem berühmten Arzt Dr. Samuel Hahnemann gegeben. In über 50 Jahren wissenschaftlicher Arbeit stellte er die Grundsätze der Homöopathie dar. Diese Prinzipien faßte er in seinem Grundwerk »Organon der Heilkunst« zusammen, dessen erste Auflage im Jahre 1810 erschien. Sein größtes Werk ist jedoch die Abhandlung über »Die chronischen Krankheiten«, die 1829 zum ersten Mal erschien. Seine erste Veröffentlichung über dieses neue universale Heilprinzip machte er im Jahr 1796 in einem Aufsatz in Hufelands Journal.

Die Ideen von Hahnemann waren genauso revolutionär wie die der Physik am Ende des 19. Jahrhunderts. Akzeptiert hat die Welt die Quantentheorie und die Relativitätstheorie von Einstein zwar schon, verstanden haben sie aber nur die wenigsten. Die Physik ist eine anerkannte Wissenschaft, da sie die Grundsätze der Wissenschaft ähnlich wie die Mathematik erfüllt. Die Homöopathie erhebt den Anspruch, genauso eine exakte Wissenschaft zu sein. Damit ein Spezialgebiet oder eine Lehre als exakte Wissenschaft fungieren kann, müssen die Grundsätze wissenschaftlichen Arbeitens erfüllt sein. Jeder wissenschaftliche Zweig leistet das auf seine Weise.

Die Grundsätze der Wissenschaft lauten:

1. Durch Beobachtung von Naturphänomenen wird eine *Arbeitshypothese* aufgestellt.
2. Diese Arbeitshypothese bildet die Grundlage für *Versuche und Experimente*.

3. Stimmen die Ergebnisse im großen Umfang überein, wird die Arbeitshypothese zu einer *Theorie* erhoben und akzeptiert.

4. Sind die Ergebnisse der Anwendung der Regeln und Prinzipien dieser Theorie über jahrelange Versuche immer exakt nachzuprüfen, wird die Theorie zu einem *Naturgesetz* erhoben und akzeptiert.

5. Ein *Naturgesetz ist unfehlbar* in seinem Rahmen der Existenz. Durch Einsteins Theorie wurden die Newtonschen Gesetze nicht widerlegt, sondern sie stellte nur eine höhere Gesetzmäßigkeit dar. Die Newtonschen Gesetze sind in ihrem Rahmen richtig. Wenn man die Angelegenheit von einer höheren Warte betrachtet, dann sind die alten Gesetze aufgehoben, und es treten höhere Gesetze in Kraft.

6. Ein Naturgesetz gibt uns die Basis, um etwas *genau bestimmen* und *voraussagen* zu können. Es sind die Naturgesetze, die es dem Menschen ermöglichen, zum Mond zu fahren.

7. Um ein Naturgesetz unfehlbar in der Praxis anwenden zu können, müssen die *Prinzipien und Regeln verstanden, beachtet und exakt ausgeführt werden.*

Aus diesem Grund forderte Hahnemann:

Macht's nach, aber macht's genau nach!

Nun betrachten wir Hahnemanns Homöopathie, ihre Entwicklung und Ausarbeitung nach diesen Grundsätzen.

Zu Punkt 1: Im Jahre 1790 machte Hahnemann die Beobachtung über das Naturphänomen, wie und was für eine Wirkung alle Substanzen auf einen lebendigen und gesunden Organismus ausüben:

Sie produzieren Symptome von bestimmten Krankheitsrichtungen. Hahnemanns revolutionärer erster Selbstversuch in seinen eigenen Worten:

> *»Ich nahm zum Versuch halber etliche Tage zweimal täglich jedesmal 4 Quentchen gute China ein; die Füße, die Fingerspitzen wurden mir erst kalt, ich ward matt und schläfrig, dann fing mir das Herz an zu klopfen, mein Puls ward hart und geschwind: eine unleidliche Ängstlichkeit, ein Zittern (aber ohne Schauder), eine Abgeschlagenheit durch alle Glieder, dann Klopfen im Kopfe, Röthe der Wangen,*

Durst, kurz alle mir sonst beim Wechselfieber gewöhnlichen Sympto-
me erschienen nacheinander, doch ohne eigentlichen Fieberschau-
der ...«

In seinem Kopf blitzt der Gedanke auf: Heilt die Chinarinde Wechselfieber, weil sie in der Lage ist, sie im menschlichen Körper hervorzurufen?

Zu Punkt 2: Er stellte nun folgende Arbeitshypothese auf:
Eine bestimmte Substanz kann eine Krankheitsäußerung heilen, weil sie
diese im »gesunden« Körper produziert.
Um mit dieser Hypothese Versuche mit Kranken machen und experimentieren zu können, mußte er erst viele solcher Beobachtungen von
Mittelwirkungen an sich selbst und gesunden Menschen durchführen.
Also nahm er die gewöhnlichen Arzneien der damaligen Zeit und machte Selbstversuche mit Aconit, Belladonna, Chamomilla usw. Gleichzeitig gab er seinen Patienten diese Mittel, wenn er ähnliche Krankheitsäu-
ßerungen bei ihnen feststellen konnte.
Nach sechs Jahren des Experimentierens war er so weit, daß er es wagen
konnte, der Welt bzw. seinen Kollegen die Quintessenz seiner Experimente und Thesen bekanntzumachen.

Zu Punkt 3: Schon Ende des 18. Jahrhunderts waren von Hahnemann so
viele Heilungen durch die Anwendung protokolliert worden, daß es für
ihn keine Arbeitshypothese mehr war. Er faßte die neue Theorie und die
neue Arbeitsweise in einem Satz zusammen:
»Similia similibus curentur« – Ähnliches soll durch Ähnliches geheilt
werden. Anfang des 19. Jahrhunderts machte er Gebrauch von weiteren
Anwendungsmöglichkeiten seiner Theorie.
Es liegt jedem Heiler, Therapeuten oder, wie Hahnemann es ausdrückte,
Heilkünstler am Herzen, nicht nur seine Mitmenschen von Krankheiten
zu heilen, sondern sie auch davor zu bewahren.
In der damaligen Zeit herrschten schlimme Scharlachepidemien, seine
Versuche mit der neuen Methode zeigten ihm, in welcher Weise Bella-
donna ein Replikat (Ebenbild) des Arzneimittels am gesunden Men-
schen produzieren kann. Aus diesem Grund setzte er Belladonna bei

Scharlachepidemien mit großer Sicherheit als Prophylaxe ein. Die Resultate übertrafen all seine Erwartungen, erfüllten ihn mit großer Freude und gaben ihm den Mut, seine wissenschaftlichen Arbeiten weiterzuführen. Keiner der Menschen, die die Scharlachprophylaxe erhalten hatten, erkrankte an Scharlach. Der Schutz war 100%ig.

Im Jahre 1805 veröffentlichte er den Vorläufer zum »Organon«, in dem er seine bisher bekannten Grundsätze und Regeln der Homöopathie zusammenfaßte. 1807 wurde die neue Wissenschaft auf den Namen »Homöopathie« getauft. Hahnemann erschuf das Wort aus dem Griechischen mit der Bedeutung »ähnliches Leiden«. Gleichzeitig erhielt die Schulmedizin auch einen richtigen Namen – »Allopathie« –, der auch von Hahnemann geschaffen wurde. *Allos* bedeutet anders, also »anderes Leiden«.

Zu Punkt 4: Nachdem Hahnemann 20 Jahre mit der Theorie gearbeitet hatte, erhob er sie um 1810 zu einem Naturgesetz:
»Similia similibus curantur« – Ähnliches wird durch Ähnliches geheilt, und er schrieb auch das Grundwerk der Homöopathie, das »Organon der Heilkunst«.

Zu Punkt 5: Hahnemanns Heilerfolge waren jetzt weit und breit bekannt, und auch seine Vorbeugungsmethode gewann immer mehr an Akzeptanz unter seinen Schülern und Kollegen, die angefangen hatten, mit der Homöopathie zu experimentieren. In den nächsten Jahren erlebte Hahnemann jedoch immer mehr Enttäuschungen bei der Anwendung des von ihm entdeckten Heilgesetzes. Sein Glaube an dieses Heilgesetz war aber unerschütterlich, also machte er sich nach vielen Monaten klar, daß die Fehlschläge nicht in dem Gesetz liegen konnten, sondern in der Art und Weise der Anwendung und daß sie auf ungenügendem Wissen beruhten. Die nächsten zwölf Jahre bestanden in einer wahren Herkulesarbeit, in der Erforschung und Aufstellung der Grundursachen von Krankheiten. Seine Miasmentheorie und die Vorgehensweise für die Behandlung von chronischen Krankheiten legte er in seiner Abhandlung »Die chronischen Krankheiten« nieder, die 1829 veröffentlicht wurde.

Zu Punkt 6: Hahnemann stellte die Theorie auf, daß allen Krankheiten nur drei Krankheitsursachen zugrunde liegen, die er Psora, Sykosis und Syphilis nannte. Mit der Entdeckung dieser Tatsache wurde seine Wissenschaft unfehlbar. Die Heilungen von Hahnemann sind inzwischen zur Legende geworden.

Zu Punkt 7: Hahnemann hat seine Wissenschaft zielsicher in die Praxis umsetzen können. Auch seine Schüler, die das Gesetz richtig verstanden und genauso ausführten, konnten die Unfehlbarkeit bestätigen.

Homöopathie in der Praxis

Die Anwendungsweise der Homöopathie hat Hahnemann in § 3 des
»Organons« ausführlich zusammengefaßt:

§ 3

Sieht der Arzt deutlich ein, was an Krankheiten, das ist, was an jedem
einzelnen Krankheitsfalle insbesondere zu heilen ist (Krankheits-Er-
kenntnis, Indication), sieht er deutlich ein, was an den Arzneien, das
ist, an jeder Arznei insbesondere, das Heilende ist (Kenntniß der
Arzneikräfte), und weiß er nach deutlichen Gründen das Heilende
der Arzneien dem, was er an dem Kranken unbezweifelt Krankhaftes
erkannt hat, so anzupassen, daß Genesung erfolgen muß, anzupassen
sowohl in Hinsicht der Angemessenheit der für den Fall nach ihrer
Wirkungsart geeignetsten Arznei (Wahl des Heilmittels, Indicat), als
auch in Hinsicht der genau erforderlichen Zubereitung und Menge
derselben (rechte Gabe) und der gehörigen Wiederholungszeit der
Gabe: – kennt er endlich die Hindernisse der Genesung in jedem
Falle und weiß sie hinwegzuräumen, damit die Herstellung von Dau-
er sei: so versteht er zweckmäßig und gründlich zu handeln und ist
ein ächter Heilkünstler.

Das Verständnis von Krankheiten

Hahnemann fordert uns als Therapeuten auf, uns ein gründliches Verständnis der Krankheiten zu verschaffen. Der Mensch besteht aus Geist,
Seele und Körper, wobei der Geist das bestimmende Prinzip ist, die
Seele der Vermittler und der Körper das ausführende Prinzip oder Organ. Alle Krankheitsursachen haben ihren Sitz in der Seele. Die Äuße-
rung dieser Krankheitsursachen findet in den mentalen, emotionalen,
energetischen und physischen Körpern des Menschen statt. Wenn wir

von geistigen Symptomen sprechen, dann meinen wir damit die auf der Mentalebene, denn der Geist ist das reine göttliche Prinzip, er ist und bleibt immer perfekt. Er kann von Krankheiten nicht berührt werden. Der Geist ist das heilende Prinzip. Das homöopathische Mittel ermöglicht dem Geist, in den niederen Körper einzutreten und die Heilungen zu bewirken.

Studium der Arzneimittellehre

Hahnemanns zweite Aufforderung besteht darin, daß wir uns genaue Kenntnis der Arzneien aneignen sollten. Dies ist das Studium der Arzneimittelbilder, die inzwischen einen beträchtlichen Umfang angenommen haben. Jedoch ist die Handhabung der göttlichen Prinzipien immer sehr einfach. Wir brauchen dafür nur das Wesen eines Mittels in unserem tiefsten Inneren zu verstehen.

Darüber hinaus brauchen wir die Kenntnisse der wesentlichen Symptome dieser Arznei. Dies ist für jeden Menschen, der ernsthaft darum bemüht ist, gut möglich.

Die Anamnese

Der Heilkünstler muß wissen, wie seine Kenntnisse der Arzneimittel auf die der Krankheit zu übertragen sind. Um dies tun zu können, muß das Krankheitsgeschehen bei einem Menschen in seinem Wesen erfaßt werden. Dies nennt man die Fallaufnahme oder Anamnese. Dann wird der Fall in seinem Kernpunkt analysiert, die wesentlichen Symptome werden herausgestellt, und in den Repertorien und Arzneimittelbildern wird gesucht, welches Mittel in seinem Wesen genau mit den herausgearbeiteten Symptomen übereinstimmt. Dies ist die sogenannte Mittelfindung.

Die Dosierung

Die Verabreichung des *Similimums* (des am besten passenden Mittels). Hier müssen die Potenz, die Anzahl der Tropfen und die Abstände bestimmt werden. Für die Dosierung gibt es in der Homöopathie eine Anzahl von Regeln, die auf den beiden inneren Umschlagseiten übersichtlich dargestellt sind.

Hindernisse bei einer Heilung

Weiterhin erklärt uns Hahnemann, daß der Heilkünstler die möglichen Hindernisse und Blockaden für eine Heilung kennen muß. Darüber hinaus muß er wissen, wie sie zu beseitigen sind, damit sich die volle Genesung entfalten kann. Diese Hindernisse sind im Inneren und im Äußeren zu finden. In der äußeren Welt ist eine entsprechende und individuelle Korrektur der Lebensweise für eine gute homöopathische Arbeit notwendig. In der inneren Welt sind die Traumen (Verletzungen) auf allen Ebenen als Blockaden zu betrachten bis hin zu den Grundursachen der Krankheit, den Miasmen.

Die weitere Arbeit und die Forschungen auf dem Gebiet der Homöopathie lassen uns heutzutage sieben Miasmen aufstellen.

Die Miasmen

Vom geistigen Standpunkt sind die Miasmen ein Mißbrauch des Göttlichen im Menschen.

- Das Grundmiasma ist die Psora.
  Die Psora ist der Mißbrauch des Wissens und der Weisheit.
- Das zweite Miasma ist die Sykose.
  Sie kommt zustande durch den Mißbrauch des Lebens, und zwar der Schönheit des Lebens.
- Das dritte Miasma ist die Syphilis.
  Sie entstand aus dem Mißbrauch der Macht.
- Das vierte Miasma ist die Tuberkulose.
  Sie beruht auf dem Mißbrauch des Bewußtseins, das die Wahrheit beinhaltet.
- Das fünfte Miasma ist die Carcinose.
  Dies ist der bewußte Mißbrauch des Willens.
- Das sechste Miasma ist die Pseudosykose.
  Es ist der willentliche Mißbrauch der Schöpfungskraft.
- Das siebte Miasma ist die Pseudosyphilis.
  Es ist der egoistische Mißbrauch der Gaben Gottes.

Potenzen und Potenzierung

Am Anfang seiner Versuche arbeitete Hahnemann selbstverständlich mit Urtinkturen. Eine Urtinktur ist ein alkoholischer Auszug aus Pflanzen oder eine reine chemische Substanz bzw. ein Mineral oder ein Element. Chemische Substanzen sind z. B. Atropin, Kalium sulfuricum, Hepar sulfuris usw. Mineralien und Elemente sind z. B. Graphit, Sulfur (Schwefel), Aurum (Gold), Kohle, Petroleum usw.

Die Begriffe Potenzen und Potenzierung existierten vor Hahnemanns Entdeckung gar nicht im Sinne der Homöopathie. Hahnemann hatte nur die Ursubstanzen zur Verfügung und benutzte diese in der Weise, wie er es gelernt hatte. Die Dosierung war simpel, es wurde einfach mehr oder weniger von den Substanzen verwendet, nur mit dem Unterschied, daß sie jetzt aufgrund des homöopathischen Prinzips angewandt wurden. Hahnemann erkannte jedoch, daß die großen Mengen an Mitteln, wie sie in der Schulmedizin üblich waren, bei den Patienten starke Reaktionen auslösten, wenn sie homöopathisch angewandt wurden. Manche Reaktionen waren sogar sehr bedrohlich. Er versuchte diese heftigen Reaktionen abzumildern, indem er die Dosis reduzierte. Sein wissenschaftlicher Geist schloß aber willkürlich Reduzierungen der Dosis als Basis für weitere Experimente aus. Also reduzierte er die Dosis in einer ganz exakten Weise durch systematische Verdünnung.

Er nahm einen Teil der Urtinktur und verdünnte ihn mit 99 Teilen Alkohol als Trägersubstanz; bei unlöslichen Substanzen wurde die Verdünnung mit 99 Teilen Milchzucker durchgeführt, wobei er sorgfältig auf eine vollständige, gleichmäßige Verteilung von Trägersubstanz und Mittel achtete. Dies erreichte er, indem er Flüssigkeiten zehn kräftige Schüttelschläge gab und feste Substanzen eine Stunde lang mit dem Milchzucker verrieb. Dies war die erste Verdünnung, später Potenzierung genannt, und sie wurde als »Eins centisimal«, kurz »1« bezeichnet. Heutzutage wird sie in Deutschland wegen der Unterscheidung von anderen Potenzen als »C 1« bezeichnet.

Diese Verdünnung war für einige seiner Patienten viel besser verträglich, aber für andere immer noch zu stark. Also beschloß er, weiter zu verdünnen, und es entstand die zweite Stufe bzw. »C 2«. Nachdem die zweite Potenz immer noch für manche sensiblen Menschen zu stark war, reduzierte er weiter auf die »3«. Nun konnten fast alle Patienten die Mittel gut vertragen. In dieser Weise arbeitete Hahnemann viele Jahre, bis er sich vornahm, auch diese leichten Reaktionen zu vermeiden, und sein experimentierfreudiger Geist forschte weiter. Er verdünnte auf die vierte, fünfte und sechste Stufe und weiter. Dabei beobachtete er, daß die Verdünnungen ab der sechsten Stufe eine neue Art von Wirkung zeigten, die vor allem bei seinen sensiblen Patienten auftrat. Es war keine rein physische Wirkung mehr, sondern eine energetische.

Ab diesem Zeitpunkt nannte Hahnemann diese Stufen der Arzneimittelverarbeitung Potenzen und das Verfahren Potenzierung bzw. Dynamisierung. Es gibt heute drei Arten von Potenzen, die einen festen Platz in der Homöopathie eingenommen haben. Die D-, C- und LM-Potenzen, die Dezimal-, die Centisimal- und die Quinquagintamila-Potenzen. Die Begriffe bezeichnen den Verdünnungsgrad (10fach, 100fach und 50 000fach). Die eigentliche Potenzierung findet durch die Schüttelschläge bei jeder Stufe der Verdünnung statt.

Man könnte denken, daß ab einer bestimmten Stufe der Verdünnung eine weitere Verdünnung nicht mehr nötig wäre, sondern nur noch eine Potenzierung, da das Mittel bereits so stark verdünnt ist, daß keine starken Reaktionen mehr ausgelöst werden können. Dies hat sich jedoch in der Praxis nicht bestätigt. Höhere Potenzen, die ohne weitere Verdünnung hergestellt wurden, erwiesen sich als gewaltige Energiequellen. Diese hohe Konzentration von Energie war sogar gesunden Menschen kaum zumutbar, geschweige denn kranken, bei denen sie unter Umständen lebensgefährlich gewirkt hätte. Hahnemann machte all diese Experimente bei sich selber, bei seiner willigen Familie und seinen Freunden. Als echter Wissenschaftler probierte er erst alles genauestens aus, bevor er damit praktizierte und es veröffentlichte. Das Fazit war: Bei jeder weiteren Potenzierung mußte auch weiter verdünnt werden.

Die D-Potenzen besitzen durch den niedrigen Verdünnungsgrad eine hohe Energiekonzentration und haben die härteste Wirkung von allen Potenzen. Je höher die Potenz, um so feiner und daher tiefergehender die Wirkung. Wenn solche feinen Energien in zu hohen Konzentrationen auftreten, dann können sie bei schwachen Menschen gefährlich werden.

Die C-Potenzen sind zwar auch noch sehr stark, aber für eine große Anzahl von Menschen doch genügend verdünnt, um keine Gefahr darzustellen. Jedoch verursachen sie in vielen Fällen die sogenannte »Erstverschlimmerung«.

Um auch diese zu beheben, widmete Hahnemann die letzten Jahre seines Lebens vielen Versuchen, bis er endlich die LM-Potenzen schuf. Diesen liegt ein ganz anderes Verfahren zugrunde als den C-Potenzen. Der Hauptunterschied besteht in der Art der Verdünnung. Bei jeder Stufe der Potenzierung wird die Verdünnung nämlich auf zwei Vorgänge verteilt. Beim ersten Vorgang geschieht eine hundertfache und beim zweiten Vorgang eine fünfhundertfache Verdünnung; zusammen ergibt dies eine fünfzigtausendfache Verdünnung. Diese Potenzen sind äußerst sanft in ihrer Wirkung, gleichzeitig aber auch sehr schnell. Um sie richtig anwenden zu können, muß man mit allen Prinzipien und Regeln gründlich vertraut sein.

Letztendlich muß jeder Therapeut hier seinen eigenen individuellen Stil finden. Jede Potenz hat ihre Berechtigung, und ein erfahrener Homöopath wird sich die ganze Palette der Potenzen zu Nutzen machen.

Die Fallaufnahme

Wenn wir eine brauchbare Anamnese im Sinne der Homöopathie erstellen wollen, müssen wir die Anweisungen Hahnemanns beherzigen. Wir müssen das Wesen der Krankheit und die wesentlichen Symptome erfassen.

Die erste Regel lautet: Das kranke Kind reden lassen, es nicht unterbrechen, so daß es im Fluß des Erzählens bleiben kann, immer tiefer in sein eigenes Wesen eindringt und tief verborgene Probleme herausholen kann.

Sollte es irgendwo bei der Erzählung steckenbleiben, geben Sie nur mit Hilfsworten einen Anstoß. Nur wenn es anfängt, vom wirklichen Thema abzuweichen, sollte man es sanft zurückbringen, indem man z. B. sagt: »Du wolltest mir etwas über die Schulzeit erzählen« usw.

Die zweite Regel lautet: Stellen Sie keine Fragen, die mit ja oder nein beantwortet werden können. Je allgemeiner die Frage gestellt wird, um so besser, z. B.: »Kannst du mir etwas über deine Eßgewohnheit sagen?« und nicht etwa: »Hast du einen guten Appetit?«

Die dritte Regel lautet: Zwingen Sie das Kind nicht in eine bestimmte Richtung, bzw. legen Sie ihm nicht die Worte in den Mund, z. B.: »Also du bist sehr vorsichtig!« Sagt das Kind: »Ja«, so könnte es stimmen oder nicht. Auch wenn es zutrifft, haben Sie nichts gewonnen. Sie haben bloß einen Krankheitsbegriff gefunden, aber keine wesentlichen Züge erfassen können. Sagen Sie statt dessen etwa Folgendes: »Von dem, was du mir soeben erzählt hast, ist es zu verstehen, daß du dich nicht recht wohl fühlst.« Sie können jetzt ruhig warten, bis das Kind seine Erzählung weiterführt und Ihnen dabei interessante Einzelheiten mitteilt.

Wenn Ihnen am Ende der Erzählung noch allgemeine Details und Modalitäten (Umstände, die bessern oder verschlimmern) fehlen, können Sie jetzt sehr gezielt, aber unter Beachtung der drei Regeln, Fragen stellen. Die gezielte Befragung haben wir in dem Kapitel »Durchfall« exemplarisch und ausführlich dargestellt. Sie können diese Vorgehensweise auf alle anderen Krankheiten übertragen.

Die konstitutionelle Behandlung

Die Konstitution eines Menschen beruht auf der miasmatischen Belastung, mit der er auf die Welt kommt. Jedes Kind ist aber am Anfang ganz rein. Gäbe es die Möglichkeit, die Kinder vor allen negativen Einflüssen zu bewahren, würden sie niemals von ihren Miasmen erfahren und berührt werden, sie wären sogar davon befreit.
Die negativen Einflüsse fungieren als Futter für die Miasmen, und sie wachsen und gedeihen in dem Maße, wie diese Einflüsse Macht haben. Das wiederum hängt davon ab, wie groß die Schwächen sind und welche Stärken als Gegengewicht ins Spiel kommen.
Die negativen Einflüsse kommen aus der Umwelt, wobei das nächstlie-

gende Umfeld natürlich die Familie ist. Die Schwächen und Stärken der Familie, vor allem der Eltern, ihre Lebens- und Ernährungsweise, ihr Wissen in Hinsicht auf Lebensführung u. a. bestimmen das Wachstum der Miasmen. Dazu kommen alle Traumen (geistig, seelisch und körperlich) vom Zeitpunkt der Zeugung über Schwangerschaft und Geburt bis zum Kindesalter. Diese Traumen können eine direkte Beziehung zu einem Grundmittel des Kindes haben oder zu einem Randmittel. Z. B. kann eine Kopfverletzung begrenzt sein auf ein Arnica-Trauma oder das Tuberkulose-Miasma aktivieren. In diesem Fall ist Arnica ein Randmittel, es wirkt auf die direkten Folgen eines äußeren Einflusses; Tuberculinum wäre das Grundmittel, denn es geht die miasmatischen Belastungen an.

Eine konstitutionelle Behandlung auf dieser Grundlage bedeutet, daß als erstes die gesamte miasmatische Struktur und alle Traumen des Kindes erfaßt werden. Dies muß nicht und kann auch gar nicht auf einmal geschehen. Der Organismus drückt nur das aus, was momentan vorrangig ist und verarbeitet, aufgelöst und geheilt werden muß.

Von den Informationen, die man vom Kind erhält, sucht man das vordergründige Miasma heraus, und gibt aufgrund der wesentlichen Symptome das passende Mittel. Manchmal ist auch eine Verordnung von zwei Mitteln notwendig.

Verlangt der Organismus nach einer Weile ein neues Mittel, indem er einen neuen Zustand entwickelt, wird dieses jetzt verabreicht. Jedes Mittel bringt das Kind ein Stück näher zu seiner Gesundheit. Zwischendurch können Randtraumamittel eingesetzt werden, wenn die Traumen als Blockade fungieren und der Organismus sie meldet. Auf diese Weise geht man Stück für Stück durch alle Schwächen und Blockaden durch, bis alle Mängel abgebaut worden sind. So versucht der Therapeut, die negativen Einflüsse, die Lebensweise usw. auf eine gesunde Art zu ändern sowie eine positive Lebensweise herbeizuführen.

Deswegen ist es am günstigsten, wenn alle Familienangehörigen, vor allem aber die Eltern, sich gleichzeitig homöopathisch behandeln lassen.

Auch wenn die eigentliche konstitutionelle Behandlung abgeschlossen ist, aber die negativen Einflüsse noch sehr mächtig sind, können die miasmatischen Schwächen gelegentlich aufflackern. Eine kurze Weiterbehandlung reicht meistens, um sie wieder unter Kontrolle zu bekommen. Im Grunde genommen wird das Kind durch die konstitutionelle Behandlung so gestärkt, daß es mit der Umwelt gut zurechtkommt und sich davon nicht mehr unterkriegen läßt. Es wächst an den Erfahrungen und kann sie als eine freudige Aufforderung des Lebens zu mehr Wachstum akzeptieren.

Wie wir in unserem Leben bestimmte Phänomene wissenschaftlich anwenden

Es ist wohl allgemein anerkannt, daß ein gesunder Mensch, der mit genügend Abwehrstoffen ausgestattet ist, nicht an Infektionskrankheiten erkrankt. Der Organismus besitzt einen Abwehrmechanismus, der, solange er aufrechterhalten wird, in der Lage ist, mit allen Arten von Bakterien und Viren zurechtzukommen. Dies läßt uns folgern, daß die Bakterien und Viren in einem gesunden Körper keine Macht haben und keine Krankheit auslösen können. Weitere Folgerungen sind: Wenn ein Körper doch erkrankt, hat der Abwehrmechanismus in irgendeiner Weise nicht richtig funktionieren können.

Der wissenschaftliche Weg, dieses Geschehen anzugehen, ist, herauszufinden, wo der Fehler liegt und ihn zu beseitigen. Wenn wir aber anfangen, die Bakterien mit Antibiotika zu bombardieren, dann arbeiten wir in einer sehr unprofessionellen Weise. Dies ist die unwissenschaftliche Anwendung der Beobachtung, daß sich bei bestimmen Pilzsorten, aus denen die Antibiotika hergestellt werden, keine Bakterien ansiedeln können. Eine richtige wissenschaftliche Anwendung ist z. B. die Arbeit von Dr. Sandler*, in der er die Ursachen für eine herabgesetzte Abwehrlage herausgefunden hat. Darüber hinaus hat er auch die notwendigen Maßnahmen herausgearbeitet, wie eine gute Abwehrlage wiederhergestellt werden kann.

Betrachten wir das gesamte Thema in einer anderen Weise. Nehmen wir

---

* Ein ausführliches Quellenverzeichnis finden Sie im Anhang des Buches.

an, eine Festung ist von einem Feind belagert, und die Patronen gehen den Verteidigern aus. Jetzt können sie sich nicht mehr richtig verteidigen, und die Feinde können in die Festung stürmen. Was kann man noch tun, um die Festung zu retten? Kann man eine Bombe auf die Stelle fallenlassen, an der der Feind einstürmt, wobei der Feind, aber auch einige Verteidiger zugrunde gehen? Der Feind hat vielleicht große Reserven, von denen immer mehr heranstürmen, woraufhin noch mehr Bomben auf sie abgeworfen werden. Natürlich schadet dies auch den Verteidigern in immer größerem Maße.

Anstatt hier eine Möglichkeit zu finden, den Verteidigern Munition zu beschaffen, womit sie sich selber verteidigen können, hat man sich auf den Feind konzentriert und dabei den Verteidiger in einem desolaten Zustand zurückgelassen. Die Festung und die Verteidiger können zwar gerettet werden, aber mit großen Verlusten. Die restliche Feindesgruppe hat sich zwar zurückgezogen, wartet aber im Hintergrund, jederzeit bereit zu einem neuen Angriff, wobei sie die Bombenangriffe in Kauf nimmt und nach einer Möglichkeit sucht, um sich davor zu schützen.

Dieses Resultat beobachten wir in dem Antibiotikakrieg gegen die Bakterien, wobei die Bakterien gegen die Antibiotika immun werden.

Die wissenschaftliche Methode, die von Dr. Sandler entwickelt worden ist, bezieht sich auf den physischen Körper und eine bestimmte Art von Krankheiten. Da sie die wichtigsten Prinzipien der gesunden Ernährungslehre beachtet und grundsätzlich die Ursache der herabgesetzten Abwehrlage behandelt, hat sie im Rahmen des Physischen eine unfehlbare Wirkung. Jedoch werden hier der Energie-, Emotional- und Mentalkörper nicht in Betracht gezogen.

Werden die Gesetzmäßigkeiten der physischen Welt verstanden, anerkannt und angewandt, wird der physische Körper gesund. Der materielle Körper ist aber den anderen Körpern untergeordnet, und sollten dort irgendwelche Gesetze gebrochen werden, wird dies auch eine direkte Wirkung auf den physischen Körper haben und die Gesundheit stören, wobei der physische Körper die Störung durch eine vitale Energie sofort ausgleichen kann. Bleibt die Störung in den anderen Körpern bestehen oder wird sie noch stärker, dann wird der Körper irgendwann zusammenbrechen, trotz Beachtung aller physischen Grundsätze.

27

Die Betrachtungsweise der Miasmen beinhaltet die sieben Grundtypen des Menschen. Jeder dieser Grundtypen braucht eine andere Ernährungsweise, um seinen Körper ganz gesund zu erhalten, wobei die grundlegenden Prinzipien einer gesunden Ernährung immer gleich bleiben. Daher kann ein bestimmter Typus morgen schon Stärkehaltiges sogar mit etwas Honig oder Zucker gebrauchen. Ein anderer Typ würde dadurch nach etwa drei Stunden in die Unterzuckerung kommen. Der eine Typ braucht vielleicht morgens Sauermilchprodukte und wiederum ein anderer nur Obst. Ein Frühstück bestehend nur aus Brot, Käse und Marmelade beachtet aber die Grundsätze einer gesunden Ernährung nicht und gehört daher zu keinem Typus. Es wird einen je nach Veranlagung krank machen.

Von dieser Betrachtungsweise her können wir verstehen, daß keine Ernährungsrichtlinie für alle Menschen passen kann, sondern sie muß immer individuell für den jeweiligen Typus herausgefunden werden. Für den einen Typus kann beispielsweise die Hildegard-Medizin genau das Richtige sein, für den anderen sind es die Schüsslersalze oder die Phytotherapie. Dagegen arbeiten die Homöopathie, die Bachblütentherapie und andere auf der seelischen Ebene und schließen alle vier Körper ein. Aus diesem Grund sind sie universal und hilfreich für alle Menschen.

Impfen – ein Mythos gerät ins Wanken

In den letzten Jahren haben immer mehr Menschen eine eher distanzierte Haltung gegenüber dem Impfen eingenommen, weil viele die Erfahrung gemacht haben, daß Impfungen das Immunsystem schädigen können und daß die Gefahren, die von Impfstoffen ausgehen, verharmlost oder gar nicht erwähnt werden.

Auf jeder Zigarettenpackung und -werbung muß heute vermerkt sein: »Rauchen schadet Ihrer Gesundheit.« So schreibt es das Gesetz vor. Ebenso muß auf jeder Medikamentenwerbung der Hinweis stehen: »Wegen Nebenwirkungen fragen Sie Ihren Arzt oder Apotheker.« Impfstoffe gehören ebenfalls zu den verschreibungspflichtigen Medikamenten und müßten eigentlich diesen Vermerk tragen. Doch auf keinem der Plakate, Werbebroschüren, Werbespots im Fernsehen und Rundfunk sowie in keiner Schaufensterwerbung von Apotheken wird dieser aufklärende Satz zum Schutz der Patienten erwähnt. Den Impfstoffen wird also eine Art Freibrief ausgestellt. Auch wenn das Gesetz dies nicht ausdrücklich erfordert, haben die Menschen doch das Recht zu wissen, was ihnen schaden könnte.

Die Sonderbehandlung, die die Impfstoffe genießen, verwundert um so mehr, als ausgerechnet für diese Medikamente die einschneidendsten Kontraindikationen gelten. Dazu gehören schon eine vorübergehende Abwehrschwäche und allein der Verdacht auf einen Schnupfen oder anderen Infekt, der noch gar nicht ausgebrochen zu sein braucht. Deswegen darf ein Kind auch nicht geimpft werden, wenn in der Familie jemand akut krank ist. Außerdem können Impfstoffe lebenslange therapieresistente Nebenwirkungen haben. Grundsätzlich haftet in Deutschland der Staat, wenn es nach öffentlich empfohlenen Impfungen zu einem Impfschaden kommt. Dies gilt allerdings nicht, wenn der Impfling zum Zeitpunkt der Impfung an einem banalen Infekt leidet oder sich in der Inkubationsphase einer Krankheit befindet. Letzteres läßt sich schwerlich im voraus diagnostizieren. Wer macht schon eine große

Blutuntersuchung vor einer Impfung, um dies abzuklären? Welche Mutter mißt drei Tage vor der Impfung täglich die Temperatur? Doch die Liste der Kontraindikationen ist damit noch nicht beendet. Auch im Genesungsstadium befindliche Kinder sollten nicht geimpft werden.

Andere Kontraindikationen sind auffälliger, z. B. Hautausschläge jeglicher Art. Den alten Hausärzten war es noch bekannt, daß Kinder mit Milchschorf nicht geimpft werden dürfen. Es genügt auch schon, wenn eine familiäre Veranlagung zu Hautkrankheiten, Allergien, Heuschnupfen und Asthma vorhanden ist. Denn den Impfungen haben wir es mit zu verdanken, daß heute fast jeder vierte Bundesbürger an einer Allergie leidet. Vor Einführung der Impfungen hat es z. B. den »Heuschnupfen« nicht gegeben. Diese Krankheit trat zum ersten Mal in England auf, nachdem dort mit den Impfungen begonnen wurde. Heute ist der Heuschnupfen so weit verbreitet, daß in Tageszeitungen und Nachrichten ein Pollenfluginformationsdienst eingerichtet werden mußte. Ferner sollten weder Frühgeborene noch Spätentwickler geimpft werden und keine Kinder, deren Immunsystem chronisch oder akut geschwächt ist. Hier drängt sich förmlich die Frage auf, wie sich die Impfungen wohl auf die unterernährten Kinder in den armen Ländern der Welt auswirken.

Abwehrschwache Kinder dürfen nicht geimpft werden, und die abwehrstarken Kinder haben die Impfung nicht nötig, da ihr Immunsystem gut funktioniert. Der Säugling wird über die Muttermilch mit Antikörpern gegen fast alle Kinderkrankheiten, außer Windpocken, versorgt. Trotzdem werden schon zwei Monate alte Säuglinge »durchgeimpft«, meist ohne abzuklären, ob ein Schutz vor Infektionskrankheiten über die Muttermilch oder intrauterin gegeben ist. Hier könnte die Gefahr einer Hyperimmunisierung bestehen. (Siehe auch unter »Tetanusimpfung« im Teil IV.) Welchen Sinn macht es, diese mit Abwehrkörpern gut ausgestatteten Kinder zu impfen?

Kinder, die im Säuglingsalter einen Impfschaden erleiden, müssen im schlimmsten Fall ihr ganzes Leben in einem Pflegeheim fristen. Sie sind womöglich körperlich und geistig 100%ig behindert. Je früher ein Kind geimpft wird, desto leichter kann es zu einem Impfschaden kommen, da das Gehirn und die Nerven noch nicht voll entwickelt sind. Der Impfschadensexperte Dr. Buchwald empfiehlt Eltern, die ihre Kinder unbedingt impfen lassen möchten, dies erst im zweiten oder dritten Lebensjahr zu machen. Die Kinder können dann sprechen und mögliche Beschwerden, die nach einer Impfung auftreten, im Falle eines Impfschadensprozesses vor Gericht selber formulieren. Das mag für Eltern makaber klingen, aber Dr. Buchwald spricht aus der Sicht eines Gutachters.

Es ist normalerweise sehr schwierig, einen Impfschaden als solchen anerkannt zu bekommen. In der Regel müssen jahrelange Gerichtsverhandlungen durchgefochten werden, bis dem Impfopfer eine Rente nach dem Bundesversorgungsgesetz zugesprochen wird. Man muß davon ausgehen, daß sehr viele behinderte Kinder, deren Behinderung als eine Folge der Schwangerschaft oder Geburt diagnostiziert wird, in Wirklichkeit Impfopfer sind. Bei keinem anderen Medikament werden so starke lebenslängliche Schädigungen hingenommen. Im Falle des Medikamentes Contergan führten die Nebenwirkungen an etwa zehntausend Embryos zu einem vollständigen Verbot des Mittels.

Im Vergleich dazu stellten im Jahre 1991 10 650 Menschen in der BRD einen Antrag auf die Anerkennung eines Impfschadens bei den Versorgungsämtern. Anerkannt wurden jedoch nur 26,7 % (= 2849). 57 % der eingereichten Anträge wurden abgelehnt, der Rest befindet sich noch in Bearbeitung. Man kann aber davon ausgehen, daß der tatsächliche Schaden wesentlich höher ist, da die meisten Menschen sich gar nicht dessen bewußt sind, daß es sich um einen Impfschaden handeln könnte. In Italien wurden 30 000 Anträge auf Schadensersatz wegen Impfungen gestellt.

Viele Krankheiten haben wenig Chancen, als Impfschaden anerkannt zu werden. Dazu gehören z. B. Neurodermitis, Verdauungsbeschwerden, Candidabefall, Karies, Sehstörungen, Konzentrationsschwierigkeiten, Hyperaktivität, Ängste und Phobien, Menstruationsbeschwerden, Tumore, Diabetes, multiple Sklerose, Lähmungen, Sprechstörungen, Autismus, spastische Zustände, epileptische Anfälle.

Ein Impfschaden wiegt in der Regel wesentlich schwerer als jede andere Schädigung durch Medikamente oder Gifte. Auch vom ethischen Standpunkt aus kann er nicht mit anderen Schäden verglichen werden – denn er wird wehrlosen Säuglingen und Kleinkindern zugefügt. Es ist zwar die Pflicht des Arztes, vor jedem körperlichen Eingriff sowie bei jedem verordneten Medikament auf mögliche Risiken hinzuweisen, vor Impfungen wird dies in der Regel jedoch nicht so gehandhabt. Würde die Aufklärung immer durchgeführt, dann würden höchstwahrscheinlich weniger Eltern als bisher ihr Kind impfen lassen. Im Falle eines Impfschadens kann der Arzt von den Eltern zur Rechenschaft gezogen werden, wenn er der gesetzlich vorgeschriebenen Aufklärungspflicht nicht nachgekommen ist. Auch den ohnehin überstrapazierten Krankenkassen käme eine Impfrisikoaufklärung zugute, wenn dadurch unnötige Impfungen und Folgeschäden verhindert würden.

Durchgemachte Kinderkrankheiten sorgen meist für eine lebenslange Immunität gegen die spezielle Krankheit. Menschen, die nie geimpft wurden, sind durchwegs gesünder und stabiler als Geimpfte. Aidskranke haben fast immer viele Impfungen erhalten. Laut Herstellerangaben soll der Impfschutz gegen Diphtherie und Keuchhusten nur fünf Jahre halten, gegen Tbc, Tetanus und Polio ca. zehn Jahre, gegen Windpocken drei Jahre. Diese Angaben haben jedoch keine wissenschaftliche Basis. Das Durchstehen der Kinderkrankheiten ist dagegen ein Training für das Immunsystem, das sich für das ganze Leben bezahlt macht.

Impfrisiko abwägen

Eltern sollten vor jeder Impfung ihrer Kinder die Möglichkeit eines irreversiblen Impfschadens und das Risiko, an Folgekrankheiten nach Kinderkrankheiten zu leiden, gegeneinander abwägen. Nehmen wir hier als Beispiel die Kinderlähmung. Diese Krankheit ist seit 16 Jahren hierzulande nicht mehr aufgetreten; es sind nur vereinzelte Fälle von Ausländern bekannt. Dagegen gibt es aber eine Anzahl von Polioerkrankungen, die durch die Impfung ausgelöst worden sind. Ein geimpftes Kind ist ein potentieller Krankheitsüberträger. Es hat einige Fälle gegeben, in denen Kinder ihre eigene Mutter nach einer Impfung angesteckt haben. Aus diesem Grund impfen Kinderärzte in manchen Bundesländern gleich die ganze Familie bis hin zu den Großeltern. Anschließend wird vorsorglich ein Fieberzäpfchen mitgegeben, da es sehr häufig nach einer Impfung zu Fieberanfällen kommen kann.

Bei der echten Kinderlähmung (inzwischen unterscheidet man zwischen dem »Polio-Wildvirus« und dem »Impfpolio-Virus«), die wohl die gefürchtetste aller Kinderkrankheiten ist, bilden sich in den meisten Fällen die Lähmungserscheinungen innerhalb eines Jahres wieder vollständig zurück. Diese Menschen können trotz ihrer Krankheit ein voll erfülltes Leben führen. Der Verstand wird durch Polio nicht beeinträchtigt.»Eine Impfung dagegen kann aus einem fröhlichen, lebenslustigen Kind ein idiotisches, von Krämpfen geschütteltes, dahinvegetierendes Wesen machen« (Dr. Buchwald). Ein Impfschaden ist aus schulmedizinischer Sicht nicht zu beheben und von daher auch nicht zu verantworten!

Den Eltern der Betroffenen bleibt nichts anderes übrig (wenigstens unter allopathischen Bedingungen), als sich in ihr Leid zu ergeben und sich wenigstens eine finanzielle Entschädigung zu erkämpfen, wobei mit keinem Geld dieser Welt solch ein Schaden wiedergutgemacht werden kann.

Das Leid, das über Familien gebracht wird, die nur das Beste für ihr Kind wollten und vorher nie etwas von Impfschäden gehört haben, ist unvorstellbar. So manche Ehe zerbricht unter dieser schweren Prüfung. Viele Heimleitungen lehnen die Aufnahme solcher Kinder ab, da sie genau wissen, welche Anforderungen auf sie zukommen. Schwer impfgeschädigte Kinder erfordern den größten Einsatz an Betreuung und Pflege, nicht zu vergleichen mit anderen Behinderten. Sie sind ständig auf Hilfe angewiesen, können weder alleine essen noch sich waschen, anziehen oder auf die Toilette gehen. Sie können meist nicht sprechen oder anderweitig, etwa durch Kopfnicken, ihre Bedürfnisse anmelden.

Warum sind die Impfungen so gefährlich?

Dafür gibt es mehrere Gründe; der wichtigste ist der Impfstoff an sich. Hier handelt es sich um einen tierischen oder gentechnisch hergestellten Krankheitserreger, der einem gesunden Menschen eingespritzt wird. Es ist äußerst schwierig, wenn nicht sogar unmöglich, den Krankheitserreger mit schulmedizinischen Methoden in seiner Toxizität so weit zu entschärfen, daß er vor der Krankheit schützt, ohne selber Nebenwirkungen auszulösen. Die Impfstoffhersteller versuchen deshalb, mit allen möglichen Zusatzstoffen die krankmachenden Eigenschaften des Impfstoffes unter Kontrolle zu halten.

Impfstoffzusätze

Antibiotika: allergieauslösend
Betapropriolakton (inaktiviert Impfstoffe): krebserregend
Formaldehyd: Allergieauslöser, Bronchitis, Asthma, krebserregend
Natriumtimerfonat (als Konservierungsmittel)
Thiomersal (als Konservierungsmittel): Allergen
Protaminsulfat (blutungshemmend): plötzlicher Blutdruckabfall, Atemstörungen, Hautrötungen
Neomycin (Komaprophylaxe): Allergie, Magen-Darm-Störungen
Gentamycin (Antibiotikum): Nieren-, Hör- und Gleichgewichtsstörungen, Allergen, Immunsuppressivum
Human-Albumin (als Stabilisator): Allergen
Hühnereiweiß: Allergen
Hydrolysierte Gelatine (als Füllstoff, Bindemittel): aus Tierknochen
Aluminiumhydroxid (als Adjuvans): Allergen
Aluminiumphosphat (als Adjuvans): Allergen, Alzheimersche Krankheit

---

Auffällig ist, daß sich unter diesen Zusatzstoffen viele befinden, die Allergien auslösen oder verstärken können. Durch ein einfaches Rechenexempel läßt sich die Toxizität der Impfungen darstellen. Addiert man den Quecksilbergehalt aller Impfungen, die einem Kind bis zu seinem zwölften Lebensjahr verabreicht werden, so überschreitet diese Summe bei weitem den zulässigen Höchstwert im Körper eines Erwachsenen. Kinder, deren Mütter Amalgamfüllungen haben, sind stärker betroffen, da sie schon vor ihrer Geburt viermal stärker mit Quecksilber belastet sind als Kinder von Müttern ohne Amalgambelastung. Hier muß dringend eine Änderung der bisherigen Praxis herbeigeführt werden.

Die noch gefährlicheren Auswirkungen der herkömmlichen Impfungen sind aber den tierischen Produkten zuzuschreiben, die für den Impfstoff verwendet werden. Die meisten Impfstoffe werden nämlich aus tierischen Seren, manchmal sogar aus menschlichen Krebszellen hergestellt. Hierdurch wird die Artenschranke durchbrochen. Tierische Seren wirken sich extrem schädlich aus, wenn sie künstlich, unter Umgehung des Verdauungskanals, in den Körper eingebracht werden, besonders wenn es sich um Krankheitserreger handelt. Die Folgen dieses Eingriffes sind nicht leicht zu fassen, aber durch genaues Beobachten von Patienten, die unter den Folgen einer Impfung leiden, lassen sich die Zusammenhänge deutlich erkennen.

Diese Menschen berichteten uns, daß sie nach der Impfung den Eindruck hatten, als ob eine Mauer zwischen ihrem Verstand und ihrem Gefühlsleben entstanden wäre. Sie haben das Gefühl, als hätten sie den Zugang zu ihrer Seele verloren. Der Amerikaner Coulter beschreibt in seinem Buch »Impfungen – der Großangriff auf Gehirn und Seele« anhand von Beobachtungen der amerikanischen Gesellschaftsstruktur seine Eindrücke vom Impfen, die sich mit unseren Erfahrungen decken. Das Einbringen tierischer Seren in den menschlichen Körper öffnet natürlich auch der Allergiebereitschaft Tür und Tor. Heute leiden schon Kinder im Vorschulalter an Nahrungsmittelallergien, besonders auf tierisches Eiweiß, und Neurodermitis.

Was muß getan werden, um Impfschäden zu vermeiden?

Möglicherweise sind Sie nach dem Lesen dieses Kapitels über Impfrisiken, Kontraindikationen und Vorsichtsmaßnahmen beim Impfen besser informiert als Ihr Arzt. Daraus können sich Interessenkonflikte ergeben. Mit etwas Verständnis für Ihren Arzt können Sie diese jedoch meistern! Bedenken Sie, daß Vorlesungen über Impfen nicht zum Pflichtprogramm eines Medizinstudiums gehören. Da dieses Studium bereits sehr umfangreich ist, kann man ein Interesse für außerplanmäßige Fächer nicht unbedingt erwarten, zumal das Thema »Impfschäden« ein sehr weites und unübersichtliches Gebiet darstellt.

Bei der Ärzteschaft klafft eine Informationslücke über Impfschäden. In die Approbationsordnung sollte der Impfkurs für Studenten wieder aufgenommen werden. Dieser wurde vor wenigen Jahren gestrichen, nicht etwa, weil es darüber nichts zu lehren gäbe, sondern weil er zu umfangreich war. Die Impfaufklärungspflicht der Ärzte sollte endlich in die Tat umgesetzt werden. Um das zu gewährleisten, sollten die Eltern eine schriftliche Einwilligung zur Impfung geben. Diese dient gleichzeitig dem Schutz des Kindes und sichert den Arzt gegen eventuelle Regreßforderungen ab.

Die wissenschaftlichen Forschungen auf dem Gebiet der Früherkennung von Impfschäden müssen forciert werden. Die notwendigen Früherkennungsmaßnahmen und Untersuchungen eines möglichen Impfschadens sollten zum Bestandteil der *Vorsorgeuntersuchungen* durch den Kinder- oder Hausarzt erklärt werden. Die Impfungen mit möglichen Nebenwirkungen sollten in die Untersuchungshefte eingetragen werden und nicht in den separaten Impfpaß.

Neben infektiösen Kinderkrankheiten, die durch Impfungen ausgelöst werden können, sollten auch alle anderen Impfkomplikationen der Meldepflicht unterworfen werden. Nur so kann ein schädlicher Impfstoff schnellstmöglich aus dem Verkehr gezogen werden. Nur so kann verhindert werden, daß Polioerkrankungen vom Typ des Impfvirus sich epidemisch ausbreiten, wie es in Holland und Brasilien geschah.

Schließlich sollten die Impfstoffe, genau wie alle anderen Medikamente, mit der Warnung vor möglichen Gesundheitsschädigungen und Nebenwirkungen versehen werden.

Worauf Sie nach einer Impfung besonders achten sollten*

Auf folgende Reaktionen Ihres Kindes sollten Sie bis zu acht Wochen nach der Impfung achten:

Bei Säuglingen:
– starkes Weinen ohne Grund und ohne das Kind beruhigen zu können
– schrille Schreie, eventuell begleitet von kurzen Zuckungen
– Krampfanfälle, die durch kein Medikament zu beeinflussen sind
– Schlaflosigkeit
– Kinder, die nach der Impfung viel schlafen und sehr ruhig sind, können am plötzlichen Kindstod sterben
– Retardierung – das Kind »vergißt« bereits gelernte Verhaltensweisen, lutscht wieder am Daumen, hört auf zu sprechen, zu gehen etc.
– allergische Hautausschläge, wie Nesselsucht, Neurodermitis
– allergisches Asthma oder Bronchitis

---

* Eine ausführliche Beschreibung der Impfschäden und ihrer Behandlungsmöglichkeiten finden Sie in dem Homöopathischen Ratgeber Nr. 15 »Impffolgen und ihre Behandlung« von Ravi und Carola Roy.

- Infektanfälligkeit
- Apathie, Interesselosigkeit, autistisches Verhalten
- Schielen

Bei größeren Kindern:
- Unselbständigkeit – wenn ein selbständiges Kind nach der Impfung unselbständig wird
- Konzentrationsstörungen, Lese-, Rechtschreib- oder Rechenschwäche
- große Unruhe, Zappeligkeit
- Angst, aus dem Haus zu gehen, Freunde zu besuchen, Angst vor Neuem, Angst in engen Räumen
- Sehschwäche
- Karies, Zahnfleischentzündung mit Schwellung, bei schweren Impfschäden Abbröckeln der Zähne
- eifersüchtiges Verhalten
- Abmagerung, fortschreitender Schwund der Muskulatur
- Blässe und Schwäche, wie sie bei Leukämie (Blutkrebs) vorkommen
- Infektanfälligkeit
- Periodenschmerzen bei jungen Mädchen
- chronischer Durchfall, Pilzbefall
- aggressives Verhalten
- Heuschnupfen
- jugendlicher Diabetes
- Suchtverhalten, z. B. Fernsehsucht
- Entwicklungsknick, das Kind verfällt in kleinkindliches Verhalten

Bei *Verdacht auf einen Impfschaden*, auch wenn die Impfung schon jahrelang zurückliegt, beginnt der bürokratische Weg durch die Instanzen:
1. Informieren Sie Ihren Hausarzt.
2. Dieser meldet den Verdacht beim Gesundheitsamt.
3. Stellen Sie einen Antrag auf Anerkennung als Impfschaden an das für den Wohnsitz zuständige Versorgungsamt.
4. Nach § 839 Abs. 1 BGB können Schadensersatzansprüche gestellt werden, und zwar an den Arzt, falls dieser nicht genügend aufgeklärt oder eine Erkrankung des Kindes nicht beachtet hat, an den Staat bei

öffentlich empfohlenen Impfungen oder an den Impfstoffhersteller; dies ist aber in Deutschland fast aussichtslos. (In den USA haftet dagegen der Hersteller.)

Was können Sie als Eltern tun, um Impfschäden zu vermeiden?

- Lassen Sie sich umfassend vom Arzt über mögliche Impfschäden aufklären, am besten den Beipackzettel geben lassen.
- Lassen Sie sich von jedem Arztbesuch einen schriftlichen Bericht über Ihr Kind geben.
- Nicht impfen lassen, wenn Ihr Kind noch gestillt wird. Muttermilch schützt vor Kinderkrankheiten, außer Keuchhusten und Windpocken.
- Nicht unter einem Jahr bzw. zwei Jahren impfen lassen. Je kleiner das Kind ist, desto leichter können Gehirnschäden auftreten.
- Wägen Sie ab zwischen Impfrisiko und aktuellem Erkrankungsrisiko. Erkundigen Sie sich bei Ihrem zuständigen Gesundheitsamt, ob in Ihrem Landkreis z. B. gerade eine Polio- oder Diphtherie-Epidemie umgeht bzw. wann die letzten Erkrankungsfälle gemeldet wurden.
- Keinesfalls dürfen kranke oder genesende Kinder geimpft werden. Die Impfstoffhersteller raten auf den Beipackzetteln sogar dann von einer Impfung ab, wenn auch nur der Verdacht besteht, ein Schnupfen oder eine andere Krankheit könne in den nächsten Tagen ausbrechen.
- Nicht geimpft werden dürfen Kinder mit Milchschorf, familiärer allergischer Belastung, besonders Neurodermitis und Heuschnupfen, oder schwächliche Kinder, Frühgeborene und Spätentwickler. (Weiterführende Literatur: Homöopathischer Ratgeber Nr. 14 »Neurodermitis« von Ravi und Carola Roy.)
- Impfungen mit dem DPT-Impfstoff sollten grundsätzlich unterlassen werden, wenn nach einer früheren Diphtherie-, Keuchhusten- und/ oder Tetanus-Impfung ein vorübergehender Abfall von Blutplättchen oder das Nervensystem betreffende Komplikationen aufgetreten sind. (Beipackzettel der Behring-Werke)
- Lassen Sie ältere Kinder mitentscheiden, ob sie sich impfen lassen möchten. Kinder haben in der Regel eine gute Intuition für das, was ihnen guttut oder nicht. Ferner unterliegen sie nicht so stark den Ängsten, die durch eine einseitige Information entstehen können.

II.

ERKÄLTUNGS-
KRANKHEITEN

Schnupfen und Sinusitis

(Nasenneben- und Stirnhöhlenentzündung)

Erkrankung

Schnupfen ist eine natürliche Ausscheidungsreaktion
Für ein gesundes Kind ist es normal, 1–2mal im Jahr einen Schnupfen
zu bekommen, der bis zu einer Woche anhalten kann. Der Volksmund
sagt: »Drei Tage kommt er, drei Tage bleibt er, drei Tage geht er« oder
»Der Schnupfen dauert ohne Behandlung eine Woche, mit Behandlung
sieben Tage«. Diese Prognose stellt sich mit einer homöopathischen Behandlung ganz anders dar. Im Frühjahr und Herbst ist das Kind anfälliger, da in den Übergangsjahreszeiten die Selbstreinigungskräfte aktiviert werden. Der akute Schnupfen ist der Versuch des Körpers, Stoffe
loszuwerden, die über Leber, Nieren, Darm und Haut nicht genügend
ausgeschieden werden konnten.

Durch die homöopathischen Mittel wird ganzheitlich auf den Körper des
Kindes eingewirkt, denn die Mittel entfalten ihre Wirksamkeit nicht nur
im Bereich der Nase. Die Funktion der übrigen großen Ausscheidungs-
organe wird ebenso angeregt und optimal wiederhergestellt. Durch die
generelle Entgiftung erreicht das kranke Kind in Kürze sein allgemeines
Wohlbefinden wieder, obwohl der Schnupfen noch vorhanden sein
kann; aber er ist jetzt nicht mehr lästig. Die Dauer der Ausscheidung
wird durch die Homöopathie verkürzt.

Die Homöopathie ist aber kein Ableitungsverfahren. Bei Ableitungsverfahren wird auf ein Organ gezielt ein starker Reiz ausgeübt. Es wird
stimuliert, mehr zu leisten, als es von sich aus arbeiten würde, wodurch
das Organ belastet wird.

Die homöopathischen Mittel sprechen das Zentrum an, von dort werden
die Selbstheilungskräfte aktiviert. Die Information, die jetzt an die Organe weitergegeben wird, ist sanft und wirkt ausgleichend auf die Funktion aller anderen Organe.

Folgen von Unterdrückung des Schnupfens

Wenn nun die Selbstheilungskräfte des Körpers immer wieder empfindlich gestört werden, sei es durch schleimhautabschwellende Nasensprays oder durch Medikamente, die die Absonderung unterdrücken, so wird sich das Kind schnell wieder erkälten und auch für andere Krankheiten anfälliger werden. Nach einer Unterdrückung der Absonderung bleibt oft ein dumpfes Gefühl im Kopf und Schwere in den Gliedern zurück. Der Schnupfen ist zwar verschwunden, aber das Kind sieht blaß aus, hat dunkle Ringe unter den Augen, keinen rechten Appetit, ist nicht mehr so belastbar und fühlt sich kränker als zuvor.

Durch das richtige homöopathische Mittel stellt sich das Wohlbefinden schnell wieder ein, und die Ausscheidungsprozesse werden angeregt.

Wie wichtig es ist, den Schnupfen auszuheilen und nicht zu unterdrücken, zeigt die Tatsache, daß Krebskranke vor Ausbruch der Krankheit oft jahrelang keine Erkältung mehr gehabt haben.

Der chronische Schnupfen

Man kann generell sagen, daß durch die richtige Behandlung von akuten Leiden die Konstitution am besten gestärkt wird. Hier kann eine gute homöopathische Therapie außerordentlich positive Auswirkungen auf den gesundheitlichen Allgemeinzustand des Kindes haben.

Eine einmalige akute Behandlung wird die Erkältungsneigung nicht ausheilen, insbesondere dann nicht, wenn nicht so tiefwirkende Mittel wie BELLADONNA oder ACONIT eingesetzt wurden, die auf die grundlegende Konstitution des Kindes wenig Einfluß haben. Wenn dagegen tieferwirkende Mittel eingesetzt werden, verlaufen die weiteren Erkältungen in der Regel milder und werden seltener.

Eine gründliche Behandlung der Konstitution dauert, je nach Alter des Kindes und nach Stärke der Grundschwäche, sechs Monate bis zwei Jahre.

Hausmittel

Grundsätzlich gilt: Es ist nicht günstig, Ihrem Kind andere Medikamente neben homöopathischen Mitteln zu geben. Warum? Um schnell und sicher das richtige Heilmittel finden zu können, braucht der Homöopath ein genaues und vollständiges Bild des Krankheitszustandes. Durch ein

Kamillendampfbad z. B. werden die Schnupfensymptome verändert. Das Bild ist verschleiert, und das richtige homöopathische Mittel ist nicht mehr zu erkennen.

Das Kamillendampfbad kann den Schnupfen nur dann ausheilen, wenn Symptome von Kamille (CHAMOMILLA) vorhanden sind, ansonsten wirkt es nur lindernd, manchmal aber auch unterdrückend. Es spricht nichts gegen Kamillendämpfe, solange nicht gleichzeitig eine homöopathische Behandlung vorgenommen wird. Im Gegensatz hierzu ist das Ziel der homöopathischen Behandlung die schnellstmögliche Ausheilung.

Vorbeugende Maßnahmen bei Verkühlungen

Wenn ein Kind durchgefroren ist und eine Erkältung befürchtet wird, aber der Körper noch nicht mit Krankheitszeichen reagiert hat, kann in diesem Stadium mit CAMPHORA-Urtinktur (oder D 6, 5 Tropfen auf ein Glas Wasser) vorgebeugt werden.

Tritt nach einer Verkühlung ein natürliches Verlangen nach heißen Getränken auf, so sollte dem nachgegeben werden, da dadurch die Abwehrkräfte angeregt werden.

✆ Einen guten Tee können Sie aus *Basilikumblättern* (Holunder- oder Lindenblüten) herstellen. Nach Bedarf können auch Anis oder Fenchel dazugegeben werden. Etwas Salz und Honig runden den Geschmack ab.

Wenn Ihr Kind vor Kälte steif und durchgefroren ist und sich dabei erschöpft und müde fühlt, dann ist ein *Haferflockengetränk* zu empfehlen. Kochen Sie einen Teelöffel bis einen Eßlöffel Haferflocken mit $^1/_2$ Liter Wasser kurz auf, geben Sie etwas Salz dazu, seihen Sie das Getränk durch ein Sieb, und geben Sie etwas Honig oder braunen Zucker dazu.

Auch ein heißes Bad oder die Sauna schützen vor Erkältungen. Trotzdem kann es hier zu Fehlschlägen kommen. Wie ist das möglich? Wenn ein durchgefrorenes Kind sofort in die heiße Badewanne gesteckt wird, konzentriert sich das Blut auf die Oberfläche – ein Vorgang, der sonst physiologischerweise erst einige Zeit nach einer Unterkühlung auftritt.

43

Wird dieser Mechanismus zu stark forciert, wird es eher zu Ausscheidungsreaktionen wie Schnupfen oder Husten kommen. Es ist daher günstig, ein warmes Getränk vor dem Bad zu trinken, so daß die Körpertemperatur schon von innen erhöht wird.

Das Kind sollte aus der Badewanne steigen, bevor es ihm kalt wird. Danach kommt es gleich ins Bett zum Nachschwitzen. Trocknen Sie es gut ab, wickeln Sie es in ein großes Badetuch, und legen Sie sicherheitshalber ein zweites Handtuch unter das Kind, um das Bettzeug vor dem zu erwartenden Schweißausbruch zu schonen.

Ein Kind, das keine Lust hat, im heißen Wasser zu baden, können Sie auch in das angewärmte Bett legen; dies wirkt sanfter, ohne Überreaktion.

Wenn Ihr Kind keine klaren Bedürfnisse nach bestimmten Nahrungsmitteln entwickelt, können Sie sich an die folgenden Empfehlungen halten:

❧ Diätetische Ratschläge bei Schnupfen

- Bei Appetitstörungen lieber zwei als drei Mahlzeiten geben, bis sich der gesunde Appetit wieder einstellt.
- Keine Zwischenmahlzeiten.
- Nicht zuviel auf einmal essen.
- Keine schwere Kost.
- Kein hochkonzentriertes Eiweiß, überhaupt wenig Eiweiß (wie z. B. Fleisch, Eier, Fisch, Käse, Nüsse, Hülsenfrüchte).
- Bei einer starken Verschleimung sollten wenig Teigwaren und Getreideprodukte gegessen werden (wie z. B. Nudeln, Brot), ausgenommen Reis und Gerste.
- Es ist empfehlenswert, dem Kind genügend Flüssigkeit in Form von Suppen, Kräutertees, Brottrunk o. ä. zu geben, damit der Körper die Giftstoffe besser ausscheiden kann. Wenn zusätzlich Magenbeschwerden vorhanden sind und ein Verlangen nach kalten Getränken besteht, können Sie ihm Schweden- oder Buttermilch geben. Sauermilchprodukte sollten allerdings nicht getrunken werden, wenn der Schnupfen zusammen mit Husten auftritt, da sie den Lungen- und Bronchienzustand verschlimmern können. Auch bei Regen oder feuchtem Wetter sollten Kinder möglichst keine Sauermilchprodukte zu sich nehmen.

Behandlung

ACONIT (Acon.)

Das Aconit-Kind hat eine mehr oder weniger robuste Konstitution. Auf jeden Fall befindet es sich zur Zeit der Erkrankung in einem gesunden Zustand. Ein Schnupfen entwickelt sich immer dann, wenn die Temperaturen niedrig sind und es zu einer raschen Abkühlung kommen kann. Der Wind spielt eine wichtige Rolle dabei, wobei trockenkalte Winde (meist Ostwinde) die Aconit-Zustände noch deutlicher hervorrufen.

Die Symptome treten bald nach der Verkühlung ein und nehmen schnell an Intensität zu. Sie können sogar innerhalb von Minuten oder Sekunden sehr heftig werden bzw. von Anfang an sehr heftig auftreten. Das Kind fängt an, plötzlich heftig und häufig zu niesen. Die Nase wird ganz heiß und läuft, als ob der Wasserhahn aufgedreht worden wäre. Sie können diesen Zustand mit ein paar Gaben ACONIT C 200, alle $1/2$ Stunde, genauso schnell zum Verschwinden bringen, wie er gekommen ist.

Der Schnupfen ist draußen besser, und da anfangs kein Krankheitsgefühl vorhanden ist, neigt das Kind dazu, an die frische Luft zu gehen, dort zu spielen und sich im Freien aufzuhalten. Bleibt es zu lange draußen oder bläst ein frischer Wind, dann kann der Fließschnupfen stocken und ganz unterdrückt werden. Jetzt wird das Kind richtig krank. Meist entwickelt sich in den nächsten Stunden, spätestens bis Mitternacht, hohes Fieber. Rasende Kopfschmerzen treten ein, und das Kind ist sehr unruhig und bestürzt über das Ganze. Es findet keinen Schlaf, ist sehr wehleidig, aber mag nicht reden. Der Körper glüht und ist ganz trocken. Es wirft sich hin und her und hat großen Durst auf kaltes Wasser. Hier reichen auch ein paar Gaben Aconit C 200, so daß das Kind in einen tiefen, heilsamen Schlaf fällt.

ALLIUM CEPA (All-c.)

Das Allium-cepa-Kind ist leicht allergisch veranlagt, vor allem in bezug auf Blumen, die stark duften, und den Geruch von Pfirsichen. Auch sein Schnupfen erfolgt manchmal durch Aufenthalt im Garten oder durch feuchtkalte Winde, aber oft ist das Wetter auch zweitrangig, wenn es zu deutlichen Schnupfensymptomen kommt. Die Nase läuft unaufhörlich mit viel Niesen und wird.wund. Die Augen tränen. Es sucht die frische Luft, um sich Erleichterung zu verschaffen. Im warmen Raum fängt die Nase gleich wieder an, sehr schlimm zu fließen. Mit kaltem Wasser das Gesicht zu waschen hilft kurzzeitig. Meist fängt der Kopf an, weh zu tun.

Anfänglich sind beim Kind der Mund und die Kehle trocken, aber es besteht kein Durst; jedoch abends, wenn ihm die Zimmerwärme auch noch zu schaffen macht, kommt großer Durst auf. Darüber hinaus entwickelt es einen Bärenhunger und kann gar nicht genug kriegen. Gelegentlich will es rohe Zwiebeln essen. Trotz großen Hungers sieht das Kind nicht gerade fröhlich aus, eher bedrückt, abwesend, der Geist ist abgestumpft.

Wenn das Kind übrigens Mitglied eines Chores ist und immer wieder Erkältungen mit Kehlkopfreizungen auftreten, könnte ALLIUM CEPA gute Dienste leisten.

BELLADONNA (Bell.)

Das Belladonna-Kind ist ein lebhaftes, fröhliches Kind. Zur Zeit der Erkrankung kann seine Aktivität noch ausgeprägter sein. Kleinere Unpäßlichkeiten beeinträchtigen sein Allgemeinbefinden kaum bzw. gar nicht.

In seiner Überaktivität setzt sich das Kind der Kälte zu eifrig aus und bekommt zuerst eine rote, geschwollene Nase. Bald fängt sie an, reichlich zu laufen, und meist aus einem Nasenloch. Das Sekret fühlt sich heiß an, die Nasenspitze brennt und ist sehr empfindlich.

Das Belladonna-Kind ist empfindlich am Kopf und sollte ihn schützen. Nasse Haare bzw. Haarewaschen verträgt es überhaupt nicht. Bedingt durch seine Überaktivität hat es meist nicht genug Geduld, um die Haare gründlich trocknen zu lassen. Die Folge ist ein heftiger Fließschnupfen. Sogar nach dem Haareschneiden kommt es oft zu leichtem oder stärkerem Schnupfen. Der Fließschnupfen wechselt ab mit Stockschnupfen.

BRYONIA (Bry.)

Das Bryonia-Kind ist eifrig und erledigt seine tagtäglichen Arbeiten und Pflichten mit selbstverständlicher Entschlossenheit. Es bringt eine bestimmte angefallene Arbeit zu Ende, auch wenn es Stunden über die Zeit

46

hinausgeht. Die Ermüdung des Körpers bzw. des Geistes wird zwar wahrgenommen, aber es nimmt sie in Kauf. Eine günstige Wetterlage, wobei sein Stoffwechsel gut mitmacht, schafft es, alles im Gleichgewicht zu halten. Jedoch im Herbst oder Frühjahr, vor allem an wärmeren Tagen, oder bei milderem Winterwetter, merkt es die ungünstige Auswirkung.

Es wacht morgens mit steifen Gliedern auf und fühlt sich gar nicht wohl. Aber der Tag muß ja bewältigt werden, also steht es nach einer Weile auf. Sein Körper beschwert sich zwar, aber nachdem keine weiteren Krankheitssymptome da sind, außer Steifheit und Schmerzen, möchte es nun doch zur Schule gehen oder fängt an zu spielen. Gewöhnlich hat sich schon eine Verstopfung eingestellt. Obwohl es mehr Durst als Hunger spürt, ißt es trotzdem seine normalen Portionen (mein Körper braucht doch die Nahrung!) und gibt den Bedürfnissen des Körpers nach Ruhe und weniger Nahrung nicht nach. Irgendwann merkt es die ersten Zeichen des Schnupfens. Diese sind ihm aber lästig, und es will sie gar nicht wahrhaben. In der gleichen Weise kann Überhitzung zu der Erkrankung führen.

Mit zunehmenden Schmerzen und Schlappheit kann es irgendwann nicht mehr und muß zwangsläufig dem Körper Ruhe gönnen. Es meidet jetzt jegliche Bewegung, da diese sehr schmerzhaft ist. Der Appetit ist ganz weg, aber nach und nach bekommt es immer größeren Durst auf kaltes Wasser. Nur wenn es friert, verlangt es nach warmem Tee oder warmer Suppe (Brühe). Meist ist reichliche Absonderung aus der Nase vorhanden, die später blutig und krustig wird. Naseputzen ist ihm lästig. Gewöhnlich muß das Bryonia-Kind für das Mißachten des Körpers lange das Bett hüten. Nicht selten gesellen sich Fieber, Husten und Kopfschmerzen dazu.

CARBO VEGETABILIS (Carb-v.)

Das Feinschmeckerkind Carbo vegetabilis möchte auf die Ratschläge der weisen Mutter nicht hören. Das Frühjahr ist die Zeit der Reinigung sagt sie – viel Kräuter und frisches, leichtes Essen sowie Löwenzahntee stehen auf dem Küchenzettel. »Das schmeckt nicht«, meint das Kind, »mach mir bitte lieber einen Pfannkuchen!«

Die warmen Tage kommen, die Luftfeuchtigkeit erhöht sich. Der Stoffwechsel des Körpers macht nicht mehr mit, er will jetzt endlich die angesammelten Schlacken der Wintermonate loswerden. Das Kind fühlt sich schlapp und sieht ganz blaß und leidend aus. Wenn die Mutter es auffordert, irgend etwas zu tun oder die Hausaufgaben zu machen, dann hört man nur:»Oh, es geht mir so schlecht!« Es sitzt herum und hat zu nichts Lust, sogar im gewünschten Kartoffelbrei mit zerlassener Butter stochert es nur lustlos herum. Die Nasenschleimhäute schwellen an. Das Kribbeln und Prickeln in der Nase reizen mit einer solchen Heftigkeit zum Niesen, daß es das Kind schüttelt, oft aber sind es erfolglose Versuche. Die Nase läuft, die Augen tränen. Später kommt dicker, grüner Schleim aus der Nase. Auf dem Höhepunkt des Schnupfens oder nachher kann das Kind Durchfall bekommen; vor allem wenn es sich nicht zurückhalten konnte, seine Lieblingsspeisen mit viel Soßen zu essen oder reichliche Mengen Eis.

Gegen Abend setzt gewöhnlich ein Kehlkopfreiz ein, und es muß öfters husten. Die Nase stockt, und die Stimme ist angeschlagen. Es kann nur noch flüstern. Der arme, mitleiderregende Liebling der Mutter! Am Morgen geht es ihm keineswegs besser. Nachdem es viel dicken, grünen Schleim vom hinteren Nasenrachenraum und Hals heraufgezogen hat, geht es bis zum Abend einigermaßen besser.

DULCAMARA (Dulc.)

Das Dulcamara-Kind sieht sonst so robust und abwehrstark aus, aber seine Anfälligkeit gegen Kälte, besonders Feuchtigkeit, läßt einen erstaunen. Auch wenn es warm eingepackt ist, kann die feuchte Kälte es durchdringen und verkühlen. Es muß sich sehr vor Luftzug und feuchtkalten Winden schützen. Auch die Sommermonate sind nicht ohne Gefahr. Plötzliche Regenfälle und Abkühlung machen ihm zu schaffen. Eine Erkältung kann leicht einsetzen. Sogar an den heißen Tagen lauern durch Verkühlen, z. B. Speiseeis, Gefahren oder durch Spielen im kalten Wasser, im Planschbecken, auf dem nassen Rasen, Wasserrutschen, Waten durch Schlamm usw. Die Sommererkältungen sind oft von Durchfällen begleitet. Die Nachtruhe wird durch schmerzhaften Stuhl gestört, wobei ihm schwindlig wird.

Der Schnupfen kann als Fließ- oder Stockschnupfen anfangen, bei sehr kaltem Wetter meist als Stockschnupfen, dann ist die Nase verstopft. Solange das Dulcamara-Kind am Tag in Bewegung bleibt, hält sich alles im Rahmen, außer wenn es an die kalte Luft geht oder wenn es im Hause sehr zieht. Abends, vor allem wenn es richtig zur Ruhe kommt und ins Bett geht, merkt es, wie alles schlimmer wird und die Nase zugeht. Die Steifheit und Schmerzhaftigkeit im Nacken machen sich bemerkbar. Heiße, feuchte Anwendungen tun ihm gut. Die Nase wird frei dadurch, und es kann besser atmen. Es hat nicht gerade die beste Stimmung und will schnell wieder gesund werden. Neugeborene, die sehr quengeln, denen man nichts recht machen kann und die sich erkältet haben, können DULCAMARA brauchen.

EUPHRASIA (Euphr.)

Das Euphrasia-Kind ist sehr empfindlich gegenüber dem Wind, ansonsten hat es wenig Beschwerden. Der Wind reizt seine Augen immerzu; sie werden ganz rot und tränen stark. Es kann zu einer Augenerkältung kommen, oder ein richtiger Schnupfen entwickelt sich bei windigem Wetter. Die Nase läuft heftig, vorne und hinten, besonders wenn es sich draußen aufhält. Der Tränenfluß ist wundmachend, und die Augen sind sehr lichtempfindlich. Im Kopf herrscht eine ziemliche Verwirrung, als ob es sich den Kopf gestoßen hätte. Die Verwirrung nimmt gegen Abend zu, die Nase hört dann allmählich auf zu laufen und stockt richtig. Das Gesicht wird heiß, aber es ist ihm kalt. Beim Hinlegen wird alles noch ärger. Im Grunde genommen tut ihm die Wärme nicht gut. Am nächsten Morgen fängt die Nase gleich wieder an zu laufen, der Schnupfen kann auch erst mal dicklich sein oder dicklich bleiben; er kann auch abwechselnd fließen und stocken. Draußen ist er auf jeden Fall fließend, und im warmen Raum neigt er zum Stocken. In der Frühe hat sich schon ein Husten dazugesellt. (Mehr darüber unter »Husten«.)

FERRUM PHOSPHORICUM (Ferr-p.)

Das Ferrum-phosphoricum-Kind mag gesund und stark aussehen, aber eine gewisse tiefliegende Schwäche existiert in ihm, welche ein erfahrener Homöopath in seinen Augen und der durchscheinenden Haut sehen kann. Unter Belastungen leidet es sehr. So ist es bei den Erkältungen, die harmlos anfangen, aber einen schweren, sogar gefährlichen Verlauf nehmen können. Zu Beginn kann man das Ferr-p. an dem fieberhaften Krankheitsgefühl, der verstopften Nase mitsamt den schmerzenden Nebenhöhlen, dem hochroten Gesicht, dem klopfenden Schmerz im Gesichtsbereich und dem schnellen, nicht vollen, eher schwachen Puls erkennen.

Das Kind fühlt sich schwach und müde, dabei ist es unruhig und legt sich immer wieder kurzzeitig hin (nicht mehr als $^1/_2$ bis 1 Stunde lang). Trotz der Gesichtsröte ist eine oberflächliche Blutleere vorhanden, die sich durch ein blasses inneres Unterlid zeigt. Es fehlen aber die kennzeichnenden Symptome (»Modalitäten«), die wir bei anderen Mitteln gewöhnt sind. Aber gerade das ist typisch für Ferr-p. und das auch in den späteren Stadien.

In der Regel folgt bald eine Kehlkopfentzündung und/oder eine Bronchitis, wenn diese nicht schon von Anfang an vorhanden ist. Starke klopfende Kopfschmerzen kommen dazu, wobei sein Sehvermögen beeinträchtigt wird. Es mag aber die Augen nicht schließen und liegt mit halb offenen Augen da. Kälte tut zwar dem Kopf gut, aber im allgemeinen tut sie ihm nicht gut. Das Nasensekret ist blutig, mit blutigen Krusten, und es kommt leicht zum Nasenbluten (mit hellrotem Blut), besonders morgens.

Die Absonderung ist ätzend und wird bald eitrig. Der Appetit ist schlecht, und es wird ihm immer wieder schlecht. Essen tut ihm nicht gut, denn es drückt noch mehr im Magen und Kopf (Stirn). Der Durst auf Kaltes ist aber groß. Die gewöhnliche Hausmannskost ist ihm zuwider, vor allem Fleisch und Milch mag es nicht. Es wird ihm schlecht davon, und es kann zum Erbrechen kommen. Am besten ißt es gar nichts und gönnt sich Ruhe.

GELSEMIUM (Gels.)

Das Gelsemium-Kind ist sehr begeisterungsfähig und begabt, aber eine fast lähmende Angst überfällt es, wenn seine Fähigkeiten auf den Prüfstand gestellt werden. Im Frühling, Frühsommer oder wenn das Wetter länger ganz mild bleibt, holt sich das Gelsemium-Kind seine Erkältung mit viel Niesen in der Frühe, das Wasser strömt aus der Nase. Es prickelt in der Nase, und sie fühlt sich voll an. Die Innenseite der Nase wird durch die Absonderung wund und fühlt sich heiß an. Das Völlegefühl sitzt an der Nasenwurzel und erstreckt sich von dort aus zum Nacken und Schlüsselbein.

Ein benommener Kopfschmerz, vom Hinterkopf ausgehend, kann dazukommen. Der ganze Körper fühlt sich sehr schwer und müde an, und das Kind liegt völlig apathisch da. Es hat keinerlei Hunger oder Durst. Ihm ist kalt, besonders am Rücken.

HEPAR SULFURIS CALCAREUM (Hep.)

Das Hepar-sulfuris-Kind ist geprägt durch seine Überempfindlichkeit auf alle Reize und erkältet sich leicht bei kalter Wetterlage, besonders wenn es dabei trocken ist oder trockenkalte Winde wehen. Das Hepar-Kind hat unvernünftigerweise seine Mütze abgezogen. Eine Erkältung ist jetzt unweigerlich die Folge. Eine reichliche, wäßrige Absonderung ist vorhanden, hauptsächlich auf einer Seite. Die Nase ist innerlich geschwollen und schmerzhaft. Das viele Naseputzen fängt an weh zu tun. Die Nase wird immer wunder, sowohl durch die ätzende Absonderung als auch durch das Putzen. Am ersten Tag fühlt das Kind sich noch nicht krank; erst am nächsten Morgen wacht es auf und meint Fieber zu haben. Der Hals fühlt sich rauh an, und die Glieder sind müde und schmerzhaft. Es friert und zieht sich warm an. Morgens ist ein Nasenloch mit Unmengen von gelbem Schleim verstopft. Im Laufe der Zeit wird die Absonderung richtig eitrig, gelbgrün bis grün, und riecht nach altem Käse. Der Appetit ist ihm aber nicht vergangen. Er hat sogar einen prächtigen Hunger und möchte stark schmeckende, gut gewürzte Speisen essen, z. B. Essiggurken. Die Erkältung ist hartnäckig und hält lange an. Erleichterung können Sie ihm durch heiße Dämpfe verschaffen.

KALIUM BICHROMICUM (Kali-bi.)

Das mollige, lethargische Kalium-bichromicum-Kind genießt zu viele süße Getränke, wie Limonaden oder vielleicht Malzbier (Kinderbier). Meist ist ihm zu warm, und es zieht sich gerne aus. Kein Wunder, daß es sich dabei leicht erkältet, vor allem im Herbst und Frühling. Was als ein wäßriger, wundmachender Fließschnupfen beginnt und die ganze Nacht fließt, ist schon am nächsten Morgen dickflüssig. Die Absonderung wird zäh, fadenziehend, blutgestreift, bis aus elastischen Popeln festsitzende Krusten werden. Morgens kommen grüne Massen aus der Nase. Die festsitzenden Krusten schmerzen und bluten beim Entfernen. Es ist eine Prozedur, die dick verstopfte Nase frei zu bekommen. Die Stimme des erkälteten Kindes klingt ganz nasal. Die Verstopfung der Nase ist morgens beim Aufwachen und abends schlimmer. Aber auch in der Schule, wenn es einen Text vorlesen muß, geht die Nase zu und macht ihm große Schwierigkeiten. Am Tag hat es immer wieder das Gefühl, es sei etwas Hartes in der Nase. Vergeblich versucht es, die trockene Nase durchzuputzen, es kommt aber nichts, und es kann dadurch auch heftige Stiche in der Nase, besonders rechts, geben.

Auch die Nasenwurzel und der hintere Teil der Nase können ganz verstopft sein. Dabei besteht heftiger Druck an der Nasenwurzel, der sehr schmerzhaft sein kann. KALIUM BICHROMICUM ist auch für Säuglinge ein nützliches Mittel, wenn die Nase ganz verstopft ist (abends und morgens schlimmer) und am Trinken hindert, aber in der Nase keine Absonderung vorhanden ist, nur am Morgen kann man grüne Popel herausholen.

LYCOPODIUM (Lyc.)

Das Lycopodium-Kind ist völlig vertieft in seine Beschäftigung, wenn es plötzlich von der Erkältung überrascht und in die Realität zurückgeholt wird. Die ätzende Absonderung macht die Oberlippe wund. An der Nasenwurzel geht die Nase immer mehr zu. Abends kann es kaum mehr durch die Nase atmen, und nachts ist sie total zu. Das Kind schläft mit weit offenem Mund, und trotzdem scheint es nicht richtig atmen zu können. Morgens ist die Nase immer noch zu, bis es richtig in Bewegung ist. Das Leben ist gar nicht mehr schön. Meistens hört das Fließen irgendwann auf. Es entsteht eine Verwirrung im Kopf, die hinteren Nasengänge sind trocken, und ein brennender Schmerz in der Stirn trägt nicht gerade zur Erleichterung seines Leidens bei. Sein Gesicht wird immer verspannter, und es bemitleidet sich selbst. Nachts ist die Nase jetzt voller Eiter, und es bilden sich elastische Popel. Appetit hat es nicht. Da vor allem seine Kopfbeschwerden damit besser werden, ißt es mäßig und nicht zu schwer. Auch

Säuglingen kann mit LYCOPODIUM gute Dienste geleistet werden, wenn sie sich leicht erkälten und nicht richtig saugen können, weil die Nase ganz zu ist. Beim Stillen schlafen sie immer ein und wachen dann erschreckt und atemlos auf. In der Nase finden wir eitrigen Schleim, der bis zur Oberlippe alles gelblich verschmiert.

NATRIUM MURIATICUM (Nat-m.)

Das Natrium-muriaticum-Kind hat sich allerlei Ärger und Kummer eingehandelt. Es zieht sich zurück in die Ruhe der Natur und setzt sich auf eine Bank, um die heilsame Stille auf sich wirken zu lassen. Es nimmt seine Kappe ab und legt sie neben sich. Eine leichte Brise streicht sanft durch sein Haar, und schon kommen die ersten Niesanfälle, die sich in ihrer Heftigkeit und Stetigkeit steigern. Reichliches, eiweißartiges Sekret fließt aus der Nase. Nach einer Weile treten immer größere Pausen zwischen den Attacken auf, und dabei stockt die Nase. Jedesmal wenn es gedankenlos seine Kappe absetzt (es wird ihm immer zu heiß am Kopf), fängt der Schnupfen wieder an. Die ersten Fieberbläschen lassen nicht lange auf sich warten und befallen Lippen und Nasenflügel. Sie sind offen, empfindlich und brennen. Sein Geruchs- und Geschmackssinn geht verloren, und trotz Hunger schmeckt alles fade, besonders Brot, welches es sonst gerne mag. Wenn es ins Schwitzen kommt, auch durch körperliche Anstrengung (wofür es sich aber reichlich anstrengen muß), geht es ihm und dem Schnupfen wesentlich besser.

NUX VOMICA (Nux-v.)

Das Nux-vomica-Kind hat sich durch seinen Eifer zum wiederholten Male selbst in Streß gebracht. Darüber hinaus sind die Erwachsenen so dumm, daß Ärger kaum zu vermeiden ist. Zu allem Überdruß setzt es sich auch noch auf einen kalten Stein, um auf einen Schulkameraden zu warten.
Das Nux-vomica-Kind ist sehr empfindlich, wenn ein Körperteil kalt wird, besonders der Kopf (durch Haarewaschen und -schneiden oder durch Wind), Gesäß, Rücken und Füße.
Unweigerlich kommt der Schnupfen mit den ersten Zeichen des Frierens. Die Nase fließt, wobei jedoch abwechselnd ein Nasenloch zu ist. Das Gesicht wird immer heißer, und dem Kind wird immer elender. Im

warmen Raum fließt die Nase fast unaufhörlich, auch die Niesanfälle kommen immer häufiger. Draußen fühlt es sich bedeutend wohler; es hört auf zu niesen, und die Nase läuft nicht mehr. Die kühle Luft tut dem heißen Gesicht gut. Es muß sich nur gut bekleiden und warm halten. Nachts geht es wieder los. Ein Nasenloch ist komplett zu. Das andere ist gerade so weit geöffnet, daß es nicht durch den Mund atmen muß. Am Morgen wacht es früher als gewöhnlich auf, und es geht sofort mit dem Niesen los, oft bevor es richtig wach ist. Appetit hat es nicht, aber es friert so, daß es nach einer warmen Mahlzeit verlangt, die ihm allerdings gar nicht bekommen würde. Auch für den Neugeborenen-Schnupfen erweist sich NUX VOMICA oft als ein sehr heilsames Mittel sowie auch für die verstopfte Nase des Säuglings. Oft sind die Nux-vomica-Züge bei der Mutter ein Hinweis dafür.

PULSATILLA (Puls.)

Das Pulsatilla-Kind hat sich wieder einmal nicht zurückhalten können und seinen Essensgelüsten auf cremige, sahnige Leckereien nachgegeben. Es war ihm danach nicht mehr so wohl, und im überheizten Raum wurde es ihm regelrecht übel. Es ging in die frische Luft hinaus – was für eine Wohltat! Zurück im Haus spürt das Pulsatilla-Kind ein leichtes Frieren. Es fühlt sich zunehmend lethargisch, und die Nase wird immer trockener. Die Atmung ist auch irgendwie erschwert, zumindest muß es bewußt tief einatmen, sonst hat es das Gefühl von Luftmangel. Macht es die Fenster und Türen auf oder geht es an die frische Luft, dann fühlt es sich merklich besser. Es kann wieder gut atmen, die Nase wird feucht und fließt. Alle Atemwege öffnen sich. Merkwürdigerweise friert es nicht.

Am Abend und in der Nacht verschlimmern sich die Symptome. Morgens kommt dicker, gelber und milder Schleim aus der Nase, der am Tag wieder weißlicher wird. Nach ein paar Tagen wird er gelbgrün bis grün und riecht bald nach altem Katarrh. Manchmal schneuzt es altes Blut mit Schleim aus der Nase oder zieht es aus dem Nasenrachen heraus, vor allem wenn seine Nase im geheizten Raum zu trocken wird. Von Anfang an ist es appetit- und durstlos. Nachdem es lange Zeit nichts getrunken hat, insbesondere nachmittags, bekommt es Lust auf Kaltes, irgend etwas Erfrischendes, Leichtes. Wasser mag es nur in ganz kleinen Schlucken, aber immer wieder. Eine fruchtige Limonade aus sauren Früchten kann es zügig trinken. Im übrigen muß es von der Nahrungsaufnahme einige Zeit Abstand nehmen, sonst geht es ihm wieder ganz schlecht.

RHUS TOXICODENDRON (Rhus-t.)

Das Rhus-tox.-Kind ist gesundheitlich recht stabil, solange es seine tägliche Routine hat. Es ist erst mal abgeneigt gegenüber einer neuen Tätigkeit, aber wenn es einmal anfängt, dann macht es ihm Spaß. Es kann dann fast nicht mehr aufhören. Dieses Sichübernehmen ist sein Schwachpunkt, und wenn es dann von einer sitzenden Tätigkeit schnell in die Kälte kommt, kann es sich leicht erkälten. Es ist bei Rhus-tox. vor allem die Feuchtigkeit, die ihm zu schaffen macht. Daher erfolgt meistens eine Erkältung, wenn es im Regen draußen ist, im schwitzenden Zustand vom Gewitter erwischt wird oder im kalten Wasser schwimmt. Schnee und Nebel sind weitere auslösende Faktoren. Ein allgemeines Unwohlsein setzt gleich ein. Es ist besorgt, niedergeschlagen, weiß nichts mit sich anzufangen. Ein Gefühl der Hilflosigkeit besteht. Meist kommt eine Steifheit der Glieder dazu mit Gliederschmerzen. Es kann sich kaum noch aufrecht halten, wobei die Bewegung ihm guttut und den Schnupfen erleichtert. Wenn es ihm nicht zu schlecht geht, dann geht es gerne (gut bekleidet) spazieren.

Es hat immer wieder Durst auf kleine Mengen kalter Getränke. Das kalte Wasser aber läßt es noch mehr frieren. Es benötigt Wärme, obwohl diese auf den Schnupfen keine Wirkung hat. Die Nase ist heiß und geschwollen, die Nasenspitze rot. Die Niesanfälle sind ganz heftig, fast krampfhaft. Die Nase wird durch das viele Putzen bald wund. Der Atem ist so heiß, daß es das Gefühl hat, die Nasenlöcher würden verbrennen.

SILICEA (Sil.)

Das Silicea-Kind ist in sich selbst versunken. Es macht sich immer so viele Sorgen um die schulischen Leistungen, daß es kaum Zeit für irgendwelche Gespräche oder Spiele hat. Es ist einfach zu ernst und in diesem Zustand empfänglich für Krankheiten, zumal es auch sein Immunsystem durch zuviel Naschen schwächt. Besonders auf die Milchprodukte hätte es verzichten sollen.

Woher es dann den Schnupfen bekommt, weiß es nicht. War es der kalte Wind oder der Regen? Auch Haareschneiden sowie Überhitzung haben meist ungünstige Auswirkungen. Die Erkältung stellt sich mit Frieren ein sowie mit einer dick-eitrigen, gelbgrünen Absonderung. Die Nase füllt sich in der Nacht mit Eiter, und morgens ist sie ganz verstopft. Schmerzhafte Krusten bilden sich vor allem weit oben an der Nasenscheidewand. Sie lösen sich im Laufe des Morgens. Ein starker Druck über den Augen wird empfunden, wie von einem schweren Gewicht. Kälte verschlimmert den Schmerz, vor allem kalter Luftzug. Es tut gut, den Kopf warm zu halten. Das Kind muß immer wieder heftig niesen, aber die Anfälle werden meist unterbrochen und hinterlassen ein unangenehmes Gefühl. Oft entsteht in der Nacht eine schmerzhafte Trockenheit in der Nase. Der Schleim kann ätzend und wundmachend sein. Der Schnupfen scheint kein Ende zu nehmen. Der Geschmackssinn geht verloren, und das Kind schmeckt nichts mehr – eine günstige Gelegenheit, ihm Schonkost zu geben, wodurch die unangenehmen schmerzhaften Symptome bald verschwinden, auch wenn die Erkältung sehr lange dauert.

SULFUR (Sulf.)

Das Sulfur-Kind möchte so gerne vieles erledigen, alles in Ordnung bringen, aber irgendwie schafft es das nicht. Jetzt ist eine innere Reinigung an der Reihe. Eine Sulfur-Erkältung kann bei jeder Wetterlage vorkommen, jedoch begünstigen warme Tage nach kalten (Frühjahrszeit) den Ausbruch. Häufiges, sogar krampfhaftes Niesen, starke Trockenheit der Nase sowie reichliche, wäßrige Absonderungen folgen. Manchmal ist es ihm beim Niesen oder sogar schon vorher übel.

Das anfängliche Frieren geht bald in ein Hitzegefühl über. In einem warmen Raum ist die Nase sehr verstopft. Darüber hinaus stockt sie auch drinnen, und es ist ihm ganz heiß im Kopf. Die Füße können dabei jedoch kalt sein. Draußen an der frischen Luft fühlt es sich wohler. Die Nase wird wieder freier, und der Schnupfen fließt richtig. Die Absonderung kann stark brennen, besonders draußen, und macht die Nase rot. Wenn es sich zu lange an der kalten Luft aufhält, bilden sich Krusten in der Nase. Morgens ist die Absonderung dick, gelb und eitrig und dann am Tag wieder flüssig. Es kann zu blutigem, wäßrigem Fluß aus der

Nase kommen, verbunden mit starken Kopfschmerzen. Der Geruchssinn kann gesteigert oder gemindert werden. Irgendwann riecht es stark nach altem Katarrh, was ihm sehr unangenehm ist. Die ganze Zeit über hat es eine deutliche Abneigung gegen Waschen und Duschen.

Der Geschmackssinn ist meist stark vermindert. Der Appetit ist nicht besonders groß, nur ein geringes Hungergefühl besteht. Essen verschlimmert den Schnupfen. Durst ist meist vorhanden, in der Regel auf Warmes.

Beim Abflauen des Schnupfens kann es zu einer noch kräftigeren Reinigung mit Durchfall kommen. Der Durchfall tritt meistens nur einmal am Morgen auf und treibt das Kind um 5 Uhr aus dem Bett. Es fühlt sich wie neugeboren nach der Erkältung.

TUBERCULINUM BOVINUM (Tub-bov.)

Das Tuberculinum-Kind hat Ärger zu Hause und in der Schule. Niemand versteht es richtig, jeder versucht es in seine Richtung zu biegen. Es rebelliert heftig, aber die Macht der Außenwelt ist manchmal zu groß, und es kann sich nicht durchsetzen. Seine Abwehr sinkt und kann sich auch nicht mehr gegen krankmachende Einflüsse durchsetzen. Es erkrankt heftig und leidet richtig darunter. Es ist ihm äußerst kalt, und es fehlt ihm die Kraft, etwas Vernünftiges zu tun. Es ist sehr schlapp, blaß und mißmutig. Wenn es sich aufraffen kann, an die frische Luft zu gehen und sich kräftig zu bewegen (Lieblingsspiele spielen, Reiten etc.), geht es ihm bedeutend besser. Zu Hause läßt die wohltuende Wirkung der Natur nach einer Weile völlig nach.

Jetzt braucht es etwas Kräftiges oder Erfrischendes zum Essen oder Trinken oder beides. Wehe, es kommt jemand mit gesunden Ratschlägen bzw. »vernünftigen« Essensvorschlägen. Es tut ihm sehr gut, sein Lieblingsgericht bzw. -getränk zu genießen. Läßt es sich durch den Druck der Eltern etwas anderes aufschwatzen, geht es ihm gleich wieder schlechter. Durchfall kann sich einstellen. Sein Wunsch nach kräftigen, erfrischenden Speisen bleibt bestehen und wechselt nur von einem lekkeren Gericht zum anderen. All das hält es gut bei Kräften, aber beeinflußt den Krankheitsverlauf nicht.

Symptomenverzeichnis

Mittel

Aconit (Acon), Allium cepa (All-c.), Arsenicum album (Ars.), Belladonna (Bell.), Bryonia (Bry.), Carbo vegetabilis (Carb-v.), Dulcamara (Dulc.), Euphrasia (Euphr.), Ferrum phosphoricum (Ferr-p.), Gelsemium (Gels.), Hepar sulfuris (Hep.), Kalium bichromicum (Kali-bi.), Lycopodium (Lyc.), Natrium muriaticum (Nat-m.), Nux vomica (Nux-v.), Pulsatilla (Puls.), Rhus toxicodendron (Rhus-t.), Silicea (Sil.), Sulfur (Sulf.), Tuberculinum bovinum (Tub-bov.).

Verschlimmerung

- *Essen, nach dem:* Nux-v.
- *Freien, im:* Phos., Puls., Sulf.
- *Kalte Luft:* Dulc.
- *Kaltwerden:* Nux-v.
- *Reden:* Acon.
- *Schneeluft:* Puls., Rhus-t.
- *Warmes Zimmer:* All-c., Carb-v., Nux-v., Phos.

Besserung

- *Bewegung:* Dulc., Phos., Rhus-t.
- *Föhn:* Hep.
- *Freien, im:* Acon., All-c., Bry., Nux-v., Phos., Puls.
- *Gehen:* Dulc., Phos., Puls., Rhus-t.
- *Warmes Zimmer:* Ars., Dulc.

Empfindungen und Art des Schnupfens

- *Fließschnupfen:* Acon., All-c., Ars., Bell., Bry., Carb-v., Dulc., Euphr., Gels., Hep., Kali-bi., Lyc., Nat-m., Nux-v., Puls., Rhus-t., Sil., Sulf.
- *Fließschnupfen, einseitig:* Bell., Hep., Nux-v., Phos.
- *Fließt nur oder schlimmer durch*
  - *Freien, im:* Ars., Dulc., Euphr., Puls., Sulf.

- *Warmes Zimmer:* All-c., Nux-v., Puls.
- *Windiges Wetter:* Euphr.
- *Zeiten*
  - *Tagsüber:* Carb-v., Euphr., Nux-v.
  - *Morgens:* Acon., Carb-v., Euphr., Nux-v., Puls., Sulf.
  - *Morgens, Aufstehen, nach:* Nux-v.
  - *Morgens, Bett, im:* Carb-v.
  - *Nachmittags:* Sulf.
  - *Abends:* All-c., Carb-v., Puls., Sulf.
- *Heftig:* Ars., Bry., Carb-v., Lyc., Sil.
- ***Stockschnupfen:*** Acon., All-c., Ars., Bell., Bry., Carb-v., Dulc., Hep., Lyc., Nat-m., Nux-v., Phos., Puls., Sil., Sulf.
- *Stockt, oder schlimmer durch*
  - *Freien, im:* Nux-v.
  - *Warmes Zimmer:* Ars., Puls., Sulf.
- *Zeiten*
  - *Morgens:* Carb-v., Nat-m., Nux-v., Sil.
  - *Abends:* Carb-v., Euphr., Nux-v., Puls., Sulf.
  - *Nachts:* Euphr., Nux-v.
- *Wechselt mit Fließschnupfen ab:* Ars., Bell., Nat-m., Nux-v., Phos., Puls., Sil., Sulf.
- *Verspannung im Gesicht:* Ars., Bell., Lyc., Nat-m.
- *Verstopfung der Nase*
  - *Morgens:* Bell., Hep., Kali-bi., Lyc., Sil.
  - *Abends:* Carb-v., Euphr., Kali-bi., Lyc., Puls.
  - *Nachts:* Ars., Lyc., Nux-v., Sil.
  - *Abwechseln der Seiten:* Nux-v.
  - *Schlaf, im:* Ars., Lyc.
  - *Warmen Zimmer, im:* Carb-v., Puls., Sulf.
  - *Nasenwurzel, an der:* Ars., Kali-bi., Lyc.

Begleitsymptome bzw. -zustände
- *Fieber, mit:* Acon., All-c., Ars., Bell., Bry., Gels., Hep.
- *Frösteln, mit:* Acon., Ars., Bry., Nux-v., Puls., Sil., Sulf.

- *Geschmacksverlust:* Hep., Nat-m., Nux-v., Puls., Sil., Sulf.
- *Hitze im Gesicht:* Nux-v.
- *Hunger, vermehrt:* All-c., Hep., Tub-bov.
- *Husten, mit:* Acon., All-c., Ars., Bell., Bry., Carb-v., Euphr., Ferr-p., Gels., Hep., Kali-bi., Lyc., Nat-m., Phos., Rhus-t., Sil., Sulf.
- *Kehlkopfentzündung, mit:* Acon., Ars., Bry., Carb-v., Dulc., Hep., Kali-bi., Nat.-m., Phos., Puls., Sulf.
- *Kopfschmerzen, mit:* Acon., All-c., Ars., Bell., Bry., Carb-v., Dulc., Ferr-p., Gels., Hep., Lyc., Nux-v., Phos., Puls., Rhus-t., Sil., Sulf.
- *Säuglinge:* Dulc., Kali-bi., Lyc., Nux-v.

Auslösende Ursache (Schnupfen)
- *Abkühlung durch*
  - *Überhitzung:* Ars., Carb-v., Puls., Sil.
  - *Entblößen des Kopfes:* Hep., Nat-m.
  - *Haareschneiden oder -waschen:* Bell., Nux-v., Puls., Sil.

Husten und Bronchitis

Erkrankung

Das im vorigen Kapitel über Schnupfen und Sinusitis Gesagte gilt natürlich entsprechend auch für den Husten und die anderen Erkältungskrankheiten.

Bitte informieren Sie sich dort, was die Entstehung, die Begleitumstände, die vorbeugenden Maßnahmen etc. betrifft.

Um die Mittelsuche zu erleichtern, haben wir die Mittel hier nach den unterschiedlichen Wetterlagen geordnet. Aber man sollte nicht zu schematisch nach dieser Anordnung vorgehen, da immer andere Faktoren mit hineinspielen können. Um genauer verordnen zu können, ist Flexibilität im Denken unerläßlich. Wenn z. B. der Husten als Folge eines Schnupfens auftritt oder von Fieber begleitet ist, schauen Sie bitte auch unter »Schnupfen« und »Fieber« nach.

Da Sie den Husten homöopathisch behandeln wollen, verabreichen Sie bitte weder andere Medikamente, noch legen Sie Brustwickel an. Beide Maßnahmen verschleiern die Symptome und verhindern das Erkennen des optimalen homöopathischen Mittels (Similimum).

Wenn Sie allerdings mit der homöopathischen Behandlung nicht vorankommen, können Sie den Husten auch durch äußere Anwendungen lindern. Heiße Brustwickel oder Wickel mit in Schweineschmalz gedünsteten Zwiebeln fördern und lösen den Auswurf.

Eine Kompresse mit warmem Öl auf den Fußsohlen kann die Krämpfe beim Husten nehmen.

✇ Diätetische Ratschläge bei Husten
- Folgende Nahrungsmittel können den Husten verschlimmern:
  - Sauermilchprodukte,
  - Zitrusfrüchte,
  - Milch (verschleimt).

61

- Verzögerung der Heilung durch:
  - Süßigkeiten,
  - fette Speisen,
  - starke Gewürze.
- In der Regel werden Teigwaren gut vertragen.
- Besonders günstig sind:
  - Gemüse, roh oder gekocht,
  - Salat,
  - manches Obst.

Behandlung

Mittel bei trockener, kalter Wetterlage

BRYONIA (Bry.)

Bei Bryonia tritt der Husten gerne im Herbst auf. Die Bronchitis fängt mit einem kleinen, trockenen Husten an, der sich langsam steigert. Wie wir es schon vom Schnupfenverlauf her kennen, wird das Bryonia-Kind immer unbeweglicher. Die Hustenstöße fangen bald an weh zu tun. Beim Husten entsteht ein stechender Schmerz. Manchmal ist er so stark, daß er das Kind richtig schüttelt und es sich die Brust halten muß. Es kann auch vor Schmerzen weinen.

Jegliche Bewegung kann Hustenstöße auslösen, die lange anhalten. Besonders schlimm ist es nach dem Essen, wo ein Hustenanfall dem nächsten folgt und das Kind durch die Schmerzen wie am Boden zerstört ist. Es darf auch nicht zu tief einatmen, weil diese geringe Bewegung des Brustkorbes ausreicht, Husten auszulösen. Beim Betreten eines warmen Zimmers muß es ebenfalls husten.

Es hat Verlangen nach kalten Getränken, die aber den Husten verschlimmern. Sein Durst ist groß. Warme Getränke lindern den Husten. Es kann aber auch vorkommen, daß das Kind keinen Durst hat, obwohl seine Schleimhäute sehr trocken sind.

Es hat oft Kopfschmerzen bei der Erkältung. Dann wird es richtig qualvoll, weil sich der Kopfschmerz beim Husten sehr verschlimmert, so daß es den Kopf ins Kissen drückt und sich die Brust mit den Händen festhält.

CAUSTICUM (Caust.)

Das Causticum-Kind ist vorsichtig, aber die kalten Tage im Herbst und der kalte, trockene Wind erfordern besondere Schutzmaßnahmen, weil ihm dieses Wetter auf die Bronchien schlägt, sie trocken und rauh macht. Jedoch trotz aller Vorsicht erwischt es das Kind immer wieder. Ein harter Husten setzt schnell ein, und bis zum Abend ist es heiser. Am nächsten Morgen kann es kaum sprechen.

Der Husten foltert es, die Lungen fühlen sich an, als ob sie voller Schleim wären. Es hat nicht die nötige, explosive Kraft, den Schleim hochzuhusten, obwohl es kämpft und kämpft. Alle stehen ratlos und besorgt um es herum, bis einer auf die Idee kommt, die Luftwege mit Wasser frei zu spülen. Schon beim ersten Schluck muß es nicht mehr husten, und danach gibt es Ruhe. Je kälter das Wasser, um so besser hilft es ihm.

HEPAR SULFURIS (Hep.)

Es herrscht kaltes, trockenes Wetter, und das Hepar-Kind hat lange draußen gespielt. Abends spürt es noch wenig Veränderung, aber am nächsten Morgen wacht es mit Husten auf, der mit den charakteristischen Hepar-Schmerzen einhergeht: einem Gefühl, als ob Splitter unterhalb des Kehlkopfes bis hin zu den oberen Bronchien stecken. Die Schmerzen nehmen langsam zu. In den ersten Tagen meldet sich der Husten nur in der kalten Luft, aber nach und nach muß sich das Hepar-Kind sogar vor der geringsten Kälteeinwirkung schützen, da die Schmerzen sonst kaum auszuhalten sind. Es ist nämlich sehr schmerzempfindlich. Also muß es sich im Bett gut zudecken, da der geringste Luftzug oder das Aufdecken eines Fingers genügt, um einen Hustenanfall auszulösen, z. B., wenn die Zimmertür kurz geöffnet wird.

Bald setzt reichlich dicker, zäher, gelber Auswurf ein, der meist leicht abzuhusten ist.

Kalte Getränke verschlimmern. Warme Getränke verträgt es zwar, aber sie bessern den Husten nicht.

Der Husten wird durch Feuchtigkeit, z. B. Regen, sofort besser, auch wenn es dabei kalt ist. Wenn die Luft feucht und warm ist, kann der Husten sogar ganz verschwinden.

Bei keinem anderen Mittel ist die Besserung des Hustens durch feuchte Luft ausgeprägter als bei Hepar. Zusätzliche unterstützende Maßnahmen:

- Feuchte Tücher oder eine Wasserschale auf der Heizung können helfen, den Husten zu lindern.
- Inhalieren von heißen Dämpfen auch mit Aromaölen.
- Türkisches Dampfbad.

NUX VOMICA (Nux-v.)

Das Nux-Kind leidet an trockenem Husten, der abends und nachts schlimmer wird. Der Auswurf wird tagsüber abgehustet. Es spürt einen ständigen Kitzel im Hals, und die Brust fühlt sich wund an, als ob beim Husten etwas losgerissen würde. Der Husten ist morgens stärker, beim Aufwachen im Bett, und es dauert einige Zeit, bis der Auswurf kommt. Danach ist Ruhe. Tagsüber ist der Husten nicht so schlimm, und meist ist er draußen besser als drinnen. Oft hat das Kind dabei Kopfschmerzen, als ob der Kopf beim Husten berste (siehe auch Bryonia). Warme Getränke sind sehr wohltuend, besonders morgens, wenn sich der Schleim nicht löst.

RUMEX (Rumx.)

Es ist auffallend, wie deutlich beim Rumex-Kind das Einatmen von kalter Luft einen Husten auslöst. Das Kind muß sich die Bettdecke über den Kopf ziehen, um sich vor dem Einatmen kalter Luft zu schützen. Der Husten wird erst besser, wenn sich die Luft unter der Decke erwärmt hat. Rutscht die Decke etwas zur Seite, so löst dies einen Hustenanfall aus, der manchmal lange andauern kann. Draußen möchte das Rumex-Kind einen dicken Schal vor den Mund gebunden haben. Durch die kalte Luft kann es zum Stimmverlust kommen.

Typisch für das Rumex-Kind ist, daß es den ganzen Tag über hustet, da die Zimmerluft meistens nicht warm genug ist.

Der Husten ist trocken, ein ständiger Kitzel reicht von der Halsgrube bis zur Abzweigung der Bronchien. Es ist wenig Auswurf vorhanden.

Mittel bei kalter, feuchter Wetterlage und nach Durchnässung

RHUS TOXICODENDRON (Rhus-t.)

Bei Rhus-t. denkt man gleich an Husten als Folge von feuchter Witterung und insbesondere als Folge der verschiedenen Arten des Naßwerdens (z. B. Unterkühlung durch Baden oder Regennässe).

Der Husten tritt besonders nachts auf. Das Kind schläft sehr unruhig, deckt sich immer wieder ab und bekommt dadurch einen längeren, heftigen Hustenanfall. Es wacht aber dabei nicht richtig auf, im Halbschlaf deckt es sich wieder zu und schläft weiter.

DULCAMARA (Dulc.)

Durch den Wetterumschlag von warm auf kalt erkrankt das Dulcamara-Kind. Es bekommt Husten durch Naßwerden oder durch feuchtes Wetter, besonders im Winter. Seine Bronchien sind stark verschleimt, so daß die Atmung erschwert wird, hinzu kommt Heiserkeit. Meist ist reichlich lockerer Auswurf von geschmacklosem Schleim vorhanden, der oft blutgestreift ist.

Sein Nacken wird steif während oder nach der Erkältung. Es braucht Bewegung, die ihm gut tut, die aber nicht in Anstrengung ausarten darf; es muß allerdings vor Kälte geschützt werden. Gut tut ihm auch Bewegung im Haus.

Manchmal bekommt es einen keuchhustenartigen Krampfhusten. Dabei ist der Auswurf jedoch festsitzend.

Mittel bei mildem Wetter und im Frühling

IPECACUANHA (Ip.)

Das Ipecacuanha-Kind und der -Säugling reagieren besonders empfindlich auf feuchtwarmes Wetter. Sie neigen dazu, zuviel Leckereien zu naschen, und geraten in schwere Bronchitiszustände hinein, bei denen man zwei Arten unterscheiden kann:

1. Zustand: Der Husten ist erstickend, der Schleim ist laut rasselnd zu hören, so krampfartig, daß das Kind kaum mehr atmen kann. Es wird purpurrot bis blau im Gesicht und ganz steif. Dieser Zustand erinnert an Krupp- und Keuchhusten, wofür das Mittel sehr wertvoll ist.
Auch durch einen Spaziergang bei kaltem Wetter kann das Kind erkranken. Durch die Kälte ist das Kind halb erfroren. Es wird blau, steif, kann kaum atmen, hat einen erstickenden Husten.

2. Zustand: Durch Kitzeln im Kehlkopf wird ein Erstickungsgefühl ausgelöst. Der Husten ist trocken mit wenig Auswurf. Dieser Auswurf hat einen schlechten, ekelerregenden Geschmack, der Übelkeit und ein krampfartiges Erbrechen auslösen kann. Bei beiden Arten von Ipecacuanha-Husten ist Kurzatmigkeit zu finden. Bewegung an der frischen Luft löst einen Hustenanfall aus. Gegen Ende der Erkältung kann Heiserkeit bis zu kurzzeitigem Stimmverlust zurückbleiben.

GELSEMIUM (Gels.)

Das Gelsemium-Kind hat gewöhnlich Husten und Schnupfen gleichzeitig (siehe auch unter »Schnupfen«). Der Husten ist trocken, die Brust fühlt sich wund an. Der Atemrhythmus ist beschleunigt, und die Kräfte schwinden. Das Kind ist lustlos und möchte in Ruhe gelassen werden.

CINA (Cina)

Wenn das Cina-Kind im Frühling zahnt und dabei Husten bekommt, kann man mit großer Sicherheit sagen, daß es Cina braucht. Meist ist der Husten kruppartig trocken, manchmal kommt etwas Schleim hoch. Die Backen glühen und sind meist deutlich rot.
Dieses Kind neigt dazu, plötzlich zusammenzuschrecken. Es mag nicht berührt werden. Es reagiert widerspenstig, fast als ob es von Sinnen wäre. Es beruhigt sich, wenn es getragen wird. Am wohltuendsten sind heftige Schaukelbewegungen.

KALIUM CARBONICUM (Kali-c.)

Das Kalium-carbonicum-Kind hat phasenweise viel Selbstvertrauen, aber immer wieder, wenn es darauf ankommt, fehlt ihm die nötige geistige bzw. körperliche Kraft. Dies deprimiert es sehr. Es reagiert sehr empfindlich auf feuchte Kälte und bekommt leicht eine Erkältung in Form von Bronchitis. Es spürt beim Husten einen stechenden Schmerz in der Brust, meist in der rechten unteren Brust. Dann wandert er mal hierhin, mal dorthin, wird schlechter in der Ruhe, besser in der Bewegung, außer wenn diese plötzlich und unbedacht ist. Einatmen und Husten verschlimmern auch.

Das Kind wacht nachts gewöhnlich gegen 2 Uhr durch den Husten auf. Manchmal gelingt das Einschlafen erst nach Stunden wieder. Gegen 3 Uhr nachts erreicht der Husten oft den Höhepunkt.

Eine weitere Indikation für Kali-c. sind die mit Wasser gefüllten oberen Augenlider (Lidödeme).

EUPHRASIA (Euphr.)

Es gibt eine Reihe von Mitteln, bei denen meist der Wind die Krankheit auslöst. Aber wenn außer den Atemwegen die Augen stark betroffen sind, kommt in erster Linie Euphrasia in Betracht. Wenn auf den Euphrasia-Schnupfen ein Husten folgt, kann sich der Schnupfen durch den nun ausgelösten harten Husten noch mehr verschlimmern.

Die Augen sind gerötet und lichtempfindlich. Reichlicher Tränenfluß ist die Regel. Der Husten verschlechtert sich tagsüber und bessert sich nachts im Liegen. Finden wir Husten und Schnupfen gleichzeitig, so zeigt der Schnupfen ein gegensätzliches Symptomenbild: Der Schnupfen ist nachts schlimmer als tagsüber und verschlechtert sich im Liegen. Abhusten von Schleim tritt verstärkt morgens und tagsüber auf. Er ist übelriechend und löst beim Räuspern und Hochhusten einen Brechreiz aus, so daß oftmals das Essen wieder erbrochen wird.

Bei Bewegung an der frischen Luft muß sich das Kind ständig räuspern.

PHOSPHOR (Phos.)

Das Phosphor-Kind hat sich in seiner Begeisterung und Lebensfreude verausgabt. Sein Energiepegel ist sehr herabgesetzt, wenn nicht gleich null. Die Erkältung fängt in der Nase, im Hals oder im Kehlkopf mit heiserer Stimme an. Langsam entwickelt sich ein harter, trockener, festsitzender Husten.

Der Husten ist sehr schmerzhaft, besonders morgens nach dem Aufstehen. Wenn das Kind kalte Luft einatmet oder ihm kalt wird, verschlechtert sich der Husten. Ebenso verschlimmert sich der Husten, wenn es vom Warmen ins Kalte kommt oder umgekehrt. Es kann kaum sprechen, besonders das Lachen ist sehr unangenehm, denn das dadurch erzeugte Kitzeln im Kehlkopf löst beim Phosphor-Kind unweigerlich den Husten aus. Der Kehlkopf ist sehr empfindlich, und es kommt zu starker Heiserkeit, die bis zum Verlust der Stimme führen kann.

Nachts muß es auf der rechten Seite schlafen, das dämpft den Husten sehr und ermöglicht ihm den Schlaf. Dreht es sich im Schlaf auf die linke Seite, folgt sofort ein starker Hustenanfall, der es aus dem Schlaf reißt und es nicht mehr liegenblieben läßt. Es muß sich aufsetzen, hält sich die Rippenbögen vor Schmerzen, stöhnt und zittert dabei. Nach dem Anfall ist es ganz erschöpft.

Trinken verschlimmert den Husten, kalte Getränke mehr als warme. Aber die eiskalten Getränke tun ihm so gut, daß es die darauffolgenden Hustenanfälle leichter bewältigt, besonders wenn das Getränk süß war.

PULSATILLA (Puls.)

Der Pulsatilla-Husten ist am Tag kaum zu spüren, er scheint ausgeheilt zu sein, besonders beim Aufenthalt im Freien. Die Pulsatilla-Kinder, die den ganzen Tag draußen spielen, husten überhaupt nicht. Nur wenn sie sich sehr anstrengen, bekommen sie einen Hustenanfall, der bald wieder vergessen wird. Leichte, langsame Bewegung in gut gelüfteten Räumen oder besser noch im Freien wischt jede Spur von Husten weg. Aber auch im warmen Raum ist der Husten am Tag lockerer und hört sich nicht so schlimm an.

Gegen Abend wird er etwas stärker und trockener. Nachdem das Kind zu Bett gegangen ist, fängt ein krampfhafter, trockener Husten an – oft mit zwei Hustenstößen. Das Kind kann kaum aufhören zu husten, das geht bis zum Würgen. Setzt es sich im Bett auf, wird der Husten wesentlich besser. Nachdem es sich die »halbe Lunge ausgehustet« hat, kann es nach mehrmaligen Versuchen irgendwann einschlafen und findet endlich Ruhe.

Es gibt auch mildere Verläufe, wo das Einschlafen nicht so schwierig ist. Der Auswurf ist hauptsächlich morgens von zäher, gelber und dicker Konsistenz.

SULFUR (Sulf.)

Auch der Sulfur-Husten ist am Tage locker. Der weißlich-dicke Auswurf kommt beim Husten nach dem Aufwachen oder erst später nach dem Aufstehen. Eine gewisse Besserung ist im Freien zu beobachten.

Der Husten von Sulfur kann schon abends im Bett schlimmer werden, so daß das Kind schlecht einschlafen kann, aber in der Nacht nimmt er noch weiter zu. Der Husten wird dann trocken und hart. Das Kind hustet eine Zeitlang im Schlaf, bis es davon aufwacht. Jetzt wird der Husten besonders heftig und erschüttert den ganzen Körper. Das Kind kann aber liegenbleiben. Oft folgen zwei Hustenstöße hintereinander, die so heftig und hart sind, daß es ein Gefühl hat, als ob der Kopf in Stücke gerissen und wegfliegen würde. Wenn der Anfall vorbei ist, gibt es meistens eine längere Ruhepause, in der das Kind schlafen kann, bis der nächste Anfall kommt.

TUBERCULINUM BOVINUM (Tub-bov.)

Der Tuberculinum-Husten ist hart, trocken und meist mit langanhaltenden Anfällen verbunden. Auswurf entwickelt sich erst später, wenn die Intensität nachläßt. Er ist von dicker, gelber, auch grüner Konsistenz und kommt in großen Mengen.

Meistens beginnt es mit einem nächtlichen Husten, der sehr hart ist. Das Kind hustet die ganze Nacht. Nach und nach, wenn der Husten immer stärker wird, kann es abends kaum einschlafen. Erst nach langem Wachliegen gelingt ihm dies, aber schon bald wird es wieder vom Husten aufgeweckt. So werden die Nächte immer unruhiger, bis schließlich in großen Mengen Auswurf kommt. Erst dann kehrt wieder die nächtliche Ruhe ein.

Anstrengung an der frischen Luft oder allein schon kalte Luft kann heftigen Husten provozieren. Trotzdem entwickelt das Kind großen Lufthunger. Eine ähnliche Modalität finden wir bei den Getränken. Kalte Getränke verschlimmern den Husten; trotzdem möchte das Kind Kaltes, am liebsten Eiskaltes trinken, wobei es den Hustenanfall in Kauf nimmt. Es kann aber auch nach heißen Getränken verlangen, wie Kakao oder Ovomaltine. Diese bringen wenig Besserung, können sogar den Husten verschlimmern. Es braucht viel Bewegung und frische, kalte Luft. Das kann so weit gehen, daß es wenig bekleidet, ja sogar nackt sein will, obwohl dies mit Sicherheit einen Hustenanfall auslöst.

Symptomenverzeichnis

Mittel
Bryonia (Bry.), Causticum (Caust.), Cina (Cina), Dulcamara (Dulc.), Euphrasia (Euphr.), Gelsemium (Gels.), Hepar sulfuris (Hep.), Ipecacuanha (Ip.), Kalium carbonicum (Kali-c.), Nux vomica (Nux-v.), Phosphor (Phos.), Pulsatilla (Puls.), Rhus toxicodendron (Rhus-t.), Rumes crispus (Rumx.), Sulfur (Sulf.), Tuberculinum bovinum (Tub-bov.)

Verschlimmerung
- *Atmen, tief:* Bry., Cina, Dulc., Euphr., Hep., Ip., Kali-c., Phos., Puls., Rhus-t., Rumx., Sulf., Tub-bov.
- *Bewegung:* Bry., Cina, Ip., Kali-c, Nux-v., Phos.
- *Entblößen:* Hep., Nux-v., Rhus-t., Rumx.
- *Entblößen der Hände:* Hep., Rhus-t.
- *Essen:* Bry., Caust., Euphr., Hep., Ip., Kali-c., Nux-v., Phos., Puls., Rhus-t., Rumx., Sulf.
- *Freien, im:* Bry., Cina, Hep., Ip., Nux-v., Phos., Rhus-t., Rumx., Sulf.
- *Freien, gehen im:* Cina, Ip., Nux-v., Phos., Rhus-t., Sulf.
- *Gehen:* Cina, Hep., Ip., Rumx.
- *Getränke, kalte:* Hep., Kali-c., Phos., Rhus-t., Rumx., Tub-bov.
- *Getränke, warme:* Phos.
- *Kaltwerden:* Bry., Caust., Dulc., Hep., Kali-c., Nux-v., Phos., Rhus-t., Rumx., Sulf., Tub-bov.
- *Kaltwerden, Arm oder Hand:* Hep., Rhus-t., Sulf.

70

- *Liegen:* Bry., Caust., Dulc., Hep., Kali-c., Nux-v., Phos., Puls., Rhus-t., Rumx., Sulf.
- *Liegen, abends:* Bry., Kali-c., Nux-v., Puls., Rumx., Sulf.
- *Liegen, nachts:* Dulc., Kali-c., Puls., Rhus-t., Rumx., Sulf.
- *Liegen, Rückenlage:* Nux-v., Phos., Rhus-t.
- *Liegen, Seitenlage:* Bry., Kali-c., Phos., Puls., Sulf.
- *Liegen, Seitenlage links:* Bry., Ip., Phos., Puls., Rhus-t., Rumx., Sulf.
- *Liegen, Seitenlage rechts:* Cina, Ip., Kali-c., Phos., Tub-bov.
- *Luft, feuchte:* Dulc., Rhus-t., Sulf.
- *Luft, kalte:* Bry., Caust., Cina, Dulc., Hep., Ip., Kali-c., Nux-v., Phos., Rhus-t., Rumx., Sulf.
- *Luft, trockene:* Hep., Phos., Rumx.
- *Reden:* Bry., Caust., Cina, Dulc., Euphr., Hep., Ip., Phos., Rhus-t., Rumx., Sulf., Tub-bov.
- *Reden, laut:* Phos., Tub-bov.
- *Sitzen:* Euphr., Kali-c., Phos., Puls., Rhus-t.
- *Stehen:* Euphr., Sulf.
- *Trinken:* Bry., Hep., Kali-c., Nux-v., Phos.
- *Wind:* Euphr., Hep.

Besserung
- *Bewegung:* Dulc., Euphr., Nux-v., Phos., Puls., Rhus-t., Sulf., Tub-bov.
- *Essen:* Euphr.
- *Freien, im:* Bry., Dulc., Nux-v., Puls., Sulf.
- *Getränke, kalte:* Caust., Euphr., Ip., Kali-c., Sulf.
- *Getränke, warme:* Bry., Nux-v., Rhus-t.
- *Liegen:* Bry., Euphr., Sulf.
- *Liegen, Rückenlage:* Bry.
- *Trinken:* Bry., Caust., Euphr., Kali-c.

Empfindungen und Art des Hustens
- *Bellend:* Dulc., Hep., Phos., Sulf., Tub-bov.
- *Erschöpfend:* Caust., Ip., Kali-c., Nux-v., Phos., Puls., Rhus-t., Rumx., Sulf., Tub-bov.

- *Erschütternd:* Bry., Caust., Dulc., Ip., Kali-c., Nux-v., Phos., Puls., Rhus-t., Sulf.
- *Feder in der Halsgrube:* Cina, Sulf.
- *Fremdkörper im Kehlkopf:* Hep., Phos., Rumx.
- *Gerstengranne im Kehlkopf:* Rumx.
- *Hart:* Caust., Cina, Kali-c., Nux-v., Phos., Puls., Rhus-t.
- *Hüsteln:* Bry., Caust., Cina, Dulc., Gels., Hep., Ip., Kali-c., Phos., Rhus-t., Rumx., Sulf., Tub-bov.
- *Heiser:* Caust., Cina, Dulc., Gels., Hep., Nux-v., Rhus-t., Rumx.
- *Hohl:* Bry., Caust., Cina, Euphr., Hep., Ip., Nux-v., Phos., Tub-bov.
- *Hustenreiz, Luftwegen, in den:* Caust., Gels., Kali-c., Nux-v., Phos., Sulf.
- *Hustenreiz, Brust, in der:* Phos., Puls., Rhus-t.
- *Hustenreiz, Halsgrube:* Rumx.
- *Hustenreiz, Kehlkopf:* Bry., Caust., Cina, Euphr., Gels., Hep., Ip., Kali-c., Nux-v., Phos., Puls., Rhus-t., Rumx., Sulf.
- *Hustenreiz, Magengrube:* Bry., Hep., Nux-v., Puls.
- *Krampfhaft:* Bry., Caust., Dulc., Gels., Hep., Ip., Kali-c., Nux-v., Phos., Puls., Rhus-t., Rumx., Sulf.
- *Kurz:* Bry., Caust., Cina, Dulc., Hep., Ip., Kali-c., Nux-v., Phos., Puls., Rhus-t., Rumx., Sulf.
- *Locker:* Bry., Cina, Dulc., Hep., Kali-c., Phos., Puls., Sulf.
- *Pfeifend:* Hep.
- *Rasselnd:* Bry., Caust., Cina, Hep., Ip., Nux-v., Phos., Puls., Rumx., Sulf.
- *Rauch, als ob der Hals durch Rauch von ranzigem Fett gereizt würde:* Hep.
- *Schwefeldampf, Gefühl:* Bry., Ip., Puls.
- *Staub:* Hep., Ip., Puls., Sulf.
- *Trocken:* Bry., Caust., Cina, Dulc., Euphr., Gels., Hep., Ip., Kali-c., Nux-v., Phos., Puls., Rhus-t., Rumx., Sulf., Tub-bov.
- *Zusammenschnürung, Brust:* Ip., Sulf.
- *Zusammenschnürung, Kehlkopf:* Gels., Hep., Ip., Kali-c., Phos., Puls., Sulf.

Begleitsymptome

- *Brennen in der Brust:* Caust., Euphr.
- *Brennen im Kehlkopf:* Caust., Phos.
- *Niesen, Husten endet mit:* Bry., Hep., Sulf.
- *Niesen, mit:* Bry., Cina, Hep., Nux-v., Sulf.

Auslösende Ursache

- *Kalt-trockener Wind:* Hep.
- *Naßwerden:* Dulc., Rhus-t., Sulf.

Der fieberhafte Infekt (Grippe)

Erkrankung

Grippe ist nicht gleich Grippe

Der leichte grippale Infekt wird häufig mit der schweren, echten Grippe, der »Influenza epidemica«, verwechselt. Der Ausdruck »Grippe« im engeren Sinne bezeichnet alle schweren fieberhaften Erkrankungen, die von dem Influenza-Virus ausgelöst werden.

Die echte Grippe tritt selten sporadisch, häufiger epidemisch auf, im Abstand von einigen Jahrzehnten sogar pandemisch, d. h., die Epidemie breitet sich über ganze Kontinente aus. Die schrecklich wütende »spanische Grippe« von 1918–1920 breitete sich von Spanien über den ganzen Erdball seuchenartig aus und forderte 22 Millionen Menschenleben. In den Hungerjahren nach dem Ersten Weltkrieg fielen ihr besonders junge Menschen, schwangere oder stillende Frauen oft innerhalb weniger Tage zum Opfer.

Viele erwarteten nach dem Zweiten Weltkrieg eine ähnliche Katastrophe. Die nächste Pandemie überzog aber erst 1957/58, aus Asien kommend, die nördliche Hemisphäre. Die letzte große Grippewelle, die »Hongkong-Grippe«, überrollte uns in den Jahren 1968/69.[*]

Die Grippe hat die Schulmediziner durch ihre Chamäleonhaftigkeit herausgefordert und vor immer neue Rätsel gestellt. Es gibt weder eine Gesetzmäßigkeit im Aufflammen von Pandemien noch in der Wahl ihrer Opfer. Die Grippe befällt Gesunde und Kranke, alte und junge Menschen aller sozialen Schichten. Sie fügt sich in kein Schema ein. Der Grippeforschung hat die Schulmedizin die Erkenntnis zu verdanken, daß es für eine Krankheit verschiedene Erreger gibt; denn das Grippevirus verändert sich ständig und tritt Jahr für Jahr in immer wieder neuen

[*] Mehr zum Thema Grippebehandlung finden Sie im »Homöopathischen Ratgeber« Nr. 5 »Grippe«.

Formen auf. Alljährlich wird im Herbst zur *Grippeimpfung* aufgerufen. Diese ist aber nur für die schwere Grippe gedacht, die bei uns sehr selten auftritt. Auch kann die Grippeimpfung nur gegen ein ganz bestimmtes Virus wirken. Der Grippeimpfstoff wird weltweit nach den Empfehlungen der WHO hergestellt. Es läßt sich aber im Sommer schwer voraussagen, wo sich welcher Virusstamm im Winter durchsetzen wird. Viele Menschen sind der Ansicht, die Grippeimpfung mache sie widerstandsfähiger gegen Schnupfen, Husten und Heiserkeit, also gegen eine ganz gewöhnliche Erkrankung.

Aber die Impfung hilft nicht gegen den grippalen Infekt, im allgemeinen Sprachgebrauch auch »Grippe« genannt, sondern nur gegen die echte Virusgrippe, die sehr selten ist. Deshalb ist die Grippeschutzimpfung nach Ansicht des Impfschadensexperten Dr. G. Buchwald ein Betrug an unserer Bevölkerung.

Auch für die richtige Mittelfindung in der Homöopathie ist es nicht notwendig, die verschiedenen Krankheitserreger zu erkennen und zu benennen; denn die Homöopathie setzt mit ihrer Therapie nicht am Erreger, sondern beim Menschen als Ganzes an. Sie registriert das Erscheinungsbild des Erkrankten in seiner ganzen Komplexität. Ein und derselbe Erreger kann bei verschiedenen Menschen ganz unterschiedliche Symptomenkomplexe produzieren.

Eine Impfung gegen den grippalen Infekt wird immer an der Zahl von ca. 300 bis jetzt bekannten Grippeerregern scheitern. Wie bei kaum einem anderen Krankheitserreger zeichnet sich die Wandelbarkeit aller Lebensprozesse beim Grippevirus ab. Das Grippevirus verändert sich aufgrund der Immunisierung und ist in der Lage, sich jedem Impfstoff anzupassen und dadurch auszuweichen. Wenn die widersinnige »Grippeimpfung« schon nicht helfen kann, so sollte sie doch wenigstens harmlos sein! Aber laut Dr. Buchwald erkrankt nach dieser Impfung fast jeder zweite Deutsche an einem besonders schweren grippalen Infekt. Viele werden das Phänomen selber erlebt haben oder aus ihrem Bekanntenkreis kennen.

Was kann die Homöopathie bei der echten Grippe leisten?

Die Schulmedizin steht der Grippe, dem grippalen Infekt und auch dem harmlosen Schnupfen machtlos gegenüber, weil ihre Behandlungsstrategie am falschen Hebel ansetzt. Ihre bisherigen Erkenntnisse über die verschiedensten Krankheitserreger haben letztendlich zur Heilung eines gewöhnlichen Schnupfens nichts beigetragen.

In der Homöopathie steht nicht der »Beschuß« der Bakterien und Viren im Vordergrund der Behandlung, sondern der ganze Mensch wird behandelt. Schon lange vor der Entdeckung der Viren hat der geniale Hahnemann ein Konzept zum Schutz vor Epidemien und zur Behandlung derselben aufgestellt. Nur wer das entsprechende Milieu, das die Viren zu ihrer Verbreitung brauchen, in sich trägt, kann überhaupt erkranken. Auf Epidemien übertragen sieht das folgendermaßen aus: Es scheint, als ob alle Menschen gleichzeitig in einen bestimmten seelischen Zustand geraten, der sie für eine kollektive Ansteckung empfänglich macht. Wenn eine Epidemie ausbricht, kristallisiert sich nach und nach aufgrund der in Erscheinung tretenden Symptome ein Mittel heraus, welches auf den größten Teil der in einem ähnlichen (psychischen) Klima lebenden Erkrankten zutrifft. Die Geschichte der Homöopathie kennt Epidemien, wo an einem Ort fast alle Menschen ein und dasselbe homöopathische Mittel benutzten und geheilt wurden. In solch einem Fall wird dieses betreffende Mittel »Genius epidemicus« genannt.

Unterdrückung ist mit Spätschäden verbunden

Fieber ist eine Heilreaktion des Körpers auf etwas Krankhaftes. In der Naturheilkunde werden Methoden angewendet, die Fieber künstlich erzeugen, um chronische Krankheiten (z. B. Krebs) zu heilen. Bei der homöopathischen Behandlung erzeugt der Körper die notwendige Temperatur, um Erreger und schädliche Schlacken zu verbrennen.

Unterdrücken Sie möglichst nicht das Fieber! Beachten Sie, daß auch Wadenwickel zu den fiebersenkenden Maßnahmen gehören!

Wenn Sie gleich von Anfang an den Organismus des kranken Kindes durch Diät oder Fasten entlasten und das richtige homöopathische Mittel geben, besteht kein Grund zur Besorgnis.

Hierzulande scheint die Furcht vor dem Fieber sehr verbreitet zu sein, ganz im Gegensatz zu Indien. Dabei können die Menschen im Westen selten eine rationale Erklärung für ihre Angst vor dem Fieber geben. Die erste Reaktion der Inder bei Fieber ist: Bettruhe und Fasten. In Deutschland werden fiebersenkende Medikamente verabreicht, und der Notarzt wird gerufen. Die übertriebene Angst vor Fieber kann sich nur auf der Basis von Unwissenheit und Panikmacherei ausbreiten.

Fieber ist eine heilsame Reaktion des Körpers auf innere oder äußere Reize. Die normale Körpertemperatur beträgt 37,0 °C. Bei Temperaturen bis 38,0 °C spricht man von leicht erhöhter Temperatur. Kinder neigen eher dazu, schnell sehr hohes Fieber zu bekommen. Temperaturen bis zu 41,0 °C müssen für Kinder noch nicht sehr besorgniserregend sein und gefährden den jugendlichen Kreislauf nicht.

In Indien haben Kinder manchmal bis zu sechs Tage mehr als 41,0 °C Fieber (wie es z. B. oft bei Typhusfällen vorkommt), bevor sie zum Homöopathen gebracht werden. Durch die richtige homöopathische Behandlung verschwindet das Fieber sehr schnell, und der Gesundheitszustand der Kinder verbessert sich merklich. Das Gehirn wurde in keiner Weise geschädigt.

Bei hohem Fieber und gleichzeitiger Lungenerkrankung sollte das Kind auf alle Fälle unter die Obhut eines erfahrenen Homöopathen gestellt werden. Bei Säuglingen und Kleinkindern kann es durch plötzlichen Temperaturanstieg zu Fieberkrämpfen kommen. Hier sind Wadenwickel sicherlich von Nutzen. Allerdings wirkt die Verabreichung von BELLA-DONNA ($^1/_2$stündlich eine Gabe C 200) wesentlich besser und wohltuender, da wir dann mit dem Similia- und nicht mit dem Contraria-Prinzip arbeiten.

Allgemeine Maßnahmen

Das kranke Kind braucht in der Regel Ruhe, am besten Bettruhe, richten Sie sich jeweils nach dem Krankheitsbild, wie es bei den Mitteln beschrieben wird.

Meist besteht bei der fieberhaften Erkältung Appetitlosigkeit. Wenn unter diesen Voraussetzungen gefastet wird, dann sind die besten Erfolge für die Behandlung zu verzeichnen.

Wenn die völlige Nahrungsenthaltung aus psychischen oder körperlichen Gründen unmöglich ist, aber auch keine deutlichen Bedürfnisse beim Essen zu erkennen sind, sollten Sie sich an die folgenden Ratschläge halten.

✎ Diätetische Ratschläge bei fieberhaftem Infekt (Grippe)
- Geben Sie einmal täglich eine Mahlzeit, bestehend aus Getreide-schleim- oder Gemüsesuppe.
- Das Kind soll nach Bedarf trinken. Bedenken Sie auch, daß man-che Kräutertees stark arzneilich sind und unter Umständen die Wirkung des homöopathischen Mittels oder die Suche nach dem Similimum stören können.
- Beachten Sie die Bedürfnisse des Kindes und gehen Sie auf sie ein (z. B. das Verlangen nach bestimmten Getränken, aber auch allein zu sein oder in Gesellschaft, Frischluftzufuhr oder nicht, Schweiß abwischen oder auch nicht).

Behandlung

ECHINACEA (Echi.)

Das Echinacea-Kind hat so lange mit einer herabgesetzten Abwehrlage gelebt, daß eine Erkältung es richtig schwer treffen kann. ECHINACEA ist ein richtiges Grippemittel und kommt sowohl bei der gewöhnlichen leichteren Form als auch bei der schwereren ernsten Form in Frage.

Das Kind fühlt sich matt und erschöpft. Es hat das Gefühl, als ob es schon lange krank sei. Damit haben wir ein wichtiges Merkmal des Mittels, und wenn man es gleich am Anfang erkennt, erspart es einem viel Zeit. Bevor das Echinacea-Kind überhaupt richtig krank wird (im Früh-stadium), fragt es schon: Wann werde ich endlich wieder gesund? Es ist aber keine Ungeduld, sondern es fühlt sich wirklich schon so krank. Es hat überall Schmerzen, alles tut ihm weh. Seine Organe brauchen Ruhe und Erholung, besonders die Verdauungsorgane. Jegliche Nahrungszu-fuhr ist wie eine Vergiftung und belastet es sehr. Es hat auch gar keinen Appetit, und es fühlt sich so elend, daß es nichts essen will.

Wenn Sie ihm wohlwollend doch etwas zu essen geben, fängt es an, im Magen zu gären. Der Bauch bläht sich. Das Kind muß öfters aufstoßen mit dem Geschmack der verzehrten Speisen. Bald kommt Säure hoch und brennt im Hals. Es hat Durst auf kaltes Wasser, und dies sollte das einzige sein, was es bis zur Gesundung zu sich nimmt.

Es friert und dabei ist es ihm sehr übel. Die Übelkeit bessert sich, wenn es ganz ruhig liegt.

Die Zunge ist weiß belegt mit roten Rändern.

Wenn das Fieber kommt, dann meist in Kombination mit Frösteln oder Schüttelfrost im Rücken. Von der Hitze des Fiebers färbt sich das Gesicht rot.

Es hat das Gefühl, als sei sein Kopf voll. Der Puls schlägt schnell und kräftig.

Es fühlt sich zunehmend dumpf im Kopf und müde, bleibt aber dabei gereizt. Es kann sehr ärgerlich reagieren, wenn etwas gegen seinen Wunsch gemacht oder es korrigiert wird. Z. B., wenn es sagt: »Ich bin jetzt schon so lange krank und möchte endlich wieder gesund werden«, und Sie erwidern darauf: »Du bist aber doch erst seit gestern krank«, so verstimmt es das. Solche Aussagen nicht zu werten, sondern schlicht und einfach als einen Teil des Krankheitsbildes zu betrachten, zeichnet das homöopathische Denken aus.

FERRUM PHOSPHORICUM (Ferr-p.)

FERRUM PHOSPHORICUM ist ein wichtiges Mittel bei katarrhalischem Fieber bzw. Grippe. Der unter »Schnupfen« beschriebene Zustand kann schon bei Beginn von Fieber begleitet sein oder es kommt anschließend dazu. Es gibt bei Ferr-p. aber auch Fieber ohne Katarrh. Der Verlauf bleibt ähnlich. Das Kind fühlt sich erschöpft, mag sich aber nicht immer hinlegen und ausruhen. Auf kalte Luft reagiert es empfindlich.

Das Gesicht ist beim Fieber ganz rot.

Meist finden wir Fieber ohne Frösteln.

Nach dem Schlaf wacht das Kind sehr erhitzt mit rotem Gesicht auf, schwitzt dabei aber nicht und hat Durst auf kaltes Wasser. Es hat den Wunsch, immer wieder an einer Zitrone zu lecken.

ACONIT (Acon.)

Das Aconit-Fieber kommt gewöhnlich als Folge einer Abkühlung, wenn der Betreffende erhitzt war oder schwitzt oder wenn extreme Temperaturen herrschen, wie kalttrockene Wetterlage bzw. kalttrockener Wind. Natürlich gibt es auch andere Mittel, für die solches Wetter typisch ist;

die Besonderheit bei Aconit besteht aber im raschen Einsetzen der Symptome und deren Heftigkeit.

Oftmals treten die grippalen Symptome kurz nach Kälteeinwirkungen auf. Z. B. geht das Kind in den kalten Wind hinaus. Kurze Zeit nachdem es wieder im Hause ist, spürt es Schüttelfrost, dabei kann ihm alles weh tun, und bald hat es hohes Fieber, das von großem Durst auf Kaltes begleitet wird.

Das kranke Kind ist immer unruhig, wirft sich herum und kann sein Leiden kaum ertragen. Seine Haut ist heiß und trocken, trotzdem friert es meist schon durch das geringste Abdecken oder durch Bewegung.

Beim Aufsitzen wird es ganz blaß im Gesicht und fühlt sich so schwach und schwindlig, daß es sogar ohnmächtig aufs Bett zurückfallen kann. In den meisten Fällen ist es sehr ängstlich; was sich im Extremfall bis zur Todesfurcht steigern kann.

Dosierung: ACONIT C 200 $^1/_2$stündlich, bis der Schweiß ausbricht. Danach tritt in der Regel ein heilsamer Schlaf ein.

BELLADONNA (Bell.)

Das Belladonna-Fieber setzt – ebenso wie das von Aconit – sehr schnell ein und wird in kürzester Zeit sehr heftig. Aber dann entwickelt sich das Symptombild in eine andere Richtung. Eine brennende Hitze prägt die Belladonna-Erkrankung. Die Haut strahlt eine solche Hitze aus, daß sie sich beim Berühren wie ein Heizkissen anfühlt. Die Haut ist zu Anfang trocken, kann aber später leicht feucht werden. Durst fehlt meist, allenfalls kleine Flüssigkeitsmengen werden getrunken. Zunge, Mund und Halsbereich pflegen sehr trocken zu sein. Kopf und Hals sind glühend rot und werden im Lauf der Zeit dunkelrot und gefleckt. Trotz eines sehr heißen Kopfes und Körpers können oft die Glieder, besonders Hände und Füße, kalt sein.

Eine Art unruhige Fahrigkeit beherrscht das Belladonna-Kind. Das geringste Geräusch oder helles Licht kann es hochfahren lassen – auch im Schlaf oder beim Einschlafen –, als ob es ein elektrischer Stromschlag träfe. Kleinkinder können nachts bei hohem Fieber Krämpfe bekommen.

Es besteht die Neigung zu Fieberphantasien.

PULSATILLA (Puls.)

Ein Pulsatilla-Fieberzustand entwickelt sich gewöhnlich im Herbst und im Frühjahr, wenn die Temperaturen unbeständig oder die Tage im Verhältnis zu den Nächten warm sind.

Das Pulsatilla-Kind friert sehr, hat aber trotzdem eine Abneigung gegen warme Räume und warme Luft. Es braucht kalte, frische Luft. Es kann sogar im warmen Raum noch mehr frieren. Erst wenn man die Fenster aufmacht und richtig durchlüftet, fühlt es sich wohler und entspannt sich. Es friert hauptsächlich im Kreuz. Beim Fieber möchte das Kind trotz Hitzeempfindung gut zugedeckt sein. Die Haut des Kindes ist glühend heiß (wie bei BELLADONNA). Das Pulsatilla-Kind verliert jegliche Lust am Essen und Trinken.

Erst nach ein paar Tagen bekommt es etwas Durst auf kleine Mengen sehr kalter Getränke, aber nur wenn ihm richtig heiß ist und es nicht mehr friert. Sein Gesicht ist blaß und der Ausdruck sanft. Es bricht leicht in Tränen aus. Abends fühlt es sich körperlich und geistig besonders schlecht. Hohes Fieber und trockene Hitze bekommt es meist nachts.

BRYONIA (Bry.)

Das Bryonia-Kind braucht gewöhnlich Zeit, bis die Symptome ausgeprägt sind. In der Regel sind sie erst am zweiten oder dritten Tag richtig zu erkennen. Wenn das Kind erkrankt, dann bewirkt sein Krankheitsgefühl, daß es sich nur langsam bewegen kann. Entgegen seinem Körperbedürfnis nach Ruhe will es sich jetzt zur Beschäftigung zwingen. Dadurch hofft es, die Krankheit doch zu vertreiben. Mit diesem Bemühen verbraucht es jedoch seine letzten Energiereserven. Die Folge von solch einem unvernünftigen Verhalten spürt es am nächsten Morgen. Es wacht auf mit dem Gefühl, todkrank zu sein. Der Kopf tut weh, und es verspürt nur den Wunsch, ganz ruhig liegenbleiben zu dürfen. Nach einer Weile kann es sich mit Mühe und Not wieder dazu aufraffen, aufzustehen, in der irrigen Meinung, es doch irgendwie zu schaffen.

Den ganzen Tag begleitet es ein leicht fiebriges Gefühl. Abends ist es todmüde. Gegen 9 Uhr abends werden die Symptome sehr deutlich. In der Nacht steigt die Temperatur an, und großer Durst stellt sich ein. Es kann und will jetzt nur noch bewegungslos liegen.

Wie viele Tage ein Bryonia-Kind die Krankheit hinauszuzögern vermag, hängt von vielen Faktoren ab: von seinen Energiereserven, von dem Ausmaß an Ruhe, das es sich gönnt, und davon, was es ißt und trinkt.

Es hat keinen richtigen Appetit und Hunger.

Die Verdauungstätigkeit ist gestoppt. Wenn es aber dieses Körpersignal nicht beachtet und trotzdem ißt, wird sein Körper noch mehr strapaziert, besonders durch Schwerverdauliches. Stimulierende, süße Getränke sind meist ungünstig. Wenn es nur Suppen und Wasser (auch Brot ist nicht bekömmlich) zu sich nimmt, wird es möglicherweise nicht schwer krank. Handelt es sich nur um eine leichte Attacke, kann sie hierdurch sogar abgewendet werden.

Ganz allgemein tut ihm Suppe sehr gut.

RHUS TOXICODENDRON (Rhus-t.)

Bei naßkaltem Wetter oder überhaupt bei feuchtem Wetter mag das Rhus-t.-Kind nicht draußen spielen. Dabei friert es drinnen, und die Bewegung draußen würde ihm guttun, wenn nur das Wetter nicht so schrecklich wäre. Es fühlt sich jedoch unruhig. Besonders wenn es sich hinsetzt, überkommt es eine große Unruhe, so daß es nicht lange in einer Position bleiben kann.

Sein Körper ist steif und tut weh. Jede Bewegung ist schmerzhaft, aber trotzdem kann es nicht ruhig bleiben. Würde es sich kräftige Bewegung verschaffen, dann ließen die Schmerzen nach.

Nach und nach nehmen Steifigkeit, Mattigkeit und Schmerzen zu. Schließlich legt es sich ins Bett und wälzt sich ruhelos permanent von einer Seite auf die andere.

GELSEMIUM (Gels.)

Die Gruppe der Symptome, die den Zustand des Gelsemium-Kindes auszeichnen, umfaßt Schwere und Müdigkeit, Frösteln im Rücken, benommenen Kopfschmerz und Durstlosigkeit.

Die Gelsemium-Erkältung entwickelt sich langsam. Oft ist das Kältegefühl von Anfang an ausgeprägt. Kälteschauer laufen den Rücken hinauf und hinunter oder wechseln sich mit Hitzewellen ab. Die Glieder fühlen sich schwer an. Das Kind hat kaum die Kraft, sie zu bewegen oder zu heben. Langsam kommt ein dumpfer Kopfschmerz, der vom Nacken hochsteigt, dazu. Die Augenlider sind so schwer und müde, daß es sie kaum aufhalten kann. Die Augen sehen glasig aus. Das Gesicht ist dunkelrot bis purpur. Das Kind sieht aus wie betrunken. Bei Schüttelfrost zittert der ganze Körper, als ob er jede Kontrolle über seine Bewegungen verloren hätte. Das Kind möchte festgehalten werden. Es liegt durch die Schwäche wie betäubt und gelähmt bewegungslos da. Bei dem hohen Fieber sind Kopf und Körper heiß, aber die Glieder kalt. In der Regel hat es wenig Durst.

Hilfen zur Mittelwahl

Die erwähnten acht Mittel sind schnell durchzulesen und werden schnell zur Mittelwahl führen, so daß wir hier auf ein Symptomenverzeichnis verzichtet haben.

Bei allen Erkältungskrankheiten können Ihnen allgemeine Modalitäten helfen, das ähnlichste Mittel zu finden, besonders wenn Fieber ein Begleitsymptom von Schnupfen oder Husten ist.

Die allgemeinen Symptome sind die wichtigsten für die homöopathische Behandlung und führen in erster Linie zum Similimum. Zum Beispiel lesen Sie über Sulfur in dem Kapitel »Schnupfen«. Das Sulfur-Kind fühlt sich warm beim Schnupfen. Es hat ein Bedürfnis nach kühler, meist frischer Luft, aber trotzdem braucht es warme Getränke. Tritt dieser Symptomenkomplex bei Fieber auf, ist Sulfur höchstwahrscheinlich das Mittel, wenn kein anderes Mittel aufgrund anderer deutlicherer und wichtigerer Symptome besser paßt.

Halsschmerzen, Mandelentzündung (Angina)

Erkrankung

Chronisch vereiterte Mandeln –
von der operativen Entfernung ist abzuraten
Kein Körperteil oder Organ spielt eine so geringe Rolle im Organismus, daß darauf ohne weiteres verzichtet werden könnte. Das gilt auch dann, wenn die medizinische Forschung die Funktion mancher Gewebe, Drüsen und Organe noch nicht vollständig erklären kann und sie für überflüssig hält. Diesem Mangel an Wissen fallen häufig die Polypen, die Mandeln, der Blinddarm und bei Frauen nach den Wechseljahren die Unterleibsorgane zum Opfer. In Amerika werden jährlich noch rund 1 Million Mandeloperationen durchgeführt, und annähernd 600 Kinder sterben jedes Jahr an Blutungen und anderen Komplikationen.

Eine Operation kann bei akuten Erkrankungen niemals die zugrundeliegende Ursache heilen. Dem kranken Kind mag sie zwar kurzfristig eine Erleichterung verschaffen, aber auf lange Sicht gesehen bringt die Operation mehr Schaden als Nutzen.

Die chronische Vergrößerung der Mandeln ist ein weitverbreitetes Leiden, besonders bei zarten, zu Drüsenschwellungen neigenden Kindern. Im rauhen, feuchten Klima (z. B. an der Nord- und Ostsee) lebende Kinder neigen deutlich vermehrt zu Lymphdrüsenschwellungen im Nasen-Rachen-Raum. Am Übergang vom Mund-Nasen-Raum zur Speise- und Luftröhre befindet sich eine Anhäufung von lymphatischem Gewebe mit mehreren Verdickungen, der sogenannte »Waldeyersche Rachenring«. Er besteht aus der Rachendachmandel (im Volksmund »Polypen« genannt), der Zungengrundmandel und den Gaumenmandeln (Tonsillen). Die Mandeln muß man sich wie Wächter am Tor vorstellen. Sie sollen den Organismus vor dem Eintritt von Krankheitserregern schützen. Die Tonsillen bilden Antikörper oder nehmen Bakterien in sich auf und zerstören sie. Bei Überforderung schwellen sie an und erkranken.

Symptom und Verlauf

Halsschmerzen, gerötete, mit »Stippchen« bedeckte Mandeln, geschwollene Lymphknoten und Fieber sind die bekanntesten Symptome. Sie sollten jedoch wissen, daß es auch völlig schmerzlose Mandelentzündungen gibt (für die in der Homöopathie wieder spezielle Mittel angezeigt sind). Z. B. ist bei Kindern, die dauernd quengelig sind oder über Bauchweh klagen, auch an eine Tonsillitis (Mandelentzündung) zu denken.

Neben der Inspektion der Mandeln sollten Sie auch die Lymphdrüsen unterhalb des Unterkiefers und am Hals nach einer Schwellung abtasten. Von einer Mandelentfernung raten wir ab, weil wir in der Praxis immer wieder beobachten können, daß die Anfälligkeit für schwerwiegende Infekte nach einer solchen Operation gewöhnlich zunimmt. Andere Lymphknoten im Körper müssen die Funktion der Mandeln mit übernehmen, und das bei diesen Kindern geschwächte Lymph- und Abwehrsystem wird nun doppelt belastet. Meist treten erst vermehrt Seitenstrang-Anginen auf, und dann wandert der Sitz der Krankheit weiter nach unten. Die Bronchien werden belastet, eine bis dahin nicht gekannte Anfälligkeit für Husten kann sich herauskristallisieren. Uns ist aufgefallen, daß nach einer Entfernung der Mandeln (Tonsillektomie) relativ oft eine Appendektomie (Blinddarmoperation) notwendig wurde. Wahrscheinlich deshalb, weil der Blinddarm, der auch als »Darm-Tonsille« bezeichnet wird, beim Wegfall der Mandeln überlastet wird.

Mandeloperation?

Die Befürworter der Mandelentfernung werden nun folgenden Einwand erheben: Vereiterte Mandeln streuen Toxine (Gifte)! Das stimmt. Chronisch entzündete Mandeln müssen deshalb unbedingt behandelt werden, sonst besteht die Gefahr von Gelenk-, Herzklappen-, Nieren-, Nerven- und Muskelentzündungen sowie von Rheuma. Die eigentliche Ursache liegt in der besonderen Struktur des Organismus, der sogenannten lymphatischen Diathese. Hiermit ist eine besondere Neigung des Körpers gemeint, auf innere oder äußere Reize mit einer überschießenden Abwehrreaktion des Lymphsystems zu reagieren. Mandelentzündungen sind immer ein deutliches Signal der Psyche. Solche Kinder sind zwar bereit, viele Eindrücke aufzunehmen, sie können diese jedoch nicht »schlucken« und verarbeiten.

Bei Kindern können die Mandeln so stark anschwellen, daß auch im körperlichen Bereich der Schluckvorgang erschwert ist. Es sind die schlechten Esser, die sich am liebsten von Brei und Suppe ernähren würden. Wenn wir nun keine andere Alternative hätten, müßten wir wohl oder übel die Mandeloperation bejahen. Aber mit Hilfe der Homöopathie können wir das lymphatische Terrain sehr günstig beeinflussen. Selbst wenn Herz und Nieren, wie z. B. beim Rheuma, durch die vereiterten Mandeln belastet sind, sollte wenigstens erst ein Versuch unternommen werden, den Herd homöopathisch zu beeinflussen, bevor unwiderruflich zum Messer gegriffen wird. Denn auch diese Sekundärschäden können durchaus noch homöopathisch behoben werden. Es liegt am fundierten Wissen des Homöopathen, das richtige Mittel zu wählen.

Polypen

Wucherungen der Rachendachmandel können die Entwicklung eines Kindes erheblich blockieren, und zwar auf geistigem wie auf körperlichem Gebiet. Ein solches Kind sollte unbedingt homöopathisch behandelt werden, aber von einer operativen Entfernung ist auch hier abzuraten.

Die Vergrößerung der »Polypen« zieht zwei direkte Folgen nach sich: Erstens verlegt sie die Ohrtrompete (Eustachische Röhre) und kann einen Mittelohrkatarrh mit Schwerhörigkeit verursachen; und zweitens verengt sie die Verbindungswege zwischen Nase und Rachen, die Choanen. Das Kind kann nicht mehr durch die Nase atmen. Bei der ausschließlichen Mundatmung wird die Hypophyse nicht stimuliert. Diese zentrale Hormondrüse hat ein sehr breites Wirkungsspektrum. Eine Verminderung ihrer Tätigkeit hat auf hormonellem Wege direkten Einfluß auf das körperliche und geistige Wachstum des Kindes. Auch Lispeln läßt auf »Polypen« rückschließen, ebenso wie ein ständig leicht geöffneter Mund und eine röchelnde, schnarchende Atmung, die diesen Kindern manchmal einen etwas »dümmlichen« Gesichtsausdruck verleiht.

Allgemeine Maßnahmen

Wenn Sie kein homöopathisches Mittel finden, können Sie sich mit einfachen Hausmitteln helfen. Wenn das kranke Kind das Bedürfnis hat, seinen Hals zu bedecken, oder wenn man das Similimum nicht findet, können Halswickel angelegt werden. Es gibt zwei Möglichkeiten, die je nach Wunsch und Konstitution des Kindes zum Einsatz kommen können:

- Ein Baumwolltuch wird mit eiskaltem Wasser befeuchtet, gut ausgewrungen und um den Hals gelegt. Darüber kommt ein trockenes Baumwoll- oder Leinentuch und zuletzt ein Wollwickel.
- Wickel mit Woll- oder Seidentüchern.

Kräutertees können je nach Vorliebe getrunken werden.

Behandlung

ACONIT (Acon.)

Durch kalten, trockenen Wind kommt es beim Aconit-Kind zu Halsschmerzen, wobei der Rachen sehr rot und trocken ist.
Schlucken und Sprechen verursachen brennende, prickelnde und stechende Schmerzen. (Siehe auch unter »Schnupfen«).

BELLADONNA (Bell.)

Belladonna ist ein wertvolles Mittel bei Mandelentzündungen, aber auch bei Halsschmerzen.
Rachen und Mandeln sind sehr rot und geschwollen, dabei ist der Hals trocken und brennt, was das Kind dauernd zum Schlucken zwingt. Die Schmerzen setzen rasch und heftig ein. Es hat großen Durst, jedoch verstärken sich die Beschwerden durch das Schlucken. Die Schmerzen setzen rasch, plötzlich und heftig ein. Erst entzündet sich die rechte, dann die linke Mandel. Sie sind dann äußerst empfindlich.
Eine Hauptindikation für BELLADONNA ist das Sichverschlucken durch die Zufuhr von Nahrung in flüssiger oder fester Form. Sobald die Nahrung den Kehlkopf erreicht, kommt es zum Kehlkopfkrampf, wobei die meiste Flüssigkeit aus Mund und Nase spritzt. Die Mandeln vereitern sehr schnell unter scharfen schießenden Schmerzen.

87

MERCURIUS SOLUBILIS (Merc.)

Beachte: Es ist wichtig, daß das nachfolgende Symptomenbild mit Sicherheit vorhanden ist, sonst kann der Einsatz von MERCURIUS den Fall verschleiern, und man findet dann das richtige Mittel nicht mehr. Warten Sie ab, bis sich das vollständige Bild von Mercurius entwickelt hat, es können manchmal ein paar Tage vergehen.

Bei Mercurius gibt uns die Zungendiagnose wertvolle Hinweise. Es gibt zwei verschiedene Möglichkeiten.

1. Die Zunge ist schlaff, blaß, feucht und aufgequollen, mit deutlich sichtbaren Zahneindrücken am Zungenrand.
2. Ein schmutziggelber Belag bedeckt die Zunge.

Auffällig bei beiden Grundrichtungen: der sehr üble Mundgeruch, der schon wahrnehmbar ist, wenn man das Zimmer betritt.

Das Mercurius-Kind entwickelt reichlich flüssigen oder zähen Speichel, den es ständig herunterschlucken muß.

Meist ist großer Durst vorhanden, aber wenn sich erst Eiter auf den Mandeln gebildet hat, wird das Trinken immer schmerzhafter. Im Hals brennt es, als ob heiße Dämpfe hochstiegen. Ein süßer, metallischer Geschmack gibt einen zusätzlichen Hinweis auf Mercurius. Durch Druck entstehen brennende Schmerzen. Wärme, besonders Bettwärme, verschlimmert.

Das Einatmen kalter Luft oder Kaltwerden verschlimmert aber auch. So wird dem Kind z. B. zu warm im Bett, es deckt sich auf. Aber bald fängt es an zu frieren, und die Schmerzen werden schlimmer. Es muß sich ständig auf- und wieder zudecken.

Hinweis: Wenn MERCURIUS oder seine Salze zum Einsatz kommen, bitte keine Halswickel machen, da Druck verschlimmert.

MERCURIUS CORROSIVUS (Merc-c.)

Im Unterschied zu Mercurius solubilis sind Hals und Zäpfchen betroffen. Entzündung und Schwellung sind sehr stark ausgeprägt. Der Halsschmerz ist besonders stark beim Leerschlucken. Aber auch das Trinken bereitet Pein. Merc-c.-Kinder sind durch eine gelb-weiß belegte Zunge gekennzeichnet, die auch schmutzig aussehen kann.

Kalte Getränke verursachen heftige Schmerzen, wogegen warme Getränke besser verträglich sind.

Besondere Schmerzen bereitet die Untersuchung des Rachenraums mit dem damit verbundenen Herunterdrücken der Zunge durch einen Spatel. Unter den Mercurius-Salzen geht Merc-c. mit den unerträglichsten Schmerzen einher.

MERCURIUS JODATUS FLAVUS (Merc-j-f.)

Die Zunge ist schmutziggelb belegt, aber noch wichtiger ist der sehr helle, dick-gelbe Belag auf der Zungenwurzel. Meist sind Zungenspitze und Ränder rot und weisen Zahneindrücke auf. Was in erster Linie an Merc-j-f. denken läßt, ist die Rechtsseitigkeit (wie bei Lycopodium). Entweder fangen die Schmerzen gleich rechts an und gehen dann nach links, oder die rechte Seite ist deutlich schlimmer.

Kalte Getränke bessern, warme verschlimmern.

Alle Mercurius-Salze sind gekennzeichnet durch Schmerzen beim Leerschlucken, aber bei Merc-j-f. brennt es dabei.

MERCURIUS JODATUS RUBER (Merc-j-r.)

Die Zunge ist gelb belegt. Ausschlaggebend ist aber, daß Merc-j-r. im Gegensatz zu Merc-j-f. die linke Seite befällt. Der Rachen ist dunkelrot. Nach dem Schlaf sind die Schmerzen besonders stark.

HEPAR SULFURIS (Hep.)

Die Halsschmerzen werden durch Kälte ausgelöst. Das Hepar-sulfuris-Kind ist verfroren und braucht viel Wärme.

Hier sind wieder die bekannten Hepar-Schmerzen zu finden: stechend, splitterartig, besonders beim Schlucken. Sie erstrecken sich beim Gähnen oder Kopfdrehen bis zum Ohr. Jegliche Art von Kälte verschlimmert, z. B. kalter Luftzug, kalte Halswickel, kalte Getränke. Ein warmer Schal um den Hals und warme Getränke lindern die Halsschmerzen.

ARSENICUM ALBUM (Ars.)

Das Arsenicum-album-Kind ist gekennzeichnet durch Halsschmerzen bis zur Mandelentzündung, die von Schwäche, Angst und Unruhe begleitet werden. Wie bei Hepar verschlechtert sich auch bei Arsen der Zustand durch Kälte und bessert sich durch warme Getränke.

Das Arsen-Kind sorgt sich um seinen Zustand. Die Schmerzen nehmen abends stark zu und machen es sehr unruhig und ängstlich. Es fühlt sich absolut schwach und kraftlos.

Die Schmerzen besitzen einen brennenden Charakter. Bei diesen brennenden Schmerzen wirken warme, süße Getränke sehr wohltuend, vorzüglich warme Milch mit Honig.

Zusätzlicher Tip: Falls kein ARSENICUM ALBUM zur Hand ist, kann man das Kind zur Schmerzlinderung bei einem Arsenfall ein Stück Kandiszucker lutschen lassen oder ihm ein heißes Getränk – halb Milch und halb Wasser, mit Kandiszucker gesüßt – zu trinken geben. Die Milch sollte verdünnt werden, um die Verdauungsorgane nicht zu sehr zu belasten.

LYCOPODIUM (Lyc.)

Die Halsschmerzen oder die Entzündung sind entweder nur auf der rechten Seite, oder sie erstrecken sich von der rechten auf die linke Seite. Relativ schnell kommt es zur Vereiterung der Mandeln.

Da das Lycopodium-Kind dazu neigt, große Mengen zu essen, ist der Magen oft mitbeteiligt. In solch einem Fall sind warme Getränke wohltuend. Wenn der Magen nicht beteiligt ist, bessern kalte Getränke.

LACHESIS (Lach.)

Im Gegensatz zu Lycopodium treten hier die Schmerzen linksseitig auf (wie bei Merc-j-r.)

Dem Lachesis-Kind geht es schlechter durch Wärme. Kalte Getränke bessern merklich. Hals und Mandeln sind trocken, sehr geschwollen und äußerst empfindlich. Beim Schlucken verursachen selbst die kalten Getränke Schmerzen, aber hinterher sind die Schmerzen deutlich besser. Auch Leerschlucken bereitet Schmerzen, die sich dabei bis ins Ohr erstrecken. Nach dem Schlaf geht es dem Kind schlechter, die Schmerzen nehmen zu (wie Merc-j-r.).

Die geringste Berührung des Halses oder Druck durch Kleidung wird als ausgesprochen unangenehm empfunden. Nur Essen bessert den Schmerz.

Wegen der großen Empfindlichkeit des Halses gestaltet sich – ebenso wie bei Merc-c. – die Untersuchung sehr schwierig. Hat das Kind Schleim im Hals, so tut ihm das Hochräuspern ausgesprochen weh. Der Rachen ist purpurrot, manchmal betrifft die Röte aber auch nur die Mandeln.

PHYTOLACCA (Phyt.)

Wenn wir in den Mund des Phytolacca-Kindes schauen, leuchten uns die Mandeln purpurrot (wie Lack) aus dem roten bis dunkelroten Rachen entgegen. Es gibt einen typischen Schmerz, der beschrieben wird als das Gefühl eines Stückchens von der harten Schale eines Apfelkerngehäuses, das im Rachen festsitzt. Eine graugelb belegte Zunge ist ein zusätzlicher Hinweis.

Phytolacca hat mit Lachesis einige *Gemeinsamkeiten:*
– Wärme verschlechtert, kalte Getränke bessern,
– Schmerz erstreckt sich bis ins Ohr, besonders beim Schlucken.

Unterschiede zu Lachesis:
– Kopf nach vorne herunterbeugen verschlechtert (bei Lachesis: nach hinten beugen verschlechtert),
– Phytolacca ist ein rechtsseitiges Mittel,
– keine Schlafverschlimmerung,
– Rachen dunkelrot,
– Apfelkerngehäuseschmerz,
– Kaltwerden verschlechtert.

BRYONIA (Bry.)

Das Bryonia-Kind bekommt Halsschmerzen, wenn es sich nach Überhitzung abgekühlt hat, z. B. durch Eis oder eiskalte Getränke.
Es hat einen trockenen Mund und ist durstlos. Es hat das Gefühl, etwas Hartes stecke im Hals, welches das Schlucken erschwert und schmerzhaft macht. Typisch sind wunde, schießende Schmerzen, begleitet von Trockenheit und Rauhigkeit im Rachen, die das Sprechen erschweren. Jegliche Kopfbewegung verschlimmert den Schmerz, ebenso die Berührung des Halses oder eine Beugung des Kopfes nach unten.

Das Bryonia-Kind sollte man nicht ansprechen, es möchte in Ruhe gelassen werden; denn jegliche Störung empfindet es als extrem lästig. Es kann auf wiederholte Fragen ausgesprochen reizbar reagieren, was wiederum seinen Zustand verschlimmert.

BROMIUM (Brom.)

Bromium kommt zwar seltener vor, aber man sollte es kennen, da es oft wegen seiner Linksseitigkeit mit Lachesis verwechselt wird. Auf den Mandeln ist ein Netz von blutgefüllten Kapillaren zu sehen – tiefrot und geschwollen. Die äußeren Drüsen sind geschwollen und hart. Das Bromium-Kind empfindet ein Rauheitsgefühl im Hals.

Unterschiede zu LACHESIS:
- Mandeln tiefrot,
- kapillares Netzwerk,
- Mandeln eher hart, vereitern selten; Lachesis hat meist eitrige Mandeln,
- Kopf nach vorne beugen verstärkt den Schmerz.

BARIUM CARBONICUM (Bar-c.)

Kennzeichen für Barium carbonicum sind vergrößerte Drüsen, besonders im Nacken, am Unterkiefer und hinter dem Ohr.

Hier finden wir eine rechtsseitige Lokalisation des Schmerzes, die Mandeln sind bald eitrig. Leerschlucken schmerzt am meisten, aber auch Essen tut weh. Die brennenden Schmerzen verschlechtern sich erheblich nachts oder durch Schlucken.

Wenn in einem solchen Zustand Verlangen nach trockenem Brot besteht, sollte man eher an Barium muriaticum denken.

IGNATIA (Ign.)

Das Ignatia-Kind klagt über ständiges Kloßgefühl im Hals, das beim Schlucken verschwindet, um aber gleich darauf wieder zurückzukehren. Das Charakteristische bei Ignatia sind seine widersprüchlichen Symptome: Je festere und härtere Speisen das Kind zu sich nimmt, desto besser werden die Schmerzen.

NUX VOMICA (Nux-v.)

Der Hals fühlt sich rot und verätzt an, als ob er abgeschabt wäre. Die kalte Luft wird als sehr schmerzhaft empfunden. Warme Getränke bessern die Halsschmerzen. Schlucken tut zwar weh, aber erst hinterher schmerzt es richtig (siehe auch Nux-v.-Beschreibung unter »Schnupfen« und »Husten«).

Symptomenverzeichnis

Mittel

Aconit (Acon.), Arsenicum album (Ars.), Barium carbonicum (Bar-c.), Belladonna (Bell.), Bromium (Brom.), Bryonia (Bry.), Hepar sulfuris (Hep.), Ignatia (Ign.), Lachesis (Lach.), Lycopodium (Lyc.), Mercurius solubilis (Merc.), Mercurius corrosivus (Merc-c.), Mercurius jodatus flavus (Merc-j-f.), Mercurius jodatus ruber (Merc-j-r.), Nux vomica (Nux-v.), Phytolacca (Phyt.)

Verschlimmerung

- *Berührung:* Bell., Brom., Bry., Ign., Lach., Phyt.
- *Bewegung:* Bell., Merc.
- *Einatmen:* Hep.
- *Getränke, kalte:* Ars., Lyc., Merc-c.
- *Getränke, warme:* Lach., Lyc., Merc-j-f., Phyt.
- *Luft, kalte:* Bell., Hep., Merc., Nux-v.
- *Kaltwerden:* Ars., Hep., Lyc., Merc., Phyt.
- *Kopfdrehen, beim:* Bell., Brom., Bry., Hep., Lach.
- *Kopf, Beugen nach vorne:* Brom., Phyt.
- *Kopf, Beugen nach hinten:* Lach.
- *Liegen:* Bell., Lach.
- *Luftzug:* Hep.
- *Räuspern:* Bell., Lach.
- *Schlaf, nach:* Lach., Merc-j-r.
- *Schlucken, beim:* Acon., Ars., Bar-c., Bell., Brom., Bry., Hep., Ign., Lach., Lyc., Merc., Merc-c., Merc-j-f., Merc-j-r., Nux-v., Phyt.

- *Schlucken, Flüssigkeiten:* Bell., Ign., Lach., Lyc., Merc-c.
- *Schlucken, Speisen:* Bar-c., Bry., Hep., Lach., Nux-v.
- *Leerschlucken:* Ars., Bar-c., Bell., Bry., Hep., Lach., Merc., Merc-c., Merc-j-f., Merc-j-r., Nux-v.
- *Schlucken, nach:* Bry., Nux-v.
- *Nicht schlucken:* Ign., Lach., Nux-v.
- *Wärme:* Lach., Merc., Phyt.
- *Bettwärme:* Merc.
- *Zimmerwärme:* Bry.

Besserung
- *Essen:* Acon., Lach.
- *Getränke, kalte:* Lach., Lyc., Merc-j-f., Phyt.
- *Getränke, warme:* Ars., Hep., Lyc., Nux-v.
- *Schlucken, nachher:* Bell., Ign., Lach., Merc.
- *Trinken:* Bry., Ign.
- *Wärme:* Ars., Hep.

Schmerz erstreckt sich zu
- *Drüsen des Unterkiefers:* Merc.
- *Kehlkopf:* Lach.
- *Magen:* Lach.
- *Ohr:* Bell., Bry., Hep., Ign., Lach., Lyc., Merc., Nux-v., Phyt.
- *Ohr, beim Schlucken:* Brom., Lach., Merc., Nux-v., Phyt.

Empfindungen und Art der Halsschmerzen
- *Apfelkern (Kerngehäuse), wie durch einen:* Merc., Phyt.
- *Brennender Schmerz:* Acon., Ars., Bar-c., Bell., Hep., Lach., Lyc., Merc., Merc-c., Merc-j-f., Merc-j-r., Nux-v., Phyt.
  - *Essen, schlechter:* Lyc.
  - *Kalte Getränke, schlimmer:* Ars., Hep., Merc-c.
  - *Warme Getränke, besser:* Ars., Hep.
  - *Schlucken, beim:* Ars., Bar-c., Hep., Lyc.
  - *Leerschlucken:* Bar-c., Merc-j-f., Merc-j-r.

- *Drückend:* Bar-c., Bell., Bry., Ign., Lach., Lyc., Merc., Merc-c., Merc-j-r., Nux-v.
  - *Schlucken, beim:* Bar-c., Nux-v.
- *Reißend:* Ars.
- *Roh:* Acon., Ars., Bell., Bry., Hep., Ign., Lach., Lyc., Merc., Merc-c., Nux-v., Phyt.
  - *Luft, kalte, einatmen:* Nux-v.
  - *Schlucken, beim:* Bar-c., Bry., Hep., Nux-v.
- *Schneidend:* Merc-c.
- *Splitter, wie von:* Hep., Ign., Lach., Merc.
  - *Schlucken, beim:* Hep.
- *Stechend:* Acon., Ars., Bar-c., Bell., Brom., Bry., Hep., Ign., Lach., Lyc., Merc., Merc-c., Merc-j-r., Nux-v.
  - *Atmen, tief:* Hep.
  - *Schlucken verschlimmert:* Bar-c., Bell., Bry., Hep., Lach., Lyc., Merc.
  - *Nichtschlucken verschlimmert:* Ign.
- *Stechend-brennend:* Acon., Bell., Merc.
  - *Schlucken verschlimmert:* Merc.
- *Wund:* Acon., Ars., Bell., Brom., Ign., Lach., Lyc., Merc., Merc-c., Merc-j-f., Merc-j-r., Nux-v., Phyt.
  - *Links:* Lach., Merc-j-r.
  - *Rechts:* Ars., Bell., Lyc., Merc., Merc-j-f., Phyt.
- *Ziehend:* Merc-c.

Erkältungen allgemein

Was heißt Ansteckung?

Krankheit ist kein Zufall

Ein Kind kann die Krankheit bekommen, die durch eine Veranlagung momentan möglich ist. Das entspricht dem Gesetz von Ursache und Wirkung. Die Homöopathie geht davon aus, daß jedes Kind nur die Erkrankung bekommt, die es braucht, um wirklich gesund, d. h. im Einklang mit sich und der Umwelt zu leben. Durch das Einbrechen einer Krankheit in Ihr Familienleben werden Sie aufgefordert, Ihre Lebensweise neu zu überdenken. Krankheit hat immer etwas damit zu tun, was sich das Kind selbst ausgesucht hat, um mehr über sich zu erfahren und sich weiterentwickeln zu können. Die »natürliche Intelligenz«, die Lebenskraft, weiß immer, wo es langgeht. Je weniger Widerstand Sie den Selbstheilungskräften Ihres Kindes entgegensetzen, desto schneller wird es gesund.

Ein gesundes Kind steckt sich nicht an

Jede Krankheit braucht ein bestimmtes Terrain, wo sie sich ausbreiten kann. Wo eine Reinigung in Form einer Erkrankung notwendig ist, wird es eher zu einer sogenannten Ansteckung kommen, oder das Kind wird anfällig gegenüber Kälte, Wind, Feuchtigkeit, Durchnässung etc. Auch das gesündeste Kind kann mal erkranken.

Appetit bei Erkältungen – Symptomenverzeichnis

Essen und Trinken (Appetit auf)

- *Äpfel:* Sulf.
- *Bittere Sachen, Getränke:* Nat-m.
- *Brot und Butter:* Ign., Merc.

- *Eis:* Merc-c.
- *Eiscreme:* Phos., Tub-bov.
- *Erfrischende Sachen:* Ars., Phos., Puls., Tub-bov.
- *Essig:* Ars., Hep.
- *Fisch:* Nat-m., Phos.
- *Fleisch:* Tub-bov.
- *Flüssige Nahrung:* Bell., Bry., Sulf.
- *Gewürzte Speisen, gut:* Hep., Phos., Sulf., Tub-bov.
- *Herzhaftes (Schmackhaftes und Deftiges, wie z. B. Steak oder Pizza):* Tub-bov.
- *Heiße Getränke:* Tub-bov.
- *Honig:* Tub-bov.
- *Kaffee:* Nat-m., Nux-v.
- *Kakao:* Nux-v., Tub-bov.
- *Kalte Getränke:* Acon., Ars., Bry., Caust., Cina, Dulc., Echi., Kali-bi., Lyc., Merc., Phos., Puls., Rhus-t., Tub-bov.
  - *Eiskalte Getränke:* Merc-c., Phos., Puls., Tub-bov.
- *Kalte Speisen:* Kali-s., Merc-c., Phos.
- *Kartoffeln:* Tub-bov.
- *Käse:* Ign., Tub-bov.
- *Limonade:* Bell., Puls.
- *Milch:* Ars., Rhus-t.
  - *Milch, kalte (aus dem Kühlschrank):* Phos., Tub-bov.
- *Obst:* Ars., Lach., Tub-bov.
  - *Zitrusfrüchte:* Tub-bov.
- *Rohkost:* Sulf.
- *Salziges:* Carb-v., Nat-m., Phos., Sulf., Tub-bov.
- *Saures:* Ars., Ferr-p., Hep., Phos., Puls.
- *Suppe:* Bry.
- *Tomaten:* Tub-bov.
- *Warme Getränke:* Ars., Bell., Bry., Lyc., Sulf.
  - *Auch wenn es ihm warm ist:* Sulf.
- *Warme Speisen:* Ars., Lyc.
  - *Suppen:* Bry.
- *Zwiebeln, rohe:* All-c.

Zungenfarbe

- *Blaß:* Ars., Ip., Merc., Nat-m., Phos.
- *Blau:* Ars.
- *Braun:* Ars., Bry., Carb-v., Hep., Lach., Lyc., Merc., Merc-j-f., Nux-v., Phyt., Rhus-t.
  - *Gelblich:* Carb-v., Merc-j-f.
  - *Rote Spitze und Ränder:* Lyc., Rhus-t.
- *Gelb:* Ars., Bry., Carb-v., Hep., Kali-bi., Kali-s., Lach., Lyc., Merc., Merc-c., Merc-j-f., Merc-j-r., Nux-v., Phos., Puls., Rhus-t., Sulf.
  - *Zungengrund:* Ars., Kali-bi., Merc., Merc-j-f., Nux-v.
  - *Grau:* Phyt.
  - *Kräftiges:* Merc-j-f.
  - *Schmutzig:* Ars., Lach., Merc., Merc-c., Merc-j-f.
  - *Weiß:* Ars., Bell., Gels., Kali-bi., Merc-c., Rhus-t.
  - *Weiß, dick:* Acon., Ars., Gels.
  - *Weiß, Zungengrund:* Rhus-t.
- *Rot:* Acon., Ars., Bell., Bry., Gels., Kali-bi., Lyc., Merc., Merc-c., Nux-v., Phos., Rhus-t., Sulf., Tub-bov.
  - *Feuerrot:* Bell., Phyt.
  - *Flecken:* Merc.
  - *Glänzend:* Kali-bi., Lach., Phos.
  - *Mitte:* Kali-bi., Phos., Rhus-t., Sulf.
  - *Streifen in der Mitte:* Ars., Bell., Caust., Kali-bi., Merc-c., Phos., Tub-bov.
  - *Spitze:* Ars., Lach., Lyc., Merc-j-f., Phyt., Rhus-t., Sulf.
  - *Spitze, wie ein Dreieck:* Rhus-t.
- *Weiß:* haben fast alle Mittel und deshalb zu unspezifisch
  - *Angestrichen, wie:* Ars.
  - *Blaß:* Acon., Ars., Phos.
  - *Flecken, rote, inselartige:* Nat-m.
  - *Käsig:* Merc-j-f.
  - *Milchig:* Bell.
  - *Schmutzig:* Rhus-t.

– *Silbrig:* Ars.
– *Mitte der Zunge:* Bell., Bry., Gels., Phos., Sulf.
– *Seiten:* Caust.
– *Einseitig:* Rhus-t.

Begleitsymptom Kopfschmerzen
(bei allen Erkältungszuständen)

Verschlimmerung
• *Aufstehen vom Liegen:* Ars., Bell., Bry., Dulc., Hep., Nux-v., Phos., Puls., Sil., Sulf.
• *Augenanstrengung:* Bell., Gels., Kali-s., Lyc., Nat-m., Phos., Rhus-t., Sil., Sulf., Tub-bov.
• *Essen, nach dem:* Ars., Bry., Carb-v., Ferr-p., Gels., Kali-s., Lyc., Nat-m., Nux-v., Phos., Puls., Rhus-t., Sil., Sulf.
• *Freien, im:* Bell., Bry., Euphr., Hep., Lyc., Nat-m., Nux-v., Phos., Sulf.
• *Gehen:* Acon., Ars., Bell., Bry., Carb-v., Ferr-p., Lyc., Nux-v., Phos., Puls., Sil., Sulf.
• *Gehen, im Freien:* Acon., Bell., Bry., Dulc., Hep., Lyc., Nat-m., Nux-v., Puls., Rhus-t., Sulf.
• *Lesen:* Bry., Carb-v., Lyc., Nat-m., Nux-v., Sil., Sulf., Tub-bov.
• *Luft, kalte:* Ars., Bell., Bry., Carb-v., Dulc., Hep., Kali-bi., Lyc., Nat-m., Nux-v., Phos., Puls., Rhus-t., Sil., Sulf.

Besserung
• *Aufstehen, vom Liegen:* Ars., Bell., Carb-v., Gels., Hep., Nat-m., Nux-v., Phos., Puls., Rhus-t.
• *Augenschließen:* Acon., Bell., Bry., Nat-m., Nux-v., Rhus-t., Sil., Sulf.
• *Essen, nach dem:* Gels., Kali-bi., Lyc., Phos., Rhus-t.
• *Freien, im:* Acon., All-c., Ars., Bell., Carb-v., Dulc., Kali-s., Lyc., Nat-m., Phos., Puls., Sulf.

- *Gehen:* Gels., Lyc., Nat-m., Phos., Puls., Rhus-t., Sulf.
- *Gehen, im Freien:* Ars., Lyc., Nat-m., Phos., Puls., Rhus-t., Sulf.
- *Hitze:* Ars., Bell., Bry., Euphr., Ferr-p., Gels., Kali-s., Lyc., Nux-v., Phos., Puls., Rhus-t., Sil., Sulf.
- *Luft, kalte:* Ars.
- *Umschläge, heiße:* Ars., Bry., Gels., Sil.
- *Umschläge, kalte:* Acon., Ars., Bell., Bry., Ferr-p., Nat-m., Phos., Puls., Sulf.

Nachbehandlung

ACONIT
Wenn nach Aconit die Kräfte am nächsten Tag noch nicht ganz wiederhergestellt sind: SULFUR. *Dosierung:* Sulfur C 200, 1 Gabe.
Bei Bewegungsunlust, nachdem das Fieber etc. vorbei ist: BRYONIA. *Dosierung:* Bryonia C 200, 3 Gaben im Abstand von 4–6 Stunden.

BRYONIA
Wenn nach Bryonia ein Stillstand eintritt, wenn zwar eine Besserung zu sehen ist, aber es nicht weiter vorangeht: SULFUR. *Dosierung:* Sulfur C 200, 2 x täglich eine Gabe.
Wenn Bryonia für das richtige Mittel gehalten wurde, sich aber keine oder wenig Wirkung zeigt: TUBERCULINUM BOVINUM. *Dosierung:* Tubbov. C 200, 1 x täglich eine Gabe.
Wenn nach Bryonia körperliche Unruhe entsteht. Der Kranke fühlt sich noch nicht ganz gesund: RHUS TOXICODENDRON. *Dosierung:* Rhus-t. C 200, 3 x täglich eine Gabe.

PULSATILLA
Wenn nach Pulsatilla ein Stillstand eintritt: SULFUR. *Dosierung:* Sulfur C 200, 2 x täglich eine Gabe.
Wenn nach Pulsatilla Bronchien- und Lungensymptome bleiben: TUBERCULINUM BOVINUM. *Dosierung:* Tub-bov. C 200, 1 x täglich eine Gabe, maximal 3 Tage lang.

NUX VOMICA

Wenn es dem Kind nach Nux sehr warm wird, so daß es schwitzt und nach Abkühlung verlangt: SULFUR. *Dosierung:* Sulfur C 200, 2 x täglich eine Gabe.

Wenn nach Nux ein Stillstand eintritt: TUBERCULINUM BOVINUM. *Dosierung:* Tub-bov. C 200, 2 Gaben, an aufeinanderfolgenden Tagen.

III.

ALLGEMEINE KINDER-KRANKHEITEN

Durchfall

Erkrankung

Durchfall kann bei Kindern sehr verschiedene Ursachen haben. In vielen Fällen versucht der Körper einfach, Gifte über den Darm auszuscheiden. Nach so einem reinigenden Durchfall fühlt sich das Kind dann wesentlich besser. Je früher allerdings der Durchfall bei einem Säugling auftritt, desto mehr muß darauf geachtet werden, diese Erkrankung so schnell wie möglich in den Griff zu bekommen. Ein gestillter Säugling neigt in der Regel weniger zu Durchfallerkrankungen, da die Muttermilch die beste Voraussetzung zum Aufbau einer gesunden Bakterienflora im Darm liefert. Künstliche Nahrung kann nicht so gut verdaut werden, wodurch es leichter zu Gärungs- oder Fäulnisprozessen kommt. Die dabei anfallenden schädlichen Produkte versucht der Körper über den Darm wieder auszuscheiden.

Gestillte Kinder

Gestillte Kinder sind zwar in der Regel weniger anfällig für Durchfall, dies gilt allerdings nur, wenn sich die Mutter einer guten Gesundheit erfreut. Die Milchqualität kann auch durch eine zu frühe oder reichliche Menstruation verändert werden; ebenso, wenn die Mutter suchtgefährdet ist, ihre eigene Ernährung unvernünftig oder mit Chemikalien belastet ist. Kurzum, wenn die Qualität der Muttermilch nicht ausreicht, um das Kind richtig zu nähren, so ist es besser, auf Ersatznahrung umzusteigen (z. B. Mandelmilch, siehe Homöopathischer Ratgeber Nr. 9 »Säugling – Wochenbett« von Ravi und Carola Roy), auch wenn die Mutter anscheinend genug Milch hat. Das Abstillen sollte langsam vor sich gehen, um das Kind an die neue Nahrung zu gewöhnen. Gemüse und Obst sind die Nahrungsmittel, welche am leichtesten verdaulich sind. Kartoffeln können bei manchen Kindern bereits Verdauungsprobleme hervorrufen. Fettes, süßes und salziges Essen sollte am Anfang unbedingt gemieden werden, genauso wie Fleisch und Eier.

Der *normale Stuhl* eines Stillkindes ist eine weich geformte homogene Masse von honiggelber Farbe und einem angenehmen, süß-säuerlichen Duft wie nach Honig und Quark. Er enthält weder Flocken von geronnener Milch noch Schleimpartikelchen, noch unverdaute Nahrung. Bei Säuglingen, die nicht gestillt werden, ist der Stuhl fester, dunkler und riecht unangenehm stark.

Was zeigt die Beschaffenheit des Stuhls?

Die frühesten Zeichen einer gestörten Darmflora zeigen sich schon bei ganz kleinen Säuglingen als eine starke Neigung zu Blähungen. Koliken sind oftmals die ersten Schmerzen, die ein Säugling empfindet.

Eine Übersäuerung des Magens können Sie an der losen Beschaffenheit des Stuhls und dem sauren Geruch erkennen, ferner an der grünen oder grünlichgelben Farbe und den unverdauten Speiseresten.

Eine grünliche Farbe kommt häufig während der Zahnung vor. Je länger der Stuhl in der Windel bleibt, um so grüner wird er, manchmal wird er sogar bläulich.

Liegt die Störung mehr im Dünndarm, so ist der Stuhl unverdaut, gelblicher und flockig, und das Kind hat schmerzhafte Koliken.

Bei einer Entzündung des Dickdarms ist der Stuhl dünner bis wäßrig und mit Schleim vermischt; die Farbe ist eher grau. Ein wäßriger Stuhl entsteht durch den Versuch des Darmes, Schadstoffe auszuscheiden.

Ursachen für Durchfall

Oft entsteht Durchfall einfach durch eine mangelhafte Verdauung und ist schnell wieder vorbei. Er kann auch durch eine unsaubere oder schadstoffbelastete Nahrung ausgelöst werden oder durch zu reichhaltige Nahrung. Es ist der Versuch des Körpers, sich auf eine einfache und schnelle Art zu reinigen. Durchfall kann natürlich auch manchmal eine Begleiterscheinung von Scharlach oder einem unterdrückten Masernausschlag sein.

Nur wenn der Durchfall länger anhält oder Neugeborene und Säuglinge befällt, wird die Sache ernster. Vor allem Durchfälle, die während der Sommerzeit auftreten, sind gefürchtet, oft sind es Salmonellosen. Bei Erwachsenen ist der Durchfall häufig eine Folge von emotionalem Streß. Aber auch Kinder können in ähnlicher Weise auf Furcht, Ärger,

Aufregung oder Erschöpfung reagieren. Besonders bei einer schmerzhaften Zahnung können diese Zustände bei einem Kleinkind auftreten. Dies kann auch zu anderen körperlichen Unpäßlichkeiten, die seiner Konstitution entsprechen, führen. Während der Zahnung sollten Sie daher besonders auf eine gute Ernährung des Kindes achten.

Prophylaxe

Wenn Sie feststellen, daß Ihr Kind einen sauren Mundgeruch hat, der Schweiß oder der ganze Körper sauer riecht, dann sollten Sie ihm nach homöopathischem Prinzip säuerliche Getränke zum Trinken geben, um der Übersäuerung entgegenzuwirken. Bevorzugen Sie in dieser Zeit alkalische Kost, wie Obst und Gemüse, und meiden Sie Nahrungsmittel, die tierisches Eiweiß enthalten. Auf diese Weise können Sie einer durchfallartigen Entgiftung über den Darm vorbeugen.

Impfungen

Auch Impfungen wirken sich nachteilig auf die Darmflora aus, hier vor allem die Polioimpfung, da sich der Erreger der Kinderlähmung im Darm aufhält. Die Impfung kann entweder zu Durchfall oder zu Verstopfung führen, die in der Regel sehr therapieresistent sind. Dies ist ein deutliches Zeichen für eine Impfschädigung. Auch einem Pilzbefall z. B. mit Candida albicans wird Vorschub geleistet. Wenn Sie Ihr Kind impfen lassen möchten, achten Sie darauf, daß der Stuhlgang tadellos ist und es nicht in der Zahnungsperiode steckt.

Der Durchfall kann natürlich auch durch spezielle Bakterien in Nahrungsmitteln ausgelöst werden. Folgendes Beispiel soll nur verdeutlichen, daß man an alle möglichen auslösenden Faktoren einer Krankheit denken sollte:

Ein nichtgestillter Säugling litt an einem leichten Durchfall und wurde infolgedessen auf eine Spezialnahrung gegen Durchfall umgestellt. Aber statt besser wurde der Durchfall immer schlimmer. Schließlich mußte das Baby stationär versorgt werden, und nach Wochen des Bangens und Hoffens stellte sich heraus, daß ebendiese Spezialnahrung, aufgrund eines Fehlers in der Herstellung, den Durchfall verursacht hatte. Tausende von Kindern waren damals in Deutschland davon betroffen.

Wie kündigt sich eine durchfallartige Verdauungsstörung an?

Das erste Symptom ist meist eine unnatürliche Gasentwicklung der Eingeweide. Häufig ist dies verbunden mit Unruhe, Schmerzen, Appetitlosigkeit und manchmal auch Erbrechen. Beim Abtasten der Bauchdecke werden Sie feststellen, daß diese hart und angespannt ist. Manchmal sind die Därme so gebläht, daß man sie förmlich durch die Bauchdecke sehen kann. Fieber ist in der Regel nicht vorhanden. Anfangs ist der Stuhlgang noch ganz normal in seinem Aussehen, aber häufiger als gewöhnlich. Schon ein häufigerer Stuhlgang wird als Diarrhoe bezeichnet, auch wenn er noch gut geformt und geruchlos ist. Nach und nach wird der Stuhl wäßriger oder schleimiger und enthält unverdaute Nahrung. Manchmal werden der After und die Geschlechtsteile durch den Stuhlgang wund, wodurch das Kind zusätzlich sehr geplagt wird. Kleine Kinder werden durch die Durchfälle schnell schwach, besonders nach wiederholtem wäßrigem Stuhlgang. Der Puls wird schneller und schwächer, und die Muskeln erschlaffen.

Während der Koliken schwitzt das Kind häufig stark. Es schreit vor schmerzhaften Darmkrämpfen. Wenn der Durchfall längere Zeit anhält, fallen die Oberschenkel und auch die Fontanelle ein, die Fettpölsterchen verschwinden, und die Lippen trocknen aus. Trockene Lippen sind immer ein Zeichen für fehlende Flüssigkeit im Körper.

Die Ernährung bei Durchfall

Als erstes muß die Ursache des Durchfalls, soweit möglich und bekannt, beseitigt werden. Auch eine Allergie auf ein bestimmtes Nahrungsmittel kann sich als Durchfall äußern.

Milch und Milchprodukte werden heute von vielen Kindern schlecht vertragen. Die Behandlung der Milchunverträglichkeit muß nach konstitutionellen Gesichtspunkten erfolgen. Eine Liste anderer Nahrungsmittel, die (bei Mutter und Kind) Durchfall auslösen können, finden Sie auf den nächsten Seiten.

Gestillte Kinder sollten weiter gestillt werden, aber die Mutter muß sehr achtsam in ihrer Ernährung sein. Nicht gestillte Kinder dürfen bei Durchfall weder Milch noch Zucker, noch Fett bekommen. Bei Säuglingen, die noch kein Vierteljahr alt sind und länger als zwei Tage starken Durchfall haben, sollten Sie nicht zögern, einen Arzt zu konsultieren.

Zusätzlich können Sie eine Heilnahrung selbst zubereiten, indem Sie Reis sehr lange kochen und dem Kind das leicht gesalzene *Reiswasser* zu trinken geben. Oder Sie bereiten ihm eine *Karottensuppe*. Schneiden Sie fünf Karotten (ca. ein Pfund) in kleine Stückchen, und kochen Sie sie in einem Liter Wasser mit einer Messerspitze Salz etwa zwei Stunden lang. Die Gemüsebrühe wird durch eine Mullwindel oder ein feines Haarsieb gegossen und das verkochte Wasser wieder auf einen Liter aufgefüllt. Davon erhält der Säugling fünf Mahlzeiten über den Tag verteilt.

Säuglingen, die älter als drei Monate sind, kann man auch *geriebene Äpfel* geben. Ein Apfel von einer Sorte, die schnell braun wird, z. B. Boskop, nicht Golden Delicious, wird auf einer Glasreibe in kleinen Portionen, je nach dem Appetit des Kindes, gerieben. Es gibt auch fertige Heilnahrung auf der Basis von *Johannisbrotmehl*. Wichtig ist es, diese Diät über zwei Tage strikt durchzuhalten.

Danach ersetzen Sie bei jeder Mahlzeit $1/3$ des Essens durch die gleiche Menge geriebenen *Zwieback* oder *Haferflockenschleim*. Erst ab dem dritten Tag sollten Sie wieder mit ganz kleinen Portionen Milch anfangen. Als Getränk eignen sich Heidelbeertee, Blutwurztee oder dünner schwarzer Tee. Heilerde ist ebenfalls sehr förderlich.

Behandlung

✍ In der Homöopathie behandeln wir nicht die Krankheit, sondern den *Zustand des Patienten*. Die auftretenden Symptome dienen als Hinweis auf das Mittel. Bei der Wahl des richtigen Mittels müssen die charakteristischen Symptome eines Mittels, die im Text genannt sind, vorhanden sein. Fehlt z. B. die Unruhe, handelt es sich nicht um einen Arsen-Zustand.

Nun ist Ihr Kind krank, und Sie möchten ihm gern mit einem homöopathischen Mittel helfen. Sie wissen aber nicht so recht, was symptomatisch für diesen Zustand ist. Was ist ein Symptom, und was ist normal? Um Ihnen die Suche nach dem richtigen Arzneimittel zu erleichtern, haben wir eine Liste von Fragen aufgestellt, die Sie beantworten sollten, bevor Sie die Arzneimittel durchlesen. Glücklicherweise gibt es in der Homöopathie einige Mittel, die eher einen Bezug zu Säuglingen oder Kleinkindern haben und damit häufiger angezeigt sind.

Wir haben die Mittel deshalb in drei Gruppen unterteilt:

1. Durchfallmittel für gestillte Kinder
2. Durchfallmittel nach künstlicher Säuglingsnahrung
3. Wichtige allgemeine Durchfallmittel

Fragekriterien zum Auffinden des richtigen Mittels

1. Auslösende Faktoren

- *Wie war das Wetter?*

  Zuordnung der Mittel zu bestimmten Symptomen

  Wir haben hier auch Mittel miteinbezogen, die wir nicht unter dem Kapitel Durchfall beschrieben haben. Eine Charakteristik des Mittels finden Sie mit Hilfe des Stichwortverzeichnisses an anderer Stelle des Buches.

  – Wetterwechsel allgemein: Dulcamara, Phosphoricum acidum, Psorinum
  – Wetterwechsel auf kälter: Dulcamara
  – Wetter naß: Aloe, Natrium sulfuricum, Rhus toxicodendron, Sulfur
  – Wetter naßkalt: Dulcamara, Mercur, Rhus toxicodendron
  – Wetter heiß: Aconit, Belladonna, Bryonia, Champhora, China, Ferrum, Ipecacuanha, Mercur, Phosphoricum acidum, Phosphor, Podophyllum
  – Wetter heißfeucht: Colchicum, Natrium sulfuricum
  – Wetter trocken mit kalten Nächten: Aconit, Dulcamara
  – Wetter wärmer: Bryonia, Tuberculinum

- *Welche Nahrungsmittel oder Getränke hat das Kind zu sich genommen?*

  Hat es zuviel gegessen? Zuviel Fettes, Süßes oder Kaltes?

  Nahrungsmittelvergiftung nach Fleisch oder Eiergerichten, Allergie auf Milch, Weizen etc.?

110

- *Psychische Zustände, wie Ärger, Kummer, Streß usw.*
  - Nach Ärger: Aconit, Arsen, Barium carbonicum, Bryonia, Aloe, Calcium phosphoricum, Chamomilla, Ipecacuanha, Nux vomica
  - Nach Demütigung oder Peinigung: Aloe, Bryonia, Chamomilla, Colocynthis
- *Sind dem Durchfall andere Krankheiten vorausgegangen?*
  - Nach akuten Krankheiten: Carbo vegetabilis, China, Psorinum, Sulfur
  - Nach einer Erkältung im Sommer: Aloe
  - Ausschlag, nach Unterdrückung: Bryonia, Pulsatilla

2. Fragen zum Durchfall

- *Wie ist die Beschaffenheit des Stuhls?* Ätzend, Konsistenz, Farbe, Geruch, Häufigkeit, bestimmte Zeiten?
- *Was verschlimmert bzw. bessert den Durchfall?* (Modalitäten)
- *Welche Begleitsymptome, wie Bauchweh, Kopfweh, Erbrechen, Sonstiges, sind vorhanden?*
- *Welche Symptome treten vor, während und nach dem Durchfall auf?* (z. B. wann treten die Blähungen auf?)
- *Wie sind der Appetit und der Durst?*
- *Wie sieht die Zunge aus?* Trocken, feucht, belegt usw.?
- *Zahnt das Kind gerade?*
- *Wie sind der Mundgeruch und der Geschmack im Mund?*
- *Friert oder schwitzt das Kind?* Reagiert es empfindlich auf Wärme oder Kälte?
- *Wie ist sein Gemütszustand?* Weinerlich, reizbar, ängstlich, unruhig?

3. Sonstige Maßnahmen bei Durchfall

- *Fasten, außer bei echtem Verlangen nach Essen*
  Hat Ihr Kind echtes Verlangen nach irgendeinem Essen, so sollten Sie diesem nachgeben. Es gibt Kinder, die trotz Durchfall einen guten Appetit haben, den man nicht bremsen sollte, wie es z. B. bei Tuberculinum-Kindern vorkommen kann. Wenn Ihr Kind keine speziellen Gelüste auf irgend etwas hat, so sollten Sie ihm nicht gerade durchfallfördernde Speisen zum Essen anbieten. Hat Ihr

Kind weder Durst noch Appetit, dann sollte es gar nichts zu sich nehmen, bis der Körper etwas verlangt.

- *Diverse Hausmittel bei akutem, starkem Durchfall:* z. B. geriebener Apfel, Karotten- oder Reisheilnahrung, Präparate aus Johannisbrotmehl
- *Die Diät nach dem Abklingen des Durchfalls:* trockene leichte Kost, Zwieback, Knäckebrot

4. Was ist bei der Behandlung von gestillten Säuglingen zu beachten?

- *Wie ist der Gemütszustand der Mutter und des Kindes?*
  Oft reicht es nicht aus, den Säugling allein zu behandeln. Bei schweren und hartnäckigen Erkrankungen muß vielfach die Mutter mitbehandelt werden, oder sie sollte versuchen, ihre Eßgewohnheiten zu ändern. Trotzdem wird vorrangig der Säugling behandelt.
  Ein Beispiel: Die Mutter hat Rhabarber gegessen, worauf ihr Kind Durchfall bekommt. Eines der in Frage kommenden Mittel Chamomilla, Nux vomica und Colocynthis können Mutter und Kind gegeben werden.
- *Was hat die Mutter an Außergewöhnlichem gegessen, das zu Durchfall geführt haben könnte?*
  - Alkoholhaltige Getränke: Nux vomica, Arsen
  - Austern: Aloe, Lycopodium
  - Bier: Sulfur
  - Bitter-Tonic, chininhaltige Getränke: Pulsatilla, Ferrum
  - Cremetorten: Ipecacuanha, Pulsatilla
  - Eis: Argentum nitricum, Arsen, Pulsatilla
  - Essen, reichlich: Argentum nitricum, Ipecacuanha, Lycopodium, Pulsatilla
  - Federweißer: Arsen, Mercur, Pulsatilla
  - Fleisch: Sanicula aqua
  - Fleisch, fettes, besonders Schweinefleisch: Pulsatilla
  - Gewürze: Phosphor
  - Geräuchertes: Calcium carbonicum
  - Kaffee: Colocynthis, Thuja

- Kakao: Borax
- Kamillentee: Coffea, Valeriana
- Krebse, Krabben: Lycopodium
- Muscheln: Carbo vegetabilis
- Phytotherapie, Medikamente und Abführmittel: Nux vomica
- radioaktiv belastete Lebensmittel (Wild, Pilze – Wohnort in der Nähe eines Atomreaktors; Fallout): Strontium carbonicum, Arsen
- Rauchen: Arsen, Nux vomica, Syphillinum, Ipecacuanha
- Rhabarber: Chamomilla, Colocynthis, Nux vomica
- Rhabarber mit viel Sahne: Pulsatilla
- Sauerkraut: Bryonia
- Süßes, übermäßig viel: Mercur, Sulfur
- Süßigkeiten: Argentum nitricum
- Speck: Sanicula aqua
- Torten: Argentum nitricum, Pulsatilla, Phosphoricum acidum
- Wein, süßer: Pulsatilla
- Zwiebeln: Nux vomica, Pulsatilla, Thuja

Durchfallmittel, besonders für gestillte Kinder

Aconit, Aethusa, Borax, Kreosotum, Nux vomica, Rheum

ACONIT
Aconit ist ein wichtiges Mittel für den Sommerdurchfall, besonders wenn die Tage heiß und die Nächte kalt sind. Der Durchfall tritt meistens nachts auf. Der Durchfall wird durch Naßwerden, Überhitzung, kalt-trockene Winde oder Zugluft ausgelöst. Er kann auch nach Ärger oder Schreck entstehen oder nach einem unterdrückten Schweiß. Obst kann ebenfalls Durchfall auslösen. Auch wenn sich die Mutter ärgert oder erschreckt, kann das Kind dadurch Durchfall bekommen. Die Säuglinge haben fast immer starke Bauchschmerzen, sie schreien vor Schmerzen, und keine Position bringt ihnen Linderung. Ein größeres Kind wird schon beschreiben können, daß die Bauchschmerzen von schneidender Art sind. Während des Stuhlgangs halten die Schmerzen mit Krämpfen

an, wobei auch Schweißausbrüche vorkommen können. Viele Blähungen gehen beim Stuhlgang ab, besonders wenn dieser wäßrig ist. Das Kind ist sehr unruhig, es zappelt und hat starke Koliken.

Nach der Entleerung ist das Kind zwar von den Koliken befreit, aber meist noch nicht von dem Schweiß und den Qualen der Übelkeit. Es bestehen weiterhin Angst, Unruhe und ein unlöschbarer Durst. Das Kind ist sehr heiß, der Puls ist hart und trocken und sehr schnell. Kaltes Wasser beruhigt das Kind. Wenn man es aufsetzt, wird ihm schwindlig, und es wird blaß. Im Liegen ist sein Gesicht rot.

Die Beschaffenheit des Stuhls: Wäßrig, grün wie gehackter Spinat, gallig, ätzend, blutig, schleimig. Die Stühle sind klein, braun und schmerzhaft. Sie können auch unwillkürlich zusammen mit Blähungen abgehen.

Allgemeines: Aconit ist häufig das erste Mittel im akuten Fall. Es kann die Krankheit stoppen, ohne daß ein anderes Mittel zum Einsatz kommt. Wird Aconit in einem späteren Stadium gegeben, so vermag es die Krankheit nicht mehr auszuheilen bzw. wird überhaupt keine Wirkung zeigen.

Die *Folgemittel* von Aconit sind DULCAMARA und BELLADONNA. Wurde Aconit zu niedrig gegeben oder ist das Kind nicht mehr im akuten, sondern im chronischen Zustand, kommt als Folgemittel SULFUR in Frage.

AETHUSA

Ein wichtiges Mittel für den Sommer und heiße Tage, vor allem, wenn der Säugling in dieser Zeit zahnt. Durchfälle treten meistens kurz nach dem Stillen (Essen) oder nachts auf. Vor dem Stuhlgang bestehen oft kneifende und schneidende Schmerzen im Bauch. Nach dem Stuhlgang fängt der Säugling aber an, aufs neue zu pressen, was mit erneuten Koliken verbunden ist. Das Kind hat schlechte Laune, besonders am Nachmittag und draußen. Sein Gesicht ist blaß oder rot und qualvoll verzerrt. Es verträgt keine Milch, was sich durch plötzliches und heftiges Erbrechen sofort nach dem Stillen äußert. Die erbrochene Milch kommt entweder in der gleichen Konsistenz heraus, wie sie getrunken wurde, oder in größeren Quarkstücken, so daß das Kind fast daran erstickt. Manchmal sieht das Erbrochene ölig und grünlich aus. Nach dem Erbrechen fällt das Kind durch die starke Erschöpfung in einen tiefen Schlaf, oder es möchte bald wieder trinken, da es unter ständigem Durst leidet. Das Erbrechen erschöpft das Kind mehr als der Stuhlgang. Durch den Durchfall kommt es zu Aphthen (Geschwüren) im Mund und After. Das Kind ist so erschöpft, daß ihm die Augen immer zufallen.

Beschaffenheit des Stuhls: Schleimig, auch grünlich-blutig, evtl. geruchlos.

Allgemeines: Bei größeren Kindern zeigt sich eine Gier nach schädigenden Speisen und Getränken, sogenanntem »Pappzeug« oder Fast-food-Essen. Die Kinder möchten immer mehr von diesen Nahrungsmitteln, sie werden richtig süchtig danach. Durch die einseitige Ernährung stumpfen sie langsam ab und interessieren sich nicht mehr für die Schule.

Aethusa ist daher auch ein ausgezeichnetes Prüfungsmittel, wenn die Kinder sich nicht konzentrieren können und sich leicht ablenken lassen.

Für die konstitutionelle Behandlung braucht Aethusa meist ein Folgemittel, besonders PSORINUM, aber auch SEPIA oder SULFUR.

Folgemittel
BORAX (NATRIUM BORACICUM)

Borax ist ein sehr wichtiges Mittel für den gestillten Säugling. Das Auffallende bei Borax ist der Wechsel des Zustandes vor und nach dem Stuhlgang. Vor dem Stuhlgang ist das Kind launisch, unzufrieden, lustlos und antriebslos. Der Stuhlgang ist fast immer sehr beschwerlich. Er brennt im Mastdarm, und es kommt dabei zu einer ohnmächtigen Schwäche. Sobald der Stuhl einmal entleert ist, fühlt sich das Kind total befreit. Eine selige Ausstrahlung geht von seinem Gesichtchen aus, alles ist nun wieder in Ordnung. Es ist zufrieden und hat wieder Spaß am Leben. Dieser extreme Wechsel des Gemütszustandes ist ein wichtiges Indiz für das Mittel, das eigentlich nur die Eltern in seiner ganzen Intensität beobachten können. Bei anderen Mitteln ist diese deutliche Besserung nicht so auffällig.

Die Aphthen im Mund sind ein zuverlässiger Begleiter von Borax. Sie bluten beim Essen (Stillen), so daß das Kind beim Stillen schreit. Es verweigert sogar die Brust. Der Gaumen des Säuglings sieht schrumpelig und runzelig aus. Die Aphthen treten bei Borax häufig bei der Zahnung auf. Manchmal kommt es auch zu einer Nierenbeteiligung mit häufigem Wasserlassen, dem Schmerzen vorausgehen, d. h., das Kind weint vor dem Wasserlassen. Der Urin riecht scharf und faulig.

Der Durchfall kann durch den Genuß von Obst (Äpfel, Birnen), Schokolade bzw. kakaohaltigen Getränkemischungen ausgelöst werden. Besonders nach dem Frühstück kommt es dann zu den Entleerungen.

Die Beschaffenheit des Stuhls: Dünn, braun, schaumig, riecht aashaft, hellgelb bis grüngelb, schleimig. Der braune Stuhl ist schmerzlos.

Allgemeines: Das Kind bzw. der Säugling hat Angst, wenn es hochgenommen oder in die Wiege gelegt wird. Manche Kinder mögen es sehr gerne, wenn man sie spielerisch in die Luft wirft oder mit ihnen schaukelt; für das Borax-Kind ist dies ein Trauma. Es ist überhaupt sehr leicht zu erschrecken, besonders bei Geräuschen, oder es schreckt aus dem Schlaf mit ängstlichen Schreien auf. Voller Angst und Panik greift es mit den Händen in die Luft oder klammert sich an der Mutter fest. Beim Einschlafen zucken seine Beine. Diese Kinder vertragen auch das Liftfahren nach unten nicht oder haben Angst, im Flugzeug zu fliegen, besonders bei schlechtem Wetter oder wenn viele Luftlöcher vorhanden sind. Sie haben ein Verlangen nach sauren Getränken.

KREOSOTUM

Kreosotum ist ein sehr tiefgreifendes Mittel! Es kommt besonders bei der Zahnung in Frage. Die Reaktion bei akuten Erkrankungen ist ähnlich intensiv wie bei Chamomilla.

Die Beschaffenheit des Stuhls: Ätzend, sehr schmerzhaft (Chamomilla nicht) grünlich-wäßrig oder gehackt, gelb, übelriechend, aashaft und dunkelbraun, unverdaut. Der After ist rot durch den ätzenden Stuhl.

Allgemeines: Das Kreosotum-Kind möchte gern kuscheln und einen abendlichen Gutenachtkuß. Ihm muß gezeigt werden, daß es geliebt wird. Chamomilla dagegen braucht die Aufmerksamkeit, aber nicht diese Zärtlichkeit. Das Kreosotum-Kind ist groß, blond und zart. Es ist ebenfalls ein wichtiges Mittel bei zu schnellem Wachstum von Kindern und Jugendlichen oder genau für das Gegenteil, für Kinder, die nicht wachsen. Das Kind hat schreckliche Zahnschmerzen und furchtbar schlechte Zähne.

116

Nux vomica

Für Säuglinge, die auf einen Nahrungswechsel mit Durchfall reagieren. Auch der Ärger der Mutter kann bei ihnen Durchfall auslösen. Gestillte Kinder können ebenfalls auf den Nahrungswechsel der Mutter mit Durchfall reagieren. Die stärksten Schmerzen und Krämpfe treten vor und während des Stuhlgangs auf. Nach dem Stuhlgang fühlt sich der Säugling sichtbar erleichtert, was sich durch tiefes Einatmen bemerkbar macht. Kurze Zeit nach dem Stuhlgang sind die Kinder erneut von einem heftigen Stuhldrang geplagt. Sie pressen krampfartig, aber es kommt nichts.

Rheum palmatum

Wenn die Zahnung in die Rhabarberzeit fällt, sollte man an Rheum denken. Es ist gut für ein Kind, welches Beschwerden durch heißes Wasser bekommt. Charakteristisch ist die Übersäuerung des Kindes. Der Stuhl und das Kind riechen sauer. Das Kind kann durch nichts zufriedengestellt werden, wenn es krank ist. Es verlangt verschiedene Sachen mit fordernder Stimme und weint dabei. Es möchte allerlei zum Essen, aber nach dem ersten Bissen ekelt es sich. Der Stuhlgang ist mit kolikartigen Schmerzen verbunden, das Kind schreit, zieht die Beine hoch, strampelt oder macht sich ganz steif. Nach dem Stuhlgang hat es Krämpfe, und sobald es anfängt, sich zu bewegen, bekommt es erneut Stuhldrang mit Koliken. Bei den Koliken geht es ihm besser, wenn es sich zusammenkrümmt. Dabei steht ihm kühler Schweiß auf dem blassen Gesicht, besonders um die Nase und den Mund. Die Kinder haben einen erfolglosen Harndrang vor dem Stuhl. Nachts schlafen sie unruhig, werfen sich hin und her und schreien auf im Schlaf. Ferner kann es nachts auch zu Zuckungen der Gesichtsmuskeln und Hände kommen. Während des Stuhlganges strampeln sie. Sie haben Verlangen nach rohem Rhabarber.

Beschaffenheit des Stuhls: Schleimig, fäkal (mit verdauten Stuhlpartikeln), dünn-braun oder weißlich-flockig. Wenn der Stuhl längere Zeit steht, wird er grün, ätzend, sauer, schaumig und grün.

Durchfall nach künstlicher Säuglingsnahrung

Alumina, Calcium carbonicum, Magnesium carbonicum

ALUMINA

Die schwierige Entleerung ist das Hauptsymptom. Der Stuhlgang ist mit viel Koliken verbunden, und nach der Entleerung fühlt sich das Kind wohl. Charakteristisch ist die Untätigkeit des Darms, d. h. die Unfähigkeit, den Stuhl herauszudrücken (Schlaffheit, Lähmung). Alumina-Kinder haben starkes Verlangen nach unverdaulichen Sachen, z. B. Kaffeesatz, Teeblättern, Getreidekörnern, Kohle, Kalk, Stärke, Schmutz, Nelken und Stofflappen, die sie entweder hinter sich herziehen oder an denen sie herumkauen. Tatsächlich wird ihre Schwäche oder das Leeregefühl im Magen besser durch das Essen von unverdaulichen Dingen. Kartoffeln können jedoch ihre Beschwerden verschlimmern. Die Verschlimmerung tritt jeden zweiten Tag ein. Durchfall und Verstopfung können sich bei ihnen auch abwechseln. Es sind Kinder mit trockener Haut und trockenen Schleimhäuten, die häufig Durchfall bei trockenem Wetter haben.
Beschaffenheit des Stuhls: Dünn, fäkal, schwarz-blutig oder grün-wäßrig.

CALCIUM CARBONICUM

Diesen Kindern ist vor dem Stuhlgang übel, und dadurch sind sie sehr gereizt. Vor und während des Stuhlgangs bemerkt man eine starke Blässe und Schwäche an ihnen. Nach dem Durchfall fühlen sie sich matt und nicht wohl. Sie haben eine Neigung zu Nahrungsmittelallergien und reagieren auf Milch, Süßigkeiten, Geräuchertes und Fast-food mit Durchfall. Wenn sie etwas Falsches gegessen haben, kann der Durchfall durch Gehen oder Bewegungen ausgelöst werden.

MAGNESIUM CARBONICUM

Ein Mittel für Zahnungsbeschwerden mit Durchfall bei heißem Wetter und für Kinder, die künstliche Nahrung bekommen. Der Durchfall tritt eher tagsüber auf, nachts ist er selten. Diese Kinder sind sehr übersäuert

118

und haben zuviel Hitze im Körper. Vor dem Stuhlgang hört man viele Bauchgeräusche, wobei schmerzhafte Blähungen abgehen, die den Säugling zum Krümmen zwingen. Auch während des Stuhlgangs treten Krämpfe auf. Danach weint das Kind noch, weil ihm der After brennt. Es gibt ein Nahrungsmittel, welches diese Magnesium-carbonicum-Koliken bessert, und das sind warme Suppen; besonders Gerstensuppe tut dem Kind gut. Milch verschlechtert jedoch die Kolik. Das Kind mag zwar gern Obst, aber es bekommt daraufhin Durchfall. Es hat Verlangen nach säuerlichen, kalten Getränken oder einfach nur nach kaltem Wasser.

Auffällig ist, daß das Kind entweder nur Verlangen nach Fleisch hat und kein Gemüse essen möchte oder nur nach Gemüse verlangt und Fleisch ablehnt. Nie ißt es jedoch beides zusammen!

Beschaffenheit des Stuhls: Schaumig-grün, wäßrig wie Froschlaich. Auf dem Stuhl schwimmen weiße Klümpchen, die aussehen wie Rinderfett.

Folgemittel: MAGNESIUM CARBONICUM ist das Folgemittel von RHEUM.

Wichtige allgemeine Durchfallmittel für Kinder

Belladonna, Colocynthis, Dulcamara, Tuberculinum

BELLADONNA

Immer wenn das Belladonna-Kind krank ist, bekommt es einen heißen Kopf mit kalten Händen und Füßen. Bei dem Durchfall können auch Symptome einer Gehirnreizung vorkommen. Das Belladonna-Kind erkrankt häufig bei heißem Wetter. Sowohl nachmittags als auch nach dem Schlaf sind kritische Zeiten für Belladonna. Das Haarewaschen oder -schneiden kann bei ihm allerlei Beschwerden auslösen, z. B. Schnupfen, Kopfschmerzen, Ohrenentzündungen oder Durchfall. Es reagiert dann empfindlich auf den geringsten Luftzug.

Vor dem Stuhlgang schwitzt es, es hat sehr viel Hitze im Bauch. Der Stuhlgang selbst ist so krampfartig, daß es kalte Schauer überfallen und ihm übel wird. Die Magenschmerzen sind so stark, daß sie drückende Schmerzen auf die Blase auslösen. Der After brennt, und das Belladonna-Kind bekommt vor Schmerzen Schweißausbrüche. Der Stuhlgang kann so qualvoll für das Kleinkind sein, daß es spontan in die haltenden und Trost spendenden Hände der Mutter beißt.

Nach dem großen Geschäft ist zwar das Schlimmste überstanden, aber es hat weiterhin Krämpfe, die manchmal nicht mit Kälteschauern verbunden sind. Beim Abgang von Blähungen kann unwillkürlich Kot abgehen.

Beschaffenheit des Stuhls: Dünn und grünschleimig; blutiger Schleim, körniger gelber Schleim; Schleim weiß wie Kalk, pappig, fäkal vermischt mit verdauten Stuhlpartikeln.

COLOCYNTHIS

Ein ausschlaggebendes Symptom für Colocynthis sind die schneidenden, quetschenden Schmerzen, die das Kind dazu zwingen, sich zusammenzukrümmen. Es wird ihm übel vor Schmerzen. Diese Koliken treten vor und während des Stuhlgangs auf oder nur danach. Die Schmerzen erstrecken sich bis zum Magen und verursachen die Übelkeit. Sie strahlen auch bis in die Oberschenkel aus. Es sind Schmerzen wie von Steinen im Bauch, als ob die Därme gequetscht werden. Die Schmerzen verschlechtern sich durch Essen und Trinken; Obst, Saures und Kaltes können eine Kolik auslösen. Es gibt aber auch ein Mittel, welches die Kolik bessert, und zwar teelöffelweise dünner Kaffee. Nach dem Stuhlgang wird das Kind ganz schwach und blaß; es treten brennende oder schneidend schießende Schmerzen im Kreuzbein und After auf.

Eine auslösende Ursache für diese Koliken ist häufig Ärger. Das Kind kann auch auf einen subtilen Ärger oder Demütigung der Mutter mit Durchfall reagieren. Dann kommt es zu einer Stuhlentleerung noch während oder gleich nach dem Stillen. Es ist gut möglich, daß sich die Mutter gar nicht des schwelenden Ärgers bewußt ist, aber er schlägt ihr auf den Darm. Die Mutter kann über ihre Probleme nicht mit anderen reden. Sie erträgt den Ärger in der Familie still über lange Jahre hin.

Das Colocynthis-Kind reagiert während der Zahnung häufig mit Durchfall.

Die Beschaffenheit des Stuhls: Safrangelb, schaumig-flüssig, bis er nur noch Wasser ist; wäßrig-schleimig, dann gallig und zuletzt blutig, riecht wie verbranntes Packpapier; wäßrig und durchsichtig.

DULCAMARA

Das Dulcamara-Kind verkühlt sich leicht. Es reagiert empfindlich auf kaltes Wetter, aber auch auf kalte Getränke und Speisen; warme Tage und kaltfeuchte Nächte machen ihm zu schaffen. Auch auf kaltnasses Wetter kann es mit Durchfall reagieren. Der Durchfall kann auch durch unterdrückte Hautausschläge, z. B. Masern oder einen unterdrückten Windelausschlag, ausgelöst werden. Der ganze Magen-Darm-Trakt ist angegriffen, was sich auch durch Aphthen im Mund äußert. Die Zunge des Kindes ist auffällig trocken, und sein Gesicht ist blaß. Es ist appetitlos.

Der Durchfall tritt meistens nachts auf, kann aber auch schon nachmittags und abends beginnen. Wenn die Zahnungsperiode in eine Kältezeit fällt, ist das Kind besonders empfindlich. Wenn es an Durchfall leidet, wird es sehr ungeduldig und unlustig. Vor dem Stuhlgang hat es Schweißausbrüche mit Übelkeit und Koliken. Während des Stuhlgangs halten diese Symptome an, hinzu kommen Hitze, Durst, Aufstoßen, Erbrechen und ein Kreislaufversagen mit ohnmächtiger Schwäche. Nach dem Stuhlgang brennt der After. Es besteht großer Durst, besonders auf kalte Getränke. Trotz allem fühlt sich das Kind erleichtert, aber der Kreislauf hat sich noch nicht normalisiert, und es kann jederzeit noch in Ohnmacht fallen.

Beschaffenheit des Stuhls: wundmachend.

TUBERCULINUM BOVINUM

Dieses Kind leidet abwechselnd unter Durchfall und Verstopfung. Auffällig sind die Essensgelüste, welche im Gegensatz zu den herkömmlichen Diätanweisungen für Durchfallkranke stehen.

Das Tuberculinum-Kind ist ein Ausnahmefall und spricht allen Diätvorschriften hohn. Denn es wird durch einen Brei kränker und verlangt nach kräftigen, aber auch schwerverdaulichen Speisen wie z. B. Fleisch. Menschen, die Tuberculinum brauchen, leiden wochenlang, trotz bester Diät, unter hartnäckigem Durchfall und fühlen sich dabei manchmal sehr geschwächt. Erstaunlicherweise verschwindet der Durchfall plötzlich, nachdem sie alle Diätanweisungen über Bord werfen, ihren Gelüsten nachgehen und sich eine kräftige Mahlzeit gönnen, die für

Außenstehende sehr unvernünftig erscheint, wie z. B. Entenbraten oder Pommes frites.

Ein auffallendes Kennzeichen für das Tuberculinum-Kind ist seine Vorliebe für eine einfache Zubereitung der Speisen ohne viel Schnickschnack. Am liebsten ißt es nur ein Nahrungsmittel auf einmal und nicht in Kombination mit anderen.

Verstopfung

Erkrankung

Verstopfung kann viele Ursachen haben. Grundsätzlich soll man die Verstopfung nicht als eine sehr bedrohliche Angelegenheit betrachten und keine gesundheitsschädlichen Maßnahmen ergreifen. Das häufige Durchspülen des Darmes ist keine dauerhafte Lösung, und der Erfolg ist auch nicht wissenschaftlich zu belegen, da man die Ursache dabei nicht mit in Betracht zieht.

Viele Menschen haben gewohnheitsmäßig Verstopfung. Sie gehen alle vier, sieben oder zwölf Tage auf die Toilette und erfreuen sich trotzdem der besten Gesundheit. Die Calcium-carbonicum-Menschen sind z. B. sehr froh, wenn sie verstopft sind, es geht ihnen wirklich schlecht, wenn sie zu häufig Stuhlgang oder gar Durchfall haben. Vor vielen Jahren wurde auf einem Ärztekongreß eine Norm über die Häufigkeit des Stuhlgangs festgelegt: Die Spannweite reicht von siebenmal täglich bis zu einmal in sieben Tagen, das sei normal.

Generell wird die Verstopfung überbewertet und der Durchfall unterbewertet. Wenn jedoch keine organischen Ursachen vorliegen, sollte man nicht zuviel Gewicht auf diesen Symptomenkomplex legen. Mit Sicherheit ist ein chronischer langjähriger Durchfall bedenklicher als eine Verstopfung. Auf jeden Fall zeigt er seine Auswirkungen ab dem 50. oder 60. Lebensjahr, wohingegen eine chronische Verstopfung bis ins hohe Alter gar nichts ausmacht.

Bevor man zu gesundheitsschädlichen Abführmitteln und ständigen Einläufen greift, sollte man die Verstopfung einmal aus dieser neuen Perspektive betrachten. Sicher haben diese Maßnahmen in manchen extremen Fällen ihre therapeutische Notwendigkeit und Berechtigung, aber sie aus Ungeduld und Hilflosigkeit dauerhaft einzusetzen ist mit Gefahren verbunden.

Ursachen

– Eine angeborene oder erworbene funktionelle Störung der Leber, z. B. nach Gelbsucht im Säuglingsalter, es fehlt an Galle im Stuhlgang. Der Stuhl ist dann hart, trocken und lehmfarben, zu wenig oder zu zäher Schleim im Darm. Nervöse, übersäuerte Kinder sind eher so veranlagt.
– Bestimmte Nahrungsmittel, wie z. B. gekochte Milch, Mehl- und Getreidesuppen.
– Eine lähmungsartige Schwäche des Darmes, wie sie z. B. bei Wasserkopf oder Gehirnatrophie vorkommt.
– Mechanische Ursachen, z. B. Leistenbruch, Darmverschluß.
– Die Ernährung von Mutter und Kind ist die häufigste Ursache.

Allgemeine Maßnahmen

Es gibt in der Nahrung und in der Natur die sogenannten Laxative, das sind Mittel, die den Stuhlgang fördern. Kleie, eingeweichte Pflaumen und Feigen, Leinsamen und Senfkörner sind wohl die bekanntesten. Weniger bekannte Mittel sind: Jeweils einen Eßlöffel *Olivenöl* morgens nüchtern und abends vor dem Schlafengehen einnehmen. Manchem hilft auch ein großes Glas *lauwarmes, leicht gesalzenes Wasser* mit etwas Honig auf nüchternen Magen nach einer Bauchmassage. *Honig, Melone* und *Obstkompott* sind auch beliebt. Manche *Heilquellen* haben sich als Abführmittel einen Namen gemacht, dabei sind diejenigen weniger schädlich, die neben dem Schwefel einen hohen Natriumgehalt aufweisen. Ein in unseren Breiten unbekanntes, aber sehr gesundes Laxativ ist die *Tamarindenfrucht*. Man kann sie in asiatischen (z. B. indischen) Läden getrocknet bekommen. Sie wird über Nacht in Wasser eingeweicht, ausgequetscht und mit reichlich Wasser verdünnt. Wenn dem Kind das Getränk zu sauer ist, können Sie mit etwas Honig oder Melasse süßen. Leichter ist es inzwischen, *unreife Mangos* zu bekommen. Diese werden geschält, etwas kleingeschnitten und mitsamt dem Kern ca. eine halbe Stunde mit etwas braunem Zucker gekocht, so daß sie süßsauer schmekken. Die Verdauungshilfe mit den unreifen Mangos sollte nur gelegentlich, alle 3–7 Tage, durchgeführt werden. Es kann aber reichlich davon gegessen werden.

Letzten Endes ist eine ausgewogene vollwertige Ernährungen die beste Garantie, auf lange Sicht gesehen. Viel Gemüse und Obst, wenig tierische Produkte – dazu gehören auch Milch und Milchprodukte –, weniger stärkehaltige Getreide, wie Weizen und Reis. Haferflocken sind förderlich gegen Verstopfung.

Diät

Geben Sie 5–6mal täglich flüssige Nahrung, 1–2mal davon sollte es ein flüssiger *Haferflockenbrei* sein, der mit Wasser und einer Prise Salz gekocht wird. Er kann geriebenes Gemüse enthalten oder etwas Honig oder Melasse. Danach können Sie je nach Geschmack mit Sahne, Butter oder Öl verfeinern, aber nicht mit Milch, da Milch in Kombination mit Kohlehydraten (Getreide) schwer verdaulich ist. Einige Mahlzeiten können auch nur aus Rohmilch bestehen, am besten ist *Ziegenmilch*.

Das Kind braucht viel Flüssigkeit, am besten Wasser oder Kräutertee. Bei einer Leberschwäche sind *Löwenzahn, Kalmus* und *Mariendistel* hilfreich. *Kakaoschalentee* kann bei manchen Kindern nützlich sein. Kakao mit Milch hingegen verursacht Verstopfung. Kakao mit Wasser kann auch stuhlgangfördernd wirken. Der Kakao sollte aus biologischem Anbau stammen, da der gewöhnliche Kakao sehr mit Schwermetallen belastet ist.

Behandlung

Mittel: Alumina, Belladonna, Bryonia, Causticum, Graphites, Hydrastis, Lycopodium, Mercurius solubilis, Nitricum acidum, Nux vomica, Opium, Plumbum, Podophyllum, Silicea, Sulfur.

ALUMINA
Trockener Stuhl durch Ersatznahrung
Trockenheit ist das charakteristische Merkmal von Alumina. Es ist hilfreich für gestillte Säuglinge, aber vor allem solche, die Ersatznahrung bekommen. Der Stuhl ist trocken, hart, hell gefärbt oder blaß, in Bällchen oder abgerissenen Stücken; wenig, hart und schwierig, mit Schleim bedeckt.

Vor dem Stuhlgang: häufiger, erfolgloser Drang. Fehlender Drang, solange sich nicht sehr viel Kot angesammelt hat.

Während des Stuhlgangs: Druck und schneidende Schmerzen im After. Große Anstrengung, sogar bei weichem Stuhl, Urinabgang beim Drükken.

Nach dem Stuhlgang: langanhaltende Schmerzen im Rektum, Magenschmerzen, trockener Mund und belegte Zunge, starke Blähungen, verstopft seit Geburt, der Stuhl muß manchmal herausgeholt werden.

BELLADONNA
Kinder mit rotem Kopf und erfolglosem Stuhldrang
Es fördert die Verdauung bei nervösen Kindern mit großen Pupillen, die zu Krämpfen neigen oder zu Zuckungen im Schlaf mit unangenehmen Träumen. Ihnen schießt leicht das Blut in den Kopf, sie reagieren empfindlich auf Licht und Geräusche. Sie haben einen heißen Kopf und schwitzen am ganzen Körper. Es besteht häufiger erfolgloser Stuhlgang. Manchmal kommt neben der Verstopfung auch Urinverhalten vor.

NUX VOMICA
Der erfolglose Stuhlgang – fehlender Stimulus
Nux ist wichtig für gestillte Säuglinge mit zuviel Stimulation, wenn die Mutter viel Kaffee, Tee, gewürzte Speisen und Fleisch zu sich nimmt, aber auch für Kinder, die zu früh an die Fleischtöpfe herangeführt werden. Späte Abendmahlzeiten, Alkohol, zu wenig Schlaf und Streß können einen Nux-vomica-Zustand auslösen. Die gewohnheitsmäßige Verwendung von Abführmitteln führt ebenso zu einer Atonie – Erschlaffung des Darmes. Die Kinder sind reizbar und können unter einem aufgeblähten Bauch, Reizbarkeit und Unruhe leiden. Der Stuhlgang ist so heftig, daß er das Kind schnell zur Toilette treibt; dort sitzt es, preßt und stöhnt vor Schmerzen, aber es kommt nicht zur Entleerung.

LYCOPODIUM
Verstopfung durch Weißbrot und Milch
Bei Verstopfung von Kleinkindern, deren Leberfunktion durch die übermäßige Fütterung von stärkehaltiger, schwerer und dadurch unverdauli-

cher Nahrung gestört ist. Besonders belastend sind Semmeln mit Marmelade oder Käse, Kakao, Weißbrot, getunkt in Milch mit Zucker, oder Müsli (Haferflocken mit Milch) zum Frühstück. Auch die Mehlspeisen, bestehend aus Eiern, Milch, Mehl und Zucker verstopfen das Lycopodium-Kind. Es ist aufgebläht und klagt häufiger über Bauchschmerzen. Wenn Lycopodium nicht hilft, kann eine Zeitlang Nux vomica gegeben werden. Um die tiefsitzende Verdauungsschwäche auszuheilen, ist aber Lycopodium notwendig. Wenn die Reaktion des Organismus durch jahrelange schwerverdauliche Kost herabgesetzt ist, sollte eine Gabe Carbo vegetabilis C 30–200 als Zwischenmittel einmal wöchentlich gegeben werden.

Opium
Darmlähmung – der Darm registriert den Stuhl nicht
Opium hat ähnliche Symptome wie Nux vomica, aber ohne den schmerzhaften Stuhldrang von Nux vomica. Im Gegenteil, Opium zeichnet sich durch das Fehlen jeglichen Stuhldranges aus. Wenn der Stuhldrang nach längerer Zeit auftritt, fühlt sich der After wie verstopft an. Der Kopf fühlt sich schwerer und dumpf an, so daß das Kind gar nicht denken kann. Verstopfung wechselt mit sehr schmerzhaftem Durchfall.
Es besteht eine Lähmung oder Inaktivität des Darmes durch einen eingeklemmten Bruch, den Druck z. B. von einem Tumor oder infolge von schwächenden Krankheiten und Durchfällen. Diese Kinder sind gutgelaunt und korpulent. Die Verstopfung kann auch durch einen Schreck oder Tadel verursacht werden. Opium hilft bei Darmlähmungen infolge von Abführmitteln.

Bryonia
Das Kind leidet im Sommer an akuter Verstopfung
Der Stuhl bleibt durch die Trockenheit des Darmes im Darm stecken. Bei akuter Verstopfung im Sommer ist Bryonia angezeigt, ebenso bei Kindern, die rheumatisch veranlagt sind. Meist geht eine Magenverstimmung der Verstopfung voraus. Bei Bryonia liegt eine Inaktivität des Darmes vor; es ist sehr hilfreich, wenn Nux vomica als Zwischenmittel oder Abschlußbehandlung keine befriedigende Wirkung erzielt. Der

Stuhl ist durch seine Größe und Härte schmerzhaft: Er sieht trocken und dunkel, wie verbrannt aus.

Die Schleimhäute sind ausgetrocknet. Durch den trockenen Mund und die Lippen hat das Kind großen Durst auf Wasser. Lassen Sie sich die Zunge zeigen. Eine braune Zunge, vor allem in der Mitte, ist ein guter Hinweis auf Bryonia.

PODOPHYLLUM
Für Kinder, die Fertignahrung erhalten
Bei Kindern, die mit künstlicher Nahrung aufgezogen werden, und wenn die Verstopfung einem akuten Durchfall folgt. Eine gewisse Schwäche des Darmes entsteht durch den Durchfall. Der Stuhl ist hart, bröckelnd und hat eine lehmartige Farbe mit grünen Streifen. Die Kinder sind blaß, leiden an Schlafstörungen und haben übelriechende Winde.

Die Anstrengung beim Pressen kann einen Darmvorfall auslösen. Wir haben bei vielen Kindern und Erwachsenen beobachten können, daß sich der Darm mit Hilfe der homöopathischen Mittel ohne mechanischen Eingriff rasch wieder zurückzieht.

MERCURIUS SOLUBILIS
Appetitlose Kinder mit schlechtem Mundgeruch
Hier liegt eine Schwäche des Pankreas und der Leber zugrunde, die sich vorher durch einen galligen Durchfall gezeigt hat. Weitere Hinweise für Mercur sind die markante gelbliche Blässe des Kindes und seine gelben Augen. Ein schlechter Mundgeschmack, Kopfschmerzen, Zahnfleischschmerzen, schlechter Mundgeruch, meist süßlich, mangelnder Appetit, mag gar nichts zu sich nehmen außer Malzbier oder eiskalte, anregende, bittere Getränke. (Bei solchen Vorlieben kommt eher MERCURIUS CORROSIVUS in Frage.) Es hat häufig schmerzhaften Stuhldrang, besonders nachts. Hinterher hält der Krampf noch eine Zeitlang an. Es werden nur kleine Mengen entleert, und bei dem starken Pressen können sich blutige Hämorrhoiden bilden. Wenn Mercur nicht ausheilt, sollte man STAPHISAGRIA geben. Bei einer Quecksilberbelastung der Mutter durch Amalgamfüllungen wird auch das Blut des Kindes während der Schwangerschaft

belastet. Bei diesen Kindern ist Mercur zum Ausheilen sehr wichtig; auch für Kinder, deren Blut und Organe durch Quecksilber, welches sich in schokoladehaltigen Süßigkeiten verbirgt, belastet sind.

PLUMBUM
Abgemagerte Kinder mit Darmlähmung
Es liegt eine hartnäckige Verstopfung vor, die meist mit einer Lähmung des Darmes verbunden ist. Plumbum ist besonders nützlich, wenn eine Muskelatonie zu Trockenheit des Stuhls führt. Starke Koliken begleiten die Entleerung. Der Bauch ist hart und fühlt sich nach hinten zum Rücken gezogen. Manchmal ist dies auch tatsächlich der Fall. Für abgemagerte Kinder, denen der Appetit fehlt, die über einen süßlichen Mundgeschmack berichten, die großen Durst haben und beim Stuhlgang erfolglos pressen.
Der Stuhl besteht aus kleinen, harten Bällchen, mit fettiger Substanz oder Schleim umhüllt, eventuell liegt auch eine Bleivergiftung vor.

SILICEA
Der Stuhl schlüpft zurück
Bei Kindern mit einem sanguinischen, lymphatischen Temperament, die die Nahrung schlecht verwerten können, was sich durch eine blasse, erdige Gesichtsfarbe zeigt. Sie schwitzen viel am Kopf, haben einen großen harten Bauch, mögen kein warmes Essen. Es fehlt ihnen die Kraft zur Stuhlaustreibung, oder der Stuhl schlüpft wieder zurück. Der Stuhl ist groß, aber weich, manchmal auch anfänglich in harten Bällchen. Dazu treten Magenbeschwerden mit Übersäuerung und Brennen auf. Die Kinder können manchmal enorm viel auf einmal essen, wie ein hungriger Wolf. Näheres über das Mittel finden Sie bei den Arzneimittelbildern in Teil V.

HYDRASTIS
Folgen von Abführmitteln
Bei Kindern, die viel Abführmittel erhalten haben und keine kräftige Konstitution besitzen. Sie sind tuberculinisch belastet, körperlich nicht so aktiv, schwach, und es fehlt ihnen an Durchsetzungsvermögen. Alle

Unternehmungen gehen nur zäh voran und kosten sie viel Energie. Bei Jugendlichen, die früher viel Sport getrieben haben und die durch das Studium ganz damit aufgehört haben. Der Stuhl ist hart, knotig, klumpig, mit Schleim überzogen. Keine Darmaktivität, ohne Abführmittel ist ein Stuhlgang fast nicht möglich. Magen und Leber arbeiten schlecht, mit saurem Aufstoßen und dumpfem Wehtun und Schwäche in der Magengrube, übelriechenden Winden, Kopfschmerzen und Hämorrhoiden. Die Zunge ist entweder stark belegt oder blaß, geschwollen und feucht. Hydrastis ist eines der besten Mittel bei einer idiopathischen Obstipation, also bei einer Verstopfung, für die man keine Ursachen finden kann.

Dosierung: Urtinktur und niedrige Potenzen bis D 3 2–3mal täglich 2 bis 5 Globuli oder Tropfen (je nach Alter und Zustand des Kindes) auf $^1/_2$ Tasse Wasser $^1/_2$ Std. vor den Mahlzeiten. Hydrastis beseitigt die Darmschwäche innerhalb kürzester Zeit.

SULFUR

Angst vor dem schmerzhaften Stuhlgang

Wenn kein Mittel richtig zu passen scheint, ist Sulfur am Anfang das Mittel bei großen äußeren Hämorrhoiden. Es ist auch wichtig zur abschließenden Behandlung, vor allem nach NUX VOMICA, bei hypochondrischen Kindern oder bei Leberschwellung und überlastetem Pfortadersystem.

Der Stuhl ist groß, hart und trocken, und der Stuhlgang ist sehr schmerzhaft, so daß die Kinder Angst haben, auf die Toilette zu gehen. Beim Stuhlgang bluten die Hämorrhoiden, und es besteht die Gefahr eines Mastdarmvorfalls. Diese Kinder können schlecht denken und haben eine Abneigung gegen geistige Arbeit, oft ein Verlangen nach Süßem und Abneigung gegen Fleisch oder umgekehrt. Außerdem besteht ein Hitzegefühl an verschiedenen Körperteilen.

Weiteres siehe unter dem Arzneimittelbild von Sulfur in Teil V.

Ohrenschmerzen und eitrige Mittelohrentzündung

Erkrankung

Ohrenschmerzen sind eine gewöhnliche Erkrankung bei Säuglingen und Kleinkindern. Vielfach wird die Krankheit aber nicht als solche erkannt, und die Säuglinge werden wegen Koliken, Blähungen oder Magenschmerzen behandelt. Die einfache akute Entzündung entsteht in einer großen Zahl der Fälle in der Nase. Von dort kann sie sich in die Ohrtrompete (Eustachische Röhre) ausbreiten. Diese Röhre verbindet die Paukenhöhle im Ohr mit dem Rachen und sorgt damit für einen Luft- und Druckausgleich zwischen der Paukenhöhle und der Außenluft.

Die Ursachen

Die Entzündung kann auch durch Wasser, welches beim Baden ins Ohr gelangt, ausgelöst werden, besonders wenn Badezusätze enthalten sind. Durch Kälteeinwirkung während des Schlafes, beim Baden oder durch den Aufenthalt im Freien können Ohrenschmerzen neuralgischer Art ausgelöst werden. Oftmals treten die Ohrenschmerzen während einer Infektionskrankheit auf oder begleiten einen akuten Hautausschlag, eine Rachen- oder Mandelentzündung. Bei der Zahnung sind die Kinder sehr anfällig für Ohrenentzündungen. Kinder, die schon sehr früh zu Karies neigen, sind anfällig für Mittelohrentzündung. Auch ein chronischer Nasenkatarrh kann der Auslöser sein. Die Mittelohrentzündung ist eine häufige Impffolge.

Symptome und Verlauf

Bei Neugeborenen ist es oft schwierig, eine akute Mittelohrentzündung zu diagnostizieren. Das Kind hat starke Schmerzen, kann uns aber nicht sagen, an welchem Körperteil. Wenn die Symptome nur nachts auftreten, und dies meistens urplötzlich, kann das ein Hinweis für eine Mittelohrentzündung sein. Säuglinge mit starken Ohrenschmerzen wollen in der Regel nicht an der Brust trinken oder lassen nach einigen Versuchen die Brust los und schreien, da das Saugen die Ohrenschmerzen sehr verschlimmert. Denken Sie bei einem weinenden Kind immer an die Möglichkeit einer akuten Mittelohrentzündung, wenn es sonst keinerlei sichtbare Veränderungen aufweist, d. h., es hat weder Fieber noch Husten, Schnupfen, geschwollene Mandeln, einen Pilz im Mund oder Blähungen. Auch die Haltung des Kopfes kann ein Hinweis sein. Der erkrankte Säugling hält den Kopf zu einer Seite geneigt oder kuschelt ihn an die Brust der Mutter. Die Berührungsempfindlichkeit, die Abneigung, am Ohr untersucht zu werden, ist an sich oft ein klares Zeichen für die Diagnose. Wenn das Ohr dann auch noch heiß und rot ist, ist der Fall klar. Beobachten Sie auch, wie das Kind reagiert, wenn Sie etwas Warmes oder Kaltes an das Ohr halten. Für die Wahl des richtigen Mittels kann diese Reaktion von großer Bedeutung sein.

Behandlung der Ohrenschmerzen

Die häufigsten Mittel werden entsprechend der Heftigkeit und des Verlaufs der Symptome in drei Gruppen eingeteilt:

1. Aconit, Belladonna und Pulsatilla
2. Chamomilla, Dulcamara und Gelsemium
3. Ferrum phosphoricum, Apis, Mercurius, Capsicum und Magnesium phosphoricum

Erste Gruppe: Aconit, Belladonna, Pulsatilla

ACONIT

Aconit kommt immer in Frage, wenn die akute Mittelohrentzündung infolge einer Erkältung auftritt. Diese Vorgeschichte muß vorhanden sein. Das kranke Kind hielt sich zu lange im Freien auf oder badete zu ausgiebig. Es hat sich erkältet, und abends beginnt die Mittelohrentzündung. Das Kind ist heiß, trocken und fiebrig. Bei Aconit muß die Unruhe zu spüren sein. Das Ohr und dessen Umgebung sind sichtbar entzündet und gerötet. Der Aconit-Zustand entwickelt sich sehr schnell (schneller als Belladonna).

BELLADONNA

Auch hier kann eine Erkältung als Vorgeschichte vorhanden sein. Die Schmerzen sind anfallsweise, erstrecken sich nach unten in Richtung Nacken oder Gesicht. Ein charakteristisches Belladonna-Symptom ist »heißer Kopf und kalte Hände und Füße«. Besonders wenn der Schmerz sehr stark ist, zieht sich das Blut von den Extremitäten zurück. Dadurch kann Belladonna deutlich von Aconit differenziert werden. Das Belladonna-Gesicht kann farblich wechseln. Entweder ist es rot oder im Wechsel blaß, dann rot. Das Ohr ist jedoch immer gerötet. Die Pupillen sind geweitet. Im weiteren Verlauf kommt es zu zerebralen Symptomen, wie Unruhe, viel reden usw. Es wird auch eine Reizbarkeit durch die Schmerzen verursacht. Bei der Zahnung kann es leichter zu allgemeinen entzündlichen Prozessen kommen.

PULSATILLA

Es ist eher angezeigt bei lymphatischen, blonden Kindern. Das Pulsatilla-Kind weint bitterlich vor Schmerzen und hängt herum. Die Schmerzen entkräften den kleinen Pulsatilla-Kranken. Man kann sagen, daß Pulsatilla-Schmerzen einem die Sinne rauben (auch Mercur, Belladonna und Aconit werden verrückt vor Schmerzen). Wichtig ist, daß die Schmerzen sich zum Auge erstrecken. (Weiteres siehe Arzneimittelbilder in Teil V.)

Zweite Gruppe: Chamomilla, Dulcamara, Gelsemium

CHAMOMILLA

Beim Chamomilla-Kind werden die Ohrenschmerzen durch Wärme gebessert. Ein Säugling braucht mit dem kranken Ohr den Hautkontakt zur Mutter, um Wärme zu bekommen. Auch finden wir einen Farbwechsel im Gesicht wie bei Belladonna. Das Chamomilla-Kind hat heißen Schweiß am Kopf. Tritt eine Mittelohrentzündung während der Zahnung auf, ist sehr häufig an Chamomilla zu denken.

DULCAMARA

Ist wichtig nach Erkältungen, wenn nachts die Schmerzen am schlimmsten sind. Das Kind erkältet sich nach jedem Wetterwechsel: Regen führt zu einer Erkältung, und wenn diese nicht ausgeheilt werden kann, entwickelt sich eine Mittelohrentzündung. Das Kind muß gut gegen kaltfeuchte Luft geschützt werden. Als wichtiges Begleitsymptom tritt Übelkeit auf. Das Dulcamara-Kind braucht den anderen sehr, wenn es krank ist. Es ist eine Art Forderung: Das Kind will den anderen vereinnahmen.

GELSEMIUM

hat Ähnlichkeit mit BELLADONNA. Die Schmerzen kommen anfallsweise, und es bilden sich Symptome einer Gehirnreizung. Es drohen Krämpfe und sogar eine Meningitis. Die Krämpfe von Gelsemium sind eher zitternd. Erkältungen am Kopf führen oft zu einer Mittelohrentzündung (z. B. nach dem Haareschneiden oder Schwimmen). Gelsemium ist wichtig bei Ohrenschmerzen, bei der Zahnung, wenn Fieber hinzukommt. Es besteht kein Durst. Die Kinder sind stark erregt und außer sich. Dies äußert sich durch zu heftiges und plötzliches Schreien, Schlaflosigkeit und Muskelzuckungen. Das Gelsemium-Kind wird durch den Schmerz rot im Gesicht. Die Symptome ähneln sehr Belladonna.

Dritte Gruppe: Ferrum phosphoricum, Apis, Mercurius, Capsicum, Magnesium phosphoricum

FERRUM PHOSPHORICUM

wird gerne als Anfangsmittel bei allen Arten von akuten Entzündungen empfohlen. Es ist durch passiven Blutandrang mit der Schlaffheit des betroffenen Organs und der Gefäße gekennzeichnet. Dadurch kommt es zur Blutüberfülle. Die Entzündung ist unscharf abgegrenzt. Die Kongestion führt zu einer dunklen Rötung (wie Rindfleisch) des entzündeten Bereiches. Das Ferrum-phosphoricum-Kind hört bei einer Mittelohrentzündung Geräusche im Ohr, wie Brummen und Dröhnen. Es kommt zu Hitze, Pulsieren und Klopfen im Ohr, jeder Herzschlag ist im Ohr spürbar. Der Schmerz ist nicht so akut wie bei ACONIT, auch hat Ferrum phosphoricum weniger Hitze, und die aktive Unruhe fehlt. Die Mittelohrentzündung entwickelt sich als Folge von Kälte- und Nässeeinwirkung (auch ACONIT). Deutlich zu erkennen ist Ferrum phosphoricum am Puls: schnell, schwach und unterdrückbar (im Unterschied zu BELLADONNA und ACONIT, die einen kräftigen Puls haben!).

APIS MELLIFICA

Das Ohr ist heiß. Es kommt zu einer starken Ödembildung am und um das Ohr. Auch der Gehörgang kann ödemartig zugeschwollen sein. Das Apis-Kind schreit kreischend und durchdringend. Die Ohrenschmerzen werden verschlimmert durch Schlucken, Kauen und Essen. Es besteht eine Unverträglichkeit von Hitze sowie Durstlosigkeit.

MERCURIUS SOLUBILIS

Es ist ein wichtiges Mittel bei der Zahnung. Der Schmerz ist besonders mitten in der Nacht schlimm oder wenn das Kind im Bett warm geworden ist. Ab diesem Zeitpunkt kann das Mercur-Kind vor Schmerzen nicht mehr schlafen. Die Schmerzen können so stark werden, daß das Kind ohnmächtig wird. Sie haben einen reißenden, ziehenden, bohrenden bzw. schießenden Charakter. Die Schmerzen erstrecken sich ins Gesicht und in die Zähne. Die Speicheldrüsen sind oft geschwollen, und der Atem kann übelriechend sein. Dies ist ein wichtiges Mittel für Kinder, die gesund ins Bett gehen und nachts schreiend vor Ohrenschmerzen aufwachen. Auch bei einer Mittelohrentzündung als Folge einer Impfung ist Mercur angezeigt, besonders wenn der Impfstoff Quecksilber enthält.

CAPSICUM

Es ist wichtig und wertvoll, wenn das Mastoid (der Knochen hinter dem Ohr) betroffen ist. Diese Region ist sehr heiß und berührungsempfindlich. Das gesamte Ohr ist sehr heiß und geschwollen. Capsicum kommt dann in Betracht, wenn der Prozeß auf das Knochengewebe übergreift. Selbst die Gesichtsknochen können schmerzen. Die Schmerzen sind scharf und plötzlich einschießend. Das Aussehen des Kindes ist stark mitgenommen; es wirkt hohläugig und verstört. Es kommt zu hohem

Fieber mit vollem Puls. Allgemein sind Capsicum-Kinder fröstelig und kälteempfindlich, dabei dick und pausbäckig. Sie neigen zu Heimweh und können dadurch nicht schlafen oder krank werden.

MAGNESIUM PHOSPHORICUM

Es heilt typisch neuralgische Beschwerden. Die krampfartigen Schmerzen kommen blitzartig. Besserung tritt ein durch Wärme und Druck, zu deutlicher Verschlimmerung kommt es durch Kälte. Allein der Gedanke an etwas Kaltes ist äußerst schmerzhaft. Der Schmerz ist besonders hinter dem rechten Ohr.

Nicht so häufige Mittel: Rhus toxicodendron, Plantago major, Hepar sulfuris, Lachesis, Nux vomica, Arnica.

RHUS TOXICODENDRON

Es kennzeichnet die Verschlimmerung durch Feuchtigkeit bzw. regnerisches Wetter (auch bei Dulcamara) sowie die nächtliche Verschlimmerung. Wenn das Rhus-tox.-Kind zur Ruhe kommt, dann geht es ihm schlechter. Es hat das Gefühl, als ob irgend etwas im Ohr wäre. Die Ohrläppchen sind geschwollen. Die Zunge kann morgens in der Mitte braun verfärbt sein mit roter Spitze und Rändern, oder der Zungengrund ist gelb-weiß. Das Rhus-tox.-Kind hat Durst auf kleine Mengen kalter Getränke, oft auch auf Milch. Umhüllen des Ohres bessert, wie auch bei Cham., Dulc., Hep. und Mag-p. Wenn Schlucken bessert, ist das ein deutlicher Hinweis auf Rhus tox.

PLANTAGO MAJOR

Das ist ein Mittel gegen neuralgische Schmerzen. Die Schmerzen strahlen in die Zähne und ins Gesicht aus. Auch können begleitend Zahnschmerzen auftreten. Oft ist es schwierig zu differenzieren, woher der Schmerz stammt. Die Schmerzen sind scharf, kneifend und schießend. Der Schmerz geht von einem Ohr zum anderen und durch das Ohr hindurch. Das Plantago-Kind kann keine Geräusche, besonders keinen Lärm, vertragen, da diese den Schmerz verschlimmern. Ein Begleitsymptom ist der starke Speichelfluß.

HEPAR SULFURIS

Luftzug, Kälte in jeder Form und alleine schon ein Aufenthalt im Freien verursachen bzw. verschlimmern den Zustand. Das Kind ist sehr unruhig. Es muß es immer warm haben. Es hat Schmerzen von einem Ohr zum anderen. Das Hepar-sulfuris-Kind ist das schmerzempfindlichste von allen und kann vor Schmerzen ohnmächtig werden.

LACHESIS MUTA

Es ist wichtig, wenn die Ohrenschmerzen von Halsschmerzen begleitet sind (auch bei APIS, CHAMOMILLA, MERCURIUS). Lachesis kennt eine allgemeine Verschlimmerung durch Wärme. Bei Ohrenschmerzen ist diese Modalität umgekehrt. Das Kind braucht Wärme und umhüllt das kranke Ohr. Es kommt zu einer lokalen Besserung. Typisch für Lachesis ist auch die Berührungsempfindlichkeit, die Schmerzen werden dadurch deutlich schlimmer. Selbst eine Berührung des Gesichts verstärkt die Ohrenschmerzen. Das Lachesis-Kind kann man an der erkrankten Stelle fast nicht untersuchen, weil die Schmerzen sonst sehr massiv auftreten. Liegen auf dem Ohr bessert die Ohrenschmerzen. Schlucken verschlimmert sehr, besonders Leerschlucken, sowie Kauen und Sprechen.

NUX VOMICA

Das Kind verhält sich bei Ohrenschmerzen plötzlich anders, als man es von den allgemeinen Reaktionen her erwartet. Die Schmerzen sind im warmen Raum schlimmer. Schon bei Betreten des Raumes bekommt das Kind Ohrenschmerzen. Das Nux-vomica-Kind wird durch Regen und kalten Wind krank, aber der warme Raum verschlimmert. Es hat auch wie das Lachesis-Kind starke Schmerzen beim Schlucken, Reden und Kauen. Die Schmerzen sind reißend-stechend und erstrecken sich zur Stirn, zu den Schläfen und Gesichtsknochen. Sie werden schlimmer im Bett (auch bei MERCURIUS) und gegen Morgen.

ARNICA

Bei Arnica kann eine Verletzung die Ohrenschmerzen ausgelöst haben. Aber auch eine Überhitzung oder Erkältung kann als Ursache vorkommen. Es kommt zu tiefsitzenden Schmerzen und einer Hitze, die sich zum Mastoid (Schläfenbeinfortsatz) erstrecken. Sie können sich auch immer mehr nach innen zum Scheitel hinziehen. Es können Stiche in und um das Ohr auftreten sowie ein Wundheitsgefühl um das Ohr. Geräusche verschlimmern. Der Schmerz kommt und geht. Das Arnica-Kind kann sein Ohr nicht auf seine Hand stützen (wie auch bei LACHESIS), weil das ein Wundheitsgefühl erzeugt.

Behandlung der eitrigen Mittelohrentzündung

SILICEA
Es wirkt bei einer eitrig verlaufenden Mittelohrentzündung meist rascher als jedes andere Mittel. Die Vereiterung geht schnell zurück, das Trommelfell schwillt ab. Oft sollte die Konstitution beachtet werden: Das Silicea-Kind ist von zarter Konstitution, hat helles Haar und schwitzt an Händen und Füßen. Bei der Mittelohrentzündung findet man eine käsige, übelriechende, blutige Absonderung aus dem Ohr. Solange sie nur dünn, dick oder wäßrig ist, ist die Entzündung noch nicht so weit fortgeschritten; wesentlich ist das käsig aussehende, übelriechende und blutige Sekret. Das Trommelfell ist perforiert. Es kommt zu zischenden Geräuschen im Ohr. Wenn Silicea nicht zur Ausheilung führt, geben Sie FLUORICUM ACIDUM.

CALCIUM CARBONICUM
Sollten wir alleine von der Konstitution her dann verordnen, wenn Indikationen für andere Mittel fehlen und es sich um eine Calcium-Konstitution handelt (siehe Arzneimittelbilder in Teil V).

HEPAR SULFURIS
ist, wie oben beschrieben, sehr kälteempfindlich. Der Eiter ist meist gelbgrün und übelriechend. Er riecht nach altem Käse (auch bei TUBERCULINUM BOVINUM; vgl.: bei SILICEA sieht er käsig aus!).

BARIUM MURIATICUM
entspricht einer Mittelohrentzündung mit käsiger Absonderung, die von Halsschmerzen begleitet wird. Wenn das Kind auch noch trockenes, hartes Brot essen will, dann ist es ein typischer Barium-muriaticum-Fall.

FLUORICUM ACIDUM

folgt SILICEA, wenn SILICEA nicht ausheilt. Es ist besonders wichtig, wenn es zu einer verschleppten Eiterabsonderung kommt, wenn die Entzündung lange anhält und sich Eiter bildet. Es kommt zu einer nächtlichen Verschlimmerung. Ein erfahrener Homöopath beobachtet eine syphilitische Belastung. Die Absonderung ist übelriechend und ätzend.

MERCURIUS SOLUBILIS

Bei diesem Mittel finden wir zusätzlich zu dem, was bereits in der dritten Gruppe besprochen wurde, eine dicke, cremige, übelriechende und ätzende Absonderung. Aber es gibt auch eine dünne, ätzende Absonderung. Die Ohren gehen zu. Wundheit und Dröhnen im Ohr. Wenn der Schmerz sehr stark ist, hat der Kranke das Gefühl von Kälte im Ohr. Auch als Folge von Scharlach und nach Impfungen angezeigt.

VERBASCUM

hat bei der eitrigen Mittelohrentzündung das Gefühl, als ob die Ohren »zu« wären (auch bei MERCURIUS).

THUJA

hat eine Absonderung, die nach verdorbenem Fleisch riecht. Dieses Symptom muß nicht unbedingt vorhanden sein. Das wichtigste Begleitsymptom von Thuja ist das viele Wasserlassen bei den Schmerzen.

CALCIUM SULFURICUM

ist besonders wichtig, wenn infolge von Scharlach eine Mittelohrentzündung auftritt. Der Eiter ist dick und blutig. Es kommt zu Wundheit und Vergrößerung der rechten Ohrspeicheldrüse. Calcium sulfuricum ist als rechtsseitiges Mittel bekannt.

ARSENICUM ALBUM

kann zum einen an der Konstitution (siehe Arzneimittelbilder) erkannt werden. Das Kind ist schwach, anämisch und meist chronisch krank. Zum anderen ist die Absonderung reichlich, ätzend, riecht aashaft und sieht wie Wundsekret aus. Die Absonderung von Arsen ist wundmachend.

139

ARSENICUM JODATUM
Bei Arsenicum jodatum ist die Absonderung sehr ätzend und führt zu einer starken Wundheit. Das Ohr ist stark gerötet, geschwollen und schmerzhaft.

GRAPHITES
zeichnet eine reichliche, honigartige Absonderung aus, die ätzend ist. Durch die Absonderung kommt es zu einem ekzemartigen Ausschlag an Hals und Gesicht. Die Absonderung riecht nach Fischlake. Findet man diesen typischen Geruch nicht, dann ist an Kalium muriaticum zu denken.

KALIUM MURIATICUM
ähnelt GRAPHITES sehr. Die Absonderung ist ebenfalls reichlich, ätzend und löst Ekzeme aus. Das Kind ist dick, faul und gefräßig. Die Zunge ist entweder weiß oder grau.

PULSATILLA
Für Pulsatilla, das auch schon in der ersten Gruppe bei den Ohrenschmerzen aufgeführt wurde, ist eine reichliche, dicke, gelbgrüne, meist milde Absonderung kennzeichnend. Es kommt im Ohr zu einem synchronen Dröhnen mit dem Puls.

FERRUM PHOSPHORICUM
Wenn trotz voll einsetzender Absonderung die Schmerzen nicht nachlassen, dann ist Ferrum phosphoricum ein wichtiges Mittel. Die Absonderung ist schleimig-eitrig. Es besteht eine allgemeine Neigung zu Blutungen, besonders in der Nase. Auch eine Anämie ist ein zusätzlicher Hinweis auf Ferr-phos.

SULFUR, PSORINUM und TUBERCULINUM sollte man, besonders bei einer chronischen Mittelohrentzündung, nie vergessen! (Beschreibung siehe Arzneimittelbilder in Teil V.)

IV.

INFEKTIONS-
KRANKHEITEN

Diphtherie

Erkrankung

Vorbemerkung

Wir haben der Diphtherie einen breiten Raum gewidmet, obwohl sie heutzutage bei uns extrem selten vorkommt. Andererseits ist sie im Verhältnis zu ihrem seltenen Auftreten paradoxerweise in aller Munde. Jeder Mutter wird im Rahmen der Kinderuntersuchungen empfohlen, ihr Kind gegen Diphtherie impfen zu lassen. Aber immer weniger Eltern möchten ihre Kinder impfen lassen, da das Risiko, einen Impfschaden davonzutragen, ungleich höher ist, als an Diphtherie zu erkranken. Die Möglichkeit, durch Diphtherie für ein ganzes Leben lang behindert zu sein, ist im Vergleich zu der Häufigkeit von lebenslangen Behinderungen durch Impfungen verschwindend gering. Die gefürchteten Komplikationen von Diphtherie, z. B. die Lähmungen, bilden sich innerhalb eines Jahres von allein zurück, und nach einer durchgestandenen Herzmuskelentzündung bleibt schlimmstenfalls eine Herzschwäche zurück, die aber homöopathisch behandelbar und im Vergleich zu einem Impfschaden relativ harmlos ist.

Andererseits stellt die Diphtherie im Verhältnis z. B. zu Polio und Tetanus eine gewisse Gefahr für kleine Kinder dar, da in den letzten Jahren jeweils ein Kind pro Jahr an Diphtherie gestorben ist. Polio existiert dagegen in Deutschland seit etwa 16 Jahren nicht mehr, und Tetanus befällt bei uns kaum Kinder, sondern eher alte Menschen. Aber mit der richtigen homöopathischen Prophylaxe lassen sich die Infektionskrankheiten auf leichte und sanfte Weise zuverlässig verhindern.

Obwohl die Diphtherie durch die Impfung in der allgemeinen Gesundheitsvorsorge einen so großen Platz einnimmt, mit dem Ziel einer allgemeinen »Durchimpfung«, findet man in den medizinischen Ratgebern für Eltern, die sich mit Kinderkrankheiten befassen, kaum eine ausführliche Beschreibung der Krankheit, ihrer Komplikationen und der Behandlungs- und Prophylaxemöglichkeiten. Diese Lücke wollen wir mit dem langen und ausführlichen Kapitel über Diphtherie schließen. Denn zu einem verantwortungsbewußten Umgang mit einem so sensiblen Thema wie den Impfungen gehört das notwendige Wissen um die Kinderkrankheiten. Nur wenn Sie alle Informationen über den Verlauf, die Komplikationen und die Behandlung haben, können Sie mit gutem Gewissen auf die Impfungen verzichten. Aus Angst, Unwissenheit oder Bequemlichkeit brauchen Sie nun nicht mehr einen Weg zu gehen, der mit vielen unkalkulierbaren Risiken gepflastert ist und in jedem Fall die Abwehrkräfte Ihres Kindes schwächt.

Da Diphtherie eine meldepflichtige Infektionskrankheit ist, gehört die Behandlung in die Hände des Arztes. Wenn Sie dieses Kapitel gründlich lesen, verfügen Sie über das notwendige Wissen, um gemeinsam mit Ihrem Arzt Ihrem Kind zu helfen.

Das Kapitel ist aber auch aus anderen Gründen für Sie als Eltern von großem Wert, denn die angeführten Mittel gelten nicht nur für die Behandlung der Diphtherie. In der Homöopathie wird ja der Zustand des Patienten behandelt und nicht die Krankheit. So können Sie mit den Mitteln auch Mandelentzündungen oder andere schwere Krankheitsverläufe behandeln, wenn dieselben Symptome vorhanden sind.

Aus schulmedizinischer Sicht gilt die Behandlung mit Penicillin als ein Muß bei Diphtherie. Es ist zwar richtig, daß Penicillin Bakterien abtötet, es richtet aber bei der Diphtherie nichts aus gegen deren giftige Stoffwechselprodukte und gegen die Toxine, die schon vorher im Blut des Kranken waren und die dazu geführt haben, daß ein Kind überhaupt erst an Diphtherie erkranken konnte. Ein gesundes Kind mit einer guten Abwehrlage kann gar nicht an Diphtherie erkranken. Nur ein Kind, das aufgrund seiner Stoffwechselsituation für Diphtherie besonders anfällig ist, wird sich anstecken und die Krankheit je nach seiner Immunkraft mehr oder weniger stark durchmachen.

In der Homöopathie gibt es sehr gute Möglichkeiten, Diphtherie zu behandeln. Sie ist eine der wenigen Krankheiten, bei der es vergleichende Statistiken über die homöopathische und die allopathische Therapie gibt. Dabei erwies sich die Homöopathie zu 80% als erfolgreicher.

Woher das Gerücht stammt, Homöopathie sei bei lebensgefährlichen

Krankheiten nicht wirksam, sei dahingestellt. Wichtig ist, daß sie gerade dort ihre segensreiche Wirkung entfaltet. Wenn dieses Wissen mehr bekannt wäre, so würde das vielen Kranken zugute kommen.

Wir haben leider miterlebt, wie ein Kind trotz Penicillinbehandlung an Diphtherie sterben mußte. Es genügt nicht, die Bakterien zu töten. Viel wichtiger ist es, den Körper zu entgiften und ihn gleichzeitig mit einer Nahrung zu versorgen, die ihn sowohl nährt als auch die Giftstoffe unwirksam macht. Was nützt es, wenn man zwar das Bakterienproblem in den Griff bekommt, das Kind aber innerlich so vergiftet ist, daß es letztendlich an den Folgen der schweren Vergiftungen stirbt? Durch eine ganzheitliche Behandlung nach individuellen Gesichtspunkten sind viel bessere Erfolgsaussichten gegeben. Das ist logisch und wird sich daher in der Zukunft durchsetzen.

Kurzbeschreibung

Die Diphtherie ist eine durch das Corynebacterium diphtheriae hervorgerufene Infektionskrankheit, die hauptsächlich im Rachen zu einer Entzündung mit pseudomembranösen (krankhaften, hautähnlichen) Belägen führt. Die Nasenschleimhaut, die Augenbindehaut, die Genitalregion oder Wunden können betroffen sein.

Die Krankheit kann Komplikationen im Herzen, den Nerven oder der Niere zur Folge haben.

Geschichtliches

Schon im 1. und 2. Jahrhundert n. Chr. wurde die Diphtherie von Galen beschrieben. Epidemien gab es ab dem Mittelalter. Die Krankheit war früher sehr gefährlich. In Not- und Kriegszeiten fielen ihr viele Menschen zum Opfer. Heutzutage tritt die Krankheit in den zivilisierten Ländern nicht mehr epidemisch auf, sondern nur noch in seltenen Einzelfällen. Die Krankheit hat sowohl in ihrer Ausbreitung als auch in ihrer Heftigkeit bedeutend abgenommen. Epidemien waren früher häufig auf schlechte Hygiene der Kuhställe zurückzuführen. Auch Tiere – Kälber, Kühe, Schweine, Schafe und vor allem Katzen – können eine diphtherieartige Halsentzündung mit Membranbildung entwickeln, wenn Unsauberkeit herrscht.

Betroffene Personen

Da es bei uns aufgrund der besseren hygienischen und sozialen Verhältnisse kaum noch zu Diphtherieerkrankungen kommt, mußten wir auf älteres Zahlenmaterial zurückgreifen. Demnach sind kleine Kinder in den ersten fünf Lebensjahren dreimal anfälliger für Diphtherie als andere Personen, besonders zwischen dem 2. und 5. Lebensjahr. Vom 5. bis 10. Lebensjahr sinkt die Erkrankungsquote, aber auch ältere Menschen können ohne weiteres daran erkranken, wie wir Ende 1995 am Beispiel der impfbedingten Diphtherieepidemie in Rußland gesehen haben. Es gibt keine andere Krankheit, bei der die Pflegepersonen ansteckungsgefährdeter sind als bei Diphtherie.

Besonders anfällig sind: Kinder mit Kropf, geschwollenen Lymphdrüsen, chronisch entzündeten Mandeln, chronischer Sinusitis und Schnupfen, Vitamin-C-Mangel (Skorbut) und Tuberkulose in der Familiengeschichte. Umgekehrt sind gesunde Kinder sehr resistent gegen den Erreger.

Übertragung

Die Übertragung erfolgt nicht nur von Kranken durch Anhusten oder Anniesen (Tröpfcheninfektion), sondern auch sehr häufig durch gesunde Zwischenträger, infizierte Gegenstände oder Milch. In epidemiefreien Zeiten fand man bei 1–2% der Rachenabstriche von gesunden Personen Diphtheriebakterien, in Epidemiezeiten bei bis zu 10%. Hierbei kann es sich sowohl um Personen handeln, die einmal eine Diphtherie durchgemacht haben (Dauerausscheider), als auch um solche, die noch nie an Diphtherie erkrankt waren (Bazillenträger). In bezug auf die Übertragungsfähigkeit der Krankheit durch gesunde Personen ähnelt die Diphtherie der Polio.

Ob allerdings die Diphtheriegeimpften die Krankheit auf Gesunde übertragen können, ohne selber zu erkranken, wie es nach der Polioimpfung vorkommt, ist hierzulande nicht bekannt. Theoretisch wäre es genauso möglich. So könnte es z. B. sein, daß die angebliche Diphtherieepidemie in Rußland eine Impffolge war. Manche der sogenannten Polioepidemien in jüngerer Zeit haben sich ebenfalls als eine Folge der Polioimpfungen entpuppt.

Man konnte früher keine Erklärung dafür finden, warum ein Mensch erkrankt, während der andere ein gesunder Bazillenträger ist. Die Homöopathie lehrt uns aber, daß allein der Zustand der Lebenskraft eines Menschen darüber entscheidet, ob und wie stark eine Krankheit ausbricht. Unter günstigen Umständen entwickelt ein Kind gegen Diphtherie eine Immunität, ohne selber zu erkranken. Diese Immunität kann durch weitere unterschwellige Infektionen immer stärker werden und wird »stille Feiung« genannt. Dank dieser stillen Feiung wird der Mensch weniger empfänglich für Diphtherie, je älter er wird. Der unterschiedliche Schweregrad von Diphtherieerkrankungen hängt aber auch mit den unterschiedlichen Typen von Diphtheriebakterien zusammen. So ruft der Typus Gravis mehr schwere und der Typus Metis mehr leichte oder keine Erkrankungen hervor. Daneben gibt es noch andere Typen und Untertypen von Diphtheriebakterien.

Inkubationszeit

Bei direkter Übertragung in wunde Stellen durch Kontakt mit Diphtheriekranken bricht die Krankheit in 2–3 Tagen aus. Durch Tröpfcheninfektion dauert es 7–12 Tage.

Erscheinungsbild

Wir unterscheiden zwischen der leichten Rachendiphtherie und der schweren (malignen) Diphtherie. Dazwischen liegen viele mittelschwere Fälle.

Die *leichte Form* der einfachen Rachendiphtherie beginnt mit mäßigem Fieber, allgemeiner Abgeschlagenheit, Kopf-, Rücken- und Gliederschmerzen und leichten Hals- und Schluckbeschwerden. Wenn Sie in den Hals des Kindes schauen, so finden Sie eine allgemeine Rötung des Rachens, eine leichte Schwellung der Gaumenmandeln, die manchmal mit weißen Stippchen versehen sind. Doch schon nach wenigen Stunden fließen die Stippchen zu einem einheitlichen Belag zusammen: Er ist rahmartig weiß oder grauweiß, kann sich auf einer oder beiden Mandeln befinden und auch auf das Zäpfchen und die Nasenschleimhäute übergreifen. Handelt es sich wirklich um Diphtherie, so kann Ihr Arzt diese elastische »Pseudomembran« in einem größeren Stückchen mit der Pinzette abreißen. In schweren Fällen führt dieser Diagnoseversuch zu Schmerzen und Blutungen. Nur selten verläuft die Mandelentzündung ganz ohne Belag. Meist entströmt dem Diphtheriekranken ein auffällig starker Mundgeruch, so daß ein im Umgang mit Diphtheriekranken erfahrener Arzt diesen Mundgeruch diagnostisch gut verwerten kann. Das Fieber steigt auf 38–39 °C und fällt nach 4–5 Tagen ab. Gleichzeitig verschwindet der Belag langsam, wobei sich eine Rötung um ihn herum zeigt. Die Lymphknoten schwellen ab, und die Abgeschlagenheit verliert sich. Der gesamte Krankheitsverlauf bei einer leichten Diphtherie, wie sie heute am häufigsten vorkommt, dauert 3–10 Tage.

Ganz anders verhält es sich mit der *malignen (bösartigen) Form.* Diese war früher gefürchteter als die Pocken. Auch hier sind die Anfangssymptome mild, steigern sich aber stetig, und ab dem 4.–5. Tag zeigt sich eindeutig die Bösartigkeit. Nur wenn es sich um eine Direktübertragung über Wunden in das Blut handelt, sind auch die Anfangssymptome von vornherein bedrohlich. Schon die Membran auf den Mandeln sieht anders aus. Die Beläge sind nicht mehr weiß, sondern bräunlich oder schmutziggrau und dehnen sich oft bis zum harten Gaumen, den Mundschleimhäuten oder sogar in die Nasenschleimhäute aus. Dadurch kann die Nasenatmung sehr behindert werden. Das kranke Kind muß durch den Mund atmen, wobei es zu Austrocknung mit blutigen Lippen und ledriger Zunge kommt. Die Augen sind blutunterlaufen und geschwollen. Die Lymphknoten am Hals sind nicht scharf abgegrenzt und geschwollen wie bei der leichten Form, vielmehr ist der ganze Hals ödemartig geschwollen. Das kranke Kind liegt teilnahmslos im Bett oder wirft sich unruhig hin und her. Die Temperatur ist oft kaum erhöht, manchmal sogar erniedrigt. Der Puls ist stark beschleunigt, klein und weich, manchmal unregelmäßig oder verlangsamt.
Die Prognose ist sehr ungünstig, wenn sich um die Einstichstellen der Spritzen große Blutergüsse bilden, es zu Nasenbluten oder Blutungen des Magens oder Darms kommt. Sobald die Entzündungen eitrig zerfallen, tritt die Krankheit in ein bedrohliches Stadium ein. Herpesartige Ausschläge entwickeln sich an Kinn und Mund und zerfallen geschwürig. An den Drüsen können sich Abszesse bilden, besonders an den Ohr-

148

speicheldrüsen, Hornhautgeschwüre, Mittelohrentzündung mit fauliger Absonderung aus den Ohren sind weitere Komplikationen. Die Bronchien können angegriffen werden, so daß eine Lungenentzündung den Fall sehr kompliziert. Durch geschwürige oder brandige Entzündungen können gefährliche Lungenblutungen entstehen. Zu hohe bzw. zu niedrige Temperatur ist ein alarmierendes Zeichen und weist auf einen sehr vergifteten Zustand hin.

Kehlkopfdiphtherie: Zwischen der leichten Rachendiphtherie und der malignen Diphtherie gibt es viele mögliche Variationen. Komplikationen können bei allen Formen auftreten. Ist der Kehlkopf mit dem Belag überzogen, so führt dies bei Kindern mit ihrem engeren Kehlkopf zu einer Behinderung der Einatmung. Man hört ein Pfeifen oder Rasseln bei der Einatmung, den sogenannten Krupp, und sieht, wie bei jedem Atemzug die Zwischenrippenräume eingezogen werden. Die Kinder benutzen alle Hilfsmuskeln zur Atmung, wobei sie sich aufsetzen und den Kopf zurücklegen. Sie werden von einem heiseren, bellenden Husten geplagt. Dieser Zustand ist lebensbedrohlich und erfordert sofortige ärztliche Hilfe. Bei Erwachsenen ist die Erstickungsgefahr wegen des größeren Volumens der Luftwege geringer.

Nasendiphtherie: Bei Säuglingen kommt es in seltenen Fällen zur Nasendiphtherie. Hierbei ist das Nasensekret blutig und so stark ätzend, daß es den Nasenausgang und die Lippen wund macht. Diese Form der Diphtherie ist gefährlicher als die Rachendiphtherie. Beide können sich chronisch über Wochen erstrecken.

Hautdiphtherie: Die Hautdiphtherie entsteht auf wunden Stellen, z. B. an den vom Sekret angeätzten Stellen bei Nasendiphtherie oder an der Nabelwunde. Auf der Haut bilden sich grauweiße Beläge, die später zu Borken werden. Es besteht die Tendenz zu einem chronischen Verlauf, und sie kommt hauptsächlich im Säuglingsalter vor. In den Anfangsstadien kann ein scharlachähnlicher Ausschlag vorhanden sein, der aber bald verschwindet. In schweren Fällen kommt es zu Mikroblutungen in der Haut.

Komplikationen

Herzmuskelentzündung: Die Giftstoffe des Bakteriums gefährden Herz, Kreislauf, Muskeln, Nerven und Nieren. Die ernsthafteste Komplikation ist die Herzmuskelentzündung, die sich am 5. oder 6. Tag zeigt, häufig jedoch erst in der Rekonvaleszenz etwa 4–8 Wochen später. Auch bei milden Fällen mit schnellem Herzschlag kann es zu plötzlichem Herzversagen durch Anstrengung, z. B. beim Stuhlgang oder beim Spielen im Bett, kommen. Das Kind verliert das Bewußtsein und kann sterben. Daher muß nicht nur während, sondern auch 14 Tage nach der Entfieberung und nach dem Verschwinden der Symptome auf absolute Bettruhe geachtet werden. Auch der Puls sollte öfter kontrolliert werden. Er kann ganz plötzlich von etwa 120 Schlägen pro Minute auf 40–50 Schläge absacken.

Um jegliche Anstrengung zu vermeiden, sollte auch die Entleerung von Stuhl und Harn im Bett in ein Nachttöpfchen geschehen. Sogar das Essen kann für das kranke Kind eine zu große Anstrengung darstellen. Es sollte gefüttert werden, bis Herz und Nervensystem wieder kräftig sind. Eine durchgestandene Herzmuskelentzündung bleibt aber in der Regel ohne dauerhafte Folgen.

Toxische Schädigung der Nerven – Lähmungen: Wir beschreiben die Folgen hier deswegen so genau, weil eine leichte Diphtherie manchmal nicht als solche erkannt wird. Häufig sind es die Lähmungen, die im nachhinein zu der Diagnose »Diphtherie« Anlaß geben. Wenn sich bei der Befragung herausstellt, daß vor den Lähmungen eine Mandelentzündung stattgefunden hat, so wird es sich wohl kaum um eine Angina, sondern um eine Diphtherie gehandelt haben.

Die Lähmungen beginnen meist am Gaumensegel und sind erkennbar an der näselnden Sprache und dem Zurücklaufen von Flüssigkeit durch die Nase beim Trinken. Dies geschieht häufig um den 10. Tag herum. Meist bildet sich diese Gaumensegellähmung innerhalb weniger Tage wieder vollständig zurück. Falls dies nicht geschieht, so kommt es als nächstes zu einer Lähmung der Augenmuskulatur, wodurch das Nahsehen unmöglich gemacht wird. Die Spätlähmungen beginnen erst in der 4. bis 8. Woche, und zwar mit »Ameisenlaufen« (Kribbeln und Stechen wie von Ameisen) an Händen und Füßen, wobei die Beine häufiger betroffen sind als die Arme.

Die Lähmung der Beine beginnt mit Taubheit, Prickeln, Kälte der Haut und Zehen, der Gang wird langsam schwankend, das Kind kann sich nicht aufrecht halten und fällt immer wieder hin. Es kann auch zu degenerativen Veränderungen im Gehirn und der Wirbelsäule kommen, so daß die geistigen Fähigkeiten herabgesetzt werden und eine Muskeldystrophie entsteht. Bei Mädchen kann es zu einer Entzündung der Schleimhäute der Geschlechtsorgane kommen, worauf sich eine Membran bildet. Schließlich kann es zu teilweiser oder völliger Taubheit durch Lähmung der Gehörnerven kommen sowie Schielen und einseitiger Gesichtslähmung durch Lähmung der Gesichts- und Augenmuskeln.

Prognose

Die Prognose hängt stark von der Bösartigkeit des Erregers und der Konstitution des einzelnen ab. Die Sterblichkeit betrug früher 85%. Dank besserer hygienischer und sozialer Verhältnisse liegt sie heute nur noch bei einem Prozent. Alle Lähmungen bilden sich vollständig zurück, und zwar meist schon nach wenigen Wochen, manchmal dauert es allerdings bis zu einem Jahr und länger. Gefährlich werden können nur die Lähmungen der Atemwege und der Schluckmuskulatur.

Immunität

Eine durchgemachte Diphtherie hinterläßt eine gewisse Immunität, die jedoch längst nicht so sicher ist wie z. B. bei Masern und auch nicht so lange anhält. Als die Krankheit noch häufiger auftrat als heutzutage, waren mehrmalige Erkrankungen keine Seltenheit. Meist verliefen die späteren Erkrankungen immer leichter.

Allgemeine Maßnahmen

Die Diphtherie ist eine meldepflichtige Infektionskrankheit, und das kranke Kind muß in einem Krankenhaus behandelt werden. Das Krankenzimmer sollte nicht abgedunkelt, sondern hell und gut gelüftet sein, ohne das Kind der Zugluft auszusetzen. Es sollte jedoch möglichst nicht mit dem Gesicht zum Fenster liegen, um die Augen nicht unnötig durch das helle Tageslicht zu reizen.

Plötzliche Temperaturveränderungen sollten vermieden werden. Das Zimmer muß peinlich sauber gehalten werden. Alle Körperabsonderungen, Nasensekrete, Auswurf etc. sollten so schnell wie möglich entfernt werden.

Waschen: Sanfte Waschungen können täglich vorgenommen werden, wenn das Kind es möchte. Es sollte niemals gegen seinen Willen gewaschen werden, da die Gefahr von Lähmungen doch sehr groß ist.

Ernährung: Diphtheriekranke brauchen Nahrung, da es sich um eine auszehrende, schwächende Krankheit handelt. In der ersten Zeit bis zum Höhepunkt (4.–5. Tag) soll das Kind fasten und nur nach Bedarf trinken. Das Kind verlangt dann nach bestimmten Nahrungsmitteln und Getränken, um die Toxine zu neutralisieren und seinem Körper Kraft zu spenden. Das Fehlen des ausgeprägten Geschmackssinns ist möglicherweise ein Zeichen, daß das richtige Mittel noch nicht gefunden wurde. In solch einem Fall soll man nicht zu lange warten und mit der Nosode DIPHTHERINUM behandeln sowie eine nahrhafte, jedoch leichte Kost zu essen geben.

Das diphtheriekranke Kind braucht viel Flüssigkeit, insbesondere frische, verdünnte Fruchtsäfte, leicht mit Honig gesüßt, wenn der Zustand des Mundes dies zuläßt. Dafür eignen sich besonders alle Arten von Zitrusfrüchten, vor allem Zitronen.

᳁᳁ Der frischgepreßte *Saft einer Zitrone* wird mit so viel Wasser verdünnt, daß ein leicht herzhaft abgerundeter Geschmack entsteht. Bei Verlangen nach gesalzenem Zitronensaft gibt man kein pures Salz dazu, sondern lieber eine leicht verdünnte und potenzierte Form, z. B. NATRIUM MURIATICUM D 2. Dies wird vom Körper besser aufgenommen als Kochsalz. Es belastet die Nieren nicht und wirkt allgemein kräftigend.

Für Diphtheriekranke ist ein leicht moussierender *Traubensaft*, im Verhältnis 1 : 3 mit Wasser verdünnt, sehr heilsam, weil der geringe Alkoholgehalt die Glykogenfunktion der Leber anregt. Dieses Getränk eignet sich natürlich weniger für ganz kleine Kinder (für diese höchstens teelöffelweise). Es ist besonders gut, wenn das Herz sehr schwach geworden ist und die drohende Gefahr eines Herzversagens besteht. Dies äußert sich durch einen langsamen, schwachen, unregelmäßigen Puls.

Auch eine klare *Gemüsesuppe*, aus frischem Gemüse zubereitet, ist aufbauend. Sie soll leicht gesalzen sowie mit frischen Kräutern und einigen Tropfen Olivenöl versehen werden. Verwenden Sie aber keine scharfen Kräuter und Gewürze, wie Zwiebeln, Knoblauch, Schnittlauch, Lauch, Senf, Paprika, Peperoni usw.

Verdünnte *Buttermilch*, die schon gut sauer geworden ist, hat sich in manchen Fällen als sehr wohltuend und heilsam erwiesen, vor allem bei unangenehm starker Körperhitze.

Milch ist nicht unbedingt zu empfehlen, außer wenn das Kind ein sehr starkes Verlangen danach hat. Dann soll sie sehr stark mit Wasser verdünnt und je nach Geschmack heiß, aber nicht gekocht, oder frisch und kühl getrunken werden. Diphtherie kann auch durch Nahrungsmittel, vor allem Milch, übertragen werden. Achten Sie daher darauf, daß offene Milch nicht lange im Krankenzimmer steht, und servieren Sie die Milch stets frisch.

Gut sind auch *Getränke aus Gerste, Hafer, Sago, Reis oder Brot.*

Heiße Dämpfe: Inhalationen mit heißen Dämpfen halten den membranartigen Belag feucht und bewirken ein schnelleres Ablösen desselben. Es kann reiner Wasserdampf verwendet werden, er kann aber auch mit Zusätzen von Calendula-, Hydrastis- oder Eukalyptus-Urtinktur versehen werden.

Äußerliche Maßnahmen bei vergrößerten Drüsen: Bei stark vergrößerten Drüsen ist es manchmal hilfreich, sie mit Olivenöl zu betupfen. Sie können auch Halswickel mit fettem Schinken machen, den Sie in ein Tuch einnähen.

Behandlung

Die Behandlung der Diphtherie gehört natürlich, wie bereits gesagt, in die Hände eines Arztes. Trotzdem möchten wir hier näher auf die homöopathischen Möglichkeiten eingehen, da es auf Deutsch keine ausführliche Literatur darüber gibt. Die Beschreibung der verschiedenen Zustände kann den Eltern wertvolle Hinweise geben, auf welche Symptome sie besonders achten müssen. Auf diese Weise können Sie den Arzt bei der Behandlung optimal unterstützen, denn niemand kann besser ein Kind beobachten als die eigenen Eltern, besonders wenn sie über das notwendige homöopathische Wissen verfügen. Letztendlich ist es beruhigend zu wissen, daß es eine homöopathische Behandlung auch bei Diphtherie gibt. Dies ist wichtig für Eltern, die ihren Kindern Schutzmaßnahmen ersparen möchten, welche nicht völlig unbedenklich sind.

ARSENICUM ALBUM
An Arsen ist in zwei Phasen der Diphtherie zu denken, und zwar zu Beginn und gegen Ende der Erkrankung.
Am Anfang können gleich Entkräftung, Lustlosigkeit und Müdigkeit vorkommen. In dieser Phase ist die für Arsen typische Angst noch nicht so ausgeprägt. Der Körper des Kindes ist kühl, die Handflächen sind heiß, das Kind ist unruhig. Es besteht Durst, eher auf größere Mengen. Arsen wird gekennzeichnet durch Frösteln, vermischt mit Hitze, kriechender Kälte und extremer Müdigkeit. Ferner ist es wichtig bei großer Eiterbildung, extremer Erschöpfung, kurzum bei sehr ernsthaften Erkrankungen. Im späteren Verlauf der Krankheit treten große Angst und Unruhe auf, und das Gesicht sieht zunehmend eingefallen aus. Die vergrößerten Halsdrüsen, der stark faulige Mundgeruch, das trockene und verschrumpelte Aussehen der membranartigen Beläge, der geschwürige Mund und Rachen und ein wäßriger, übelriechender Durchfall sprechen eine deutliche Sprache für Arsen. Alle Symptome verschlimmern sich nach Mitternacht. Das kranke Kind fühlt sich am frühen Nachmittag sowie am Vormittag und Abend wohler. Es geht ihm besser durch Wärme und heiße Getränke und schlechter durch kalte Getränke und kalte

Luft. Der Urin ist spärlich, er brennt so stark, als ob er die Haut verbrühen würde. Wenn man den Urin in einem Glas stehenläßt, setzt sich nach einiger Zeit ein roter Sand ab.

KALIUM PERMANGANATUM

wurde lokal und konstitutionell in schwachen Lösungen bei der Behandlung von Diphtherie eingesetzt und hoch gepriesen. Jedoch wirkt es erst richtig heilsam, wenn es konstitutionell angezeigt ist. Der ganze Mund- und Rachenraum ist mit einer schwarzen, fauligen Absonderung bedeckt, welche unerträglich stinkt. Der Hals ist innen und außen geschwollen. Schlucken ist sehr schmerzhaft. Das Gesicht ist purpurrot, die Augen sind blutunterlaufen und geschwollen. Aus der Nase fließt ein dünnes, ätzendes Sekret. Das kranke Kind ist sehr entkräftet.

LACHESIS

Vorherrschend bei Lachesis ist die starke Vergiftung des Körpers durch die Toxine des Diphtheriebakteriums. Es besteht große Schwäche, langsamer, schwacher Puls, kalte, klamme Haut und eine starke Berührungsempfindlichkeit. Im Verhältnis zu den starken Schmerzen ist die Entzündung jedoch nur gering. Die Atmung des kranken Kindes ist erschwert mit großer Herzschwäche und reichlichem Schweiß. Von Beginn der Krankheit an ist das Kind sehr hinfällig. Sein Mund und Rachen sind bläulich verfärbt, die Zunge zittert und kann nur unter Schwierigkeiten herausgestreckt werden. Aufgrund einer Lähmung der Schlundmuskulatur fließen Getränke durch die Nase wieder heraus. Die linke Seite ist gewöhnlich mehr betroffen. Lachesis ist auch ein Mittel bei der sogenannten schwarzen Diphtherie. Hier sind die Absonderungen dunkel, mit blutig geschwürigen Zuständen in Mund, Nase, Rachen und auf den Drüsen. Grundsätzlich dominieren bei Lachesis die konstitutionellen Symptome über den Lokalbefund.

MERCURIUS CYANATUS

Bei diesem Arzneimittel finden wir das klassische Bild der Diphtherie, die schnell fortschreitet und zum Tode führen kann. Von Anfang an ist adynamisches Fieber vorhanden, d. h., es ist gleich die große Entkräftung mit der Vergiftungssymptomatik vorhanden: reichliches Nasenbluten und ständiger Speichelfluß. Die Entzündungen neigen dazu, faulig und geschwürig zu werden, ohne daß eine starke Drüsenbeteiligung vorhanden ist, d. h., die Drüsen sind nicht stark geschwollen, jedoch entzündet und schmerzempfindlich. Der membranartige Belag bildet sich früh, ist lederartig und hat eine schmutziggraue Farbe. Er bedeckt Nase, Mund und Rachen. Das Kind wird immer wieder ohnmächtig vor Herzschwäche, es schwitzt bei der geringsten Anstrengung und mag nichts essen. Meist besteht ein fadenartiger, schwacher Puls.

CARBO VEGETABILIS

Carbo vegetabilis kommt bei den Kindern in Frage, deren Vitalkraft durch anhaltende dunkle Blutungen sehr geschwächt wurde. Das Kind ist anämisch, und sein ganzer Körper, sogar der Atem, ist kalt. Es besteht ein Zustand von Blutvergiftung (Sepsis) und drohendem Kollaps. Der Puls ist schwach, fadenförmig und setzt zwischendurch aus. Carbo vegetabilis kann das Kind manchmal aus diesem Zustand herausholen, jedoch nur, wenn es in sehr hohen Potenzen verabreicht wird. Zusammen mit einer Infusion von Vitaminen und Nährstoffen kann man bessere Erfolge erzielen.

RHUS TOXICODENDRON

entspricht dem typhusartigen Stadium der Diphtherie. Die typische Rhus-tox.-Zunge mit der roten, trockenen, dreieckigen Zungenspitze ist vorhanden, wobei die Basis dick gelb-weiß belegt ist. Die Papillen auf der Zunge sind wund und entzündet, die Lippen und Zähne mit einem schleimigen Belag bedeckt. Ein marmorierter Ausschlag ist an den Gelenken, der Brust und dem Bauch zu finden. Blutiger Speichel sickert aus dem Mund, dessen Winkel eingerissen und blutig sind. Das Kind kann ins Delirium fallen, wobei es vor sich hin murmelt. Ebenso kann gallertartiger Durchfall auftreten.

LYCOPODIUM

ist gelegentlich bei der Behandlung von Diphtherie angezeigt, vor allem ist es wichtig, wenn die Diphtherie rechts anfängt und nach links geht.

Das Kind hat ein gieriges Verlangen nach warmen Getränken, da sie bei den Schleimhautproblemen eine große Erleichterung bringen. Die Nase ist voll dicken, gelben Schleims, der die Atmung sehr erschwert. Das Gesicht sieht dumpf und geschwollen aus, und der Unterkiefer, besonders rechts, fällt nach unten.

KALIUM BICHROMICUM

paßt für sehr schwere Diphtherieerkrankungen. Man findet die diphtheritischen Membranen nicht nur an den Mandeln, sondern sogar an den Schleimhäuten der Genitalien. Der membranartige Belag ist grünlich-grau oder bräunlich-gelb. Der ganze Mundraum ist geschwollen, die Mandeln, das Zäpfchen, die Zunge, die Wangeninnenseiten, Zahnfleisch und Lippen, und alles riecht nach verwestem Fleisch. Es kann dabei ein kruppartiger Husten auftreten mit Lungenbeklemmung und Atemnot.

Sämtliche Absonderungen sind sehr zäh und klebrig. In den Mandeln sind tiefe Geschwüre. Das Schlucken ist schmerzhaft, wobei die Schmerzen ins Ohr schießen.

LAC CANINUM

Dies ist ein wichtiges Mittel, wenn die Diphtherie auf der linken Seite anfängt und dann die Seite wechselt. Auch die Schmerzen wechseln ständig die Seite. An den Mandeln und angrenzenden Schleimhäuten bilden sich Geschwüre. Der membranartige Belag ist schmutziggrau und leuchtend. Es besteht ein prickelndes Gefühl in Mund und Hals, als ob sie voller Splitter wären.

Behandlung der Lähmungen

Wie bereits erwähnt, bilden sich die Lähmungen bei Diphtherie spätestens innerhalb eines Jahres wieder total zurück, meistens schon nach wenigen Tagen oder Wochen. Mit der homöopathischen Behandlung können wir diesen Heilungsprozeß beschleunigen.

Während die Lähmungen bei einem schweren Verlauf eine häufige Komplikation darstellen, treten sie bei einer homöopathischen Behandlung nur selten auf.

157

GELSEMIUM

Gelsemium deckt die allgemeinen Lähmungserscheinungen ab, wie z. B. örtliche Taubheit, Prickeln, oberflächliche Gefühllosigkeit, besonders der Hände und Füße. Die Nacken- und Lendenmuskeln sind schwach und leicht gelähmt, die Beine wackelig wie Pudding, die Augenlider hängen. Es besteht eine Doppelsichtigkeit.

ARGENTUM METALLICUM

Das kranke Kind klagt über eine Gefühllosigkeit am Gaumen und oberen Rachen und kann deswegen schlecht schlucken. Das Mittel kommt bei linksseitiger Lähmung in Frage, die an den Augenlidern anfängt und sich über die ganze linke Gesichtshälfte bis in den linken hinteren Gaumen erstreckt. Ferner besteht eine Schwerhörigkeit durch eine Lähmung der Gehörnerven sowie eine Lähmung des linken Armes und linken Beines. Diese Lähmungen können sich auch nach rechts erstrecken, also beidseitig auftreten, sie sind aber immer stärker auf der linken Seite vorhanden.

ZINCUM PHOSPHORICUM

Dieses Mittel heilt Lähmungen des Kehlkopfes mit Unkoordination der Muskeln. Das Kind hat das Gefühl, als ob es auf Sand ginge. Es kann mit geschlossenen Augen nicht geradeaus gehen und muß sich sehr konzentrieren, um seine Bewegungen aufeinander abzustimmen.

PLUMBUM METALLICUM

Das Kind hat kalte Hände und Füße. Es wird kaum warm. Eine Lähmung des Darmes mit starker Verstopfung und sehr heftigen Darmschmerzen besteht. Das Kind zittert und hat schwache Beine.

COCCULUS

Cocculus ist hilfreich bei Lähmungen der Bewegungsmuskulatur und Beeinträchtigung der Sinnesfunktion. Entweder das Kind schwankt, oder es hat das Gefühl, als ob es torkelt, obwohl es geradesteht. Der Schwindel tritt besonders im Liegen auf; wenn es aufstehen möchte, fällt das Kind leicht wieder hin.

ALUMINA

Bei diesem Mittel stehen die entzündlichen Symptome im Hals mit teilweiser Lähmung der Stimmbänder im Vordergrund. Das Kind kann nicht mit geschlossenen Augen oder im Dunkeln gehen, sonst torkelt es gewaltig. Seine Beine fühlen sich so schwer an, daß es sie kaum hochheben kann. Die Fußsohlen erscheinen ihm wund beim Gehen oder so, als ob sie weich und geschwollen seien. Ein aufmerksamer Beobachter nimmt unwillkürliche Bewegungen einzelner Körperteile wahr. Das Kind ist schwach und müde und möchte sich immer hinlegen. Es besteht eine starke Verstopfung, wobei das Kind sehr pressen muß, bis der Stuhlgang kommt.

CAUSTICUM

Es heilt eine leichte Lähmung der Unterlider, besonders wenn das rechte Lid und die rechte Gesichtsmuskulatur gelähmt sind. Das Kind beschreibt ein Brennen und Prickeln im Mund- und Rachenraum.

Die Diphtherieimpfung

Zusammensetzung des Impfstoffes

Der Diphtherieimpfstoff wird meistens mit dem Tetanus- und Keuchhustenimpfstoff kombiniert. Die Dosis besteht aus mindestens 30 IE Diphtherietoxoid, das durch Formalin entgiftet, isoliert und gereinigt wurde, und an Aluminiumverbindungen absorbiert ist. Ab dem achten Lebensjahr wird ein schwächerer Impfstoff, der für Erwachsene hergestellt ist, verwendet. Er enthält nur 5 IE Diphtherietoxoid.
Zusatzstoffe: Aluminiumhydroxid als Adjuvans, Formaldehyd, Glyzin, Natriumchlorid, Kaliummonohydrogenphosphat, Natriumdihydrogenphosphat, Tiomersal, Natriumperfonat und Aluminiumphosphat.

Wie bei allen anderen Infektionskrankheiten, so ging auch die Anzahl der an Diphtherie Erkrankten mit der sozialen Verbesserung in Deutschland deutlich zurück. Erkrankten im Jahre 1918 noch etwa 100 000 Menschen an Diphtherie, so waren es 1925, als mit den Impfungen begonnen wurde,

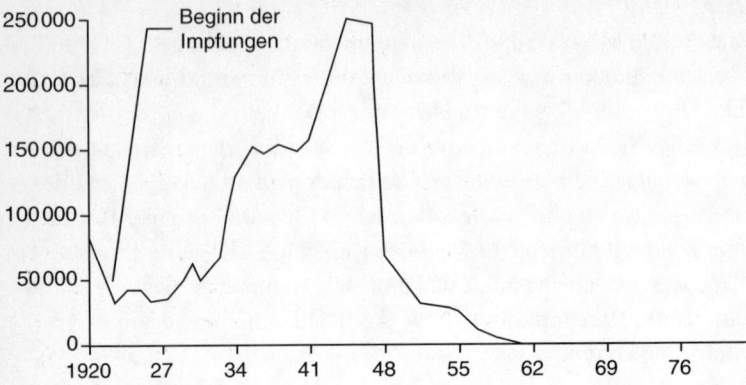

Diphtherieerkrankungen in Deutschland 1920–1984

nur noch etwa 25 000. Mit Beginn der Impfungen stiegen die Erkrankungszahlen wieder an und erreichten 1945 250 000 Fälle pro Jahr. Von 1970 bis 1980 wurden allein vom öffentlichen Gesundheitsdienst fast 8 Millionen Impfungen in der BRD durchgeführt. Die Massenimpfungen führten allerdings zu einem Anstieg der Diphtherieerkrankungen, denn 1976 war die Anzahl der Erkrankungen höher als zu Beginn der Impfaktion. Am Beispiel der Diphtherie wird deutlich, daß die Impfungen die Ausbreitung der Krankheit nicht verhindern konnten, sondern sie offensichtlich förderten.

Trotz der intensiven Impfaktionen auf der ganzen Welt gehen die Infektionskrankheiten nicht zurück, sondern haben drastisch zugenommen. Das World Watch Institute in Washington sieht die Ursache dafür, daß weltweit immer mehr Menschen unter Infektionskrankheiten leiden, in einer tödlichen Mischung aus Umweltschäden, anhaltender Armut und explosivem Bevölkerungswachstum und nicht in verstärkten Impfkampagnen.

Jedoch die Statistiken der letzten hundert Jahre zeigen, daß alle Impfungen die Anfälligkeit für die Krankheit, gegen die geimpft wird, erhöhen. Dies gilt besonders für die armen Länder, wo die Kinder sowieso durch Unter- und Mangelernährung eine herabgesetzte Abwehrlage haben. Mehr als 16 Millionen Menschen starben 1993 an Infektionen. Durch

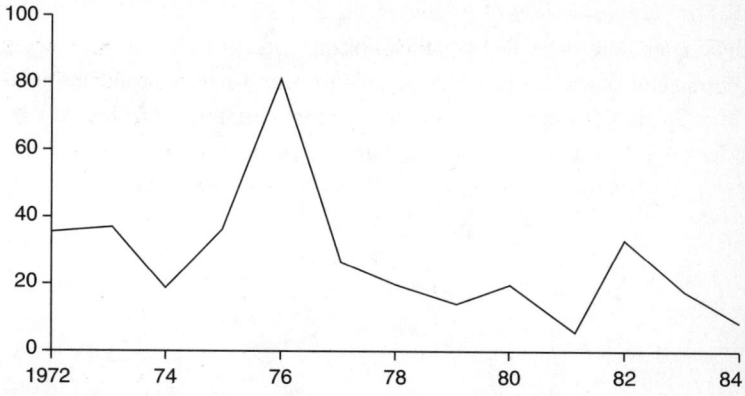

Diphtherieerkrankungen in Deutschland 1972–1984

Krebs oder Herz-Kreislauf-Erkrankungen starben weniger Menschen (Münchner Merkur, 22. 4. 1996). Diese Zahlen gelten nicht für deutsche Verhältnisse, da es bei uns diese Notlagen nicht mehr gibt. Infolgedessen haben sich bei uns auch die Infektionskrankheiten zurückentwickelt. So gab es in den Jahren 1990 und 1991 jeweils nur einen Diphtherietodesfall in Deutschland.

In vielen Ländern, in denen gegen Diphtherie geimpft wurde, stieg die Anzahl der Erkrankungen nach Einführung der Impfungen, z. B. in Frankreich, Ungarn, Schweiz und den USA. In den Vereinigten Staaten sind die Todesrate und die Zahl der Erkrankungen bei vollständig geimpften Soldaten viermal so hoch wie bei ungeimpften Zivilisten. In Ländern, in denen nicht geimpft wurde, z. B. Norwegen, ging die Zahl der Erkrankungen dagegen zurück.

Gegenanzeigen

Bei schweren allergischen Reaktionen auf die Bestandteile des Impfstoffes darf nicht geimpft werden. Wie bei allen anderen Impfstoffen sind Personen mit einer akuten schweren und mit Fieber einhergehenden Erkrankung von einer Impfung zurückzustellen. Vor jeder Impfung hat eine genaue Befragung zur Krankengeschichte und eine gründliche Untersuchung auf Impffähigkeit zu erfolgen.

161

Welche Nebenwirkungen können auftreten?
Neben den bereits bei der Tetanusimpfung erwähnten Nebenwirkungen können laut Beipackzettel Nierenschädigungen sowie zentrale und periphere Störungen des Nervensystems vorkommen, ferner bleibende Verhärtungen, Störungen der Blutgerinnungsfähigkeit, Gehirnhautentzündung und Apathie.

Hepatitis B
Serumhepatitis, Inokulationshepatitis, hämatogene Hepatitis

Erkrankung

Kurzbeschreibung

Die Hepatitis B (Serumhepatitis) ist eine Leberentzündung, die durch das Hepatitisvirus B, durch Transfusionen, Spritzeninfektionen usw. ausgelöst wird.

Die Hepatitis B gehört nicht zu den Kinderkrankheiten; sie wird trotzdem hier besprochen, da seit kurzem ein Impfstoff auf dem Markt ist. Wie keine andere Impfung hat diese eine große Verunsicherung bei Eltern ausgelöst, da der Impfstoff genmanipuliert ist und die Folgen der Impfung überhaupt nicht abzusehen sind. Bevor Sie sich näher mit dem Pro und Kontra der Impfung auseinandersetzen, sollten Sie mehr über die Krankheit wissen, wie oft sie bei Kindern vorkommt und wie gefährlich sie ist. Wir werden die Krankheit genau beschreiben, damit Sie sie im Zweifelsfall erkennen können, und auch auf die allopathischen und homöopathischen Behandlungsmöglichkeiten hinweisen.

Betroffene Personen

Die Hepatitis B betrifft vor allem Erwachsene, weil diese häufiger durch eine Verletzung der Blutbahn infiziert werden können. Am häufigsten kommt sie bei Drogenabhängigen und Prostituierten vor.

Die Hepatitis A oder auch die epidemische Hepatitis betrifft dagegen eher Kinder und Jugendliche als die Hepatitis B, während ältere Erwachsene gewöhnlich immunisiert sind und nicht daran erkranken.

Übertragung

Der Erreger wird hauptsächlich über den Blutweg übertragen, also durch das Einspritzen von Blutserum oder Plasma von hepatitiskranken Personen. Kinder, Jugendliche und Erwachsene erkranken in gleichem Umfang. Es gibt klinisch keine Unterscheidung zwischen Hepatitis A und B. Die

Hepatitis B kann durch Wasser, Milch und Nahrungsmittel, besonders Austern und Muscheln, sowie durch Schmierinfektionen (fäkal, oral) übertragen werden. Sie kann auch durch Blut- oder Plasmaübertragungen, zahnärztliche Behandlungen, Injektionen, z. B. von Rauschgift oder bei Blutentnahmen, übertragen werden. Wenn diese Eingriffe bei Ihrem Kind nicht vorgenommen werden, verhindern Sie damit auch die Gefahr einer Hepatitis-B-Ansteckung.

Inkubationszeit

Die Inkubationszeit beträgt 40–60 Tage und mehr. Das Virus ist in der Inkubationszeit, während der akuten Krankheit und bis zu fünf Jahren nach ihrer Abheilung im Blut des Kranken nachzuweisen.

Krankheitsverlauf

Die Serumhepatitis verläuft durchschnittlich etwas schwerer als die Hepatitis A. Das kann daran liegen, daß Kinder mit Serumhepatitis meistens schon eine andere Krankheit hatten, deretwegen sie die infizierende Injektion erhielten. Die Krankheit beginnt mit einem Früh- oder Vorverlaufsstadium mit folgenden Symptomen:

- in 80–90% der Fälle schneller Fieberanstieg auf etwa 40 °C mit Frösteln, wobei das Fieber in 1–2 Tagen wieder verschwindet,
- Kopfschmerzen, Übelkeit, manchmal Erbrechen,
- immer Darmbeschwerden wie Blähungen, Durchfälle oder Verstopfung,
- häufig auch Gelenk- und Muskelschmerzen.

Dieses Stadium dauert etwa 6 Tage, kann aber auch nur einen Tag oder bis zu 3 Wochen bestehen. Höchstwahrscheinlich machen viele Kranke nur dieses Vorverlaufsstadium durch, ohne daß es zum Ikterus (Gelbfärbung der Haut) kommt. Kinder mit guten Abwehrkräften bilden in diesem Stadium Antikörper gegen die Viren und sind danach völlig gesund. Bei Kindern mit weniger guten Abwehrkräften bildet sich nach Überstehen der vermeintlichen Grippe oder des Darmkatarrhs der Ikterus. Dies können Sie an der Gelbfärbung des Gesichts und an dem dunklen Urin erkennen.

Als erstes verfärbt sich der weiße Augapfel (Sklera) gelb, dann die ganze Haut. Hinzu kann ein quälender Juckreiz kommen, der sich besonders nachts steigert. Mit dem Beginn der Gelbverfärbung verschwinden viele der Vorverlaufssymptome, besonders die Gelenksbeschwerden. Der Appetit verbessert sich jedoch nicht. Der Urin ist dunkelbraun und bildet Schaum, wenn man ihn schüttelt. Der Stuhl ist hell, lehmfarben. Das psychische Verhalten des Kindes ist ungestört. Es erweckt in den meisten Fällen nicht den Eindruck, als ob es eine schwere Krankheit durchmacht. In manchen Fällen blaßt der Ikterus nach wenigen Tagen ab, meistens dauert er aber 4–8 Wochen. In den letzten Wochen der Krankheit fühlen sich die Patienten körperlich schon wieder so wohl, daß es Mühe macht, die Diät (siehe nächste Seite) einzuhalten. Es ist aber sehr notwendig, da es bei 10% der Erkrankten zu Rückfällen kommt, welche dann sehr lange anhalten können.

Komplikationen der Hepatitis

Folgende Komplikationen können auftreten:

1. Die akute gelbe Leberatrophie
2. Übergang in ein chronisches Stadium mit vergrößerter und verhärteter Leber
3. Übergang in die Leberzirrhose

Glücklicherweise sind diese Folgen sehr selten. In den allermeisten Fällen heilt die Krankheit ohne Folgen aus. Beim Erwachsenen liegt die Sterbeziffer zwischen 0,4 und 1%.

Prophylaktische Maßnahmen

Man schätzt, daß etwa 2–3% der gesunden Menschen das Hepatitisvirus im Blut haben. Daher müssen bei Blutentnahmen, Injektionen usw. alle Vorsichtsmaßnahmen sorgfältig beachtet werden. Wann immer möglich, sollte man unnötige Eingriffe unterlassen, das ist sicher die beste Prophylaxe vor Hepatitis B. Ansonsten müssen an Spritzen, Nadeln und Instrumenten alle Blutreste sorgfältig entfernt werden, da sich die Erreger in ihnen trotz Erhitzung halten. Auch das Desinfizieren mit Alkohol genügt nicht, da der Virus gut im Alkohol leben kann. Zur Not kann man

165

die Instrumente 30 Minuten auskochen, besser ist natürlich eine Sterilisation mit Dampf oder Heißluft.

Personen, die eine Hepatitis durchgemacht haben, dürfen über viele Jahre nicht als Blutspender herangezogen werden.

Behandlung

Allgemeine Maßnahmen

Strenge Bettruhe ist einzuhalten. Kochsalz und Flüssigkeitszufuhr sind einzuschränken. Tierisches Eiweiß sollte gemieden und Fett gestrichen werden. Das Kind sollte gekochtes Gemüse und gedünstetes Obst essen, aber anfangs keine Rohkost erhalten. Feuchtheiße Kompressen oder Fangopackungen auf der Lebergegend sind zu empfehlen.

Homöopathische Behandlung

Die Hepatitis ist keine Kinderkrankheit und kommt auch selten bei Kindern vor. Aus diesem Grund und weil die homöopathische Behandlung der Hepatitis sehr umfangreich ist, gehen wir hier nicht auf die einzelnen Mittel ein. Wenn Sie Näheres über die Behandlung wissen möchten, empfehlen wir Ihnen die entsprechende Fachliteratur.*

Die Hepatitis-B-Impfung

Kontraindikationen

Bei einer Allergie gegen die im Impfstoff enthaltenen Substanzen sowie bei schweren Infektionskrankheiten darf nicht geimpft werden.

Nebenwirkungen

Auf dem Beipackzettel werden aufgelistet: vorübergehender Druckschmerz an der Injektionsstelle, Hautreaktionen sowie Temperaturerhöhung, Übelkeit, Erbrechen, Kreislaufreaktionen und allergoide Reak-

---

* Z. B. unseren Homöopathischen Ratgeber Nr. 1 »Reisen«. Die Neugeborenen-Gelbsucht (Neugeborenen-Ikterus) ist keine Hepatitis. Ratschläge zur Behandlung finden Sie im Homöopathischen Ratgeber Nr. 9 »Säugling – Wochenbett«.

Zusammensetzung des Impfstoffes

Eine 0,5-ml-Ampulle enthält 0,005 mg Hepatitis-B-Oberflächen-Antigen (HBsAg), welches gentechnologisch in Hefezellen hergestellt wird.
Zusatzstoffe:
  0,025 mg 2-(Ethylmercuritio)Benzoesäure
  Natriumsalz (Tiomersal)
  0,72 mg Aluminiumhydroxid (entspricht 0,25 mg Aluminium)
  max. 0,005 mg Formaldehyd
  max. 0,0005 mg Thiocyanat

---

tionen (z. B. Hautrötung, Quaddelbildung, Atembeschwerden), bis hin zum Schock, insbesondere bei unbeabsichtigter Injektion in ein Blutgefäß.

Wie kaum ein anderer Impfstoff ist dieser gentechnisch hergestellte Impfstoff mit Risiken belastet, die heute überhaupt noch nicht zu überblicken sind. Schon jetzt ist die Liste der Nebenwirkungen groß. Auf dem Beipackzettel wird auch der Hinweis gegeben, daß es wegen der langen Inkubationszeit von Hepatitis B möglich ist, daß zum Zeitpunkt der Impfung eine nicht erkannte Infektion vorliegt, die durch die Impfung nicht verhindert werden kann. Diese Konstellation betrifft vor allem Neugeborene, deren Mütter Hepatitis-B-positiv sind. Gerade diese sollten also nicht geimpft werden, da die Krankheit durch die Impfung noch schwerer verlaufen kann, wenn in die Inkubationszeit hinein geimpft wird.

Der Hepatitis-B-Impfstoff wurde 1978 von dem Hersteller Merck Scharp and Dohme an 6500 gesunden homosexuellen Männern getestet, die später alle an Aids starben.

Weitere Nebenwirkungen

Aluminiumbelastung: Der eigentliche Impfstoff wird auf Aluminiumhydroxidgel gezüchtet, weil dies ein hohes Absorbtionsvermögen und eine große Oberfläche besitzt, so daß sich der Impfstoff gleichmäßig im menschlichen Körper verteilen kann. Dieser Stoff hat auch einen großen Anteil beim Waldsterben. Bei intramuskulärer Verabreichung setzt er sich im Lymphsystem fest, verstopft die Lymphbahnen und bildet Granulome. Er kann nur sehr langsam wieder aus dem Körper ausgeschieden werden. Die in den Impfstoffen enthaltene Menge genügt, um krankhafte Störungen auszulösen. Eine Aluminiumanreicherung im Gehirn ist z. B. bei der Alzheimer-Krankheit vorhanden.

Quecksilberbelastung: Um den Impfstoff zu konservieren, wird ihm Tiomersal (Quecksilber-Diosalizylat) zugefügt. Es tötet Bakterien und Pilze ab und wirkt entzündungshemmend. Quecksilber wird nicht leicht aus dem Körper ausgeschieden. Wenn das Quecksilber direkt in die Blutbahn, also intramuskulär verabreicht wird, wirkt es wesentlich toxischer, als wenn es über den Verdauungstrakt aufgenommen wird. Die WHO hat für einen 70 kg schweren gesunden Erwachsenen den Grenzwert für die tägliche orale Aufnahmedosis für Quecksilber auf 0,05 mg festgelegt. Doch bei 3% der Bevölkerung treten bei dieser Menge bereits Vergiftungserscheinungen auf. Durch eine einzige Impfung wird ein Drittel des oralen Quecksilbergrenzwertes für Erwachsene in den Körper eines Säuglings injiziert, der 20mal weniger als ein Erwachsener wiegt und auch noch kein ausgebildetes Immunsystem besitzt. Wenn gleichzeitig die Diphtherie-Tetanus-Impfung und die Hepatitis-B-Impfung verabreicht werden, erhält ein Kleinkind intramuskulär mehr als die maximale orale Tagesdosis an Quecksilber für einen Erwachsenen. Durch die Impfungen reichert sich das Quecksilber im Körper an und kann zu Vergiftungserscheinungen führen. Besonders gefährdet sind Kinder von Müttern, die Amalgamfüllungen im Mund haben. Diese enthalten viermal mehr Quecksilber in den inneren Organen als Kinder, deren Mütter keine Füllungen haben.

Gentoxische Wirkung: Tiomersal hat auch eine gentoxische Wirkung. Bei Versuchen im Reagenzglas wurde außerdem festgestellt, daß die genverändernde Wirkung unabhängig von der Dosis ist. Sie wirkt sich in einer Chromosomenanomalie aus, deren Folgen für den Geimpften und die späteren Generationen sich erst zeigen müssen. Auf dem österreichischen Dermatologenkongreß von 1993 forderten deshalb die Ärzte die Impfstoffhersteller auf, Tiomersal als Begleitstoff aus dem Handel zu nehmen.

Dauer des Impfschutzes

Diese wird vom Hersteller als nicht bekannt angegeben. Der Mindestabstand zwischen den einzelnen Impfungen beträgt vier Wochen. Nach Informationen der AOK hält der Impfschutz 3–5 Jahre an. Er erreicht also über die Impfung in der Säuglingszeit nicht die gefährdete Drogenkonsumentengruppe. Das Ziel von Gesundheitsexperten, die sich weltweit geeinigt haben, die Hepatitis B über eine generelle Hepatitis-B-Impfung für Säuglinge auszurotten, kann also gar nicht erreicht werden. Prinzipiell lassen sich Krankheiten nicht durch Impfungen ausrotten. Sie sind eine Reaktion auf Fehlverhalten und nur durch eine Beseitigung der Ursachen zu verhindern.

Wie statistisch erwiesen ist, sind weder die Hepatitis-A- noch -B-Erkrankungen zurückgegangen, obwohl gegen beide geimpft wird. Nur die Hepatitis C, gegen die nicht soviel geimpft wird, ist deutlich zurückgegangen. Um die Hepatitis B tatsächlich auszurotten, müßte man alle Menschen, nicht nur Säuglinge, alle 3–5 Jahre gegen Hepatitis B impfen. Sinnvoller wäre es, Hepatitiskranke und ihre Angehörigen besser aufzuklären, um die Übertragungsmöglichkeiten im Keim zu ersticken!

Nutzen der Impfung?

Bereits seit 1980 gibt es bei allen drei Hepatitis-Formen einen starken Rückgang der Erkrankungszahlen. Im Jahre 1983 wurde der Impfstoff gegen Hepatitis B bei uns zugelassen, der für die Hochrisikogruppe (Heroinsüchtige, Prostituierte) bestimmt war, aber die Zielgruppe zeigte kein Interesse. Aus diesem Grund wird nun die Impfwerbung für kaum gefährdete Personen, wie z. B. Säuglinge, vorangetrieben.

In Deutschland wird ab Januar 1997 eine neue Vierfachimpfung auf dem Markt sein, die aus dem DPT-Impfstoff und der Hepatitis-B-Impfung besteht. Nach den Angaben des Bundesgesundheitsamtes gibt es jährlich 4500 Neuerkrankungen von Hepatitis B, wobei 160 Fälle tödlich enden. Die Angaben enthalten aber keinen Hinweis darauf, wieviel Kinder bzw. Säuglinge erkranken. Deswegen müssen wir uns hier auf Zahlen aus Südtirol stützen. Im Jahre 1992 wurden dort nur zwei Fälle von Hepatitis B gemeldet, die bei Kindern bis zum 14. Lebensjahr auftraten. In der Gruppe der 15- bis 24jährigen waren es 6, der 25- bis 64jährigen 10 und über

65 Jahre 4 Fälle. Insgesamt erkrankten 22 Personen an Hepatitis B. Rechtfertigen diese Zahlen die zwangsweise Durchimpfung aller italienischen Kinder? (Quelle: Epidemiologische Beobachtungsstelle der Provinz Bozen.)

Die Hepatitis-B-Impfung wurde durch den Minister De Lorenzo in Italien eingeführt. Dieser steht in einer engen verwandtschaftlichen Beziehung zu dem Impfstoffhersteller, welcher in Konkurs zu gehen drohte. De Lorenzo selber saß inzwischen im Gefängnis wegen Korruption. Diese Zusammenhänge kennt in Südtirol jeder. Eltern, die diese Impfung verweigern, dürfen ihre Kinder nicht in den Kindergarten schicken; auch Kinder, die z. B. die Auffrischung gegen Diphtherie und Keuchhusten nicht haben, sind in Italien vom Schulbesuch ausgeschlossen worden.

Der italienische Staat verpflichtete sich seit Einführung der Hepatitis-B-Impfung im Jahre 1991, Schadenersatzansprüchen Genüge zu leisten. Im Oktober 1996 wurden einem heute 27jährigen 2 Millionen DM für schwerste körperliche und geistige Behinderungen nach einer Impfung gegen Kinderlähmung im Jahre 1969 zugesprochen. Bei Gericht sind noch 30 000 Anfragen auf Schadenersatz anhängig. In einer Familie beispielsweise sind durch die Kinderlähmungsimpfung zwei Kinder gestorben, und eines trug eine schwere geistige Behinderung davon. Die Eltern haben sechs Klagen wegen vorsätzlichen Mordes eingereicht.

In Anbetracht des relativ seltenen Vorkommens von Hepatitis B bei Säuglingen und den guten Behandlungsmöglichkeiten im Erkrankungsfall sind die Bedenken von vielen Eltern gegen diese Impfung verständlich. Zudem erkranken fast nur Kinder, die mit Spritzen in Kontakt kommen, die also in irgendeiner Weise krank sind oder deren Immunsystem geschwächt ist. Die Hersteller empfehlen die Impfung nur für Neugeborene von HBsAg-positiv-Müttern sowie für Neugeborene und Kinder bis zu zehn Jahren, die einem erhöhten Infektionsrisiko ausgesetzt sind. Hier handelt es sich also um einen sehr kleinen gefährdeten Personenkreis. Trotzdem wurde in Italien eine Pflichtimpfung für alle Kinder eingeführt, die bei dreimaliger Durchführung 450 DM kostet. Die Verweigerung der Impfung kostet übrigens bis zu 1000 DM. Die Behandlung der wenigen tatsächlich an Hepatitis erkrankten Kinder ist längst nicht so kostenaufwendig wie die Impfung aller italienischen Kinder.

HIB-Meningitis
Akute Hirnhautentzündung vom Typ HIB (Hämophilus-Influenza B)

Erkrankung

Es gibt sehr viele Erreger, die eine Hirnhautentzündung auslösen können. Sie kommt recht selten im Kindesalter vor, da aber viele Eltern wegen der Impfung verunsichert sind, möchten wir an dieser Stelle über die Krankheit und ihre Folgen sowie über die Impfung und ihre Folgen aufklären.

Kurzbeschreibung
Diese Art der Meningitis gehört zu den bakteriellen Formen der Meningitis, den akuten eitrigen Hirnhautentzündungen, die für Kinder immer sehr schwere Krankheiten sind.
Sie tritt nicht epidemisch auf und gehört nicht zu den klassischen Kinderkrankheiten.
Eine Meningitis wird in der Regel durch verschiedene Krankheitserreger ausgelöst, die die flüssigkeitsgefüllten Räume (Liquorräume) im Gehirn erreichen, und durch deren Gifte.

Verbreitung
Erst seit der Entdeckung des Impfstoffes wird der HIB-Meningitis so viel Raum in der Öffentlichkeit gewidmet.
Neugeborene bis zur 6. Lebenswoche sind durch den HIB-Erreger nicht gefährdet; bei ihnen wird die Meningitis durch andere Erreger ausgelöst.
Ab der 6. Lebenswoche bis zum 5. Lebensjahr sind die Verursacher der eitrigen Meningitis zu 30–50% die HIB-Erreger, zu 30–40% Meningokokken und zu 10–20% Pneumokokken.
Ab dem 5. Lebensjahr zählt der HIB-Erreger nicht mehr zu den Haupterregern.
50–70% der geimpften Kinder können also trotzdem an anderen Formen von Meningitis erkranken.

Krankheitsverlauf

Die Krankheit beginnt meist mit hohem Fieber, Unruhe, Aufschreien, Erbrechen, Kopf- und Bauchschmerzen. Das Kind hat Schweißausbrüche, es wirkt teilnahmslos und knirscht mit den Zähnen. Es schläft sehr viel, und es kommt zu unwillkürlichen Entleerungen von Stuhl und Urin. Bei Säuglingen können schon folgende Erscheinungen verdächtig sein: eine Berührungsempfindlichkeit, besonders im Nacken, Nahrungsverweigerung, Erbrechen und ein gerötetes Gesicht.

Das hervorstechendste Symptom der Meningitis ist die Drucksteigerung im Gehirn, wodurch die charakteristische Haltung der Kranken entsteht. Die kranken Kinder beugen den Kopf stark nach hinten, ihr Rücken ist wie ein Bogen durchgestreckt und ihre Beine sind angezogen. Wenn man versucht, diese Haltung zu ändern, so löst das Abwehrreaktionen und Schmerzen aus. Häufig stellt sich auch Erbrechen ein. Es sind starke Kopfschmerzen vorhanden. Es gibt einige typische Zeichen, an denen man eine Meningitis erkennen kann:

- Bei passiver Bewegung von Hüfte und Knie macht das andere Bein spontan dieselbe Bewegung mit.
- Läßt man das Bein nach der passiven Bewegung wieder los, so erfolgt eine erneute Beugung des anderen Beins.
- Bei passiver Beugung des Nackens beugt das kranke Kind Hüfte und Knie.
- Das sitzende Kind kann die Knie nicht mit dem Mund berühren.
- Das Kind kann nur sitzen, wenn es sich nach hinten mit den ausgestreckten Armen abstützt.

Komplikationen und Folgen

Zu den Folgen gehören: schnell einsetzende Bewußtlosigkeit, Krampfanfälle, zerebrale Durchblutungsstörungen, Schock, Infarkt, Wasserkopf, Hirnabszeß.

Als bleibende Folgen können auftreten: Behinderung der Sinnesfunktion, Bewegungsstörung, Krampfanfälle, Beeinträchtigung der geistigen Entwicklung. Die Sterblichkeitsrate soll zwischen 5 und 10% liegen. Die Krankheit wird schulmedizinisch mit Antibiotika behandelt.

172

Behandlung

ARNICA
Wenn eine Kopfverletzung die Ursache gewesen ist.

ACONIT
Plötzliches, heftiges Fieber, trockene Hitze ohne Schweiß, großer Durst, große Unruhe, wälzt sich hin und her.

BELLADONNA
Die Wangen und Ohren sind hochrot, die Pupillen vergrößert. Das Kind ist sehr schreckhaft und mag keine heftigen Bewegungen oder geschaukelt werden.

BRYONIA
Das Kind schreit, sobald es hochgenommen wird. Es liegt ganz still und regungslos, wimmert vor Schmerzen und wendet sich vom Licht ab.

Dosierung: Das passende Mittel wird in der C 200-Potenz 1–2stündlich gegeben, im hochakuten Zustand alle halbe Stunde. Wenn das Mittel nach spätestens drei Gaben keine sichtbare allgemeine Besserung bringt, ziehen Sie einen Fachmann zu Rate.

Die HIB-Impfung

Wie bereits ausführlich unter der Hepatitis-B-Impfung besprochen, genügt eine einmalige Spritze mit Tiomersal, um den Körper eines Säuglings extrem stark mit Quecksilber zu belasten.

Kontraindikationen
Nicht geimpft werden dürfen akut Erkrankte und Genesende, angesteckte Personen, Personen mit chronisch eitrigen Erkrankungen und solche mit einer bekannten Überempfindlichkeit gegen die Bestandteile des Impfstoffes.

Zusammensetzung des Impfstoffes

Der Impfstoff besteht aus gereinigtem Kapselpolysaccharid von Hämophilus-Influenza Typ B (25 Mikrogramm), der an gereinigtes Diphtherietoxoid (18 Mikrogramm) oder Tetanustoxoid gebunden ist.
Als Konservierungsmittel enthält er das quecksilberhaltige Tiomersal.
Eine Impfampulle kostet 51,40 DM.

Zeitpunkt der Impfung und Dauer des Impfschutzes

Die erste Impfung wird mit 3 bzw. 6 Monaten gegeben und nach 6–8 Wochen wiederholt. Die dritte Impfung erfolgt zu Beginn des zweiten Lebensjahres. Noch nicht gegen HIB geimpfte Kinder, die älter als 18 Monate sind, benötigen für den vollständigen Impfschutz nur eine einzige Dosis. Da die Kinder nach dem 5. Lebensjahr nicht mehr gefährdet sind, ist eine Auffrischimpfung nicht notwendig.

Nebenwirkungen des HIB-Impfstoffes

Der Beipackzettel einer Firma erwähnt: gelegentliche milde örtliche Reaktionen in Form von Rötungen, Schmerzen und Schwellungen sowie in Einzelfällen Hautausschläge und grippeähnliche Allgemeinerscheinungen, wie Abgeschlagenheit und Temperaturerhöhung.

In der Literatur sind noch weitere Folgen der HIB-Impfung bekannt. Im Jahre 1989 erkrankten acht Kinder in Island an der HIB-Meningitis. Von diesen war ein Kind geimpft und erkrankte zwölf Tage nach der ersten Impfung im Alter von drei Monaten.

Eine finnische Studie (Aeskula) über 60 000 geimpfte Kinder im Zeitraum von 1985 bis 1986 berichtet über 20 Nebenreaktionen, bei denen ein Arzt konsultiert werden mußte. Zwei Kinder, die gleichzeitig auch die Keuchhustenimpfung erhalten hatten, reagierten innerhalb von zwölf Stunden nach der Impfung mit Krampfanfällen. Diese Nebenreaktionen schob man allerdings der Keuchhustenimpfung zu. Die restlichen 18 Kinder reagierten mit Temperaturerhöhung, schlechtem Allgemeinbefinden, dreimal mit Urtikaria, einmal mit einem Abszeß mit anderen Erregern (Schmutzinfektion), und dreimal kam es zu Lokalreaktionen. Nesselartige Hautausschläge traten dreimal auf, und einmal kam es zu einer Mittelohrentzündung.

Aus Kanada und den USA gibt es einen Bericht (Scheifele) von der Impfung an 57 000 Kindern. 0,8% der Geimpften reagierten mit leichten Nebenwirkungen, die keine ärztliche Versorgung benötigten, z. B. mit Temperaturerhöhung, lokaler Schwellung und Schmerzhaftigkeit, vorübergehendem Appetitverlust und nesselartigem Hautausschlag. Weitere zwölf Kinder reagierten mit schwereren Nebenwirkungen und mußten in ärztliche Behandlung wegen allergischer Hautausschläge, lokaler Reaktionen, hohen Fiebers, hirnorganischer Krampfanfälle und Asthmaanfällen. Ein weiteres Kind im Alter von 19 Monaten erkrankte 48 Stunden nach der ersten HIB-Impfung an einer HIB-Meningitis.

Eine andere Studie (Vadheim u. a.) berichtet über die Nebenwirkungen bei über 29 000 geimpften Kindern im Alter zwischen 18 und 60 Monaten in Südkalifornien. In 8% der Fälle berichteten die Eltern, daß die Kinder innerhalb der ersten 48 Stunden nach der Impfung auffallend unruhig waren. Doch hier wurde gleichzeitig der DPT-Kombinationsimpfstoff verabreicht, und die Reaktion wurde dem Keuchhustenimpfstoff zugesprochen. Ferner traten eine Anzahl von Infekten der oberen Luftwege und Mittelohrentzündungen auf, die jedoch als Folge der kalten Jahreszeit und nicht als Folge der Impfungen eingestuft wurden. Innerhalb von 30 Tagen nach der Impfung bekamen sieben Kinder einen Nesselausschlag oder andere allergische Hautreaktionen. Hirnorganische Krampfanfälle infolge fieberhafter Erkrankungen traten bei 13 Kindern auf. Vier Kinder erlitten Krampfanfälle ohne Temperaturanstieg. Ein 29 Monate altes Kind erkrankte einen Tag nach der Impfung an einer HIB-Meningitis.

Eine weitere Studie (D'Croz) aus den USA berichtet über schwerwiegende Komplikationen mit Lähmungen. Im Jahre 1988 bis Anfang 1989 erkrankten drei Kinder an einem Guillain-Barré-Syndrom nach einer HIB-Impfung.

Zusammenfassend läßt sich sagen, daß fieberhafte Reaktionen und Unruhe sowie lokale Reaktionen unmittelbar nach der HIB-Impfung nicht selten vorkommen. Sie bleiben meist nicht ohne Nachwirkungen. Auch mit allergischen Hautausschlägen, vor allem Nesselsucht (Urtikaria) ist zu rechnen. In seltenen Fällen kann es auch zum Guillain-Barré-Syndrom kommen.

Diese Studien scheinen in Deutschland und anderswo nicht sehr bekannt zu sein, denn die WHO vermerkt z. B. in ihrer Aufklärungsbroschüre »Frühzeitig vorbeugen«: »Der relativ neue Impfstoff ist gut verträglich – Nebenwirkungen sind derzeit nicht bekannt.« In dem von der AOK herausgegebenen Heftchen mit dem Titel »Schutzimpfungen« steht allerdings schon: »In seltenen Fällen können örtliche Reaktionen und Temperaturerhöhungen auftreten.«

In unserer Praxis konnten wir als Folge der HIB-Impfung Entwicklungsstörungen auf geistigem und seelischem Gebiet und akute fieberhafte Erkrankungen beobachten.

Keuchhusten

Erkrankung

Kurzbeschreibung

Der Keuchhusten ist eine ansteckende Kinderkrankheit, die von einem krampfartigen Husten gekennzeichnet ist, dem das charakteristische Keuchen folgt. Dieses wird durch das lange, forcierte Einatmen durch die verkrampfte Kehle hervorgerufen.

Betroffener Personenkreis

Die Krankheit betrifft vor allem Kinder vor dem 6. Lebensjahr. Nach dem 10.–12. Lebensjahr wird sie sehr selten. Heutzutage tritt sie nur noch örtlich begrenzt auf. Es kommt aber häufiger vor, daß der Keuchhusten alle Kinder in einer Familie befällt; sehr selten erkranken auch die Eltern. Bei den anderen Infektionskrankheiten, außer bei Windpocken, ist es nicht üblich, daß alle Kinder in einer Familie an dieser Krankheit erkranken. In der Regel bekommt man den Keuchhusten nur einmal im Leben.

Übertragung

Die Übertragung erfolgt durch Tröpfcheninfektion. Bei dieser Krankheit spielen die hygienischen Verhältnisse für die Ansteckungsgefahr keine so große Rolle wie bei anderen ansteckenden Kinderkrankheiten, jedoch tragen die Konstitution des Kindes und das soziale Umfeld, in dem es lebt, wesentlich dazu bei, wie schwer es erkrankt und ob Komplikationen wie Bronchitis und Pneumonie entstehen können. Keuchhusten tritt eher in den Wintermonaten und im Frühjahr auf.

Früher erkrankten Erwachsene eigentlich nicht an dieser Krankheit. Seit der Einführung der Keuchhustenimpfung kommt dies jedoch häufiger vor. Besonders die in der Kindheit geimpften Erwachsenen sind gefährdet, da die Impfung laut Beipackzettel sowieso nur eine kurze Immunität verleiht, die Bronchien aber in einer besonderen Weise schwächt. Die während der Schwangerschaft übertragenen Antikörper schützen Neugeborene und junge Säuglinge vor Keuchhusten nicht.

Der Keuchhusten ist ansteckend, solange die Anfälle auftreten.

Inkubationszeit

Die Zeit von der Ansteckung bis zum Ausbruch der Krankheit beträgt etwa zehn Tage.

Krankheitsverlauf

Als erstes zeigen sich katarrhalische Symptome, die nicht besonders charakteristisch sind. Man könnte auch auf eine gewöhnliche Erkältung tippen. Auch der beschwerliche Husten gibt uns noch keinen Hinweis auf die Erkrankung. Nach einigen Tagen nimmt der Husten einen spastischen Charakter an, jedoch ist im ersten Stadium, welches 10–12 Tage dauert, das Keuchen meistens noch nicht vorhanden.

Die Keuchhustenanfälle haben einen ganz besonderen Charakter. Das Kind hat vorher Angstgefühle und eine Verspannung oder auch Schmerzen in der Brustmitte. Es hat einen Krampf in der Kehle, einen unwiderstehlichen Drang zum Husten, wogegen es sich wehrt, so gut es kann. Es richtet sich z. B. schnell aus der Rückenlage auf und klammert sich an die Mutter oder einen festen Gegenstand, um den Anfällen besser zu widerstehen. Dann folgt der Anfall mit rasch aufeinanderfolgenden Hustenstößen, die von Zeit zu Zeit durch die keuchende Einatmung unterbrochen werden.

Manchmal überfallen diese Anfälle das Kind auch ganz ohne Vorwarnung. Während der Dauer des Anfalls beugt sich das Kind zur Entlastung der Atemmuskulatur nach vorne.

Je rascher die Hustenstöße aufeinanderfolgen, desto seltener atmet es ein, und um so mehr tritt das Bild der Erstickung hervor. Gesicht und Hals färben sich dunkelblaurot, die Halsschlagadern pulsieren, Lippen und Zunge werden dunkelblau, die Augen tränen, und aus der Nase fließen Schleim und Blut. Ein Anfall dauert 2–3 Minuten und endet häufig mit dem Auswürgen von nicht selten blutigem Schleim oder Speiseresten.

Fast immer folgt nach einer kurzen Pause ein zweiter schwächerer Anfall, manchmal noch ein dritter, so daß der ganze Anfall eigentlich aus
2–3 schnell aufeinanderfolgenden Anfällen besteht. Nun tritt vollständige Ruhe ein, kleinere Kinder liegen in höchster Erschöpfung da, ältere
dagegen setzen fast unmittelbar ihre Beschäftigung fort, als wenn nichts
vorgefallen wäre.

In der Nacht fahren die Kinder in die Höhe, machen ihren Anfall durch
und schlafen sofort wieder ein, ohne durch die häufige Unterbrechung
des Schlafes wesentlich beeinträchtigt zu werden. Allerdings kann der
Keuchhusten für die Eltern von Kleinkindern sehr anstrengend werden,
da sie ja das Kind immer wieder hochnehmen müssen, damit es besser
husten kann. Bei schweren Fällen kann es zu unwillkürlichen Darm- und
Blasenentleerungen kommen, auch Blutungen aus dem Mund und der
Nase können auftreten.

Keuchhustenanfälle können durch plötzliche Anstrengungen ausgelöst
werden sowie durch Weinen, Niesen, Essen und Trinken, durch Luftzug
oder plötzliche Kälteeinwirkung, durch Hinausgehen in die Kälte oder
durch Barfußlaufen auf kalten Steinen etc. In den späteren Stadien von
Keuchhusten ist es charakteristisch, daß Emotionen, besonders Ärger,
einen Anfall provozieren können. Diese emotionsbedingten Anfälle
können manchmal noch monatelang nach der eigentlichen Erkrankung
anhalten, wenn diese nicht richtig ausgeheilt wurde.

Krankheitsdauer

Die Krankheit dauert etwa 6–12 Wochen. Nicht selten zieht sie sich über
3–4 Monate hin. Die Krankheit dauert erfahrungsgemäß sehr lange,
wenn in der Familiengeschichte Fälle von Tuberkulose aufgetreten sind
oder wenn das Kind sehr abgemagert ist. Einen erheblichen Einfluß auf
die Dauer der einzelnen Anfälle, der einzelnen Stadien und der ganzen
Krankheit haben das Allgemeinbefinden, das Alter des Kindes, die Jahreszeit und die hygienischen Verhältnisse, unter denen das Kind die
Krankheit durchmacht.

Der Keuchhusten war früher eine gefürchtete Krankheit. Heutzutage
verläuft er meist eher mild. Säuglinge können allerdings an dem hoch-
gewürgten Schleim ersticken.

Komplikationen

Die häufigste Komplikation ist die Bronchitis. Wenn die Bronchien sehr stark betroffen sind, kann es zum langsamen Ersticken kommen oder zu einer Lungenentzündung. Jedoch gehört die Lungenentzündung zu den selteneren Komplikationen.

Eine ernsthafte Komplikation kann auch das Erbrechen darstellen, wenn nämlich das Kind sehr häufig erbricht und dadurch stark erschöpft wird, keine Nahrung mehr aufnehmen kann und sehr abmagert. Meist hat das Kind keine Lust mehr zur Essensaufnahme und erbricht sogar Flüssigkeit. Oft setzt auch Durchfall ein.

Bei jungen Säuglingen kann es zu einer Erweiterung der Lungenbläschen (Emphysem) oder zu einer Erweiterung der Bronchialzellen kommen. Ferner kann durch den Keuchhusten eine Tuberkulose reaktiviert werden oder als Folge in den nächsten Jahren auftreten.

Außer dem Nasenbluten gibt es manchmal Blutungen aus den Ohren, am gefährlichsten wird es jedoch, wenn ein Blutgefäß im Gehirn platzt. Dadurch kommt es zu heftigen Gehirnsymptomen, wie Krampfanfällen, halbseitiger Lähmung, Blindheit, Taubheit oder totalem Stimmverlust. All diese Symptome treten glücklicherweise heute kaum noch auf, da der Keuchhusten wesentlich leichter verläuft als früher. Aber was die Keuchhustenimpfung betrifft, so ist sie unter anderem gerade deswegen so umstritten, weil genau diese Krankheitsbilder durch die Impfung ausgelöst werden können.

Bei Keuchhusten kommt es häufiger vor, daß sich eine andere Infektionskrankheit dazugesellt oder folgt, wie z. B. Masern, Scharlach oder Windpocken. Natürlich ist dann das gesamte Krankheitsbild des Keuchhustens mit seinen Komplikationen wesentlich heftiger. Besonders bedenklich wird es, wenn sich Masern dazugesellen, da sich der Masernausschlag auf die Schleimhäute verlagern kann.

Allgemeine Maßnahmen

In erster Linie ist es wichtig, auf Sauberkeit und Hygiene zu achten. Erziehen Sie Ihr Kind dazu, daß es möglichst immer Taschentücher benutzt, wenn es hustet oder sich die Hand vor den Mund hält. Jegliche Absonderungen aus der Nase oder aus den Lungen sollten mit Taschentüchern aufgefangen werden und nicht irgendwo verschmiert werden. Diese Taschentücher sollten in einem Plastikmüllbeutel gesammelt und möglichst schnell in die Mülltonne geworfen werden.

In der ersten Zeit des katarrhalischen Stadiums wird der trockene, häufige Husten am besten durch Bettruhe, warme oder kalte Getränke sowie durch Einatmung von Wasserdämpfen erleichtert.

Sorgen Sie dafür, daß sich Ihr Kind genügend im Freien aufhält und daß die Atmosphäre zu Hause ruhig und harmonisch ist. Manchmal können auch bei einem Hustenanfall Ablenkungen kleine Wunder vollbringen. Hochgebirgsluft wirkt sich sehr heilsam bei Keuchhusten aus. Durch Druckkammern, die in manchen Kliniken vorhanden sind, kann ein ebensolches Resultat erzielt werden.

Im Ganzen gesehen erfordert das Begleiten eines Kindes durch den Keuchhusten Ihrerseits viel Besonnenheit und Geduld.

Die Ernährung

Bei der Ernährung ist darauf zu achten, daß alles, was einen Hustenanfall auslösen kann, vermieden wird, vor allem Brot, Zwieback, Kuchen, Müsli, also alle grobkörnigen oder krümeligen Nahrungsmittel. Selbst Grieß und Zwiebackbrei können einen Hustenanfall auslösen. Besser verträglich sind Breie aus ganz fein gemahlenem Mehl, wie z. B. Kartoffelmehl.

Grundsätzlich sind bei allen Infektionskrankheiten die frischen Obst- oder Gemüsesäfte den Fabriksäften vorzuziehen, da sie wichtige Vitamine und Vitalstoffe enthalten. Die fertigen Säfte machen das Blut sauer, die frisch gepreßten machen es basisch.

Natürlich ist es bei allen Infektionskrankheiten wichtig, das Kind niemals zum Essen zu zwingen. Aber beim Keuchhusten ist besonderer Wert darauf zu legen, da durch den Widerstand und Ärger des Kindes schlimme Hustenanfälle ausgelöst werden können.

Behandlung

Durch die homöopathische Behandlung wird der Verlauf sehr verkürzt und dadurch die Ansteckungsgefahr wesentlich gemildert. Solange Ihr Kind unter den typischen Keuchhustenanfällen leidet, sollte es nicht in den Kindergarten. Die Ansteckungsgefahr ist im ersten Stadium am größten und wird im Verlauf der Erkrankung immer geringer. Vorsorglich sollten Sie Ihre Freunde und Bekannten darüber informieren, daß Ihr Kind Keuchhusten hat. Die Reaktionen werden unterschiedlich ausfallen, manche haben mehr Angst, manche weniger. Jedoch haben wir erlebt, daß der homöopathische Schutz allen anderen prophylaktischen Maßnahmen weitaus überlegen ist.

Die meisten Patienten, die wir wegen Keuchhusten behandeln, kommen erfahrungsgemäß nicht am Anfang, sondern erst dann, wenn sich der Keuchhusten richtig manifestiert hat, was durch das Erbrechen und die Krampfanfälle deutlich wird. Sie haben vorher entweder nichts gegen den Husten unternommen, sofern es sich um einen leichten Husten gehandelt hat, oder sie haben schon alle möglichen Mittel ohne Erfolg ausprobiert. Aus diesem Grund haben wir die Mittel für das erste, zweite und dritte Stadium sowie für kleine Kinder und alte Menschen getrennt aufgeführt.

– Die wichtigsten Mittel für das *erste Stadium* sind in der Reihenfolge ihrer Häufigkeit: Belladonna, Drosera, Arnica, Nux vomica, Pulsatilla, Coccus cacti, Hepar sulfuris, Corallium rubrum, Kalium bichromicum, Naphthalin, Rumex, Zincum und Sambucus.

– Die Mittel für das *zweite Stadium* sind in der Reihenfolge ihrer Häufigkeit: Ipecacuanha, Carbo vegetabilis, Cuprum metallicum und Ferrum phosphoricum.

– Wenn es im zweiten Stadium zu blutigem Auswurf kommt, sind folgende Mittel, nach ihrer Häufigkeit geordnet, angezeigt: Arnica, Ipecacuanha, Drosera, Ferrum phosphoricum, Mercurius solubulis und Muriaticum acidum.

– Die Mittel für das *dritte Stadium*, nach ihrer Häufigkeit geordnet, sind: Arsenicum, Arnica, Staphisagria, Nux vomica, Ignatia, Colocynthus, Sepia und Bryonia.

– Für *kleine Kinder*, die schwächlich und abgemagert sind und Lymphdrüsenschwellungen haben, sowie für *alte Menschen*, die an Keuchhusten erkranken, sind die nachfolgenden Mittel sehr hilfreich: Barium carbonicum, Barium jodatum, Lycopodium, Sulfur, Hippozaenium (Malleinum) und Senega.

Mittel für das erste Stadium

BELLADONNA

ist in den ersten drei Wochen sehr wichtig, wenn sich die charakteristische Zusammenziehung der Kehle früh zeigt. Es ist eines der besten Mittel gegen Keuchhusten. Kennzeichnend sind die Plötzlichkeit der Anfälle, die Verengung des Halses, die Enge der Brust sowie der Blutandrang zum Gesicht und zum Nacken. Das Kind greift sich beim Anfall an den Hals und hält die Mutter vor Angst fest. In den späteren Stadien ist Belladonna wertlos, wenn es aber am Anfang gegeben wird, wird es den Husten sehr erleichtern und die Anfälle deutlich verkürzen.

DROSERA

Der Husten klingt heiser mit langer, keuchender Einatmung, der starke Hustenanfälle mit ausgeprägter Erstickungsnot folgen. Der Husten ist schlimmer nach Mitternacht, er ist bellend, und bei festsitzendem Auswurf kommt es zu Würgen und Erbrechen. Der Husten verschlimmert sich bei Fortschreiten der Krankheit, sobald das Kind sich hinlegt und sein Kopf das Kissen berührt. Die Anfälle folgen sehr schnell aufeinander. Sie können auch durch Lachen, Spielen oder körperliche Anstrengung ausgelöst werden. Der Husten tut dem Kind im Bauch so weh, daß es sich das Zwerchfell hält. Der Auswurf ist fadenziehend, eiweißartig und gelblich.

ARNICA

Bei Arnica gibt es solche heftigen Anfälle, daß scharf begrenzte, ausgedehnte Blutergüsse im Gewebe entstehen können oder in den Bindehäuten kleine Gefäße platzen können. Durch den kräftigen Husten entsteht eine Art Muskelkater der Atemmuskulatur mit Wundheitsgefühl. Der ganze Körper fühlt sich wie zerschlagen und kraftlos an durch die Anstrengung. Bei den Anfällen muß sich das Kind irgendwo festhalten, sonst verliert es das Gleichgewicht und fällt auf den Boden. Es preßt seinen Kopf gegen den Boden, um das Gleichgewicht wieder zu erlangen. Die Anfälle schütteln das Kind furchtbar und schmerzen sehr, und danach weint es bitterlich.

Nux vomica

Dies ist ein sehr nützliches Mittel bei spastischen Krämpfen des Rachens und der Brust. Der Husten ist häufig, hart und trocken. Er beginnt sehr früh am Morgen und ist dann trocken und hart, während er später am Tag, besonders am Abend, von blutigem Auswurf begleitet wird. Kinder, die Nux vomica brauchen, haben Verstopfung, Kopfschmerzen, sind leicht gereizt und heftig. Manchmal ist ihre Leber geschwollen.

Pulsatilla

Es erweist sich manchmal als ein sehr wichtiges Mittel im ersten Stadium, wenn der Husten locker ist und die Magen-Darm-Symptome in den Vordergrund treten. Das Kind erbricht bei jedem Hustenanfall Schleim. Im großen und ganzen sucht das Kind kühle, frische Luft, fühlt sich draußen wohler und hustet nicht im Freien, außer wenn es sich sehr stark körperlich anstrengt. Wenn es dagegen wieder in einen warmen Raum kommt, können die Hustenanfälle ausgelöst werden, und es kann auch anfangen zu frieren. In warmen Zimmern genügen schon geringste körperliche Anstrengungen, um einen Hustenanfall auszulösen. Abends im Bett können die Hustenanfälle den Schlaf längere Zeit verhindern. Danach wird das Pulsatilla-Kind meistens durchschlafen.

Coccus cacti

Das Coccus-cacti-Kind wacht mit dem Hustenanfall auf. Er beginnt, sobald es die Augen öffnet und endet mit Erbrechen, wobei ihm lange Fäden von klarem Schleim aus dem Mund bis zum Boden hinunterhängen. Dieses Kind verträgt Wärme in jeder Form schlecht, z. B. wenn es nachts im Bett warm wird oder warme Getränke zu sich nimmt. Schlecht geht es ihm aber auch nachts, bevor es ins Bett kommt und gegen

23.30 Uhr. Das Trinken von kaltem Wasser sowie alleine schon das Ausspülen des Mundes mit kaltem Wasser bessern die Beschwerden. Bei diesem Kind beginnt und endet der Tag mit Hustenanfällen.

HEPAR SULFURIS

Es kommt in Frage bei heiserem, kruppartigem Husten, der schlimmer wird, je näher die Nacht rückt. Das Kind spricht heiser, und der Husten klingt heiser. Der Husten wird durch das Einatmen kalter Luft und das Essen oder Trinken von etwas Kaltem ausgelöst.

CORALLIUM RUBRUM

Es zählt zu den sogenannten routinemäßig verabreichten Keuchhustenmitteln. Ein Leitsymptom dieses Mittels ist die Erstickungsnot vor dem Anfall, die auf eine starke neurotische Komponente hindeutet. Das Kind schnappt buchstäblich nach Luft und wird purpurblau im Gesicht, bevor das Bellen anfängt. Die kurzen Anfälle folgen schnell aufeinander. Es ist ein kurzer hackender Husten, der sich anhört wie eine Maschinenpistole.

KALIUM BICHROMICUM

Typisch sind Absonderungen von fadenziehendem Schleim. Die Absonderungen aus der Nase sind dick und gelb. Sie werden schlimmer nach dem Essen und durch tiefes Einatmen. Das Kind atmet schnell und oberflächlich, um Anfälle von Husten zu verhindern. Die Drüsen sind vergrößert, und es besteht ein allgemeiner Katarrh der Nase, des Rachens und der Stirnhöhlen. Es hat einen rauheren Husten als das Hepar-Kind, und es ist eher ein sägendes Geräusch.

NAPHTHALIN

Es kommt in Frage, wenn die Anfälle außergewöhnlich lang und häufig sind. Das Kind kann ganz schlecht atmen. Naphthalin ist gekennzeichnet durch einen krampfartigen Husten, er ist kruppös, trocken, explosiv und zusammenschnürend. Die keuchende Einatmung am Ende ist besonders ausgeprägt. Katarrhalische Symptome sind kaum vorhanden. Die Anfälle sind so heftig, daß alle Anwesenden um das Leben des kleinen Patienten fürchten. Das Kind muß aufgesetzt werden, es wird sonst blau. Es kann nicht ausatmen. Deshalb ist dieses Mittel wichtig bei Keuchhustenanfällen, die in die asthmatische Richtung gehen. Das Kind verschluckt sich grundsätzlich am Essen, und es kommt nach dem Essen zum Erbrechen durch die Anfälle. Die Anfälle sind nachts häufig, am Tag weniger; sie werden durch Sprechen ausgelöst.

RUMEX

Typisch ist ein trockener, hackender, andauernder, erschöpfender Husten. Der Hustenreiz sitzt unterhalb des Brustbeins, und es kitzelt ständig. Kälte in jeder Form, selbst das Aufdecken des kleinen Fingers, löst einen Hustenanfall aus. Auch wenn das Kind sehr warm angezogen ist, kann es nicht lange draußen spielen, da es unaufhörlich hustet. Sobald es wieder im warmen Zimmer ist, hören die Anfälle auf. Die Stimmbänder werden angegriffen, und die Stimme klingt heiser und belegt.

ZINCUM METALLICUM

Auch für Zink sind Krämpfe kennzeichnend. Während der Anfälle hält das kranke Kind irgend etwas mit all seiner Kraft fest, um sich zu kontrollieren. Es besteht sehr große Unruhe, besonders der Füße. Es kommt zu unwillkürlichem Wasserlassen und Stuhlgang.

SAMBUCUS NIGRA

Es handelt sich um einen feuchten Husten mit starker Schleimbildung. Es wird auch sehr viel Schleim abgehustet, der zäh ist und süßlich oder salzig schmeckt; manchmal hat er auch einen fauligen Geruch. Die Verschlimmerungszeit ist um Mitternacht. Wenn das Kind anfängt, im Schlaf zu husten, hört sich der Husten trocken an. Sobald das Kind aufwacht, fängt es auch an, sehr stark zu schwitzen.

Mittel für das zweite Stadium

IPECACUANHA

Es ist ein wichtiges Mittel, wenn Erbrechen im Vordergrund steht. Typisch ist ein würgender, erstickender Husten. Die Anfälle folgen schnell hintereinander, begleitet von reichlichem, zähem, eiweißartigem Schleim, der

Erbrechen auslöst. Das Kind erschlafft während des Anfalls oder auch erst danach, es wird tödlich blaß, und kühler Schweiß bedeckt es.

CARBO VEGETABILIS

Es ist ein wichtiges Mittel, wenn die bisherige Behandlung wenig erfolgreich war oder die bisherigen Mittel nur kurz halfen. Der Husten wird stetig schlimmer. Hier treten die Beschwerden des Verdauungstraktes in den Vordergrund, so daß das Kind fast keine Nahrung mehr bei sich behalten kann. Auch auf die gesunde Kost, die von der Mutter angeboten wird, hat es überhaupt keine Lust. Es möchte nur schwerverdauliche Speisen, wie z. B. Pfannkuchen, süße Puddings, Pommes frites, Pizza, Bratkartoffeln usw. essen. Die Anfälle werden durch Wärme und Anstrengung ausgelöst. Dieses Mittel kommt besonders da zum Einsatz, wo die gute Wirkung von PULSATILLA nachläßt.

CUPRUM METALLICUM

Es ist angezeigt, wenn der Husten sehr krampfhaft ist und die Hustenanfälle sehr lange anhalten. Das Kind wird zyanotisch (Blauverfärbung des Gesichts), es kann kaum mehr atmen, und durch die große Anstrengung beim Einatmen erbricht es jede Speise krampfartig. Es ist sehr nervös, wodurch plötzliche Anfälle entstehen, die fast immer in Krämpfen enden, welche in den Fingern und Zehen beginnen oder sich nur auf diese Körperteile beschränken. Die Anfälle erschöpfen das Kind sehr, es schläft unruhig, wacht mitunter auf und verlangt etwas zu essen, am liebsten Schokolade, welche es wieder erbricht. Dieses Symptom muß allerdings nicht immer vorhanden sein. Bei Kindern, die unter noch größerer Erschöpfung leiden und denen Cuprum metallicum nicht so eindeutig hilft, kann sich CUPRUM ARSENICOSUM als sehr wichtiges Mittel erweisen.

FERRUM PHOSPHORICUM

Das Ferrum-phosphoricum-Kind ist schwächlich, blaß und eher anämisch (blutarm). Allerdings bekommt es durch die geringste Anstrengung, so auch durch den Husten, leicht ein blühendes Aussehen mit richtig roten Apfelbäckchen. Es hat einen wechselhaften Appetit, jedoch neigt es durch die Hustenanfälle sehr leicht zum Erbrechen. Ein weiteres wichtiges Symptom ist das Nasenbluten. Wenn sich das Kind überfordert fühlt oder wenn es sich sehr stark körperlich angestrengt hat, kann es schreckliche Hustenanfälle bekommen.

Mittel für das dritte Stadium

ARSENICUM ALBUM

Dies Mittel kommt in Frage, wenn das Kind durch den Keuchhusten sehr geschwächt und mitgenommen ist. Durch die geringste körperliche Anstrengung bricht der Husten wieder aus, selbst wenn die starken Anfälle schon abgeklungen sind, wodurch das Kind noch weiter entkräftet wird. Das Kind ist leicht gereizt, besonders wenn es seine Aufgaben und Pflichten nicht so gut erfüllen kann, wie es gerne möchte. Dann kann es auch manchmal sehr zornig werden, was wiederum starken Husten auslöst.

ARNICA

wurde bereits bei den Mitteln für das erste Stadium beschrieben. Es ist aber auch sehr häufig im dritten Stadium angezeigt.

STAPHISAGRIA

Dieses Mittel kommt in Frage, wenn sich das Kind von den Eltern nicht richtig aufgenommen fühlt und unter Druck steht. Die Schonzeit und die besondere Anteilnahme der Eltern sind vorbei. Die normalen Bedingungen des Alltags werden wieder durchgesetzt, und das gefällt dem Kind nicht. Es bekommt starke Hustenanfälle vor Ärger, hinter dem sich ein stiller Kummer verbirgt.

NUX VOMICA

Auch bei dem Nux-vomica-Kind ist die Schonzeit jetzt abgelaufen. Es möchte viele Sachen, die es während der Krankheit nicht machen konnte, in Angriff nehmen. Dies macht es sehr ungeduldig, und der geringste Widerstand von anderen bringt es auf die Palme, wodurch natürlich Hustenanfälle ausgelöst werden.

IGNATIA

Das Ignatia-Kind hat die durch die Krankheit bedingte Schonzeit nicht richtig ausnutzen können. In einem gewissen Sinne möchte es die Krankheit gerne noch etwas behalten. Besonders, wenn ihm von den Eltern ein Riegel vorgeschoben wird, reagiert es mit einem Hustenanfall, um den Widerstand der Eltern zu brechen.

COLOCYNTHUS

In gewissem Sinne ist das Colocynthus-Kind ähnlich wie das Ignatia-Kind, aber es möchte nicht leiden. Besonders empfindlich reagiert es auf das Schimpfen der Eltern, und zwar mit schweren Hustenanfällen, so daß die Eltern sich richtig schuldig fühlen.

SEPIA

Das Sepia-Kind hat keine Lust, irgendwelche Pflichten des Alltags zu erfüllen, und möchte daher am liebsten alleine gelassen werden. Sobald es gefordert wird, reagiert es mit heftigen Hustenanfällen.

BRYONIA

Das Bryonia-Kind versucht wieder in den normalen Alltag zurückzufinden, aber in seinem normalen, sehr langsamen Rhythmus. Wenn es gehetzt wird, kann es daher leicht in einen Wutanfall ausbrechen, der mit einem Hustenanfall verbunden ist.

PERTUSSINUM

Die Keuchhustennosode – ein Mittel für alle Stadien
Man könnte durch das Lesen von manchen Büchern und Broschüren den Eindruck bekommen, daß es ausreicht, jeden Keuchhusten mit Pertussinum zu behandeln. Zum Teil wird dies auch praktiziert. Jedoch unterliegen die *Nosoden* (homöopathisch potenzierte Krankheitserreger) dem gleichen homöopathischen Heilgesetz »Similia similibus curantur« wie alle anderen Mittel auch.

Wenn dieses Mittel das richtige ist, dann können wir eine stetige Besserung erwarten. Aber eine abgeschwächte Form des Keuchhustens weist nicht auf Pertussinum als das Similimum (das ähnlichste Mittel) hin,

189

sondern höchstens auf ein Simile, ein ähnliches Mittel. Wenn es sich um ein sehr abwegiges Simile handelt, führt dies meistens zu einer Unterdrückung und nicht zu einer Heilung des Keuchhustens.

Eine Unterdrückung können Sie daran erkennen, daß sich das Allgemeinbefinden des Kindes nicht im gleichen Maße bessert wie der Keuchhusten oder sogar schlechter wird. Wenn es sich um eine Unterdrückung handelt, bricht der Keuchhusten nach dem Absetzen des Pertussimums in aller Heftigkeit wieder aus.

Für Säuglinge ist Pertussinum allerdings aus verschiedenen Gründen immer ein sehr wichtiges Mittel. Säuglinge neigen dazu, den Keuchhusten in seiner heftigsten Form zu bekommen, und Nosoden sind generell sehr wichtige Mittel bei schweren Verläufen von Infektionskrankheiten. Je kleiner das Kind ist, um so unspezifischer ist der Keuchhustenverlauf, und das ist auch ein Argument, um die Nosoden einzusetzen. Und letztendlich können wir bei der Behandlung von Säuglingen nicht zuviel kostbare Zeit verstreichen lassen, um ggf. ein noch besser passendes Mittel zu finden. Wenn Pertussinum auch nicht immer das passendste Mittel für Säuglinge sein mag, so ist es doch in jedem Falle sehr nahe daran.

Pertussinum kann man auch dann einsetzen, wenn unsere sorgfältig gewählten Mittel weder die Anfälle richtig in den Griff bekommen noch das Allgemeinbefinden des Kindes wesentlich verbessern. Ferner ist Pertussinum angezeigt, wenn sich zwar das Allgemeinbefinden wesentlich bessert und auch die Anfälle viel weniger werden, aber die Krankheit letztendlich doch nicht zu einem Schlußpunkt kommt und sich in die Länge zieht.

Die Behandlung schwacher, abgemagerter kleiner Kinder und älterer Menschen (Großeltern)

BARIUM CARBONICUM

ist wichtig bei alten Menschen, die als Kinder chronisch entzündete und vergrößerte Mandeln und Drüsen hatten mit häufigen akuten Mandelentzündungen.

Auch abgemagerte Kinder sprechen auf Barium carbonicum gut an. Der

Husten wird ausgelöst durch Kitzeln in Hals und Magengrube. Es ist ein krampfhafter Husten, morgens erschwerter, gelber, zäher, stärkeähnlicher Auswurf, der oft salzig schmeckt. Diese Kinder haben Angst vor Fremden. Alte Menschen, die dieses Mittel brauchen, verhalten sich wieder wie Kinder.

BARIUM JODATUM
Dieser Typ reagiert zwar auch auf Kälte mit einer Mandelentzündung, friert jedoch nicht so leicht wie der Barium-carbonicum-Mensch. Es paßt besonders gut für Menschen, die eine Neigung zur Tuberkulose haben und deren Bauchdrüsen verhärtet sind.

SENEGA
paßt besonders für alte Menschen, die schon eine Erweiterung der Lungenbläschen (Emphysem) haben oder bei denen die Gefahr besteht, daß sich durch den Keuchhusten ein Emphysem entwickelt. Der Kranke spürt eine Schwere auf der Brust. Ein Brennen und Kitzeln im Kehlkopf löst einen erschütternden Hustenanfall aus. Die Brust steckt voller Schleim oder fühlt sich zumindest so an. Es kommt viel zäher, eiweißartiger Schleim, der teilweise sehr übel riecht, vor allem morgens. Die Keuchhustenanfälle sind jedoch abends schlimmer.

LYCOPODIUM
wird rein aufgrund der konstitutionellen Symptomatik gegeben. Die gesamte Bauch- und Magengegend ist erschlafft. Die meisten Speisen sind unverträglich und verursachen große Beschwerden mit Blähungen. Der Kranke ist eher verstopft. Der Husten ist trocken, hohl und stoßartig, schlimmer am frühen Abend bis Mitternacht. Der Patient schwitzt bei der geringsten Anstrengung, friert aber sofort, wenn er ein Kleidungsstück ablegt.

SULFUR
ist ein hilfreiches Mittel, wenn wenig oder keine besonderen Symptome vorhanden sind oder bisher kein Mittel durchschlagend geholfen hat. Dem Patienten ist eher warm, er hat keinen richtigen Appetit, aber Durst.

HIPPOZAENIUM (MALLEINUM)

hilft alten Menschen mit tuberkulinischer Vorgeschichte, deren gute Gesundheit durch die Bronchialproblematik über die Jahre gelitten hat. Es ist so viel Schleim vorhanden, daß sie fast daran ersticken. Sie können den Schleim wegen der starken Entkräftung, und weil er so fest sitzt und zäh ist, schlecht abhusten. Der Auswurf ist meist von grünlicher Farbe.

Die Keuchhustenimpfung

Meldepflicht besteht seit 1961 nur noch für Keuchhustentodesfälle. Seitdem haben wir keine zuverlässigen Daten mehr über das Auftreten von Erkrankungen. Seit 1983 liegt die Sterberate bei Keuchhusten zwischen 2 und 8 Fällen pro Jahr. Im Jahre 1992 gab es unter 80 Millionen Deutschen 3 Todesfälle durch Keuchhusten laut den Angaben des Statistischen Bundesamtes in Wiesbaden.

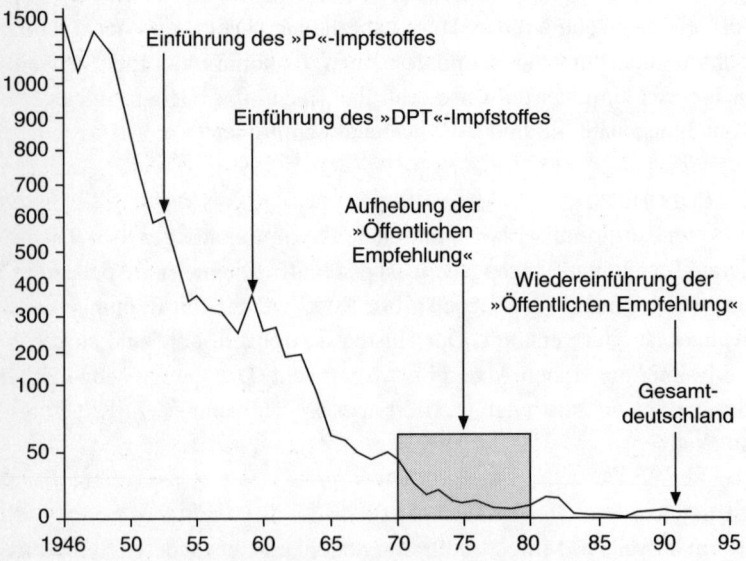

Sterbefälle an Keuchhusten in Deutschland 1946–1992
(Quelle: Statistisches Bundesamt Wiesbaden)

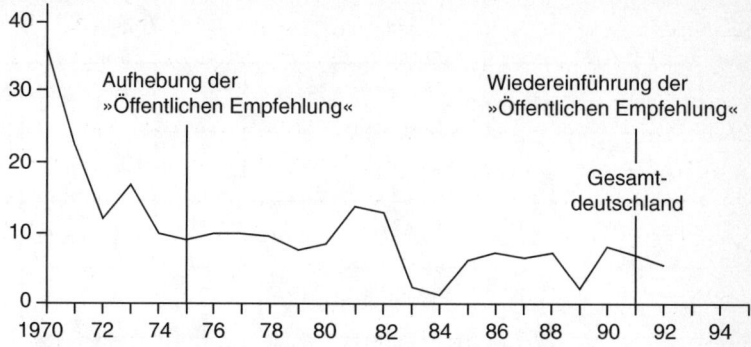

Todesfälle an Keuchhusten in Deutschland 1970–1992
(Quelle: Statistisches Bundesamt Wiesbaden)

Eine Untersuchung (Stickel und Pachler) aus dem Jahre 1980 an 5485 stationär aufgenommenen, an Keuchhusten erkrankten Kindern ergab, daß 438 Kinder gegen Keuchhusten geimpft waren. Die Autoren stellen fest: »Darüber hinaus führt der Keuchhustenimpfstoff bei fast jedem Säugling zu Nebenwirkungen und in seltenen Fällen zu schweren Komplikationen mit Dauerschäden … Auffallend ist die niedrige Letalität (Sterberate) des Keuchhustens …« Die Wahrscheinlichkeit, an der Keuchhustenimpfung zu sterben, ist wesentlich größer als an Keuchhusten.

In der ehemaligen DDR wurden 132 Impfschäden durch die DPT- und Pertussisimpfung anerkannt. Davon starben 23 Kinder. Die Tabelle auf Seite 194 zeigt, daß das Risiko, an Keuchhusten zu erkranken, mit der Keuchhustenimpfung zunimmt. Von 142 Wiener Kindern, die 1965 an Keuchhusten erkrankten, waren 60,6%, also 86 Kinder, gegen Keuchhusten geimpft.

Ein Allgemeinarzt auf den Shetlands zeichnete im Jahre 1979 die Krankheitsgeschichten von 134 Kindern auf, die im Zuge einer Epidemie an Keuchhusten erkrankten. Von diesen waren 93 geimpft.

Ein weiteres Beispiel für die hohe Erkrankungsrate der gegen Keuchhusten geimpften Kinder kommt aus Maryland. Obwohl fast die gesamte Bevölkerung (98%) dreifach gegen Keuchhusten geimpft wurde, zeigte sich 1982 in Maryland eine starke Vermehrung der Keuchhustenfälle. Mehr als 50% der Erkrankten mußte eine Woche oder noch länger sta-

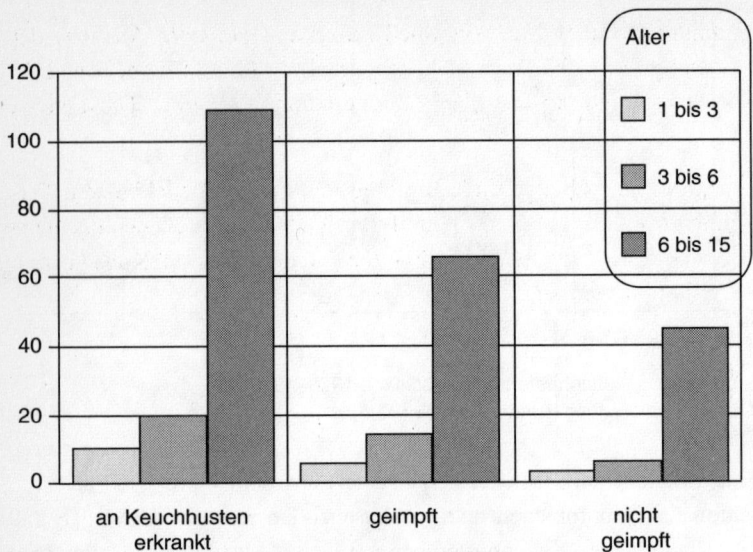

Impfzustand an Keuchhusten erkrankter Wiener Kinder (1965)
(Quelle: H. W. Hayek)

tionär behandelt werden. 18% der Patienten unter einem Jahr bekamen Lungenentzündung (Quelle: Jama, 8. 7. 1983).

Eine Untersuchung von Prof. Steward in Schweden kommt zu der beunruhigenden Feststellung, daß 70% der Erwachsenen, die an Keuchhusten erkranken, von geimpften Kindern angesteckt wurden. Es war vor Einführung der Keuchhustenimpfung nur bekannt, daß der Schutz vor Keuchhusten im höheren Alter nachläßt und sich dann die Großeltern eines keuchhustenkranken Kindes anstecken können.

Es wird manchmal behauptet, der Rückgang von Keuchhustenerkrankungen sei den Impfungen zu verdanken. Folgende Fakten widerlegen dies:

• Die Keuchhustentodesrate verringerte sich um mehr als 75%, *bevor* die Impfungen eingeführt wurden.

• In Ländern, in denen kaum oder weniger geimpft wurde, wie z. B. in Ägypten, ging die Anzahl der Keuchhustenerkrankungen ebenfalls deutlich zurück.

• In Großbritannien sank die Durchimpfungsrate innerhalb von drei

Jahren um die Hälfte. Anschließend erkrankten, trotz Anstiegs der Geburtenrate, 25% weniger Kinder an Keuchhusten, wobei die Zahl der Todesfälle um fast die Hälfte zurückging (Quelle: The Lancet, 18. 1. 1978).

Es wird ferner behauptet, die Impfung schütze vor Keuchhusten. Tatsächlich trat aber ein hoher Anteil von 30–50% aller Keuchhustenerkrankungen bei vollständig geimpften Kindern auf (in Kanada, den USA, Großbritannien im Jahre 1974).

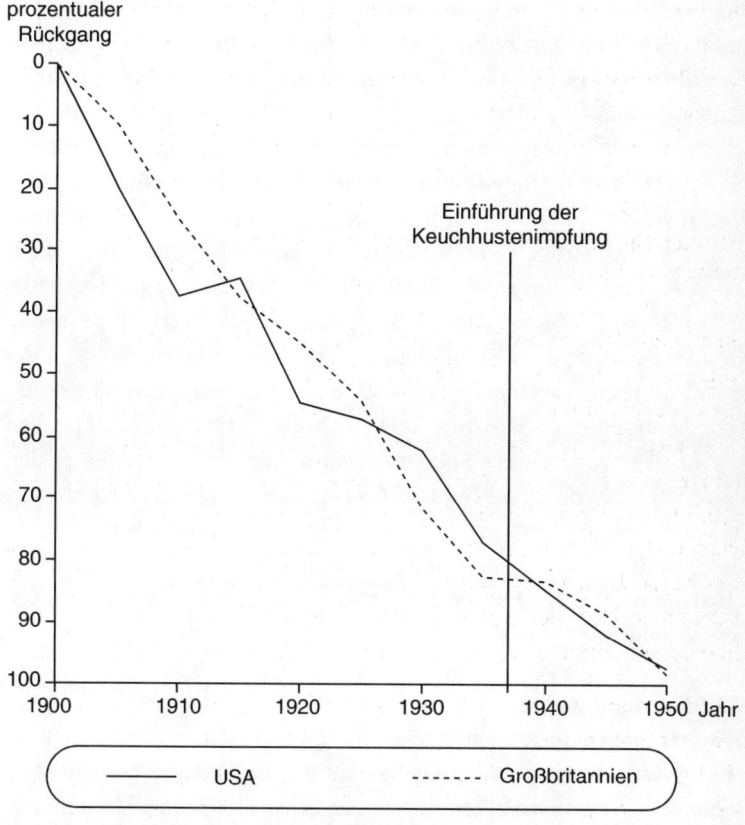

Prozentualer Rückgang der Keuchhustentodesrate in Großbritannien und den USA von 1900 bis 1950 (Quelle: Miller)

Als ein Argument für die Durchführung der Impfung wird häufig angegeben, sie solle besonders die Säuglinge schützen, da diese ja keinen mütterlichen Abwehrkörper gegen Keuchhusten hätten. Tatsächlich ist der Keuchhusten aus diesem Grund am gefährlichsten für Neugeborene und junge Säuglinge. 70% der Todesfälle durch Keuchhusten treten vor dem dritten Lebensmonat auf. Es wird aber erst im dritten Monat mit dem Schutz vor Keuchhusten angefangen, der erst nach dreimaligem Impfen im achten Monat abgeschlossen ist. Die Impfung erreicht die gefährdete Säuglingsgruppe also überhaupt nicht. Dieser Tatbestand, ebenso die hohe Rate an Nebenwirkungen, führte dazu, daß die Impfung im Jahre 1975 nicht mehr öffentlich empfohlen wurde. Nachdem jedoch Prof. Ehrengut von der ständigen Impfkommission des Robert-Koch-Institutes, der sich sehr für die Aufhebung der öffentlichen Empfehlung der Keuchhustenimpfung eingesetzt hatte, in Pension gegangen war, wurde die Keuchhustenimpfung seit 1991 wieder öffentlich empfohlen.

Wegen der Gefährlichkeit der Impfung (plötzlicher Kindstod, Autismus etc.) rieten weiterhin viele Kinderärzte von der Impfung ab. Anfang 1996 kam deshalb ein neuer, angeblich nebenwirkungsarmer Impfstoff auf den Markt, der gentechnisch hergestellt ist. Dies verleitete manche Kinderärzte, den genmanipulierten Impfstoff zu verharmlosen und ihn bedenkenlos einzusetzen. So berichteten uns drei Mütter, sie hätten ihre Ärzte beim Impftermin gefragt, ob es nicht riskant sei, das Kind jetzt zu impfen, da es gerade einen Schnupfen hätte. Alle Ärzte versicherten den besorgten Müttern, dieser Impfstoff sei harmlos und frei von Nebenwirkungen. Nach der Impfung stellten sich bei allen drei Kindern schwerste körperliche und geistige Behinderungen ein. Die Kinder sind mit 1 $1/2$ Jahren unter den Entwicklungsstand eines drei Monate alten Säuglings gesunken.

Nebenwirkungen

Die offiziellen Informationen über die Nebenwirkungen der Keuchhustenimpfung variieren sehr stark. So heißt es z. B. in dem Heftchen »Geimpft – Geschützt«, das vom bayerischen Gesundheitsministerium herausgegeben wird: »Lokale Rötung und Schwellung sowie flüchtige Hauterscheinungen, gelegentlich auch kurz anhaltendes Fieber und

Kreislaufreaktionen kommen meist wenige Stunden nach der Impfung vor. Extrem selten wurden Komplikationen von seiten des Zentralnervensystems beobachtet.«

Auf dem Beipackzettel der Pharmafirma Smithkline Beecham wurden dagegen im zeitlichen Zusammenhang mit der Impfung gelegentlich folgende Ereignisse beobachtet: Unruhe, ungewöhnliches Schreien von über einer Stunde, Durchfall, Verstopfung, Erbrechen. Während der klinischen Studien wurden beobachtet: selten entzündliche Hauterkrankungen, Ekzeme, virale Infektionen, Mittelohrentzündung; gelegentlich Husten, Schnupfen, Bronchitis und andere Infektionen der oberen Luftwege. Ferner wird darauf hingewiesen, daß bei versehentlicher Injektion in ein Blutgefäß Reaktionen bis zum Schock auftreten können.

Nach dem Beipackzettel nimmt die Häufigkeit der Reaktionen mit der Anzahl der Impfungen zu. 8,9% der erstgeimpften Kinder reagierten mit Fieber von 38–39 °C. Bei der 4. und 5. Auffrischimpfung waren schon 17,7% der Kinder betroffen. Die Pharmafirma rät dazu, die Kinder nicht zu impfen, falls diese mit Krampfanfällen in den ersten drei Tagen auf die erste Impfung reagiert haben. Ferner wird darauf hingewiesen, daß der Impferfolg bei einer immunsuppressiven Therapie oder bei angeborener oder erworbener Immunschwäche wie bei allen anderen Impfungen eingeschränkt oder in Frage gestellt sein kann. Obwohl die Impfung aller Wahrscheinlichkeit nach nicht in der gewünschten Weise anschlagen wird und zusätzlich das Immunsystem des Kindes erheblich schwächt, wird allerdings nicht davon abgeraten, HIV-infizierte Kinder zu impfen. Kinder mit einer fortschreitenden neurologischen Erkrankung sollten dagegen nicht gegen Keuchhusten geimpft werden. Der Hersteller gibt ferner an, daß vor jeder Impfung eine genaue Befragung zur Krankengeschichte und eine gründliche Untersuchung auf Impffähigkeit zu erfolgen haben. Auf bestehende Erkrankungen oder Nebenwirkungen nach vorausgegangenen Impfungen ist dabei besonders zu achten, u. U. ist die Impfung bis zur Klärung der Ursachen auszusetzen.

Auch vom Gesetz her ist der Arzt verpflichtet, vor einer Impfung aufzuklären. Wenn dies unterlassen wurde, kann der Arzt im Falle eines Impfschadens schadensersatzpflichtig gemacht werden. In der kleinen

Schrift des bayerischen Gesundheitsministeriums fehlt dieser wichtige Hinweis. Statt dessen wird hier der Eindruck vermittelt, die Eltern hätten selbst die Verantwortung für die Impfung zu tragen. Dies müssen sie jedoch nur, wenn sie vorher ausführlich über die Impfkomplikationen aufgeklärt wurden. Dort heißt es: Über Hinderungsgründe bei einer geplanten Impfung sowie über die erforderlichen zeitlichen Abstände zu vorausgegangenen oder nachfolgenden Impfungen ist im Einzelfall der Arzt zu befragen. Der Arzt sollte jedoch die Eltern unaufgefordert über mögliche Nebenwirkungen der Impfung aufklären. Ferner fehlt in dieser Broschüre der wichtige Hinweis, daß das Kind zum Zeitpunkt der Impfung ganz gesund sein muß.

Im Beipackzettel heißt es dazu: Bei bekannten schweren allergischen Reaktionen auf die Bestandteile des Impfstoffes darf nicht geimpft werden. Wie bei allen anderen Impfstoffen sind Personen mit einer akuten schweren und mit Fieber einhergehenden Erkrankung von einer Impfung zurückzustellen. Die Beobachtungen über die Nebenwirkungen des Impfstoffes beziehen sich nur auf die ersten 48 Stunden. Es ist aber bekannt, daß es auch noch Tage bis Wochen nach der Impfung zu starken Störungen kommen kann.

Nach einer amerikanischen Studie unterliegen Kinder, die gegen Keuchhusten geimpft wurden, einem fast 4000mal höheren Risiko, Langzeitschäden durch die Impfung davonzutragen, als Ungeimpfte durch die Krankheit selber. In dem Buch von Coulter und Fisher »DPT – ein Schuß ins Dunkle« werden folgende Zahlenverhältnisse angegeben: Es treten durchschnittlich pro Jahr in den USA 34 048 Keuchhustenfälle auf, die in 10 Fällen tödlich verlaufen und in 3 Fällen zu Langzeitschäden führen. Im Vergleich dazu kommt es bei 35 000 geimpften Kindern zu krankhaften Reaktionen auf die Impfungen. Die Dunkelziffer dieser Zahl liegt wesentlich höher, denn nicht alle Ärzte bringen Krankheiten in Anschluß an eine Impfung mit dieser in Zusammenhang. Von diesen 35 000 Kindern sterben 943, langzeitgeschädigt sind 11 666. Hier sehen wir, daß die Impfung erstens nicht schützt, weil trotzdem 34 048 Kinder jedes Jahr an Keuchhusten erkranken, und zweitens kommen Todesfälle nach Impfungen fast 100mal häufiger vor als nach Keuchhusten.

Lernstörungen als Folge der Keuchhustenimpfung: Die Keuchhusten-impfung wird bei Tierversuchen benutzt, um einen anaphylaktischen Schock herbeizurufen und dadurch eine akute autoimmune Encephalo-myelitis (allergische Encephalitis) auszulösen. Aufgrund dieser Tatsa-che vermuten Experten, daß die postvaccinale Encephalitis die größte Ursache für Behinderungen und Lernschwierigkeiten in den USA sein könnte (Quellen: Cerry u. a.; Coulter).

Plötzlicher Kindstod als Folge der DPT-Impfung: Von 103 Kindern, die am plötzlichen Kindstod (Krippentod) starben, erhielten 70% bis zu drei Wochen vorher die DPT-Impfung, eine Kombinationsimpfung gegen Diphtherie, Pertussis (Keuchhusten) und Tetanus (Quelle: Miller).
Es wird immer behauptet, daß der Krippentod durch die Bauchlage der Säuglinge zustande kommt. Das alleine scheint aber nicht die Ursache zu sein. Auffällig ist der Zusammenhang mit der Impfung, der in der Öffentlichkeit leider nicht erwähnt wird. So fiel z. B. in Schottland nach Einstellung der Impfung die Krippentod-Rate, ohne daß die Mütter die Schlafposition der Babys geändert hatten (Quelle: Ponsonby 93).
Auch in Japan ist der Krippentod sehr stark zurückgegangen, seit die Babys nicht mehr im ersten Lebensjahr geimpft werden, sondern erst mit zwei Jahren (Quelle: J. D. Cherry, Jama 1990).

Warnung bei Risikogruppen
Nach Meinung des Bundesgesundheitsamtes sind folgende Risikogrup-pen nicht gegen Keuchhusten zu impfen:

- Wenn das Kind eine akute Infektionskrankheit (Schnupfen, Husten, Ohrenentzündung) oder Durchfall hat oder wenn es innerhalb eines Monats vor einer geplanten DPT-Impfung von einer solchen Krank-heit genesen ist.
- Wenn bei einem Mitglied der Familie des Kindes nach einer DPT-Impfung schwere Komplikationen aufgetreten sind. Dies ist ein star-kes Indiz für eine erbliche Veranlagung. Es gibt Berichte über zwei, drei und vier impfgeschädigte Kinder in einer Familie.
- Ein Familienmitglied hat an Krämpfen oder neurologischen Störun-gen gelitten.

- Das Kind war eine Frühgeburt oder es hatte ein niedriges Geburtsgewicht.
- Das Kind hat nach der Geburt an einer Gehirnreizung gelitten, z. B. durch eine Zangengeburt, durch eine Meningitis oder eine verkrümmte Wirbelsäule.
- Allergien, die entweder bei dem Kind oder in der Familie auftreten können.

Die WHO empfahl 1975, Kinder nicht zu impfen, in deren Familien neurologische Störungen aufgetreten sind.

Die Kontraindikationen für eine Impfung sind nicht einheitlich. Der Vergleich zeigt, daß die Impfstoffhersteller aus Haftungsgründen im allgemeinen mehr Nebenwirkungen von Impfungen auflisten als die Gesundheitsämter.

Sehr viele gesundheitliche Störungen, die durch die Impfung bedingt sind, werden jedoch wegen mangelnder Organisation und schlechter Aufklärung weder von den Eltern noch den Ärzten als eine Impffolge erkannt. Wenn die Impfungen nicht in dem Untersuchungsheft für Kinder, sondern in einem separaten Impfpaß eingetragen werden, lassen sich Störungen nach der Impfung nicht so einfach mit der Impfung in einem Zusammenhang sehen. Dazu ein Beispiel aus der Praxis.

Fallbeschreibungen

Autismus nach Keuchhustenimpfung

Der 16jährige Simon wurde von seinem Vater wegen Autismus zu uns in Behandlung gebracht. Es ist das dritte und letzte Kind der Eltern. Simon hat sich anfangs sehr gut entwickelt und war ganz gesund, mit elf Monaten konnte er schon gehen. Drei Tage nach der dritten Diphtherie-Tetanus-Keuchhusten-Impfung bekam er eine heftige Sinusitis und mußte für einige Tage ins Krankenhaus. Dies wäre natürlich ein Grund gewesen, die vierte Auffrischimpfung nicht mehr durchzuführen. Offensichtlich wußte aber niemand über diese Zusammenhänge Bescheid, und die vierte Dreifachimpfung wurde ein Jahr später durchgeführt. Unmittelbar nach der Impfung wurde er apathisch, er reagierte erschreckt,

200

wenn jemand ihn ansprach, und zog sich immer mehr zurück. Schließlich hörte er ganz auf zu sprechen. Niemand kam auf die Idee, daß es
sich um einen Impfschaden handeln könnte. Der Vater erzählte, daß es
vor jeder Impfung zu einem Streit mit seiner Frau kam, die als Kinder-
krankenschwester eine Befürworterin aller Impfungen war. Der Vater
hingegen hatte von seinem Gefühl her eine tiefe Abneigung gegen das
Impfen. Erst nachdem er unseren »Homöopathischen Ratgeber: Impffolgen und ihre Behandlung« gelesen hatte, wurde ihm plötzlich ganz
klar, daß es sich bei dem Autismus seines Sohnes um einen Impfschaden
handelt.

Während der 14jährigen Krankheit hat der Junge verschiedene Phasen
von Autismus durchgemacht. Nachdem er nach der Impfung aufgehört
hatte zu sprechen, fing er 3–4 Jahre später langsam wieder mit dem
Sprechen an. Momentan sei er mehr in einer ruhigen Phase, sagte der
Vater. Dies stellte sich so dar, daß er im Praxiszimmer ständig hin und
her ging und ab und zu so laut aufschrie, daß es durch alle Räume drang.
Er probiere bei Menschen, die er nicht kennt, gern seine Tricks aus, um
zu sehen, wie sie auf ihn reagieren, erklärte der Vater. Eigentlich sei er
sehr ängstlich in neuen Situationen, und er versuche, seine Unsicherheit
durch bestimmte Manöver zu überdecken. So gehe er z. B. auch an
Fremde ganz nah heran und schaue ihnen in die Augen oder rieche an
ihnen. In einer Menschenmenge schreie er plötzlich, um die Aufmerksamkeit zu erregen. Er brauche dauernd Zuwendung, sage und verlange
es auch. Diese ruhige Phase bestehe erst seit einem halben Jahr, davor
war er sehr aggressiv. Er tobte, lief von zu Hause weg und schrie. Die
Familie schaffte sich einen Hund an, der auf ihn aufpaßte und ihn daran
hinderte, fortzulaufen, ihm dabei aber niemals etwas zuleide tat. Vor
dem Ausbruch seiner Krankheit konnte er sehr gut zeichnen, aber nach
der Impfung hat er nur noch Kreise mit Löchern gemalt, die er mit
Schwarz ausfüllte. Jeder Versuch zu malen, endete mit einem Tob-
suchtsanfall, wobei er den Stift verkrampft in der Hand hielt.

Es sei unmöglich, ihn ohne Vollnarkose zahnärztlich zu versorgen, weil
er sich einfach nicht ruhig halten könne. Auf die Schmerzen reagiere er
sehr unempfindlich, er registriere den Schmerz zwar, aber teile es nicht
mit. Wenn er nicht unruhig hin und her laufe, mache er stereotype Be-

wegungen. Er zwicke zum Beispiel Grashalme ab und zerbreche Stöckchen und versinke richtig in seinem Autismus. Er habe die Angewohnheit, alles Neue zu beriechen. Einmal in der Woche wache er nach Mitternacht auf und sei dann die ganze Zeit wach. In seiner Entwicklung befinde er sich in der Phase eines Kindes, das noch nicht das Wort »ich« verwenden kann. Er könne die Wörter »du« und »ich« noch nicht unterscheiden und spreche von sich in der dritten Person. Er spreche wenig, und man könne ihn sehr schwer verstehen. Er kenne nur den Wochentag Samstag.

Die Unterhaltung mit ihm in der Praxis erweist sich als schwierig. Das einzige, was er sagt, ist, daß er gerne Karamelbonbons von mir möchte. Dies wiederholt er in einer monotonen Art ständig. Er könne richtige Tobsuchtsanfälle bekommen, wenn man zu lange auf ihn einredet, sagt sein Vater. Man muß kurz und prägnant mit ihm reden. Jede Veränderung im Hause macht ihn wütend. Nachdem z. B. neue Türen eingebaut wurden, schlug er die Türen wieder kaputt. Er hat auch die Angewohnheit, mutwillig die Sachen seiner Geschwister zu zerstören, und das gemeinsame Leben in der Familie ist nur möglich, wenn alle Familienmitglieder ihre Zimmertüren vor Simon verschließen, besonders die Speisekammertür muß geschlossen werden, denn Simon hat dauernd Hunger. Er könnte ein Kilo Brot essen, wenn er es bekommt. Es beruhigt ihn sehr, wenn man seinen Daumen in die Hände nimmt.

Da die Keuchhustenkombinationsimpfung der Hauptverursacher dieser Störung zu sein schien, bekam Simon als erstes Mittel die Keuchhustennosode (PERTUSSINUM LM 30). Der Vater meldete sich drei Monate später und berichtete, daß Simon in den ersten sechs Wochen sehr heftig auf diese Nosode reagiert hätte. Dann fing er plötzlich an, sich an Sachen zu erinnern, die er vor zehn Jahren erlebt hatte. Von da an ging eine erstaunliche Veränderung in ihm vor. Er ist nun hilfsbereit und rege, ergreift von sich aus die Initiative und nimmt aktiv am Leben der Familie teil. Er sieht jetzt, wo Hilfe notwendig ist, und packt an, ohne daß man ihn darum bitten muß. Das wäre früher unmöglich gewesen. Die Eltern sind sehr überrascht über diese erstaunliche Verbesserung seines Gemütszustandes. Die Behandlung geht weiter.

Fieberkrampf, Atemstillstand und Neurodermitis
nach Keuchhustenimpfung

Ein fünfjähriges Mädchen litt an folgenden Symptomen: starke Neurodermitis, in Kniekehlen und Ellenbeugen starker Juckreiz, kratzt sich jede Nacht blutig, häufig heißer Kopf und sehr oft erkältet.

Das Mädchen war voll geimpft worden, einschließlich gegen Tbc. Sie war sehr ruhig; wenn sie Kummer hatte, wollte sie getröstet werden, war sehr anhänglich, und aus diesem Grunde war der Vertrauensaufbau nur schwer möglich. Das Kind hing abends noch an der Flasche und näßte nachts das Bett. Es hing sehr an seinem Bruder und sollte nun in den Kindergarten. Es war bereits mit homöopathischen Komplexmitteln, Bachblüten und einer Ausleitungstherapie behandelt worden, die Neurodermitis hatte sich jedoch kaum verändert.

Diese hartnäckige Therapieresistenz, sogar naturheilkundlichen Methoden gegenüber, ist ein deutlicher Hinweis für einen Impfschaden, zumal das Kind auch nicht vorbelastet war. Es war ein gewolltes Kind, eine glückliche Schwangerschaft und eine harmonische Geburt im Geburtshaus.

Im zweiten Lebensjahr war das Kind geimpft worden, einen Monat später hatte es einen Fieberkrampf mit Atemstillstand und mußte vom Rettungsdienst wiederbelebt werden. Es blieben keine Schäden zurück. Ein Jahr später impfte der Kinderarzt abermals, worauf nach einem Monat wiederum ein Fieberkrampf auftrat und der Rettungsdienst eine Reanimation vornehmen mußte. Seitdem häuften sich in der Familie die Probleme, das Mädchen war sehr ängstlich und zurückgezogen, der etwas größere Bruder war ständig ängstlich besorgt um die kleine Schwester. Ein Vierteljahr später hatte das Mädchen Neurodermitis bekommen.

Zur gezielten Behandlung wurde PERTUSSINUM LM 60 gewählt. Schon zwei Monate später war ein starker Rückgang der Neurodermitis, bis auf kleine Reste an den Händen, zu beobachten. Der Juckreiz war verschwunden. Da das Bettnässen noch bestand, wurde das Mittel weitergegeben. Einen Monat später sah die Haut bereits sehr schön aus, das Kind war recht aufgeweckt, konnte den Kindergarten besuchen, war aber noch etwas ängstlich. Es hörte auf, aus der Flasche zu trinken sowie das Bett zu nässen. Die Impfschädigung war durch die Pertussisnosode ausgeheilt. Die typbedingte Ängstlichkeit wurde mit Phosphor weiterbehandelt.

Autismus nach Mehrfachimpfung

Die Geschichte des 15 Jahre alten Frank zeigt, daß es auch bei der vierten und letzten DPT-Impfung mit 20 Monaten noch zu einem schweren Impfschaden kommen kann. Wenn man also seine Meinung gegenüber dem Impfen aufgrund besserer Informationen geändert hat, trägt jede nicht durchgeführte Impfung zur Risikoverminderung bei. Frank reagierte auf die erste Schutzimpfung gleich nach der Geburt (BCG-Impfung) mit einer Eiterung an der Einstichstelle. Drei Mehrfachimpfungen gegen Diphtherie, Tetanus, Polio und Keuchhusten vertrug er scheinbar gut. Er war ein hochintelligentes Kind, schon mit elf Monaten fing er an zu sprechen und zu laufen. Mit $1^1/_2$ Jahren konnte er 10–12 Lieder auswendig und auch schwere Wörter sicher aussprechen. Er war sehr geschickt und schaffte mit $1^1/_2$ Jahren ein Geduldspiel für Dreijährige in zwei Minuten.

Nach der vierten Vierfachimpfung wurde seine Entwicklung rückläufig. Er konnte sich die Lieder nur mehr in abgekürzter Form merken, bis er sie gar nicht mehr sang. Es ging kontinuierlich bergab, bis er mit fünf Jahren ganz unten war und nur noch lallen konnte. Er ging in einen Behindertenkindergarten, wo es ihm sehr schlecht ging. Teilweise wurden Zwangsmaßnahmen durchgeführt, er wurde zum Essen gezwungen und erbrach.

Anfangs konnte man ihn nicht eine Minute allein lassen. Er lief gleich weg, einmal stand er um 5 Uhr morgens bei – 10 °C draußen in der Kälte. Er näßte das Bett, hatte häufig Ohrenschmerzen, hielt sich auffällig oft die Ohren zu, war abends nicht ins Bett zu bekommen, hatte starke Schlafstörungen und nur alle drei Tage Stuhlgang.

Er bekam als erstes PERTUSSINUM, da es die Keuchhustenimpfung war, die zu Autismus und Sprachverlust geführt hatte. Daraufhin fing er an, vermehrt zu sprechen, und wurde aufgeschlossener. Die Behandlung ist noch nicht beendet.

Epilepsie nach DPT-Impfung

Jörg ($2^1/_4$ Jahre) hätte aus verschiedenen Gründen nicht geimpft werden dürfen:

1. Väterlicher- und mütterlicherseits war eine Neigung zu Krampfanfällen und multipler Sklerose vorhanden.
2. Während der Schwangerschaft traten Blutungen auf.
3. Nach der Geburt wurde er für kürzere Zeit immer wieder blau.
4. Zum Zeitpunkt der Impfung hatte er Schnupfen.
5. Zum Zeitpunkt der Impfung fing das Kind bereits an zu zahnen.

Gleich nach der DPT-Impfung mit vier Monaten veränderte er sich. Er schlief viel mehr und wurde ganz unruhig. Am 17. Tag wachte er aus dem Schlaf auf und schrie. Am 18. Tag nach der Impfung kam der erste Krampfanfall, welcher sich dann sehr häufig wiederholte. Es wurde eine Epilepsie diagnostiziert. Er bekam nun so starke Antiepileptika, daß er dadurch apathisch wurde. Etwa nach einem Jahr setzte die Mutter alle Medikamente ab. Das Kind hat seitdem ca. 200 Krämpfe am Tag, aber es fing an, sich zu entwickeln. Trotz pathologischem EEG entwickelte es sich stark innerhalb der nächsten vier Wochen.

Seitdem das Kind geimpft worden ist, hat es keinen erholsamen Schlaf mehr. Es schläft nur ganz kurz, etwa drei Viertel des Tages ist es wach. Als Reaktion auf alle Schlafmittel und Antiepileptika bekommt es noch mehr und heftigere Anfälle. Wie bei Frank, so ist bei ihm auch ein autistisches Verhalten nach der Impfung festzustellen.

Jörg kam mit fast zwei Jahren in homöopathische Behandlung. Das autistische Verhalten besserte sich deutlich mit der DTP-Nosode, er kam mehr aus sich heraus. In der grob- und feinmotorischen Entwicklung machte er gute Fortschritte. Mit $1^1/_2$ Jahren konnte er noch nicht richtig krabbeln, und mit $2^1/_4$ Jahren lief er. Er kann sich jetzt mit Lauten verständlich machen. Seine Verhaltensweisen, wie sie nach der Impfung auftraten, kehren in einer positiven, nicht mehr krankhaften Art zurück. Die Krampfanfälle treten zwar noch auf, aber sie haben ihren bedrohlichen Charakter verloren. Sie beeinträchtigen ihn nicht mehr so wie früher, sind seltener und kürzer geworden.

Masern

Erkrankung

Kurzbeschreibung
Die Masern zählen zu den klassischen Kinderkrankheiten und zeichnen sich durch einen fleckenartigen Hautausschlag mit Fieber und Erkältungssymptomen aus.

Geschichtliches
Masern verlaufen heute gewöhnlich sehr milde. Aber früher grassierten sie manchmal mit solcher Heftigkeit, daß sie auch tödlich endeten. Aus diesem Grund nannten sie die Alten »Morbilli«, was soviel heißt wie »kleine Pest«. Schon im Jahre 1920 schrieb der französische Homöopath Dr. Alfonse Teste, daß durch die Entdeckung der Homöopathie die Gefährlichkeit der schlimmsten Masernepidemien auf ein Zehntel reduziert wurde. Wenn die Masern im Jahre 1920 schon nicht mehr als gefährlich eingestuft wurden, so kann man sie heute als vergleichsweise harmlos bezeichnen. Die Masern zählen aber immer noch zu den am meisten verbreiteten Kinderkrankheiten. Aufgrund ihrer großen Ansteckungsfähigkeit scheinen sie für die Entwicklung der Kinder von besonderer Bedeutung zu sein. Durch das Durchmachen der Krankheit wird ihnen die Möglichkeit gegeben, sich von einer tiefsitzenden miasmatischen Belastung zu befreien.

Der positive Aspekt von Masern
Für die Masern gilt in besonderem Maße, was für alle Kinderkrankheiten gilt: Sie geben dem Kind die Möglichkeit, sich von erblichen Belastungen, die sich noch über Generationen in den Genen der Nachfahren auswirken können, zu befreien. Der für die Masern typische Hautausschlag läßt den Vergleich mit einer Häutung aufkommen. Alles Krankhafte, Belastende wird über die Haut ausgeschieden. Für eine kurze

Zeitspanne öffnen sich die Schleusen in Form der Hautkapillaren, und eine große Entgiftungsaktion kann über die Haut stattfinden.

Viele Eltern von masernkranken Kindern sind nach der überstandenen Krankheit überrascht, wie positiv sich ihre Kinder verändert haben. Eine Mutter erzählte, ihr Kind sei vor Ausbruch der Masern sehr unleidlich und aggressiv gewesen. Es war mit nichts zufrieden und suchte ständig Streit mit seinen Geschwistern. Als es an Masern erkrankte, dachte die Mutter, sie müsse ihm ständig am Bett Gesellschaft leisten, ihm vorlesen, es unterhalten und beschäftigen. So war es ihr jedenfalls in Büchern über Kinderheilkunde empfohlen worden. Um so überraschter war sie, als ihr Sohn sie bat, ihn nicht ständig zu stören. Schweren Herzens und voller Sorge, ihre Mutterpflichten nicht zu vernachlässigen, ließ sie ihn in Ruhe. Drei Tage und Nächte verbrachte er allein, hoch fiebernd und fast immer schlafend, in seinem abgedunkelten Zimmer, wie in einem Kokon. Danach war aus einem widerborstigen, streitlustigen Jungen ein liebenswürdiges, gesundes, mit sich selbst zufriedenes Kind geworden.

Ansteckungsfähigkeit und Immunität

Zu Masernerkrankungen kommt es eher in den kälteren Monaten. Sie können in seltenen Fällen auch Erwachsene befallen. Eine einmal durchgemachte Erkrankung bietet einen lebenslangen Schutz. Frauen, die als Kind die Masern durchgemacht haben, können wiederum ihren Kindern über die Plazenta und die Muttermilch Abwehrkörper mitgeben. Bei Frauen, die in der Kindheit geimpft wurden, ist dies nicht möglich, da der Immunschutz, wenn überhaupt, nur wenige Jahre anhält.

Die Masern sind gleich zu Beginn der Inkubationszeit ansteckend. Mit der Heftigkeit der Symptome nimmt auch die Ansteckungsgefahr zu. Am stärksten ist sie, bevor der Ausschlag ausbricht und wenn das Fieber noch hoch ist. Die Masern können bis zu drei Wochen dauern, und so lange sind sie auch ansteckend.

Die Inkubationszeit

Vom ersten Kontakt mit einem Masernkranken bis zum Ausbruch der Krankheit dauert es 8–14 Tage. Anders als bei Polio kann die Ansteckung nur über Erkrankte erfolgen.

Der Krankheitsverlauf

Die Krankheit zeigt sich uns in drei Perioden: katarrhalisches Stadium, Ausschlag und Abheilung. Jede Phase ist durch besondere Symptome gekennzeichnet.

1. Das katarrhalische Stadium: Die Anfangssymptome sind die einer gewöhnlichen Erkältung mit Schnupfen, Husten, Frösteln, Niesen, Heiserkeit und Bindehautentzündung. Die Lider sind geschwollen, es besteht Tränenfluß und große Lichtempfindlichkeit. Manchmal kommt es auch zum Erbrechen. Die Zunge ist meist belegt und feucht, es besteht Durst, aber eine Abneigung gegen Essen. Es können auch Koliken auftreten. Am zweiten Tag erhöht sich die Temperatur.

2. Das Stadium des Ausschlags: 3–4 Tage nach dem katarrhalischen Stadium bricht der Hautausschlag aus, und zwar zuerst auf den Schleimhäuten, am Gaumen, den Innenseiten der Wangen und der Schleimhaut der Unterlippe. Diese sogenannten Koplikschen Flecken sind ein sicherer Hinweis für eine Masernerkrankung. Etwa 12–24 Stunden später zeigt sich der Masernausschlag zuerst hinter den Ohren und breitet sich dann über das Gesicht, die Innenseiten der Arme, den Rumpf und den ganzen Körper nach unten aus, wobei er zunehmend milder verläuft. An den Beinen bilden sich keine Bläschen.

Erhabene, hell- oder tiefrote, hirsekorngroße Flecken zeigen sich zuerst auf der Stirn und dann auf den Backen des Kindes. Sogar schon vor ihrem Ausbrechen, zur Zeit der Koplikschen Flecken, können sie als kleine harte Punkte unter der Haut gefühlt werden.

Die Masernflecken behalten ihre Abgegrenztheit, sind aber gleichzeitig durch eine generalisierte Rötung miteinander verbunden. Dies führt zu einer starken Schwellung des Gesichts. Etwa am sechsten Tag der Krankheit, zwei Tage nach dem ersten Auftreten der Flecken, beginnen sie in der gleichen Reihenfolge, in der sie gekommen sind, wieder zu verschwinden. Dabei bleibt eine Rauheit der Haut zurück. Am achten oder neunten Tag ist alles verschwunden. Die Haut schält sich, und der ganze Körper ist wie mit einem grobkörnigen Puder bedeckt.

Sobald sich der Ausschlag voll entfaltet hat, beginnt das Fieber zu sinken und verschwindet in 2–3 Tagen. Dies ist ein charakteristischer diagnostischer Hinweis für Masern. Das plötzliche Verschwinden des Fiebers ist nicht typisch für andere infektiöse Hautausschläge.

Die Krankheit verläuft nicht immer so, wie sie hier beschrieben ist. Der Hautausschlag ist zwar ein charakteristisches Symptom für die Krankheit, aber er ist keine notwendige Bedingung für ihre Existenz. Bei Masernepidemien erkranken manche Menschen, die für dieses Miasma anfällig sind, ohne einen Hautausschlag zu produzieren.

3. Die Abheilung: Die Stärke des Ausschlags sagt nichts über den weiteren Verlauf der Masern aus. Komplikationen treten erst nach dem Verschwinden des Ausschlags auf. Die schlimmsten Begleiterscheinungen wie z. B. Mittelohrentzündung, chronische Entzündung der Augenlider usw., treten nur dann auf, wenn der Ausschlag total verschwunden ist.

Wenn das erkrankte Kind im Anfangsstadium nicht genügend geschützt wird und rauhem, feuchtem Wetter ausgesetzt ist, kann der Ausschlag nicht richtig herauskommen. Dann leidet es unter sehr starken Kopfschmerzen und allgemeinem Unwohlsein. Die Haut ist marmoriert, und in der Unterhaut schimmert der Ausschlag durch. Dies ist ein gefährlicher Zustand, der früher zu den Todesfällen führte.

Die häufigsten Komplikationen bei einem unterdrückten Ausschlag sind: Bronchitis, Lungen- und Darmentzündung, ferner Bindehautentzündung, Mittelohrentzündung, Kehlkopfentzündung, Magen-Darm-Beschwerden, Durchfall. In sehr seltenen Fällen kommt es zu Lähmungen und Nierenbeschwerden.

Heutzutage treten im Westen diese Formen praktisch nicht mehr auf. Statt dessen findet man gelegentlich, besonders bei geimpften Kindern mit einem geschwächten Immunsystem, eine atypische Form der Masern. Auch hier kommt es zu keinem richtigen Ausschlag, der kleine Patient quält sich lange mit der Krankheit herum, ohne daß es in irgendeiner Form bedrohlich wird.

Sehr heftige Masernverläufe wurden früher auch als »schwarze Masern« bezeichnet, da der Ausschlag durch die vielen kleinen Hautblutungen eine dunkelpurpurrote Farbe hatte. Diese Form war damals sehr gefürchtet, da die Schulmedizin kein Heilmittel kannte. Mit Hilfe der homöopathischen Mittel ist es aber durchaus möglich, auch diese schweren Formen zu heilen, wodurch die Gefährlichkeit, wie anfangs erwähnt, auf ein Zehntel verringert wurde.

✐ Differentialdiagnose des Hautausschlags

- Bei *Masern* zeigt sich der Ausschlag zuerst an den Schleimhäuten des Mundes (Kopliksche Flecken), dann im Gesicht und an der Innenseite der Unterarme.
- Bei *Scharlach* beginnt der Ausschlag im Nacken und oberen Brustbereich.
- Bei *Grippe* gibt es keinen Ausschlag.
- *Röteln* haben einen ähnlichen Ausschlag, aber dieser ist leichter, und die Flecken verlaufen nicht ineinander. Bei Röteln kommt der Ausschlag schon am ersten oder zweiten Krankheitstag.

Behandlung

Das masernkranke Kind braucht Ruhe und keine Unterhaltung wie z. B. Fernsehen oder Kassettenhören, ferner ein abgedunkeltes, kühles, gut gelüftetes Zimmer ohne Zugluft. Das Zimmer sollte öfter kurz gelüftet werden, wobei das Kind gut zugedeckt sein muß, sonst können Komplikationen der Atmungsorgane auftreten, oder der Ausschlag kann verschwinden.

Bei einer akuten Krankheit sind die Bedürfnisse des kranken Kindes nach bestimmten Nahrungsmitteln in der Regel stark ausgeprägt. Normalerweise verschwindet der Appetit bei hohem Fieber, und Fasten fördert den Entgiftungsprozeß. Es gibt allerdings auch Kranke, die trotz Fieber einen gesunden Appetit entwickeln. Dieses Verhalten sollte nicht als normal, sondern als ein Symptom bewertet werden und spricht z. B. für das Arzneimittel PHOSPHOR.

Milch ist in der Regel bei entzündlichen, fieberhaften Krankheiten nicht so förderlich, aber auch hier bestätigen Ausnahmen die Regel. Kinder, die Verlangen nach Milch haben, brauchen RHUS TOXICODENDRON. Gestillte Säuglinge sollten unbedingt weiter gestillt werden. Es ist nicht ratsam, während einer akuten Krankheit mit dem Abstillen zu beginnen. Kühles Wasser wird bei Fieber meistens besser vertragen als warme Getränke, die bei einem geschwächten Magen guttun. Vitamin A soll helfen, die Komplikationen von Masern zu verringern.

Was können Sie tun, um den Ausschlag nach außen zu treiben?

- Gelegentlich wird empfohlen, heißen Zitronensaft mit Zucker zu trinken. Davon möchten wir jedoch abraten, da er Durchfall erzeugen kann.
- Ein heißes Bad oder heiße Brustwickel eignen sich dagegen besser, um den Ausschlag nach außen zu befördern.

ACONIT

An dieses Mittel denkt man natürlich ganz am Anfang, wegen der Ähnlichkeit des plötzlichen Krankheitsbeginns mit Schüttelfrost und schnellem Fieberanstieg. Der Puls ist schnell und fest, die Haut trocken und heiß, das kranke Kind ist unruhig, stöhnt und hat großen Durst. Weitere Hinweise für Aconit sind der Fließschnupfen, die Bindehautentzündung, die Lichtempfindlichkeit und das häufige Niesen. Aconit mildert den gesamten Verlauf und bringt den Ausschlag schneller zum Vorschein.

EUPHRASIA

Die Erkältungssymptome sind noch heftiger als die von Aconit. Die Augen sind sehr rot und geschwollen, die Tränen strömen, und die Nase läuft stark. Ein trockener Reizhusten, besonders am Tag, kennzeichnet das Mittel. Ferner besteht ein klopfender, berstender Kopfschmerz in der Phase vor dem Ausbrechen des Ausschlags.

BELLADONNA

Das Gesicht des masernkranken Kindes ist rot, und seine Augen sind blutunterlaufen. Sein Puls ist schnell, kann aber im Gegensatz zu ACONIT abgedrückt werden. Es ist zwar eine starke Hitze vorhanden, aber die Haut ist nicht trocken wie bei Aconit. Belladonna ist von Aconit leicht durch die qualvollen Halsschmerzen zu unterscheiden, die das Trinken sehr erschweren. Die Trockenheit der Schleimhaut zwingt das Kind zum Trinken, was aber so schmerzhaft ist, daß es dann doch lieber darauf verzichtet. Der scharfe Kopfschmerz ist ein besonderes Symptom von Belladonna. Bei Masern kann es unter Umständen zum Fieberdelirium kommen. In dieser Phase wird das Gesicht dunkel- bis purpurrot, und ein Fieberkrampf kann bevorstehen. Belladonna wird ihn schnell abwenden.

GELSEMIUM
Wichtig für das zweite Stadium. Jetzt beginnt der Ausschlag, und ein Frösteln vermischt sich mit der Hitze, das den Rücken hoch- und runterläuft. Das Kind kann auch unter betäubendem Kopfschmerz leiden, wenn der Ausschlag nicht richtig herauskommt. Viel Niesen und ein wunder Hals sind immer vorhanden. Der Schnupfen macht die Nase wund, es besteht wenig Durst.

BRYONIA
Bryonia ist das erste Mittel, wenn der Ausschlag verzögert oder unterdrückt wird. Die Krankheit nimmt einen langsamen Verlauf, so daß der Ausschlag später und zögerlicher herauskommt als gewöhnlich. Ein trockener, schmerzhafter Husten mit Stichen in der Brust, starke Kopf- und Gliederschmerzen sind vorhanden. Das Kind ist durch den Husten sehr heiser und kann nicht mehr tief einatmen. Seine Atmung ist behindert, und tiefes Einatmen ist sehr schmerzhaft, wenn nicht sogar unmöglich. Der kleine Patient liegt ganz ruhig, und jede Bewegung verschlimmert alle Beschwerden. Durst besteht meist auf große Mengen, die Schleimhäute sind trocken, und das Kind leidet unter Verstopfung. Bryonia wirkt regulierend und bringt den Ausschlag heraus.

DULCAMARA
Bei dem Masernkind, welches Dulcamara braucht, fehlen die katarrhalischen Symptome. Je weniger Schnupfen vorhanden ist, desto schlimmer kann das körperliche Leiden sein. Das Kind hat überall starke Schmerzen mit Zerschlagenheitsgefühl, besonders im Nacken, außerdem ist es sehr unruhig.

PULSATILLA

Bei einem Stockschnupfen denken wir in erster Linie an Pulsatilla. Der Husten wird zum Abend hin immer trockener. Er ist morgens am lockersten, und meist bringt das Kind dann viel gelblichen Auswurf hoch. Ferner besteht eine ausgeprägte Bindehautentzündung mit reichlichem Tränenfluß, der später eitrig wird. Die Augen sind morgens mit gelben Krusten verklebt. Meist kommt es auch zu Ohrenschmerzen, und in der Regel ist auch der Magen betroffen. Das Pulsatilla-Kind ist niedergedrückt, weinerlich, mit fahler, fast grauer Gesichtsfarbe. Es leidet sehr. Seine Zunge ist meist belegt. Es ist im Anfangsstadium durstlos, dann bekommt es viel Durst auf kleine Mengen kalten Wassers.

Die Masernimpfung

Zusammensetzung des Impfstoffs

Der Impfstoff (MMMR-Vax) enthält neben dem abgeschwächten Masernvirus folgende Zusatzstoffe: 14,6 mg hydrol. Gelatine, 0,3 mg menschliches Eiweiß und 0,03 mg Neomycinsulfat.
Der Impfstoff MMR-Treplovax enthält zusätzlich noch die Hilfsstoffe Phenolrot, Glutamat, Sukrose, Sorbitol, Igelmedium und Medium 199.

Gegen Masern wird meistens in Kombination mit dem Mumps- und Rötelnimpfstoff geimpft. Hier muß als erstes gesagt werden, daß von einer Mehrfachimpfung in jedem Falle abzuraten ist, da es in der Natur nicht vorkommt, daß ein Kind sich gleichzeitig mit zwei oder fünf Krankheiten ansteckt. Die Mehrfachimpfung stellt also eine ungeheure Belastung für den kindlichen Organismus dar. Sie schwächt das Immunsystem, und die Kinder sind anschließend wesentlich anfälliger für banale Infekte wie Husten, Schnupfen, Mittelohrentzündung etc.

Die Impfung wird erst ab dem 15. Lebensmonat vorgenommen, weil bis zum 12. Lebensmonat mütterliche Antikörper vorhanden sind.

Bei jeder Krankheit ist grundsätzlich abzuwägen, ob die durch die Krankheit entstehenden Schäden größer sind als die der Impfung. Wie bereits erwähnt, verlaufen die Masern heutzutage harmlos und sind für die Entwicklung eines Kindes sehr wichtig. Die Masernimpfung schützt aber nicht lebenslang vor einer erneuten Ansteckung im Gegensatz zu den natürlich durchgemachten Masern. Eine hohe Durchimpfungsrate führt dazu, daß Mütter ihren Kindern keine Abwehrstoffe gegen Masern mehr mitgeben können. Diese Situation hat dazu geführt, daß in Amerika die Masernerkrankungsrate bei Säuglingen in den letzten Jahren sprunghaft angestiegen ist. Die Masernsterblichkeit ist sogar auf das Zehnfache gewachsen. Man hat versucht, die Masern in den USA bis zum Jahre 1982 auszurotten. Dies hat zu verhängnisvollen Rückschlägen geführt.

Krankheiten sind wichtige Entwicklungshilfen für unsere Kinder und uns selber. Das Durchmachen einer Infektionskrankheit ist eine der wirksamsten Methoden, um unser Immunsystem zu stärken. Impfungen dagegen irritieren das Immunsystem und schwächen es. Durch Impfungen kann es zu genetischen Veränderungen kommen, die unkontrollierbar sind. Die Folgen können schwere Krankheiten sein, die es in dem Ausmaße, wie sie heutzutage auftreten, früher nicht gegeben hat (siehe Polio- und Hepatitisimpfung). Manchmal hat es diese Krankheiten vor Beginn der Impfungen überhaupt nicht gegeben. Es können z. B. Allergien, multiple Sklerose, Krebs oder Diabetes entstehen. Zudem bringt die Masernimpfung in den meisten Fällen überhaupt nicht den gewünschten Schutz. So waren z. B. 98% der Masernkranken bei einer Epidemie in New Mexico geimpft.

Auch in den Vereinigten Staaten sind 61–90% der Masernerkrankten ausreichend geimpft worden. Da die Masern nach einer Impfung meistens atypisch verlaufen und es manchmal gar nicht zu einem Hautausschlag kommt, denken viele Ärzte nicht an Masern bei einem maserngeimpften Kind. Die Zahlen könnten in Wirklichkeit also noch ganz anders aussehen. In der Schweiz war genauso wie in den USA ein Impfprogramm zur Ausrottung von Masern, Mumps und Röteln geplant. Doch die Schweizer Ärzte wehrten sich dagegen.

Auch bei den Masern läßt sich deutlich zeigen, daß die Anzahl der tödlichen Erkrankungen fast den Nullpunkt erreicht hatte, bevor mit dem Impfen begonnen wurde. Die Graphik zeigt die Maserntodesrate in den USA und Großbritannien, die um mehr als 95% gesunken war, bevor der Impfstoff eingeführt wurde.

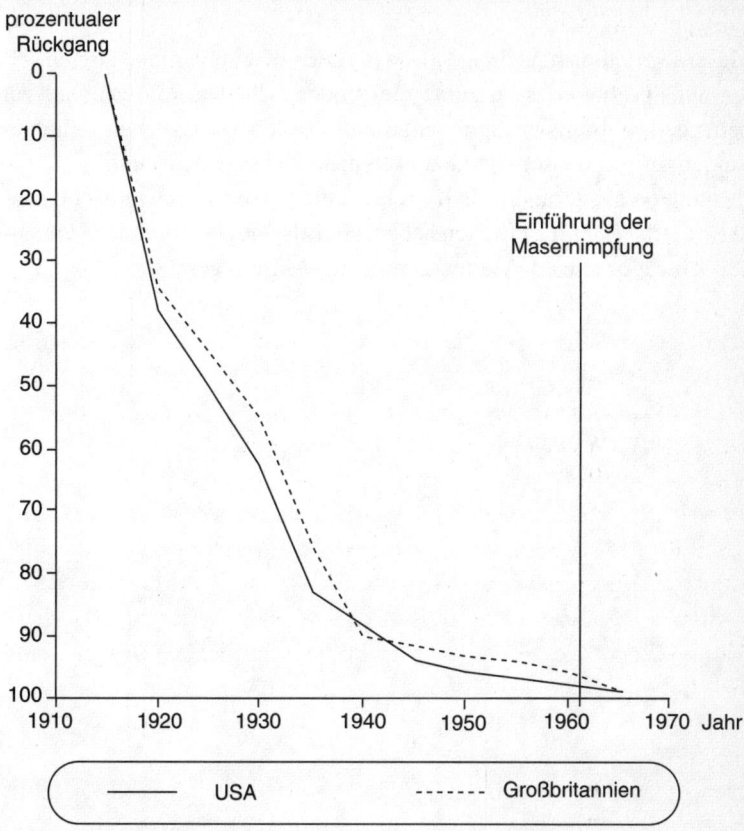

prozentualer Rückgang

Einführung der Masernimpfung

Jahr

USA ------- Großbritannien

Prozentualer Rückgang der Maserntodesrate in Großbritannien und den USA von 1910 bis 1970 (Quelle: Miller)

Vor jeder Impfung steht der persönliche Entschluß der Eltern oder des Kindes, ob sie die Impfung möchten oder nicht. Schließlich ist jede Impfung mit großen gesundheitlichen Risiken verbunden, die man erst nach eingehender Aufklärung überblicken kann. Eine systematische Durchimpfung der Bevölkerung bedeutet eine ungeheure Schwächung der Immunitätslage der Menschen. Kein Mensch kann heute voraussagen, welche neuen Krankheiten durch die Anwendung von Impfstoffen, besonders genmanipulierten und Lebendimpfstoffen, auf uns zukommen.

215

Zusammenfassung

Masern verlaufen heutzutage meist harmlos. Komplikationen treten selten auf und hinterlassen keine bleibenden Schäden. Masern sind gut behandelbar. Impfschädigungen können zu lebenslänglichen Behinderungen führen, die schulmedizinisch nicht zu behandeln sind.

Kinder von Müttern, die als Kind nicht die Masern durchgemacht, sondern nur die Impfung erhalten haben, sind als Säugling durch die fehlenden Abwehrstoffe der Mutter nicht gegen Masern geschützt.

Mumps

Ziegenpeter, Wochentölpel, Parotitis epidemica

Erkrankung

Kurzbeschreibung
Mumps ist eine durch ein Virus hervorgerufene Infektionskrankheit, die durch eine Schwellung der Ohrspeicheldrüsen (Parotis) charakterisiert ist.

Geschichtliches
Mumps ist eine uralte Kinderkrankheit, die schon von Hippokrates beschrieben wurde. Heutzutage gibt es Mumpsepidemien, wie sie früher sehr häufig auftraten, nicht mehr.

Übertragung
Die Krankheit kommt nur noch sporadisch vor, und zwar bevorzugt im Frühling. Das Virus wird im wesentlichen durch Tröpfcheninfektion von Kranken auf Gesunde übertragen. Die Ansteckungsfähigkeit ist nicht sehr groß, denn es erkrankt nur ein kleiner Teil der Personen, die der Krankheit ausgesetzt sind. Es handelt sich zwar um eine klassische Kinderkrankheit, aber Erwachsene, vor allem Pflegepersonen, können auch erkranken. Menschen, die auf beengtem Raum, z. B. in Lagern, zusammenleben, sind anfälliger, besonders Männer. Säuglinge sind durch mütterliche Abwehrkräfte geschützt (doch auch alte Menschen sind gegen Mumps immun). Eine Besonderheit der Krankheit ist, daß sie in einer Familie das jüngste Kind zuerst befällt, dann das nächstältere usw. Das Überstehen von Mumps hinterläßt eine lebenslange Immunität. Bei fast 50% der Erkrankten verläuft der Mumps latent. Es werden also Abwehrkörper gegen Mumps gebildet, ohne daß der Mensch die Krankheit durchmacht.

Krankheitsverlauf
Die Inkubationszeit beträgt 2–3 Wochen und ist damit länger als bei den meisten anderen ansteckenden Kinderkrankheiten. Zuerst zeigen sich

allgemeine Krankheitsanzeichen, wie Schwäche, gestörte Magen-Darm-Funktion, Appetitlosigkeit, belegte Zunge, schlechter Mundgeruch, manchmal vermehrter Speichelfluß und Kopfschmerzen. Die Symptome können sehr stark werden. Unter Frösteln, Kopf- und Gliederschmerzen steigt die Temperatur, etwa eine Woche später auf 38–39 °C.

1–2 Tage nach Einsetzen des Fiebers schwillt eine Ohrspeicheldrüse an, und zwar häufiger die linke. Durch die starke Schwellung vor und unter dem Ohr wird das Ohrläppchen nach oben gedrängt. Ein Ödem kann die Schwellung noch über den Bereich der Drüse vergrößern. Die Haut ist teigig, aber kaum gerötet. Kauen, Schlucken und Sprechen sind schmerzhaft, da dadurch die Speichelabsonderung angeregt wird. Manchmal tut schon das Mundöffnen weh. Einschießende Schmerzen im Nacken- und Kieferbereich stellen sich ein, manchmal mit unangenehmer Nackensteifigkeit.

Das Kind legt den Kopf auf die kranke Seite, um eine Schmerzlinderung durch Entspannung zu erzielen. So machen die Kinder einen komisch veränderten Eindruck, welche der Krankheit die verschiedenen Namen gegeben hat. Der Höhepunkt der Schwellung und Spannung wird gewöhnlich am 4. Tag überschritten. Danach fällt die Temperatur bis zum 6. oder 8. Tag schnell ab, außer, wenn die andere Seite befallen wird und der ganze Prozeß sich wiederholt. Jetzt beginnt in Dreiviertel der Fälle auch die Drüse der anderen Seite anzuschwellen. Ihre Schwellung dauert nicht so lange, ist aber ebenso stark. In 3–10 Tagen ist alles vorbei. Bevor die andere Seite befallen wird, kommt es zu einem kurzzeitigen Fieberabfall. Bei leichteren Fällen gibt es auch fieberfreie Verläufe. Kinder, deren beide Drüsen gleichzeitig betroffen sind, haben höheres Fieber sowie stärker ausgeprägte Schmerzen und Schwellungen. Manchmal schwellen auch die Drüsen im Nacken an. Im allgemeinen ist das Krankheitsgefühl jedoch nicht so schwer. Durch die belustigende Gesichtsveränderung bekommt der Mumps eine eher erheiternde als gefährliche Note. Und doch hat der Mumps auch seine tückischen Seiten.

Komplikationen

Das Virus kann auch andere Drüsen befallen und Entzündungen hervorrufen, z. B. die Hoden, die Eierstöcke oder die Bauchspeicheldrüse. Die

Entzündung des Hodens (Orchitis) tritt plötzlich ein, etwa um den 7. Tag auf dem Höhepunkt der Krankheit, und zwar besonders bei Erwachsenen, bei Kindern eher nach der Pubertät. Die Entzündung ist mit einem erneuten Fieberanstieg verbunden, häufig sogar unter Schüttelfrost, der Hoden schwillt an und wird rot. Daraus kann sich eine Hydrozele (Wasserbruch, Flüssigkeitsansammlung in der Scheidenhaut des Hodens) oder eitrige Hodenentzündung entwickeln.

Nach ein paar Tagen bildet sich die recht schmerzhafte Entzündung zurück. Glücklicherweise tritt die Entzündung meist nur einseitig (häufiger rechts) auf, denn sie bewirkt in mehr als der Hälfte der Fälle eine Zurückbildung des Hodens, die bei doppelseitiger Erkrankung zu Sterilität führen kann. Die Wahrscheinlichkeit, daß der Mumps bei einem Jungen zu Unfruchtbarkeit führt, ist allerdings äußerst gering und auch noch nicht wissenschaftlich nachgewiesen. Diese sehr seltene Komplikation wird aber häufig als Argument benutzt, um die Mumpsimpfung bei Kindern durchzuführen.

Die Schutzdauer der Impfung hält nur 15–30 Jahre an, d. h., wenn die Jungen in das zeugungsfähige Alter kommen, läßt der Schutz gegen Mumps nach. Die Impfung ist daher im Kindesalter völlig überflüssig, denn bei Männern tritt eine Hodenentzündung viel häufiger als bei Jungen auf.

Sehr viel seltener ist die entsprechende Entzündung und Druckempfindlichkeit des Eierstocks bei der Frau. Kleine Mädchen sind davon so gut wie nicht betroffen. Je näher die Pubertät rückt, desto eher können Komplikationen auftreten.

Gelegentlich erkrankt auch die Bauchspeicheldrüse, da sie dasselbe Verdauungsenzym (Amylase) absondert wie die Ohrspeicheldrüse. Dies ist mit Schmerzen im linken Oberbauch und Durchfällen verbunden. In manchen Fällen sind die Schmerzen so stark, daß der Kranke reflexartig erbricht. Sehr selten ist eine Entzündung der Schilddrüse, der Tränendrüsen, der Brustdrüsen oder der Schamlippen.

Eine weitere Komplikation kann die Entzündung der Gehirnhäute (Meningoenzephalitis) sein. Sie tritt meist um den 9. Tag auf, gelegentlich aber auch eine Woche vor bis vier Wochen nach dem Mumps und äußert sich durch Kopfschmerzen und Nackensteifigkeit. Diese Meningoenzephalitis hinterläßt in der Regel keine Folgen. In seltenen Fällen kann sie zu einer ein- oder doppelseitigen Störung des Gleichgewichtssinns oder zur Taubheit führen.

In schweren Fällen kann es zum Abszeß der Halswirbelsäule kommen und manchmal zur Lähmung der unteren Glieder. All diese Komplikationen sind homöopathisch heilbar. Zu Todesfällen kam es sogar früher extrem selten.

Differentialdiagnose

Ein sicheres Zeichen für Mumps ist die deutliche Schwellung der Ohrspeicheldrüse. Es gibt jedoch auch die bakterielle Parotitis, die bei Infektionskrankheiten aller Art oder bei Abmagerung vorkommt. Im Gegensatz zur viralen Parotitis (Mumps) ist die Haut hier stark gerötet. Die Ohrspeicheldrüsen neigen dann zur Vereiterung, welche aber nur einseitig auftritt. In besonderen Fällen kann man die Diagnose durch Virusnachweis in Speichel, Blut oder Liquor sichern.

Behandlung

Kühle Umschläge mit Borwasser oder heiße Kartoffelumschläge, Einfetten der geschwollenen Ohrspeicheldrüse mit Öl oder Borsalbe lindern eventuelle Spannungen. Chemotherapeutika und Antibiotika sind bei Virusinfekten wirkungslos. Bei Fieber ist strenge Bettruhe angesagt, vor allem ab der Pubertät. Wegen der Gefahr der Mittelohrentzündung sollten Kinder mindestens acht Tage lang das Bett hüten. Bei einer Hodenentzündung wird der Hoden hochgelagert und ggf. durch Borwasserumschläge gekühlt.

Bei der homöopathischen Behandlung von Mumps steht die Linderung der Schmerzen und Spannungen im Vordergrund. Ferner kann man mit der Homöopathie den Komplikationen vorbeugen oder diese heilen. Bei sehr starken Schmerzen ist es oft nicht möglich, ein Mittel für beide Zwecke zu finden. Dieses Problem finden wir jedoch mehr oder weniger bei allen Kinderkrankheiten, die mit Komplikationen verbunden sind.

ACONIT

ist ein wichtiges Mittel für das Anfangsstadium und kann den Verlauf
sehr verkürzen. Es heilt in der Regel nicht aus, und ein Folgemittel wird
häufig notwendig sein. Bei Aconit steigt die Temperatur immer sehr
schnell an, ohne daß es zu einem Schweißausbruch kommt. Der Puls ist
schnell und kräftig. Es besteht großer Durst auf Kaltes. Der Kranke ist
unruhig und leidet sehr.

BELLADONNA

geht meist einher mit einer rechtsseitigen, ziemlich umfangreichen
Schwellung. Die stechenden, schießenden Schmerzen kommen anfallsweise. Hier finden wir auch einen Wundheitsschmerz im Hals, zusammen mit Schluckbeschwerden. Das Gesicht ist rot, die Augen sind blutunterlaufen, und es sind klopfende Kopfschmerzen vorhanden.

PULSATILLA

ist ein sehr wichtiges Mittel bei Mumps, besonders für die Hodenkom-
plikationen. Die Schwellung ist meist beidseitig. Wichtig sind die geistigen Symptome des Patienten. Entweder ist er von vornherein mild
und weinerlich oder wird es erst durch die Krankheit. Magenbeteiligung
ist die Regel bei Pulsatilla. Entweder besteht totale Durstlosigkeit oder
Durst auf Kaltes in sehr kleinen Mengen.

Fallbeschreibung

Gehirnhautentzündung nach Mumps

Die vierjährige Rhea bekam während eines Urlaubs in Spanien Mumps,
zuerst links, dann rechts. Plötzlich setzten schwere Krankheitssymptome ein. Sie konnte nicht mehr reden, nur noch lallen, die Augen verdreh-
ten sich, sie konnte die Arme nicht mehr koordiniert bewegen, nicht
mehr allein essen, nicht stehen, nicht gehen. Ein spanischer Arzt diagno-
stizierte »allgemeine Erschöpfung nach Mumps«. Wenige Tage später
wurde in Deutschland vom Kinderarzt »Gehirnhautentzündung« diagnostiziert. Es gäbe keine Behandlungsmöglichkeit.

Die homöopathische Behandlung mit einer Gabe TUBERCULINUM C 200 brachte eine so baldige Besserung aller Symptome, daß der Kinderarzt bei der nächsten Untersuchung nur von einem Wunder sprechen konnte. Das Mädchen ist heute zehn Jahre alt und hat keinerlei Schäden zurückbehalten, sondern im Gegenteil eine sehr positive geistige und körperliche Entwicklung durchgemacht.

Die Mumpsimpfung

Zusammensetzung des Impfstoffs

Der Impfstoff besteht aus abgeschwächten lebenden Mumpsviren. Diese wurden zuerst auf Nierenzellen von Kaninchen und dann auf Hühnerfibroblasten gezüchtet.
Die Zusatzstoffe sind: ca. 14,6 mg hydrolysierte Gelatine aus Tierknochen als Füll- und Bindemittel, ca. 0,3 mg Human-Albumin als Stabilisator (kann Allergien auslösen), max. 0,03 mg Neomycinsulfat zur Verhinderung eines Komas (kann Allergien, Magen- und Darmstörungen auslösen).

Kontraindikationen

Auf dem Beipackzettel des Masern-Mumps-Röteln-Lebend-Impfstoffs (MMR-Vax) stehen folgende Kontraindikationen:

Akut kranke sowie als inkubiert geltende und rekonvaleszente Personen (nach vermuteter oder gesicherter Ansteckung und im Genesungsstadium befindliche Personen) sind von der Impfung zurückzustellen. Bei bekannten, schweren allergischen Reaktionen auf die Bestandteile des Impfstoffes darf dieser nicht angewendet werden. Bei Personen, die lediglich aufgrund einer Befragung als allergisch auf Hühnereiweiß oder aufgrund einer positiven Hauttestung als Hühnereiweißallergiker eingestuft werden, besteht in der Regel kein erhöhtes Risiko für diese Impfung. In den äußerst seltenen Fällen, in denen Personen nach dem Verzehr von Hühnereiweiß mit klinischen Symptomen wie Urtikaria (Nesselsucht), Lippen- und Epiglottisödem (entzündliche Schwellungen von Lippen- und Kehlkopfbereich), Laryngo- oder Bronchospasmus (Krampf von Stimmritze oder Bronchialmuskulatur), Blutdruckabfall oder Schock reagieren, kann eine gezielte Testung und bei negativem Testergebnis eine Impfung erwogen werden.

Bei angeborener, erworbener oder therapiebedingter Immundefizienz (Beeinträchtigung der körpereigenen Abwehr) darf der Impfstoff nicht eingesetzt werden. Dies gilt nicht bei einer Ersatztherapie mit Kortikosteroiden.

HIV-Infizierte (Aids) ohne klinische Symptome und Abwehrschwäche können geimpft werden.

Eine Schwangerschaft muß zum Zeitpunkt der Impfung ausgeschlossen und für acht Monate danach verhindert werden.

Bei Kindern mit zerebralen Störungen (Störungen der Gehirnfunktion) oder Neigung zu Fieberkrämpfen bzw. solchen Fällen in der Familiengeschichte sollte einer Temperaturerhöhung vorgebeugt werden.

Nebenwirkungen

Die möglicherweise nach der Anwendung dieses Kombinationsimpfstoffs auftretenden Nebenwirkungen entsprechen denen nach alleiniger oder gemeinsamer Gabe der Einzelkomponenten.

Reaktionen an der Impfstelle wie Rötung und Schwellung treten nach Herstellerangaben nur selten auf. Gelegentlich können, meist in der 2. Woche nach der Impfung, kurz andauerndes Fieber, Schweißausbrüche, Schüttelfrost, Abgeschlagenheit, Kreislaufreaktionen, Kopfschmerzen, Katarrh (Husten, Schnupfen) und Störungen des Magen-Darm-Traktes vorkommen.

Im gleichen Zeitraum kann sich ein schwacher, masernähnlicher Hautausschlag ausbilden, der jedoch gewöhnlich nicht den gesamten Körper betrifft. Reizungen des Mittelohrs sind in Einzelfällen beobachtet worden.

Eine mumpsähnliche Erkrankung mit verkürzter Inkubationszeit (Zeit zwischen Ansteckung und Auftreten erster Symptome) ist in seltenen Fällen nicht auszuschließen. Nach einer von 500 000 Impfungen wurde das erstmalige Auftreten einer insulinpflichtigen Zuckerkrankheit im zeitlichen Zusammenhang zur Mumpsimpfung beobachtet. In Einzelfällen trat eine vorübergehende schmerzhafte Hodenschwellung auf. Auch eine Verminderung der Blutplättchen, Purpura (kleine stecknadelkopfgroße Hautblutungen), Hautrötung mit Blasenbildung und allergische Reaktionen wurden in Einzelfällen beobachtet, die jedoch nur ausnahmsweise eine Therapie erfordern.

In äußerst seltenen Fällen ist über anaphylaktische (durch Überempfindlichkeit bedingte) Reaktionen berichtet worden. Bei versehentlicher intravasaler Gabe (Injektion in ein Blutgefäß) können Reaktionen bis zum Schock auftreten.

Störungen des Nervensystems, wie Fieberkrämpfe und flüchtige Gangunsicherheit, sind selten. Weiterhin ist in Einzelfällen über entzündliche Erkrankungen des Gehirns und der Hirnhäute sowie der Nerven und Lähmungen bis hin zur Atemlähmung (Guillain-Barré-Syndrom) berichtet worden.

Zwei Mumpsimpfstoffe wurden bereits vom Markt genommen, da sie 20mal häufiger Hirnhautreizungen verursachten, als man bereits in Kauf genommen hatte. Mit dem Impfstoff, der momentan verwendet wird, kommen bei einem von 100 000 bis 200 000 geimpften Kindern Hirnhautreizungen oder -entzündungen vor. Dabei handelt es sich um Impfschäden, die oft erst nach jahrelangen Kämpfen vor Gericht anerkannt werden. Man muß also davon ausgehen, daß die Dunkelziffer um ein Vielfaches höher liegt.

Jede Impfung kann genau die Komplikationen auslösen, die auch bei der Krankheit, gegen die geimpft wird, entstehen können. Beim Mumps können sich die Bauchspeicheldrüse und die Geschlechtsdrüsen entzünden. Einige Fälle von jugendlichem Diabetes sind daher auf die Impfungen zurückzuführen. Insgesamt werden in der Fachliteratur 19 Fälle von Diabetes nach einer Mumpsimpfung beschrieben, nach einer Mumpserkrankung jedoch nur drei Fälle.

Wenn es nach der Mumpsimpfung zu Entzündungen der Bauchspeicheldrüse kommen kann, so sind auch Hodenentzündungen möglich. Daher ist es wichtig zu wissen, daß noch 30 Tage nach der Impfung Nebenwirkungen auftreten, die sich häufig in akuten Entzündungen äußern. Welche Eltern aber bringen 30 Tage nach der Impfung eine akute Hodenentzündung noch mit der Impfung in Zusammenhang und noch weniger eine Sterilität, die sich erst nach Jahren zeigt?

Zusammenfassung

- Mumps verläuft heutzutage in der Regel harmlos.
- Die gefürchtete Komplikation von Mumps, die Hodenentzündung, ist sehr selten und tritt eher bei Erwachsenen auf. Dabei wird in der Regel nur ein Hoden befallen. Eine Sterilität entsteht daher, wenn überhaupt, sehr selten. Wissenschaftlich nachgewiesen wurde jedenfalls bis jetzt noch keine.
- Die Wahrscheinlichkeit, eine Gehirnhautentzündung oder Diabetes nach einer Impfung zu bekommen, ist größer als durch die Krankheit.
- Die Mumpsimpfung bietet keinen lebenslangen Schutz wie eine durchstandene Erkrankung. Erwachsene, die als Kinder eine Mumpsimpfung erhielten, erkranken daher leichter an Mumps, als wenn sie in der Kindheit die Krankheit durchgemacht hätten. Mumps verläuft bei Erwachsenen schwerer als bei Kindern.
- Kinder können trotz Impfung an Mumps erkranken.

Poliomyelitis
Kinderlähmung

Erkrankung

Kurzbeschreibung
Poliomyelitis (Polio) ist eine entzündliche Erkrankung der grauen Rückenmarksubstanz und bei Verdacht meldepflichtig.

Die Anfänge von Poliomyelitis
Die Polio nimmt neben den sieben infektiösen Kinderkrankheiten eine Sonderstellung ein. Im Verhältnis zu den Kinderkrankheiten handelt es sich um eine sehr junge Krankheit, die nicht zu der normalen Entwicklung eines Kindes gehört. Ein Blick auf die Geschichte zeigt, daß die typischen Kinderkrankheiten schon sehr lange existieren. Mumps wurde als erste beschrieben, und zwar 300 Jahre vor Christus von Hippokrates. Schon im 1. Jh. n. Chr. wurde die Diphtherie beschrieben. Polio wurde erstmalig im Jahre 1840 beschrieben, d. h., die Krankheit ist wahrscheinlich erst kurz vorher aufgetreten.

Sie gehört damit nicht zu dem Kern der typischen Kinderkrankheiten. Es könnte sogar sein, daß sie erst ausbrechen konnte, nachdem die Menschen durch die Pockenimpfung geschwächt worden waren. Sie wird zu den zivilisationsbedingten Krankheiten gezählt, weil sie in den hochtechnisierten Ländern zuerst auftrat. Noch in den 60er Jahren wurden diese Länder stärker von der Polio heimgesucht, weil dort der Immunschutz der Kinder durch Impfungen und Flaschennahrung der Säuglinge gestört war. In den Ländern der dritten Welt wurde damals weniger geimpft, außerdem wurden die Kinder dort gestillt, d. h., sie wurden mit mütterlichen Abwehrstoffen versorgt. In diesen Ländern waren die Menschen anfangs nicht anfällig gegenüber Polio.

Die Empfänglichkeit
Die Empfänglichkeit des Menschen gegenüber dem Polioerreger ist sehr ~~~~ber nur ein ganz geringer Teil der Infektionen führt zu Lähmun-

gen. Die meisten Menschen bilden Antikörper, ohne Krankheitssymptome zu entwickeln, oder machen einen leichten Schnupfen nach Kontakt mit dem Polioerreger durch. Der Polioerreger kann lange Zeit im Darm von gesunden Menschen leben, ohne irgendwelche Symptome zu erzeugen. Es hängt daher nicht von der Gegenwart des Erregers ab, ob wir erkranken, sondern von unserer Gesundheitslage, die darüber entscheidet, wie gut er gedeihen und sich vermehren kann.

So läßt es sich auch erklären, warum vorhergehende Krankheiten das Milieu im Körper so stark schwächen können, daß sich der Polioerreger leichter ausbreiten kann.

Der Erreger

Es gibt drei Typen von Polioviren, wobei eine Immunität gegen eines dieser Viren keine gegen ein anderes bewirkt. Deswegen werden im Impfstoff alle drei Erreger kombiniert. In der Natur ist es praktisch unmöglich, sich mit allen drei Viren gleichzeitig anzustecken. Die Impfung bedeutet daher einen unnatürlich heftigen Streß für unser Immunsystem.

Die Übertragung

Der Erreger wird durch Tröpfchen und Staub übertragen, und zwar einige Tage nach der Erkrankung, über den Stuhl jedoch noch Wochen nach der Ansteckung.

Das besondere an der Polio ist, daß als Infektionsquelle weniger die mit Lähmungen erkrankten Menschen eine Rolle spielen als vielmehr die völlig Gesunden, die Virusträger sein können. So läßt sich erklären, warum poliogeimpfte Menschen ihre Umgebung anstecken können, ohne selber zu erkranken. Diesen Mechanismus findet man in dem Ausmaß nur bei der Polio; das macht die Impfung so gefährlich. In manchen Gegenden Deutschlands impfen daher die Kinderärzte die ganze Familie eines Kindes bis hin zu den Großeltern gleich mit.

Krankheitsverlauf

Nach dem Kontakt mit dem Erreger dauert es etwa 3–35 Tage, bis die Krankheit ausbricht. Sie beginnt mit unspezifischen Erkältungssymptomen, die den Gedanken an Polio nicht aufkommen lassen: 1–2tägiges Fieber, Schnupfen, Halsschmerzen, evtl. auch Erbrechen und Durchfall. Nach einer fieberfreien Phase von 1–9 Tagen entwickeln sich in den folgenden 2–5 Tagen stärkere grippeähnliche Beschwerden mit Symptomen einer Hirnhautreizung: leichte Nackensteifigkeit, Schweißausbrüche und eine Überempfindlichkeit auf äußere Reize. Das kranke Kind fürchtet sich vor jeder Berührung. Langsam werden seine Muskeln und die Reflexe schwächer, und in den später gelähmten Muskeln treten ziehende Schmerzen auf. Für 1–2 Tage kann eine Harnverhaltung auftreten.

Erst nach diesem Vorstadium (präparalytisches Stadium) kommt es in einem, später noch in weiteren Muskeln zu Lähmungen. Bei schweren Krankheitsverläufen können auch das Atemzentrum sowie die Hirn- und Augennerven befallen werden.

Sobald die Lähmungen nicht weiter fortschreiten, bessert sich auch das Allgemeinbefinden wieder. Doch richtig gefährlich wird die Polio erst dann, wenn sich die Lähmungen auf die Atemmuskulatur (Zwerchfell- und Zwischenrippenmuskulatur) und das Atemzentrum im Gehirn erstrecken. Dem dramatischen Verlauf geht meist eine Lähmung der Beine voraus, die in 1–2 Tagen aufsteigt. Unregelmäßige Atmung, Schluckbeschwerden und eine Schwäche der Stimme kündigen diesen bedrohlichen Verlauf an, wobei der Kranke unter ungünstigen Bedingungen ersticken kann.

Glücklicherweise können sich jedoch alle Lähmungen schon nach wenigen Tagen wieder zurückentwickeln. Fast nie bleiben alle Lähmungen zurück, die zu Beginn ausgebildet waren. Die Schwere der Lähmung auf dem Höhepunkt der Krankheit sagt wenig über den weiteren Verlauf aus. 40–60% der Lähmungen bilden sich innerhalb von $1-1^1/_2$ Jahren vollständig wieder zurück. Etwa 2% der Erkrankten bleiben stark behindert. Sie haben z. B. Spitzfüße, Klumpfüße, Schlottergelenke, Wirbelsäulenverkrümmungen, verkürzte Arme und Beine durch das behinderte Wachstum. Dieses Schreckgespenst von Krankheitsform tritt aber im Vergleich zu den anderen Verlaufsformen der Polio sehr selten auf.

Wesentlich häufiger infiziert sich ein Mensch mit dem Erreger, ohne irgendwelche Krankheitssymptome zu produzieren, oder er macht einen leichten Sommerkatarrh durch und wird auf diese Weise gegen Polio immun. Bei Epidemien hat man beobachtet, daß 2–11% der Gesamtbevölkerung das Virus im Stuhl haben, bei den Familienmitgliedern von Erkrankten sogar bis zu 80%. Die Polio kann also sehr leicht mit einem grippalen Infekt oder noch leichter mit einer Virusmeningitis verwechselt werden, nur die Lähmungen sind ein sicheres Zeichen für Polio.

Welche Umstände können den Ausbruch der Krankheit begünstigen?

Obwohl sich bei einer Epidemie viele Menschen an Polio anstecken können, bricht die Krankheit selber nur bei sehr wenigen aus. Dafür gibt es verschiedene Erklärungsversuche.

Die Forschungen haben uns eine tiefere Einsicht in die Entstehungsweise von Polio gezeigt. Äußere Schäden und Beanspruchungen wie z. B. Impfungen führen zu einer erhöhten Erkrankungsbereitschaft gegenüber Polio. Dazu gehören auch vorausgehende Krankheiten wie Grippe, Lungenentzündung, Masern, Durchfall, Entfernung der Mandeln, Sonnenbrand, Verletzungen und Überanstrengung. Nach Impfungen kann es zu Lähmungen im Gebiet der Impfstellen kommen.

- Der Homöopath Dr. D. M. Foubister vermutete einen Zusammenhang zwischen der Diphtherieimpfung und schweren Poliofällen, weil Polio früher mehr in hochzivilisierten Ländern auftrat, in denen häufiger gegen akute Krankheiten geimpft wurde, z. B. gegen Diphtherie.

- Der Wiener Arzt Prof. Dr. Alexander Rottmann stellte eine andere Theorie auf. Er beobachtete, daß Kinder mit wenig funktionsfähigen Mandeln öfter an der gefährlicheren Form der Kinderlähmung erkrankten als Kinder mit gesunden Mandeln.

- Möglicherweise gibt es auch eine Verbindung zu Syphilis, weil in manchen Fällen die als Nachweis dienende Wassermannreaktion positiv verlief.

- Ein weiterer Grund für die Empfänglichkeit gegenüber der Krankheit kann Angst sein. Ein Mensch, der sich vor Krankheiten fürchtet, ist generell gefährdeter. Dies gilt jedoch für alle Krankheiten.

- Schließlich gibt es die Unterzuckerungstheorie von Dr. Sandler, auf die im folgenden ausführlich eingegangen wird.

Allgemeine Prophylaxemaßnahmen

Folgendes soll während einer Polioepidemie beachtet werden:

- Wegen der erhöhten Ansteckungsgefahr während einer Epidemie sollten Menschenansammlungen gemieden werden.
- Es sollten keine Schwimmbäder besucht werden, da sich der Virus lange Zeit im Wasser hält.
- Es ist sehr wichtig, sich die Hände sorgfältig nach dem Stuhlgang zu waschen, da der Virus im Stuhl vorhanden sein kann.
- Anstrengende körperliche Übungen sollten unterlassen werden.
- Menschen mit einer geschwächten Konstitution sollten sich davor hüten, in einen Erschöpfungszustand zu geraten.

Naturheilkundliche Prophylaxemaßnahmen

Der amerikanische Arzt Dr. Benjamin Sandler entwickelte eine verblüffend einfache Diät als Schutz vor Polio. Diese Methode geht nicht wie die Impfungen davon aus, Bakterien und Viren von unseren Kindern fernzuhalten, sondern die natürlichen Abwehrkräfte gegen Ansteckungen wiederherzustellen. Der menschliche Organismus verfügt über genügend Schutzstoffe, um auch gefährlichen Krankheiten zu trotzen. Wenn dies nicht der Fall wäre, hätten die Menschen überhaupt keine Überlebenschancen. Das Absinken des Blutzuckerspiegels auf ein abnorm niedriges Niveau ist einer der wichtigsten Faktoren für die Infektionsempfänglichkeit. In zwölfjähriger Forschungsarbeit hat Dr. Sandler herausgefunden, daß durch eine zucker- und kohlehydratreiche Ernährung die Infektanfälligkeit für Polio stark vermindert wird. Eine richtige Ernährung schützt aber nicht nur vor Kinderlähmung, sondern auch gegen einfache Ansteckungskrankheiten der Atmungsorgane und gegen Tuberkulose.

Dr. Sandler suchte nach handfesten Fakten, um seine Theorie zu beweisen. Die Kinderlähmung ist eine Krankheit, die sich bis auf den Affen nicht auf Tiere übertragen läßt, weil Affen sehr niedrige Blutzuckerwerte haben (unter 100 mg). Bei Kaninchen wurden dagegen Werte unter 100 mg niemals festgestellt, und sie können daher auch nicht an Polio erkranken. Dr. Sandler senkte den Blutzuckerspiegel der Kaninchen durch Insulinspritzen künstlich und konnte tatsächlich über eine Impfung mit dem Polioerreger bei ihnen Kinderlähmung auslösen.

Homöopathen haben schon immer großen Wert auf eine gesunde Ernährung gelegt. Nicht immer ist es allein mit der Verabreichung eines homöopathischen Mittels getan. Es müssen auch die Grundregeln einer vernünftigen Ernährung beachtet werden. Ein Absinken des Blutzuckerspiegels erfolgt paradoxerweise am stärksten durch zuckerhaltige Nahrungsmittel, aber auch durch stärkehaltige Nahrungsmittel (Weißmehl, Grieß etc.). Durch eine zuckerfreie und stärkearme Nahrung kann der Organismus sofort in die Lage versetzt werden, mit dem Polio- und auch anderen Krankheitserregern fertig zu werden. Diese Ernährungsweise verhilft dem Körper insgesamt zu einer besseren Gesundheit.

Ferner wurde beobachtet, daß viele Kinder, die im Sommer an Polio erkrankten, vorher viel Sport getrieben und viele Süßigkeiten, süße Getränke und Speiseeis verzehrt hatten. Die Kinder hatten ein doppelt erhöhtes Ansteckungsrisiko, da ihr Blutzuckerspiegel durch starke körperliche Anstrengung und den reichlichen Genuß von Süßem drastisch gesunken war. Dadurch konnte sich der Virus ungehindert im Körper verbreiten.

Die Anti-Polio-Diät

Ernährungsvorschläge während einer Polioepidemie:

- Folgende Nahrungsmittel sollten weggelassen werden: Zucker, süße Getränke, Limonaden, Süßigkeiten, Speiseeis, Kuchen, Bonbons, Gebäck, Torten, Marmeladen, Gelees, Puddings.

- Getränke können in dieser Zeit mit Fruchtzucker gesüßt werden, der auch von Diabetikern verwendet wird.

- Nüsse können in unbeschränkten Mengen gegessen werden, mit Ausnahme von Erdnüssen, Cashewnüssen und Kokosnüssen, da diese stärkehaltig sind.

- Folgende Nahrungsmittel sind stärkereich und sollten maßvoll gegessen werden: getrocknete Bohnen, große weiße Bohnen, Mais, getrocknete Erbsen, Linsen, Tapioka, Nudeln, Vollkornbrot, Getreidegerichte. Kartoffeln sollten mit der Schale gekocht werden, da sie dann eiweißhaltiger sind.

- Folgende Kohlehydratnahrungsmittel sind sehr eiweißreich und können in Maßen verzehrt werden: Hirse, Buchweizen, Quinoa, Amarant, Soja, Kamut (Urweizen).
- Wegen ihres hohen Zuckergehaltes sollten frische Früchte nicht im Übermaß gegessen werden. Fruchtzucker kann, im Übermaß genossen, einen niedrigen Blutzuckerspiegel verursachen. Deswegen sollten Fruchtsäfte stark mit Wasser verdünnt werden.
- Gemüse, Pilze und Salate können unbedenklich gegessen werden.
- Eiweißreiche Nahrungsmittel sind erlaubt, sollten aber auch nicht im Übermaß gegessen werden, da dadurch andere gesundheitliche Schäden entstehen können, wie z. B. eine Übersäuerung des Körpers.

Behandlung

Es wird behauptet, gegen Polio gebe es kein Medikament, daher müsse geimpft werden. In der Homöopathie gibt es aber sowohl sehr gute Behandlungs- als auch Prophylaxemöglichkeiten, die sich während der schweren Polioepidemien bewährten. Der berühmte homöopathische Arzt Dr. Grimmer sagte:»In meiner 40jährigen Praxiserfahrung habe ich die 100%ige Wirkung von LATHYRUS SATIVA als Polioprophylaxe erlebt.«

GELSEMIUM

Die Lähmung bei Gelsemium wirkt sich auch auf die Augenmuskulatur aus. Das Kind empfindet eine Schwere in den Augenlidern, die so stark ist, daß die Lider herabfallen. Es kann kaum die Augen offenhalten. Durch die Lähmung der Augenmuskulatur kommt es zu einer Doppelsichtigkeit. Diese tritt häufig vor und während der Kopfschmerzen auf. Es können auch Krämpfe auftreten, aber das Bewußtsein ist nicht getrübt. Das Kind hat das Gefühl, sein Kopf sei vergrößert. Bei einem leichteren Krankheitsverlauf hat es das Bedürfnis, allein gelassen zu werden. Gleichzeitig fühlt es sich hilflos, weil es spürt, daß sein Gehirn schwach wird. Jede geistige Anstrengung verschlimmert seinen Zustand. Häufig ist Schwindel vorhanden mit starken Schmerzen im Hinterkopf, die sich oft über den ganzen Kopf erstrecken. Das kranke Kind hat das Gefühl, es könne jederzeit hinfallen. Seine Sprache ist schwerfällig, und der ganze

Gesichtsausdruck ist dumpf und verwirrt. Die Gesichtsmuskulatur ist häufig verkrampft. Der Atem ist übelriechend, und das Kind hat Schwierigkeiten, die Zunge herauszustrecken, sie zittert beim Rausstrecken. Der Kehlkopfdeckel und die Zunge können gelähmt sein, und in der Speiseröhre ist ein Kloßgefühl, welches durch Schlucken nicht besser wird. Die Herztätigkeit ist schwach und unregelmäßig. Beim Liegen auf der linken Seite verschlimmert sich alles. Das Kind hat das Gefühl, sein Herz würde aufhören zu schlagen, wenn es sich ganz ruhig verhält.

Das Gefühl des Zusammenziehens ist besonders am rechten Nacken zu spüren sowie im Rücken mit einem dumpfen Schmerz in beiden Armen. Die Beine fühlen sich schwer und taub an oder sind gelähmt. Sie zittern bei der geringsten Anstrengung.

Gelsemium hat die Fähigkeit, auch vollständige motorische Lähmungen wieder zu heilen. Diese betreffen weniger die Organe als vielmehr die motorische Muskulatur und die Wirbelsäule. Die Lähmungen sind auf der rechten Seite stärker. Es besteht ein Zittern und Zucken sowie eine Inkoordination der Muskeln, welche durch Anstrengung, Schreck oder Erwartungsspannung schlimmer wird. Wenn das kranke Kind noch gehen kann, so ist sein Gang tatterig, weil es seine Beine schlecht kontrollieren kann. Es spürt eine große Schwäche in den Knien, besonders beim Abwärtsgehen; es hat dann auch Angst zu fallen. Es ist verwirrt und stumpf und antwortet langsam auf Fragen. Sein Allgemeinzustand wird durch Wasserlassen gebessert.

Gelsemium kommt in Frage, wenn Beschwerden nach einem grippalen Infekt, der in Wirklichkeit eine leichte Polioerkrankung sein könnte, nicht mehr verschwinden. Das Gelsemium-Kind leidet unter großer Erwartungsspannung. Sein Immunsystem kann durch einen Schreck, schlechte Nachrichten oder schlechte Träume derartig geschwächt werden, daß es empfänglich für Krankheiten wird.

CLEMATIS

Bei einer Polioerkrankung, die nach Clematis verlangt, besteht ein Ziehen und Drücken in den Arm- und Handmuskeln. Entlang des Schienbeins erstrecken sich bohrende pressende Schmerzen. Der Patient hat das Gefühl, sein ganzer Körper sei schwer und wie geschlagen. Die

Muskeln sind kraftlos und zucken gelegentlich. Es besteht eine ausgeprägte Schwäche. Ein Vibrationsgefühl läuft durch den Körper, besonders nach dem Hinlegen. Der Schlaf ist sehr gestört. Entweder besteht eine ausgeprägte Schlaflosigkeit oder ein unerquicklicher ruheloser Schlaf. Das Kind friert, und es geht ihm schlechter durch das geringste Abdecken. Manchmal stellt sich auch ein Hitzegefühl ein, dann ist es jedoch nur einseitig und ohne Schweißbildung.

BRYONIA

Bryonia kommt in Frage bei einem frühen Stadium von Kinderlähmung. Ein Leitsymptom von Bryonia ist die auffällige Verschlimmerung durch Bewegung. Das Kind ist sehr reizbar, es möchte allein sein und reagiert ärgerlich, wenn es angesprochen wird. Oft besteht ein Schwindel, als ob sich das Gehirn im Kreis dreht. Es hat starke Kopfschmerzen, besonders auf der linken Seite, die schlimmer werden durch Bewegung, sogar durch die Bewegung der Augen. Es sind stechende Kopfschmerzen, tief im Gehirn, auf der linken Seite, die durch Husten verstärkt werden.

Der Kopfschmerz ist morgens so stark, als ob der Kopf zerbersten wollte. Die rechten Gesichtsmuskeln zucken, und das Gesicht ist berührungsempfindlich. Das kranke Kind hat einen trockenen Mund mit trockenen Lippen und Durst auf große Mengen Flüssigkeit in mehr oder weniger häufigen Abständen.

Ferner besteht eine schmerzhafte Nackensteifigkeit, besonders auf der rechten Seite, die schlimmer durch Bewegung wird. Die Schmerzen strahlen in die rechte Schulter, den Ellenbogen und den rechten Unterarm aus. Es ist ein ziehender Schmerz. Tiefes Einatmen verstärkt die Schmerzen. In den Beinen besteht ein wunder Schmerz beim Gehen. Das kranke Kind ist bis Mitternacht schlaflos. Dabei zucken häufig seine Arme und Beine im Bett. Das Bryonia-Kind ist sehr anfällig, wenn das Wetter von warm auf kalt wechselt oder wenn es sich nach dem Überhitzen plötzlich abkühlt und ins Frieren gerät. Auch Zugluft, kalter Wind und zu starke körperliche Bewegung schwächen sein Immunsystem. Es geht ihm besser, wenn es sich geistig und körperlich ruhig verhält. Bei einem kleinen Kind äußert sich die Abneigung gegen Bewegung, indem es nicht getragen oder hochgenommen werden möchte.

LATHYRUS SATIVA

Diese giftige Kichererbsenart war zur Zeit der Polioepidemien das wichtigste Mittel zur Prophylaxe und Behandlung von Kinderlähmung. Der Zustand der Vergiftung mit den Lähmungen entspricht in hohem Maße dem Symptomenbild von Polio. Die Beinmuskeln sind hart und verkrampft, später gelähmt und gefühllos. Das kranke Kind kann die Füße kaum heben und läßt sie plötzlich fallen, als würde ein schweres Gewicht auf ihnen lasten. Der Gang ist schwankend. Alle Bewegungen können schlechter mit geschlossenen Augen ausgeführt werden. Tagsüber sind die Füße sehr kalt, nachts brennen sie und müssen abgedeckt werden. Es bestehen Übelkeit, Erbrechen, Schwindel und Dumpfheit.

Fallbeschreibung: Ein vierjähriges Mädchen hatte sich nach einem Schwimmbadbesuch erkältet. Es hatte leichte Inkoordinationsstörungen beim Gehen. Da im Dorf gerade eine Polioschluckimpfung durchgeführt wurde, vermuteten die Eltern eine Ansteckung durch ein geimpftes Kind. Der Polioerreger hält sich besonders gut im Wasser. Das Mädchen selber war nicht geimpft. Es erhielt eine Gabe LATHYRUS SATIVA C 200, worauf die leichten Lähmungserscheinungen an den Beinen sofort verschwanden und auch die Erkältung schnell vorüber war.

Die Polioimpfung

Nebenwirkungen

Folgende Nebenreaktionen werden im Beipackzettel von Oralvirelon T1 der Behring-Werke erwähnt: kurzdauernde Allgemeinreaktionen wie Schüttelfrost, Schweißausbrüche, Fieber, Kopfschmerzen, Abgeschlagenheit, Muskel- und Gelenkschmerzen, Kreislaufreaktionen, Beschwerden des Magen-Darm-Traktes und allergische Reaktionen. Ferner Fieberkrämpfe, entzündliche Erkrankungen des Gehirns und Schädigungen, die das Nervensystem betreffen, in Form von Lähmungen.

Es kommt hier weniger darauf an, wie häufig diese Zustände auftreten, sondern vielmehr, daß sie überhaupt auftreten können.

Maßnahmen, die unsere Gesundheit erhalten, sollten absolut frei von irgendwelchen schädlichen Einflüssen sein. Niemand möchte doch das

Zusammensetzung des Impfstoffs

Der Impfstoff, der bei der Schluckimpfung verwendet wird, besteht aus lebenden, abgeschwächten Poliomyelitisviren, die in Affennierenzellkulturen vermehrt wurden. Er enthält zehnmal mehr Erreger vom Typ 1 als von Typ 2 und dreimal mehr Erreger vom Typ 3 als vom Typ 2.
Die Zusatzstoffe sind: Aminosäuren, Neomycin, Peptide, Nullrot, Polygile, Polysorbat 80, Salze und Zucker.

Risiko auf sich nehmen, sein Kind durch eine Impfung möglicherweise lebenslang zu schädigen, auch wenn die Schädigung vielleicht nur bei einem von einer Million Kindern vorkommt. Wer kann Ihnen garantieren, daß Ihr Kind nicht das millionste Kind ist?

Ferner sollte man sich als Eltern die Frage stellen, ob es zu verantworten ist, eventuell durch die Impfung andere Menschen mit der Impfpolio anzustecken. Um diesen Nebenwirkungen vorzubeugen, ist der Arzt verpflichtet, vor einer Impfung ausführlich auf alle Komplikationen aufmerksam zu machen, sonst kann er im Falle eines Impfschadens haftbar gemacht werden. Im Frühjahr 1996 ging eine Meldung durch die Presse: »Arzt hätte vor Impfinfektion warnen müssen. Schmerzensgeld in Höhe von 300 000 DM hat das Berliner Kammergericht einem an Kinderlähmung erkrankten Mann zugesprochen, weil er ungenügend über die mögliche Infektionsgefahr bei Schutzimpfungen aufgeklärt wurde. Der selbst nicht geimpfte Mann war infiziert worden, nachdem sein vier Monate altes Patenkind gegen Kinderlähmung geimpft worden war. (AZ 9.U5492/94).« In Albanien kam es Ende August 1996 durch eine Impfkampagne bei Kindern zu 23 Impfpoliofällen bei Erwachsenen, von denen zwei starben.

Folgende *Gegenanzeigen* werden im Beipackzettel von Oralvirelon T1 erwähnt: »Personen mit einer vermuteten oder gesicherten Ansteckung (Ausnahme: Kinderlähmung) sowie im Genesungsstadium befindliche Personen sind von der Impfung zurückzustellen. Nicht geimpft werden darf bei bekannten schweren allergischen Reaktionen auf Bestandteile des Impfstoffes, bei Fieber, Durchfällen und akuten Infektionskrankheiten innerhalb einer Wohngemeinschaft mit Ausnahme von Kinderlähmung.« Diese Regelung steht im Gegensatz zur sonstigen Impfpraxis: Es darf generell nicht geimpft werden, wenn eine Infektion mit dem Erreger nicht ausgeschlossen werden kann.

Um die Möglichkeit einer Impfkontaktpoliomyelitis bei nicht geschützten Kontaktpersonen herabzusetzen, empfiehlt der Impfstoffhersteller, möglichst alle ungeimpften Personen mitzuimpfen, die mit dem Geimpften zusammenwohnen bzw. in engen körperlichen Kontakt mit ihm kommen. Im staatlichen Impfaufruf heißt es, daß sogar Kinder nicht geimpft werden dürfen, die mit einer HIV-infizierten oder sonst akut abwehrgeschwächten Person in einer Wohngemeinschaft leben. Auch abwehrschwache Kinder sollen nicht geimpft werden. Um eine Ansteckung zu verhindern, sollten sie mehrere Wochen lang den Kontakt zu poliogeimpften Kindern meiden.

Impfbedingte Polioerkrankungen

Deutschland: Seit 1978 gibt es keine Polioerkrankungen der Wildform mehr; es sind seitdem nur noch Fälle aufgetreten, die künstlich durch die Polioimpfung provoziert wurden. Die Polioimpfung stellt eigentlich ein Paradoxum in unserer heutigen Zeit dar, denn hier wird gegen eine Krankheit geimpft, die seit 18 Jahren nicht mehr aufgetreten ist. Wir haben also eine ähnliche Situation vor uns wie Anfang der 70er Jahre, als es zu keinen erneuten Pockenerkrankungen mehr kam und trotzdem noch knapp zehn Jahre Massenimpfungen durchgeführt wurden. Man kann heute nicht mehr behaupten, daß die Polio die hochtechnisierten Länder in stärkerem Maße befällt. Im Gegenteil, es gibt fast nur noch Polioerkrankungen in den armen Ländern, in denen mehr als bei uns geimpft wird. Allerdings wissen wir hier nicht immer genau, ob es sich um echte oder impfbedingte Formen von Polio handelt. Im Jahre 1992 wurden in den USA trotz Impfpflicht nur 50% der Kinder bis zum vollendeten 2. Lebensjahr völlig durchgeimpft. Im Gegensatz dazu beträgt die Durchimpfungsrate in unterentwickelten Ländern über 80% der Kinder bis zum 1. Lebensjahr.

Namibia: Wenn man bedenkt, daß die Bevölkerung noch nicht einmal im eigenen Land über das Verhältnis von echten und künstlichen Krankheitsfällen genügend informiert ist, so nimmt es nicht wunder, wie we-

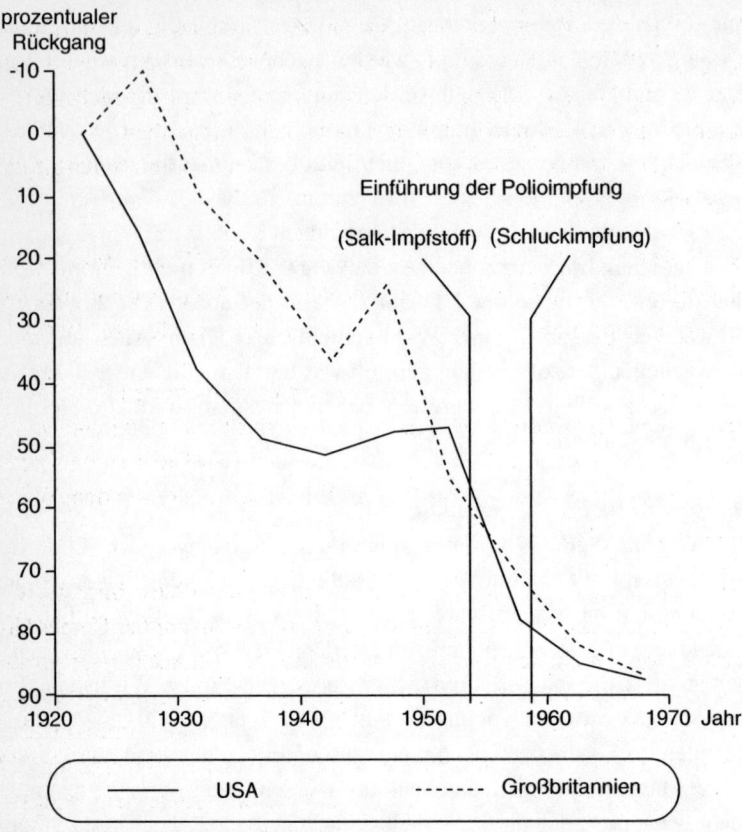

Prozentualer Rückgang der Poliotodesrate in Großbritannien und den USA von 1920 bis 1970 (Quelle: Miller)

nig Informationen über die Polioverbreitung in anderen Ländern zu uns gelangen. Wie wir selber erlebt haben, kann es sich bei vermeintlichen Polioepidemien in Wirklichkeit um impfbedingte Polioausbrüche handeln. Als wir Ostern 1994 mit der Familie nach Namibia reisen wollten, hörten wir von einer dort grassierenden Polioepidemie. Vor Ort entpuppte sich die vermeintliche Polioepidemie als Impfpoliomyelitis, d. h., nur die Geimpften erkrankten an Polio, angeblich wegen eines Fehlers bei der Kühlung des Impfstoffes.

238

Peru: Von einer Entwicklungshelferin in Peru hörten wir, daß dort massiv gegen Polio geimpft wird. Die Menschen sind arm, die Kinder unterernährt und abwehrschwach. Sie werden vor der Impfung nicht untersucht. Impfschäden mit Lähmungen sind keine Seltenheit. Auch hier gibt es keine Untersuchungen, ob die zahlreichen Kinderlähmungsfälle impfbedingt sind.

Holland: Bei den Polioepidemien in den Jahren 1978 und 1992 in den Niederlanden erkrankten 557 Menschen durch den Polioimpfstoff, nur 8% der Erkrankungen waren dem Wildvirus zuzuschreiben (Rumke 1995).

Brasilien: In den Jahren 1990 bis 1993 kam es zu mehreren Poliofällen in Brasilien. Es wurden 1662 Patienten untersucht, die plötzliche polioähnliche Lähmungen aufwiesen. Unter diesen waren 196 mit dem Impfpoliovirus infiziert, und es wurde kein Fall gefunden, der mit dem Wildpoliovirus infiziert war.

USA: Dr. Jonas Salk, der Entwickler des abgetöteten Virusimpfstoffes, bestätigte als Zeuge vor Gericht, daß der Lebendvirusimpfstoff »der Ursprung, wenn nicht der einzige Grund aller in den USA seit 1961 protokollierten Poliofälle sei«. Auch die amerikanischen Gesundheitsämter erklärten 1992, daß der Lebendvirusimpfstoff heute die vorrangige Polioursache in den USA darstellt. Zwischen 1980 und 1989 war jeder Fall von Polio durch den Impfstoff verursacht worden. Außerdem steckten sich während dieser Zeit drei von fünf Menschen trotz der Impfung auf Auslandsreisen mit Polio an. Ein Fall von Virusübertragung eines geimpften Kindes auf seinen Vater machte den öffentlichen Gesundheitsämtern bewußt, wie fragwürdig die Polioimpfung heutzutage ist: Eine schreckliche Krankheit ist verschwunden, und eine neue ist entstanden durch einen Impfstoff, der alles andere als perfekt ist.

Rumänien: In Rumänien ist die Rate der Impfkontaktpoliofälle 5–17mal höher als in anderen Ländern. Dies ist bedingt durch die Verabreichung von Antibiotika nach Impfkomplikationen. In den Jahren 1988–1992 erkrankten 18 Kinder durch die Impfung an Polio und 13 durch den Kontakt mit geimpften Kindern (Strebel u. a. 1995).

Andere Impfschäden

Impfstoffe können zu Chromosomenveränderungen führen. Das ist seit langem bekannt. Das im letzten Impfstoff gegen die Kinderlähmung enthaltene abgeschwächte Virus Typ II hat in Zellkulturen Chromosomenveränderungen hervorgerufen (Prof. De Lory, Toledo). Diese Untersuchungsergebnisse wurden jetzt von Doktor Massimo Montinari aus Bari bestätigt. Er führte eine Studie an 30 Epileptikern durch, die als Impfschäden erkannt worden waren. Blutuntersuchungen wurden angestellt, aus denen hervorging, daß eine Wirkung der Impfstoffe auf das zentrale Nervensystem und auf die genetische Struktur (DNA) vorhanden ist.

Schon im Jahre 1978 wurden die Hirnströme von Kindern nach der Polioimpfung gemessen. Die Hälfte der Kinder reagierte nach der Impfung mit Anomalien im Elektroencephalogramm.

Ein weiteres Gebiet der Impfschadensforschung ist die Klärung der Langzeitfolgen und Erbschäden. Der Forscher Heinion konnte 1973 in einer Studie, die er an 50 000 Frauen durchführte, nachweisen, daß die Polioimpfung einer Schwangeren das Krebsrisiko ihres Kindes dramatisch erhöht. Die Zahl der Gehirntumore war bei den Kindern der geimpften Mütter dreimal so hoch wie bei den ungeimpften.

Zu Beginn des 20. Jahrhunderts präsentierte die Kinderlähmung vom wissenschaftlichen und medizinischen Standpunkt ein Krankheitsbild von einer ähnlichen Komplexität wie Aids heutzutage. Die Grundlagenforschungen über Polio, besonders in den Vereinigten Staaten, wurden durch fehlende finanzielle Möglichkeiten behindert. Obwohl das Problem von Polio durch die Impfungen gelöst schien, so blieben doch viele Fragen über den Entstehungsmechanismus dieser Krankheit ungelöst, und dies hat zu vielen schrecklichen Unfällen und Impfschäden geführt. Die Geschichte von Polio birgt auch für die Aidsforscher noch viele interessante Lektionen.

Die Impfpolioprophylaxe

Am wichtigsten ist es erst einmal, sich von der Angst vor Polio zu befreien, weil die Angst ein wesentlicher Krankheitsfaktor ist. Wir ziehen unbewußt das an, wovor wir Angst haben. Wenn Sie sich die vielen bewährten Möglichkeiten vor Augen halten, mit denen Sie sich schützen können, wird sich die Angst verflüchtigen. Wie wir bereits geschrieben haben, werden die meisten Polioerkrankungen weltweit heutzutage fast nur noch durch die Impfung ausgelöst. Die Wildform gibt es so gut wie nicht mehr, jedenfalls nicht in Deutschland. Die schrecklichen Polioepidemien, wie sie in Notzeiten und nach dem Krieg geherrscht haben, existieren heute einfach nicht mehr. Die größte Gefahr geht heute von der Impfung aus.

Wenn Sie Ihr Kind impfen lassen möchten, so sollten Sie danach acht Wochen lang alle Vorsichtsmaßnahmen ergreifen, um sich sowie alle Menschen, die mit dem Kind in Kontakt kommen, vor einer Ansteckung mit der Impfpoliomyelitis zu schützen. Sie sollten in dieser Hinsicht auch mit der Schule zusammenarbeiten, vor allem die Sportlehrer sollten informiert sein (siehe unten). Günstig wäre es natürlich, wenn geimpfte und ungeimpfte Kinder getrennte Toiletten aufsuchen könnten. Da die Massenimpfungen während des Unterrichts durchgeführt werden, hat die Schule auch ihren Teil an Verantwortung zu tragen.

Die wichtigsten Maßnahmen:

- Informieren Sie die Umgebung Ihres Kindes über die Impfung und die Ansteckungsmöglichkeit.
- Das geimpfte Kind soll sich nach jedem Stuhlgang und vor dem Essen die Hände waschen.
- Es soll ein eigenes Handtuch verwenden.
- Waschen Sie sich nach jedem Hautkontakt mit dem geimpften Kind die Hände.
- Sorgen Sie dafür, daß es möglichst zu keinem engen Hautkontakt zwischen Ihrem Kind und anderen Personen kommt.
- Lassen Sie es nicht von fremden Personen wickeln.
- Besuchen Sie mit dem Kind bis zu acht Wochen nach der Impfung keine öffentlichen Schwimmbäder, da sich der Virus im Wasser besonders lange hält.
- Sorgen Sie für eine zuckerfreie und kohlenhydratarme Nahrung (siehe Anti-Polio-Diät).
- Das Kind soll körperliche Höchstleistungen vermeiden.

Ausführliche Informationen über homöopathische Prophylaxemöglichkeiten gegen Polio und die Kinderkrankheiten erhalten Sie im Homöopathischen Ratgeber Nr. 4 »Die homöopathische Impfung«.

Die Polioimpfung betrifft nicht nur unsere Kinder, sondern uns alle, obwohl es niemals eine Impfpflicht für Polio gab. Jeder von uns ist in irgendeiner Weise durch diese Impfung geprägt. Sie ist häufig ein Grund der Blockade, wenn gutpassende Mittel nicht wirken. Hier sollte mit der POLIONOSODE D 200 oder LM 30 ausgeleitet werden.

Geben Sie die LM 30 jeden 3. Tag über 2–3 Wochen, 2 Tropfen auf etwas Wasser. Falls Reaktionen auftreten, setzen Sie das Mittel sofort ab. Sie können das Mittel auch in der Potenz D 200 einmal wöchentlich über einen Zeitraum von 4–6 Wochen geben.

Die Polionosode ist auch für poliogeimpfte Erwachsene sehr wichtig, um sich gesundheitlich auf die Ankunft eines Kindes vorzubereiten, da diese Impfung zu genetischen Veränderungen führen kann. Doch auch nachdem die Kinder schon da sind, kann die Polionosode den Geimpften dabei behilflich sein, viele Ängste zu überwinden und den Kontakt zur inneren Stimme wiederherzustellen.

Fallbeschreibungen

Zufällig lernten wir ein Kind kennen, welches polioimpfgeschädigt ist. Noch niemals hatten wir ein Kind mit einer derartig schweren Behinderung gesehen. Es konnte praktisch gar nichts, nicht einmal auf Fragen mit ja oder nein antworten oder mit dem Kopf nicken oder den Kopf schütteln. Das 16jährige Mädchen konnte nicht allein essen und nicht allein auf die Toilette gehen. Das Sitzen fiel ihr sehr schwer, da ihr Oberkörper durch eine Verkrümmung der Wirbelsäule sehr stark verdreht war. Am liebsten lag sie herum. Das war kein Leben mehr, sondern ein Dahinvegetieren. Die Eltern hatten über zehn Jahre lang um die Anerkennung als Impfschaden gekämpft. Man hatte ihnen gesagt, daß diese Behinderung irreversibel sei; leider hinderte sie dieses Vorurteil daran, nach Möglichkeiten der Heilung zu suchen.

In der Heilpraktikerschule hatten wir zwar gelernt, daß Impfungen das

Immunsystem schwächen und daher wenig förderlich für die Gesundheit seien. Aber keiner sprach davon, daß die Impfungen einen Menschen lebenslänglich zum Krüppel machen können. Es ist unglaublich, daß die Öffentlichkeit über solche Fälle nicht informiert ist, selbst wenn es sich in ganz Deutschland nur um einen einzigen Fall handeln sollte. Tatsächlich wurden aber bei uns seit 1972 knapp 15 000 Impfschadensanträge eingereicht (in Italien waren es 1996 sogar 30 000). Über die Dunkelziffer können wir uns keine Vorstellungen machen. Durch mangelnde Aufklärung und Betreuung nach der Impfung sowie das Verharmlosen von Impfungen wissen die meisten Menschen nichts über diese Gefahr. Daher können sie Behinderungen, Allergien und plötzlichen Kindstod nicht damit in Zusammenhang bringen.

Epileptische Anfälle mit hochgradigem Intelligenzdefekt nach einer Schluckimpfung

Kirstin B. wurde am 15. 1. 1977 geboren und war bei der Geburt völlig gesund. Im dritten Monat empfal der Kinderarzt, die Impfungen gegen Polio, Diphtherie und Tetanus vorzunehmen. Die Mutter wußte, daß es zu Impfschädigungen kommen kann, wenn das Kind nicht ganz gesund ist, und begann deshalb drei Tage vor der ersten Impfung, täglich die Temperatur zu messen, um ganz sicher zu sein, daß kein Infekt bestand. Die zweite Impfung wurde mit vier Monaten am 24. 5. 1977 bei dem völlig gesunden Kind vorgenommen. Am 27. 5. ließ der Säugling nach der Mittagsmahlzeit alle Extremitäten schlaff hängen, verdrehte die Augen und lief rot an. Dieser Zustand dauerte nur Sekunden, danach verfiel er in Tiefschlaf. Am nächsten Tag wiederholten sich die Ereignisse des Vortages wieder nach der Mittagsmahlzeit, jetzt aber viermal hintereinander. Die Mutter vermutete sofort einen Zusammenhang mit der Impfung. Von den Ärzten wurde der Zusammenhang mit einer Impfung bestritten, und in den Berichten wurde auch nicht erwähnt, daß die ersten Krampfanfälle zwei Tage nach der Schluckimpfung auftraten.

Das Anfallsleiden besserte sich nicht. Nach $6^1/_2$ Jahren eines zähen Kampfes mit den Versorgungsämtern und 540 Tagen im Krankenhaus wurde Kirstins Behinderung als Impfschaden anerkannt. Die Eltern von Kirstin erhalten eine Grundrente, und die Heimkosten von 209,70 DM am Tag werden ihnen erstattet. Bei einer Lebenserwartung von 60 Jahren kostet nur das Dasein von Kirstin den Staat bzw. die Steuerzahler 5,5 Mio DM. Diese Summe beinhaltet noch keinerlei Heilmittel, keine Windeln und keinerlei ärztliche Untersuchungen. Angesichts dieser Kostenexplosion durch Tausende von Impfschadensfällen ist es dringend an der Zeit, die Frage zu stellen, ob Impfungen noch zu verantworten sind, zumal es für die Gesundheit der Kinder in jedem Fall besser ist, die Kinderkrankheiten durchzumachen. Auch die Staatsfinanzen und die Krankenkassen könnten durch weniger Impfungen gesunden.

Die fast 20jährige Kirstin hat den Entwicklungsstand eines $1^{1}/_{2}$jährigen Kindes. Sie ist rund um die Uhr von der Pflege anderer Menschen abhängig. Sie muß gefüttert werden, kann nicht sprechen, sie kann auch nicht mit einem Kopfnicken andeuten, ob sie etwas bejaht oder verneint. Die Mutter fühlt an den Händen von Kirstin, ob sie Hunger oder Durst hat oder ob eine Erkältung im Anmarsch ist.

Das schlimmste aber sind die Anfälle, die Kirstin trotz der vielen Medikamente täglich überfallen. Um sie vor den Folgen der Anfälle zu schützen, wird sie nachts in den Schlafsack gelegt und im Bett angeschnallt. Kirstin sieht nicht dumpf oder depressiv aus. Sie ist ausgesprochen fröhlich und lacht sehr viel. Diese gute seelische Verfassung hat Kirstin ihrer Mutter zu verdanken, die ihre Tochter immer auf eigene Verantwortung aus Kliniken herausgeholt hat, wenn es kritisch wurde.

Kirstins Geschichte zeigt deutlich, daß es auch bei völlig gesunden Kindern zu einer Impfschädigung kommen kann. Kirstin war weder eine Frühgeburt, noch hatte sie Störungen nach der Geburt. Kirstin erhielt nach der zweiten Diphtherie-Tetanus-Polio-Impfung keine weiteren Impfungen mehr, obwohl die Ärzte sagten, sie müsse jede Impfung erhalten: Aufgrund ihres schweren Anfallsleidens und ihrer geistigen Behinderung würde sie die Kinderkrankheiten kaum überstehen. Kirstin machte alle Kinderkrankheiten bis auf Diphtherie durch und überstand sie glänzend und leicht. Als sie Keuchhusten hatte, fuhr die Mutter mit ihr an die Nordsee, und nach zwei Wochen war der Keuchhusten überstanden. Auffällig ist, daß Kirstin während der Kinderkrankheiten keinen einzigen Anfall erlitt. Das Durchmachen der Kinderkrankheiten ist also gleichermaßen für gesunde wie auch für behinderte Kinder sehr heilsam.

Wachstumsstillstand nach Polioimpfung

Ein achtjähriger Junge war vor zwei Jahren mit dem Fahrrad gestürzt. Er trug einen großen Schrecken davon, hatte sich jedoch nur leicht verletzt. Wenige Tage vor dem Sturz war er gegen Polio geimpft worden. Diese Impfung muß ihn so geschwächt haben, daß sein Körper mit einem Wachstumsstopp auf den Unfallschock reagierte. Außerdem wachte er jede Nacht gegen Mitternacht durch Alpträume von Fahrradstürzen auf, konnte nicht mehr einschlafen und geisterte 1–2 Stunden in der Wohnung umher. Er traute sich nicht, den Eltern etwas davon zu erzählen. Seine Leistungen in der Schule wurden immer schwächer.

Der Junge erhielt eine Gabe ACONIT C 200 wegen des Schocks, worauf die Alpträume und die Schlafstörungen sofort verschwanden. Da Aconit in der Arzneimittelprüfung keine Wachstumsbeeinträchtigung produziert, konnte es das Längenwachstum nicht anregen. Das Kind bekam nun einige Gaben der POLIONOSODE, worauf ein meßbares Wachstum begann und seine schulischen Leistungen deutlich besser wurden. Leider brach der Kontakt durch den Umzug der Familie ab.

Röteln

Rubeola

Erkrankung

Kurzbeschreibung

Die Röteln sind im Kindesalter eine harmlose Infektionskrankheit, die mit einem pünktchenförmigen Hautausschlag und Schwellung der Lymphdrüsen einhergeht. Bei Embryos können sie zu gefährlichen Folgen führen.

Geschichtliches

Die Röteln sind eine der klassischen Kinderkrankheiten, wurden aber erst 1786, als letzte dieser Krankheiten, beschrieben. Sie existierten zwar schon lange vorher, man hielt sie aber für eine besondere Form der Masern. Die Röteln betreffen vor allem Kinder unter fünf Jahren.

Die Inkubationszeit

Die Ansteckungsfähigkeit beginnt bereits 2–4 Tage vor Ausbruch des Ausschlags und dauert wahrscheinlich bis zu seinem Ende. Die Inkubationszeit beträgt 1–3 Wochen, meistens 10 Tage.

Krankheitsverlauf

Die Röteln beginnen plötzlich mit Kopfschmerzen, Schüttelfrost im Wechsel mit Hitze, etwas Hals- und Gliederschmerzen. Innerhalb von 24–36 Stunden sieht man die ersten Hautsymptome. Manchmal ist der Hautausschlag das erste, was man bemerkt, da die Vorverlaufssymptome so gering sind. Gesicht und Stirn werden als erstes befallen, von dort breitet sich der Ausschlag nach unten oder explosionsartig innerhalb weniger Stunden über den ganzen Körper aus. Die einzelnen Papeln sind kleiner als bei Masern und laufen nicht so zusammen. Sie haben eine dunklere rote Farbe als bei Masern, sind jedoch heller als bei Scharlach. Gewöhnlich dauert der Ausschlag 5–6 Tage, der Gipfel hält etwa 24 bis 36 Stunden an. Bei leichten Verläufen tritt er kaum in Erscheinung. Bei

Differentialdiagnose Röteln – Masern – Scharlach			
	Masern	Scharlach	Röteln
Mundraum	kleine weiße Stippchen an der Wangenschleimhaut	Angina; scharlachroter Rachen; Zunge zuerst weiß belegt, Himbeerzunge ab 3. Tag	unauffällig
Gesicht	gerötete, verquollene Augen	Gesicht fieberhaft gerötet, aber um den Mund blaß	Schwellung der Kieferwinkel- und Nackendrüsen
Lokalisation des Ausschlags	beginnt im Gesicht und hinter den Ohren, dann ganzer Körper	beginnt an Hals und Brust	beginnt hinter den Ohren, dann Gesicht, Arme, Rumpf, Beine
Aussehen des Ausschlags	hellrote, kleine Pünktchen, später braunrot und zusammenfließend	feinstfleckige Rötung, Ausschlag läßt sich wegdrükken, später kleieartige Abschuppung	kleine, rosarote Flecken mit hellem Hof, verschmelzen nicht
Sonstiges	nach dem zweiten Fieberanstieg Hautausschlag	hohes Fieber	mäßiges Fieber und leichter Schnupfen, Lymphdrüsenschwellungen

ausgeprägteren Fällen ist der Ausschlag fast so schlimm wie bei Masern. Die Haut schuppt sich später kleieartig ab.

Die Halssymptomatik kann verwirrend sein, da der Rachen fast so rot ist wie bei Scharlach. Die Mandeln sind sehr rot und geschwollen und schmerzen beim Schlucken. Sobald der Ausschlag anfängt zu verschwinden, hören auch die Halsschmerzen auf, treten aber manchmal kurzfristig vor der völligen Genesung noch einmal auf. Dies ist ein charakteristisches Symptom von Röteln, genauso wie die Lymphdrüsenschwellung am Nacken und hinter den Ohren. Fieber tritt immer seltener bei Röteln auf. Wenn es dazu kommt, dann ist es nur leicht und dauert höchstens 2 Tage.

Prophylaxe für Schwangere

Nur für den Fötus in den ersten drei Schwangerschaftsmonaten stellen die Röteln eine Gefahr dar. Aus diesem Grund empfehlen wir schwangeren Frauen, die keine Röteln gehabt haben, die Prophylaxe mit RUBEOLINUM zu machen.

Behandlung

Bei einem sehr leichten Rötelnverlauf geben wir auf dem Höhepunkt der Krankheit, um den miasmatischen Hintergrund zu bereinigen, eine Gabe RUBEOLINUM C 200 (Rötelnnosode) und wiederholen diese Gabe alle drei Tage über 1–3 Wochen. Ansonsten werden die angezeigten Mittel gegeben, und die Nosode wird erst hinterher in der gleichen Weise eingesetzt. Die am häufigsten verwendeten Mittel sind ACONIT und BELLADONNA.

ACONIT

wird gegeben, wenn das Fieber sehr schnell hochsteigt, Kopfschmerzen, großer Durst und Unruhe vorhanden sind. Die anfänglichen Halsschmerzen können manchmal auch von Aconit beseitigt werden.

BELLADONNA

ist bei starken Hals- und Kopfschmerzen mit Blutandrang zum Kopf angezeigt. Der Rachen ist dunkelrot, das Blut klopft in den Schläfen und Halsschlagadern, das Gesicht ist gerötet. Hier kommt der Ausschlag langsamer zum Vorschein.

FERRUM PHOSPHORICUM

ist angezeigt, wenn das Fieber nicht so schnell und hoch steigt. Die restlichen Symptome ähneln aber sehr ACONIT.

DULCAMARA

kommt seltener zum Einsatz. Es ist wichtig bei Rücken- und Gliederschmerzen, besonders wenn ein akuter Stockschnupfen vorhanden ist.
Sobald er anfängt zu fließen, tritt eine große Linderung der Schmerzen
ein.

CANTHARIS

hilft bei dem starken Juckreiz, der in der Abschuppungsphase häufig
auftritt, sowie bei der dadurch gleichzeitig entstehenden nervösen Reizbarkeit.

APIS

kommt selten in Frage. Hier finden wir den Hals dunkelrot, aufgedunsen
und glasig geschwollen, häufig mit stechenden Schmerzen, die zum Ohr
und den Speicheldrüsen ausstrahlen. Eine allgemeine Hitzeunverträg-
lichkeit und Durstlosigkeit vervollständigen das Bild.

Die Rötelnimpfung

Zusammensetzung des Impfstoffs

Der Rötelnimpfstoff ist ein Lebendimpfstoff, der auf menschlichen Krebszellen (Diploidzellen – HDC) gezüchtet wird.
Er enthält folgende Hilfsstoffe: Humanalbumin (menschliches Eiweiß), Dex-
tran 70, Harnstoff, Phenolrot, Neomycin (Antibiotika), hydrolisierte Gelatine.

Es ist erstaunlich, daß Impfstoffe auf menschlichen Krebszellen gezüchtet werden. Bei anderen Medikamenten wird diese Praxis nicht akzeptiert. Im Frühjahr 1996 z. B. rief der Pharmakonzern Braun-Melsungen
das aus menschlichen Hirnhäuten gewonnene Präparat »Lyodura« zurück, weil eventuell Hirnhäute von an Krebs gestorbenen Menschen verarbeitet worden waren. Hier genügte schon der Verdacht auf Krebs, um
das Medikament zurückzuziehen, dabei mußte der Krebs nicht einmal
im Gehirn aufgetreten sein. Der Impfstoff für Kinder dagegen wird direkt auf Krebszellen gezüchtet.

Nebenwirkungen

Der Beipackzettel der Behringwerke führt folgende Nebenwirkungen auf: vorübergehende Gelenkschmerzen, Gelenksentzündungen mit Erguß, Ekzeme, wobei die Häufigkeit der Gelenksbeschwerden mit dem Alter der Impflinge zunimmt, neurologische Komplikationen, wie Fieberkrämpfe, Gangunsicherheiten, Meningo-Encephalitis, Myelitis, Neuritis, Guillain-Barré-Syndrom (Lähmungen).

Wirksamkeit

Der amerikanische Kinderarzt Dr. Mendelson erwähnt in seinen Schriften einige Studien über die Rötelnimpfung und stellt fest, daß bei einer Rötelnepidemie 73% der erkrankten Kinder gegen Röteln geimpft waren. Nach einer australischen Studie waren 80% aller an Röteln erkrankten Soldaten vier Monate vorher gegen Röteln geimpft. Andere Forschungen haben gezeigt, daß 25% der Geimpften innerhalb von fünf Jahren nach der Impfung keinen Schutz gegen Röteln mehr aufwiesen (Mendelson 1988).

In anderen Untersuchungen wird der Rötelnimpfstoff als Ursache für das chronische Müdigkeitssyndrom genannt. Der Impfstoff ist im Körper eines Kindes wie eine Zeitbombe, die jahrelang dort lauert. Zusätzlich können die Kinder zu Krankheitsüberträgern werden, ohne selber zu erkranken, und Erwachsene mit dem Syndrom anstecken, welches auch unter dem Namen »Epstein-Barr-Virus« bekannt ist.

In manchen amerikanischen Krankenhäusern müssen sich alle Angestellten, bis auf die Ärzte, gegen Röteln impfen lassen. Die Ärzte sind von dieser Maßnahme ausgeschlossen, da sie sich sowieso nicht impfen lassen. Wegen nicht voraussehbarer Impfrisiken verweigern 90% der Gynäkologen und mehr als zwei Drittel der Kinderärzte die Impfung (Jama 1981).

Scharlach

Erkrankung

Kurzbeschreibung
Scharlach ist eine durch A-Streptokokken hervorgerufene Infektionskrankheit mit Mandelentzündung und Hautausschlag mit nachfolgender Schuppung.

Verbreitung
Heutzutage ist Scharlach durch die großzügige Verwendung von Penicillin zu einer sehr atypischen Krankheit geworden. Dafür sind mehrmalige Rückfälle fast die Regel.

Das Frühjahr ist die Zeit, wo die Gefahr eines weniger leichten Verlaufes besteht, besonders wenn der Winter hart gewesen ist, was ja bei uns immer seltener vorkommt. Feuchtigkeit und Wind scheinen bei Epidemien Träger des Erregers zu sein, in ein und demselben Land kommt es in feuchten Gebieten häufiger zu Scharlachausbrüchen als in trockenen Gegenden.

In den letzten 50 Jahren ist der Scharlach seltener geworden und verläuft viel leichter als früher. Scharlach ist die einzige infektiöse Kinderkrankheit, gegen die das Impfen wegen der starken Nebenwirkungen eingestellt wurde. Damit ist der Scharlach ein klassisches Beispiel dafür, daß eine Infektionskrankheit ganz von allein an Häufigkeit und Gefährlichkeit abnimmt, ohne daß man sie durch Impfungen bekämpft. Bei den anderen Kinderkrankheiten sieht es auf den ersten Blick so aus, als wären sie durch das Impfen reduziert worden. Aber wie wir gesehen haben, wurde immer erst dann mit dem Impfen begonnen, wenn die Krankheiten schon begannen, seltener zu werden und leichter zu verlaufen.

Die Verringerung der Infektionskrankheiten ist also nicht durch Impfen erreicht worden, sondern liegt in der stabileren gesundheitlichen Verfassung der Kinder. Vor allem den Arbeiten von Dr. Buchwald ist es zu verdanken, daß diese Zusammenhänge auch in der Öffentlichkeit bekannt wurden.

Betroffener Personenkreis

Am häufigsten erkranken Kinder zwischen dem 5. und 15. Lebensjahr. Kinder mit chronisch entzündeten Mandeln sind besonders anfällig für diese Krankheit, denn bekanntlich bilden solche Mandeln eine Brutstätte für Streptokokken. Man hat beobachtet, daß in der Pubertät, wenn die Mandeln sich verkleinern, auch die Anfälligkeit für Scharlach zurückgeht. Der Scharlach verläuft um so aggressiver, je krankhafter der Zustand der Mandeln ist. Dies sollte jedoch kein Freibrief für die Entfernung von Mandeln darstellen, denn diese Drüsen üben eine sehr wichtige Schutzfunktion im Körper aus. In den meisten Fällen ist es gut möglich, die Mandeln durch eine homöopathische Behandlung und eine gute Ernährung zu regenerieren.

Übertragung

Scharlach ist eine sehr ansteckende Krankheit, und der Raum, in dem ein Scharlachkranker gelegen hat, kann unter Umständen noch monate- bis jahrelang eine Ansteckungsgefahr darstellen, besonders wenn Spielzeuge und persönliche Gegenstände des Kindes nicht gründlich gereinigt und desinfiziert wurden. Die feine Abschuppung, die sich im letzten Stadium der Erkrankung bildet, kann sich überallhin verteilen. Das Zimmer sollte also möglichst gründlich gereinigt werden, wie bei einer Frühjahrssäuberung.

Allerdings wird Scharlach nur in seltenen Fällen durch infizierte Gegenstände übertragen, weit häufiger durch infizierte Nahrungsmittel wie Milch und Speiseeis. Am größten ist natürlich die Ansteckungsgefahr durch den Scharlachkranken selber. Aber auch an Angina erkrankte und gesunde Streptokokkenträger (Tröpfcheninfektion) können den Erreger verbreiten.

In seltenen Fällen kann es auch zu einem Wundscharlach kommen, bei dem die Anfangsangina fehlt. Bei Verbrennungen, auf chirurgischen Abteilungen nach Operationen oder auf gynäkologischen Abteilungen nach Geburten sind diese Infektionen gefürchtet. Der Wundscharlach unterscheidet sich im Verlauf und in den Komplikationen bis auf folgende Unterschiede nicht von einem gewöhnlichen Scharlach. Es fehlen die Angina- und die Rachensymptomatik. Der Hautausschlag zeigt sich am stärksten um die Wunde herum.

Schutz

Gestillte Kinder sind geschützt vor Scharlach, aber die meisten Erkrankungen geschehen vor dem 5. Lebensjahr. Nur etwa 5% der Kinder über 10 Jahren erkranken an Scharlach. Ein richtig durchgemachter Scharlach ohne Penicillinbehandlung hinterläßt eine lebenslange Immunität. Man ist damit zwar nicht gegen Streptokokken immun, aber man bekommt keinen Scharlachausschlag mehr. Scharlach befällt nicht, wie z. B. Keuchhusten, die ganze Familie. Eltern, die ihr krankes Kind pflegen, können zwar einen Scharlachhals bekommen, jedoch keine richtige Scharlacherkrankung. Durch direkte Übertragung in offene Wunden kann es jedoch zu einer Blutvergiftung kommen.

Inkubationszeit

Die Zeit zwischen der Ansteckung und dem Ausbruch der Krankheit dauert 1–9 Tage, am häufigsten 3–5 Tage.

Krankheitsverlauf

Bevor es zum richtigen Ausbruch der Krankheit kommt, ist das Kind launisch, weinerlich oder apathisch. Es mag nicht spielen, hat wenig Appetit und fühlt sich allgemein nicht wohl. Leichte Halssymptome können vorhanden sein. Der Ausbruch der Krankheit geschieht plötzlich mit Kopfschmerzen, Abgeschlagenheit, starkem Krankheitsgefühl, schnellem Fieberanstieg, meist mit Schüttelfrost und oft mit Erbrechen. Der Puls ist am Anfang sehr schnell, schneller als bei jeder anderen Infektionskrankheit. Man kann also mit ziemlicher Sicherheit auf Scharlach tippen, wenn plötzliche Übelkeit mit Erbrechen auftritt und der charakteristische schnelle Puls vorhanden ist.
Danach steigt die Temperatur sehr schnell hoch bis über 40 °C. Scharlachverläufe mit so hohem Fieber sind allerdings heutzutage sehr selten

geworden. Nun treten auch Halsschmerzen auf, und das Schlucken tut weh. Die Mandeln sind stark geschwollen, gerötet und oft stippchenförmig oder schmierig-gelblich belegt. Der Rachen und der weiche Gaumen sind fleckig oder flächenhaft gerötet (Enanthem). Die Lymphknoten am Hals schwellen an. Im Unterschied zu Masern kommt es jedoch nicht zu einer Augenentzündung.

Am 2. Tag beginnt der Hautausschlag mit einer Rötung am Hals und unter den Schlüsselbeinen. Er breitet sich über den Oberkörper und die Arme aus und erstreckt sich in den nächsten 24 Stunden auf den Unterkörper und die Beine, während er oben schon wieder verblaßt. Am stärksten zeigt sich der Ausschlag in den Hautfalten. Insgesamt dauert er nur etwa 2–3 Tage.

Schon im Gesicht kann man die Scharlacherkrankung erkennen. Das ganze Gesicht ist fieberhaft gerötet, dabei ist die Gegend um den Mund ausgespart und bleibt blaß. Ganz am Anfang der Erkrankung ist die Zunge belegt, um den 3. Tag herum löst sich der Belag ab, und sie wird hochrot. Aufgrund der entzündlich geschwollenen Papillen wird die Zunge nun Himbeerzunge genannt. Die *Himbeerzunge*, ein typisches Symptom von Scharlach, tritt am deutlichsten am 3.–5. Tag auf, wenn der Ausschlag (Exanthem) am Körper wieder abblaßt.

Je kälter und rauher die Gegend, um so heftiger und plötzlicher ist das Einsetzen der Krankheit. Die Stärke der Krankheit ist jedoch in erster Linie immer von der Konstitution des Kindes abhängig. Je mehr ein Kind konstitutionell belastet ist, um so heftiger wird der Verlauf sein.

Der *Scharlachausschlag* besteht aus dicht beieinanderstehenden Einzelfleckchen von höchstens Stecknadelkopfgröße, die später zu einer Gesamtfläche verlaufen. Etwa am 8. Krankheitstag, manchmal auch schon früher, setzt die Schuppung ein, die einige Wochen anhält. Sie beginnt, wie der Ausschlag, am Hals und erstreckt sich über den ganzen Körper. Nach 2–3 Wochen wird sie besonders deutlich an den Händen und Füßen, wo die kranken Kinder sich gerne ganze Fetzen abziehen.

In *schweren Krankheitsfällen* tritt am Beginn der 3. Woche manchmal ein neuer Schub auf, den man als Zweiterkrankung bezeichnet. Die Temperatur steigt wieder, die Hals- und Unterkieferwinkeldrüsen schwellen wieder an, und eine leichte Angina kann sich entwickeln.

Der *leichte Scharlach* ist wesentlich häufiger als der zuletzt beschriebene. Die Angina und das Fieber sind nur geringfügig, auch der Ausschlag ist viel weniger ausgeprägt und tritt vielleicht nur in der Leistengegend oder in den Ellenbeugen auf. Sicher gibt es auch viele Fälle von Scharlach ohne Ausschlag. Aber die typische Schuppung und auch die Zweiterkrankung können auftreten.

Komplikationen

Häufig tritt eine Mittelohrentzündung auf, und besonders gefürchtet sind Komplikationen an den Nieren und am Herzen in Form von Entzündungen, die allerdings heute selten geworden sind.

Durch die Mittelohrentzündung kann es zu einer Perforation des Trommelfells, manchmal mit Zerstörung der Gehörknöchelchen mit nachfolgender Taubheit kommen. Relativ harmlos ist dagegen eine weitere Komplikation: der Scharlachrheumatismus. Die Gelenke werden etwas dick, gerötet und sind schmerzhaft. Er beginnt meistens zwischen dem 5. und 10. Krankheitstag, dauert 1–3 Wochen und verschwindet ohne Folgen.

Differentialdiagnose

In den ersten 8 Tagen läßt sich der Ausschlag unter dem Glasspatel deutlich wegdrücken. Dies ist bei Masern nicht möglich. Im Unterschied zu Masern ist der Scharlachausschlag geschmeidig und glatt und nicht so rauh. Ferner sind typische Zeichen für Scharlach die Blässe um den Mund herum, die Angina und die Himbeerzunge.

Differentialdiagnose Scharlach – Masern		
	Scharlach	*Masern*
Beginn	Mandelentzündung	Husten, Schnupfen
Ausschlag	2. Tag, Munddreieck frei, kleinere Flecken	4. Tag, vor allem im Gesicht größere Flecken
Schuppen	groß, lamellenartig, vor allem Hände und Füße	kleieförmig

Miasmatische Bedeutung

Scharlach hat eine Beziehung zur Syphilis, da die Wassermannreaktionen und andere Tests auf Lues (Syphilis) positiv ausfallen, ohne daß eine Syphilis vorhanden ist.

Behandlung

Allgemeine Maßnahmen

Beim Scharlach ist es sehr wichtig, die Haut zu schützen. Dies geschieht am besten durch Einölen der Haut. Verwenden Sie ein gutes, pflanzliches, biologisches Öl. Ein scharlachkrankes Kind sollte möglichst nicht gebadet werden. Wenn es aus hygienischen Gründen absolut notwendig ist, dann nur in sehr warmem Wasser. Danach muß das Kind sofort warm eingehüllt werden. Kalte Bäder oder Packungen sind bei Scharlach und auch anderen Krankheiten absolut gefährlich. Sie drücken zwar kurzfristig die Temperatur herunter, aber wir haben auch erlebt, daß sich danach Rheuma, eine Herzmuskelentzündung oder Nierenbeckenentzündung einstellten.

Krankenzimmer

Das Krankenzimmer sollte gut gelüftet werden, ohne daß es zieht. Kerzen und Duftlampen sorgen zwar für eine schöne Atmosphäre, sollten jedoch nicht zu lange im Zimmer brennen, da sie zuviel Sauerstoff verbrauchen. Außerdem merkt man nicht gleich, wenn die Zimmerluft verbraucht ist, weil der Fäulnisgeruch des kranken Kindes durch das Aromaöl überdeckt wird. Zugluft läßt sich vermeiden, indem Sie Vorhänge oder ein Tuch vor das offene Fenster hängen.

In Spanien gibt es den alten Brauch, das Zimmer eines scharlachkranken Menschen mit scharlachroten Tüchern auszuhängen. Dies soll dazu dienen, die Krankheit in ihrem Verlauf zu mildern und die Heilung zu beschleunigen. Wie wir sehen, kommt hier das homöopathische Ähnlichkeitsprinzip der scharlachähnlichen Farbe zum Tragen.

Ernährung

In leichten Fällen, ohne hohes Fieber und ohne Hautausschläge, wird das Kind ganz normal weiteressen wollen. Bei höherem Fieber jedoch und allgemeinem Krankheitsgefühl sollte die normale Ernährung ein- bzw. umgestellt werden, da sie den Stoffwechsel unnötig belastet und zu Komplikationen führen kann. In der Naturheilkunde wird bei Scharlach *Milch*, besonders für kleine Kinder, empfohlen. Je nach Bedürfnis kann man kalte oder warme Milch anbieten, die gegebenenfalls mit etwas Wasser verdünnt wird. Sie können auch stark verdünnte Sahne zum Trinken geben. Je nach Wunsch warm oder kühl. Das Süßen der Milch oder Sahne mit Malz (Gersten- oder Reismalz) ist sehr förderlich für die Verdauung des kranken Kindes.

Es werden auch *Fruchtsäfte* für Scharlachkranke empfohlen, insbesondere die roten aufgrund des Ähnlichkeitsprinzips, wobei die *Himbeere* an oberster Stelle steht. Wahrscheinlich hat sie eine besondere Affinität zu der Scharlachhimbeerzunge. Es können auch frische (oder eingefrorene und aufgetaute) Himbeeren gegeben werden, wenn das Kind sie ohne große Schmerzen schlucken kann. Ansonsten müssen die Himbeeren zu einem Brei zerquetscht oder ausgepreßt werden. In der russischen Volksheilkunde gibt es den alten Brauch, bei allen fieberhaften Erkrankungen eingezuckerte Himbeeren zu essen zu geben. Die Himbeeren werden immer in kleinen Mengen, 4–6 Stück, alle paar Stunden zum Essen gegeben. Genauso können Sie auch den Brei oder den frisch gepreßten Saft mit etwas Zucker süßen. Dies ist eine der wenigen Situationen, wo der weiße Zucker seinen Nutzen bei der Ernährung des Kindes hat. Brauner Zucker ist bei den Infektionskrankheiten nicht günstig für den Stoffwechsel.

In der Kräuterheilkunde wird das reichliche Trinken von verdünntem *Himbeeressig* als ein sehr heilsames Mittel gegen Scharlach betrachtet. Gegebenenfalls kann dieses Getränk leicht mit Honig oder weißem Zucker gesüßt werden.

⟨Ⓠ Wenn Ihr krankes Kind weder Milch noch Fruchtsäfte mag, so können Sie ihm auch einen Tee aus 10 Teilen Zinnkraut, 10 Teilen Pfefferminzblättern und 2 Teilen Süßholzwurzel zubereiten. Ein gehäufter Teelöffel dieser Mischung wird mit $^1/_4$–$^1/_2$ Liter Wasser überbrüht, das man einmal aufwallen und 10 Minuten ziehen läßt; 3mal täglich kann das Kind davon eine Tasse warm trinken.

Die Genesung

Bei der Genesung des scharlachkranken Kindes ist auf größte Sorgfalt zu achten. Wenn nicht genügend aufgepaßt wird, kann es nämlich in der 3. Woche zu der erwähnten Zweiterkrankung von Scharlach kommen, die vor allem bei schwereren Krankheitsverläufen sehr gefürchtet ist. Die größten Feinde in dieser Zeit sind Kälte und Feuchtigkeit. Es sollte längere Zeit von Baden und Duschen Abstand genommen werden. Besonders gefährlich ist das Haarewaschen. Dagegen ist es sinnvoll und sehr wohltuend, den Körper mit heißen, feuchten Tüchern oder Schwämmen vorsichtig abzureiben. Eine andere sehr wertvolle und angenehme Methode der Körperreinigung besteht darin, das Kind mit angewärmtem Pflanzenöl vorsichtig einzureiben und anschließend mit einem möglichst warmen, feuchten Schwamm abzureiben. Durch die Ölanwendungen kommt das Kind schneller wieder zu Kräften, da der Organismus über die Haut mit lebensnotwendigen Vitaminen und Nährstoffen versorgt wird.

Auf eine gesunde Ernährung ist für viele Wochen noch sorgfältig zu achten. Süßigkeiten, Bonbons und reichliches Essen sollten gemieden werden. Leicht verdauliche Süßspeisen, die Sie zu Hause selber zubereiten, können Sie mit etwas braunem Zucker oder Malz süßen.

Homöopathische Behandlung

IPECACUANHA

ist das erste Mittel, welches dem kranken Kind gegeben werden kann, auch wenn noch keine klaren Scharlachsymptome vorhanden sind. Dieses Mittel kommt in Frage bei unklaren Bauchbeschwerden, wie Übelkeit und Erbrechen, welche gewöhnlich ganz plötzlich kommen und nur sehr kurz anhalten. Wie bereits anfangs erwähnt, gehören diese Symptome zu den ersten Beschwerden von Scharlach.

BELLADONNA

Bei dem kranken Kind zeigen sich nun ganz deutlich die typischen Scharlachsymptome. Das Kind klagt über einen wunden Hals, Kopfschmerzen, und es hat Fieber. Typisch für Belladonna ist die Röte des Rachens und der Mandeln, zusammen mit dem aufgequollenen Gesicht, den klopfenden Halsschlagadern und den entzündeten Bindehäuten. Bei vielen mild verlaufenden Krankheitsfällen reicht dieses Mittel oft aus, um den Patienten zu heilen. Bei Belladonna geht die Verfärbung ins Tiefrote. Die Mandeln sind geschwollen, und der Hals ist trocken und verengt.

ACONIT

Dieses Mittel paßt am besten für jene Kinder, bei denen das Fieber ganz plötzlich und hoch ansteigt. Der Puls ist hart, und das Kind hat großen Durst. Es leidet sehr unter der extremen Hitze, die Haut ist glühend heiß und trocken, es ist unruhig und wirft sich im Bett hin und her. Die Mandeln sind hellrot. Sowohl Aconit als auch Belladonna kommen nur in den ersten zwei Tagen nach Ausbruch einer Krankheit zum Einsatz, später sind sie nicht mehr angezeigt.

GELSEMIUM

kommt häufig in Frage, wenn die ACONIT-Phase vorbei ist. Der kleine Patient liegt nun ganz ruhig da. Er ist jetzt eher benommen, sein Gesicht ist geschwollen und aufgedunsen, und er ist sehr entkräftet. Der Puls klopft zwar kräftig, läßt sich aber wegdrücken. Die Haut ist zwar heiß, aber nicht so stark und trocken wie bei Aconit, und es gibt auch nicht die Zusammenziehung und Trockenheit des Halses wie bei BELLADONNA. Gelsemium kommt oft für das Initialstadium in Frage, wenn weder Aconit noch Belladonna angezeigt sind. Es ist ein wichtiges Mittel bei warmem Wetter, also bei Krankheiten, die im Sommer auftreten.

BRYONIA

kommt zwar nicht so oft für das Anfangsstadium in Frage, aber es kann sehr hilfreich sein, wenn der Ausschlag sich nur sehr langsam entwickelt. Das Kind hat klopfende Kopfschmerzen, die durch Husten verschlechtert werden, und Übelkeit bei jeder Art von Bewegung. Es ist sehr wichtig, daß der Ausschlag voll zum Ausbruch kommt, da sonst andere innere Organe geschädigt werden können.

APIS

Hier finden wir eher einen scharfen, stechenden Schmerz in den Mandeln und nicht sosehr das Gefühl von Wundheit. Das Gesicht ist blaß und aufgedunsen, zeigt schon die Reizbarkeit der Nieren und Gefäße an. Das Kind ist völlig durstlos und fühlt sich sehr schlecht durch Hitze und nach dem Schlaf. Der Rachen ist extrem schmerzempfindlich, und Sie werden große Schwierigkeiten haben, das Kind dort zu untersuchen. Zwischen 3 und 4 Uhr nachmittags geht es dem Kind am schlechtesten. Bei diesen Kindern geht der Urin unwillkürlich ab, oder er fließt sehr langsam.

RHUS TOXICODENDRON

Rhus-tox. ist immer eines der Mittel, wenn Feuchtigkeit im Spiele war, wenn also das Kind vor dem Scharlachausbruch naß geworden ist oder es einen Rückfall erlitten hat durch ein zu frühes Bad oder einfach, wenn das Wetter feucht ist. Ferner paßt es bei verspäteten Ausschlägen mit hohem Fieber, Benommenheit, geschwürigem Rachen, geschwollenen Drüsen, bei der Zunge mit rotem Dreieck, bei Unruhe und großen Gliederschmerzen.

ARSENICUM ALBUM

Arsenicum ist ein wichtiges Mittel bei Kindern, die sehr schwach und kraftlos wirken. Die Kinder sind voller Angst und Unruhe, und es geht ihnen von Tag zu Tag schlechter. Die Verschlechterungzeit ist am Nachmittag und kurz nach Mitternacht. Dann sind sie sehr unruhig, wachen auf und weinen. Der Puls ist schwach und fadenförmig, die Hände sind kalt und klamm, der Atem riecht eitrig, die Zunge, Lippen und Zähne sind mit Schleim bedeckt. Es paßt für sehr schwere Scharlachfälle und kommt heute kaum noch in Frage. Es deckt auch die Nierenkomplikationen beim Scharlach ab: Nierenentzündung, wenig oder unterdrückter Urin, Brennen beim Wasserlassen, Wassereinlagerungen im Gesicht, in den Füßen und im Bauch, Eiweiß im Urin.

Die Scharlachprophylaxe

Der Impfstoff gegen Scharlach wurde vor vielen Jahren vom Markt genommen, weil seine Nebenwirkungen zu groß waren. Damit ist Scharlach die einzige Kinderkrankheit, gegen die nicht geimpft wird. Diese Krankheit wurde also nie, wie die anderen Kinderkrankheiten, von vorn-

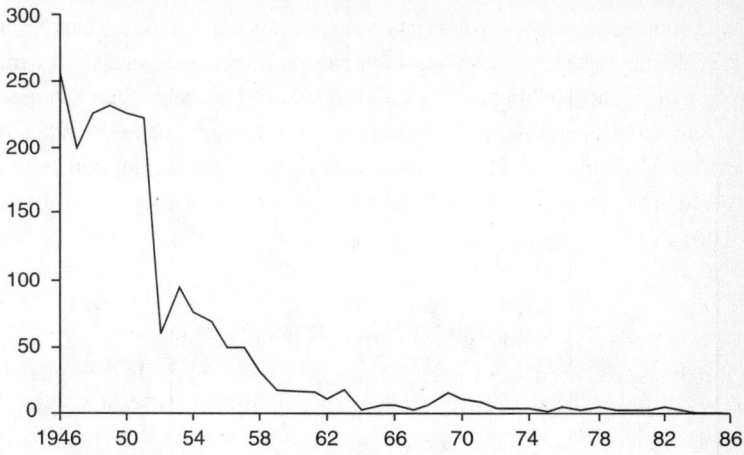

Scharlachtodesfälle in Deutschland 1946–1986
(Quelle: Buchwald)

herein bekämpft. Trotzdem haben sich die Scharlacherkrankungen reduziert, und der Verlauf ist heute viel milder als früher. Der Scharlach ist
ein Paradebeispiel dafür, daß es nicht die Impfungen sind, die eine
Krankheit zum Verschwinden bringen. Krankheiten existieren so lange,
wie die Menschen sie für ihre Entwicklung benötigen. Sie sind die Folge
eines Fehlverhaltens oder Mangels. In den Zeiten der Not, während und
nach einem Krieg, finden die Krankheitserreger einen fruchtbaren Boden vor. Die Abwehrkräfte der Menschen sind schwach, und es gibt
nichts, was sie den Erregern in den Weg stellen können. Mit der Verbesserung der Lebenssituation, einer bewußteren Ernährung und weniger
Sorgen und Nöten wird den Krankheitserregern das Terrain entzogen.
Der englische Professor Thomas McKeown hat nachgewiesen, daß die
höhere Lebenserwartung vorwiegend dem Rückgang der Infektionskrankheiten zuzuschreiben ist, der etwa vor 200 Jahren begann, lange
Zeit vor Einführung der Impfungen gegen Kinderkrankheiten. Die
Hauptursache für den Rückgang der Infektionskrankheiten ist demnach
die Beseitigung des Hungers.
Bei den anderen infektiösen Kinderkrankheiten hat Dr. Buchwald ge-
nauestens nachgewiesen, daß erst mit dem Impfen begonnen wurde,

wenn sich die Krankheiten bereits auf dem Rückzug befanden. Das Verschwinden der Krankheiten wurde dann den Impfungen zugeschrieben und nicht einer natürlichen Entwicklung. Man hat wahrscheinlich aus gutem Grund immer dann mit dem Impfen begonnen, wenn die Krankheit am Abflauen war. Heißt es doch auf dem Beipackzettel von Impfstoffen: »Menschen mit vermuteter oder gesicherter Ansteckung dürfen nicht geimpft werden.« Hätte man auf dem Höhepunkt einer Epidemie mit den Impfaktionen begonnen, so hätte das der Verbreitung der Krankheit massiven Vorschub geleistet.

Während einer Epidemie gibt es immer sehr viele Menschen, die den Krankheitserreger in sich tragen, ohne akut zu erkranken. Ihr Immunsystem macht einfach eine stille Stärkung durch. Würde man solche Menschen impfen, so würden sie entweder selbst die Krankheit bekommen, gegen die geimpft wird, oder sie könnten andere anstecken. Das ist auch der Grund, warum z. B. bei Pockenepidemien die Impfungen mit dazu beitrugen, daß sich die Seuche explosionsartig verbreitete. Auch aus der Geschichte der Polioimpfung und der Impfung gegen die Schweinepest sind solche Fälle bekannt. Als 1993 die Schweinepest durch Massenimpfungen ausbrach, gehörte zu den Maßnahmen zur Eindämmung der Seuche ein absolutes Impfverbot gegen Schweinepest.

Die einzige schulmedizinische Prophylaxe, die es gegen Scharlach gibt, sind Antibiotika. In manchen Gebieten bekommt nicht nur das scharlachkranke Kind Antibiotika, sondern auch gleich die ganze Familie mit, um sie vor einer eventuellen Ansteckung zu schützen. Nach unserer Erfahrung ist Scharlach eine Krankheit, die wenig ansteckend ist. Viele Kinder z. B. haben des öfteren Kontakt mit Scharlachkranken, ohne sich jemals anzustecken. Ein Kind ist nur dann empfänglich für den Erreger, wenn es geschwächt ist und einen bestimmten Lernprozeß durchmachen muß. Nach der Verabreichung der Antibiotika ist das Kind oft empfänglicher für diese Krankheit. Manche bekommen auf diese Weise siebenmal hintereinander Scharlach, bis die Eltern eine Alternative zu den Antibiotika suchen.

Tetanus
Wundstarrkrampf

Erkrankung

Krankheitsbeschreibung

Der Tetanus gehört zwar nicht zu den Kinderkrankheiten, da sich viele Eltern aber angesichts der Impfpropaganda verunsichert fühlen, werden wir in diesem Rahmen auf das Thema näher eingehen.

Tetanus ist eine Infektionskrankheit, die als Folge einer ganz bestimmten Art und Verletzung auftreten kann. Der Erreger setzt in Wunden, die unter Luftabschluß stehen, größere Mengen eines Toxins frei, das zu Muskelstarrkrämpfen führt. Die Inkubationszeit beträgt 4–21 Tage. Als Vorboten können Müdigkeit und Appetitlosigkeit auftreten.

Die Erreger des Wundstarrkrampfes sind praktisch überall zu finden, besonders aber im Tiermist, vor allem bei Pferden, an rostigen Metallgegenständen, an Holzsplittern, im Straßenstaub und in getragener Bekleidung. Als Vorläufer melden sich Frösteln, Angstgefühl, Ziehen im Nacken, schießende Schmerzen und Muskelsteifigkeit: zuerst in den Muskeln des Kiefers, der Zunge, des Schlundes und des Kehlkopfes. Sie dehnt sich auf die Muskeln des Nackens, des Rumpfes, des Unterleibs und der Glieder aus. Die Muskeln fühlen sich bretthart an, die Glieder sind gestreckt.

Der Streckkrampf wird durch Schmerzen im Rücken oder im Bauch unter heftigen Schreien eingeleitet. Der Rücken wird entweder im Bogen nach hinten oder nach vorne gezogen. Typisch ist das »starre, teuflische Grinsen«, als Folge einer Verkrampfung der mimischen Muskulatur. Dabei werden die Mundwinkel nach außen gezogen. Die Muskelstarre kann durch einzelne ruckartig auftretende Anfälle unterbrochen werden. Je schwerer die Krankheit verläuft, um so häufiger treten solche Anfälle auf. Die geringste Veranlassung genügt, um sie auszulösen: das Zuklappen einer Türe, Berühren, Anblasen oder Ansprechen, jede Erschütterung, der Versuch des Kranken, zu schlucken. Der Kranke ist dabei bei völligem Bewußtsein. Er hat keinen Hunger, aber einen furchtbaren Durst, den er wegen des Krampfes der Schlingmuskulatur nicht stillen kann.

Im Schlaf hören die Krämpfe auf. Der Kranke leidet aber an großer Schlaflosigkeit; der Mund ist trocken, die Zunge belegt. Der Speichel fließt zäh. Stuhlverstopfung mit Stuhldrang und Blähungen sind vorherrschend. Die Atmung ist erschwert und Erstickungsanfälle treten auf. Ohne Behandlung verläuft die Krankheit häufig tödlich. Eine einmal durchgemachte Tetanuserkrankung schützt nicht vor einer weiteren Ansteckung. Es handelt sich also um keine übertragbare Krankheit, gegen die normalerweise durch das Durchstehen der Krankheit ein Schutz aufgebaut wird.

Häufigkeit

In unseren Breitengraden zählt der Wundstarrkrampf zu den seltenen Krankheiten. Durch unhygienische Verhältnisse wurden früher häufig Säuglinge befallen. Nach dem Abstoßen der Nabelschnur konnte es zu einer Entzündung des Nabels kommen. Diese Form der Erkrankung kommt heute nur noch in Ländern mit schlechten hygienischen Verhältnissen vor.

Wie wir bereits sagten, ist Tetanus keinesfalls eine typische Erkrankung für das Kindesalter, im Gegenteil, gefährdet sind vor allem Personen zwischen dem 55. und 75. Lebensjahr. Besonders häufig treten die Erkrankungen nach Fußverletzungen, nach dem Einreißen von Splittern unter den Nagel und früher auch nach dem Beschneiden von Hühneraugen auf. In den ärmeren Ländern der Welt kommt dagegen Tetanus häufiger vor, z. B. durch mangelnde Sauberkeit bei Ohrdurchstechungen. Bei Platzwunden und blutenden Wunden kann es nicht zu Tetanusinfektionen kommen.

Behandlung

Die Tetanuserreger lassen sich aus dem Wundsekret durch geeignete Testmethoden nachweisen. Etwa die Hälfte der Erkrankten lassen sich auch mit allopathischen Medikamenten gut behandeln.

In der Homöopathie hat sich HYPERICUM bei den Fällen bewährt, wo ein sehr heftiger Schmerz eintritt, der sich, dem Lauf der Nerven folgend, nach aufwärts erstreckt. Auch LACHESIS hat sich bewährt, wenn es mehr in Richtung Blutvergiftung geht und die Haut um die Verletzung bläulich verfärbt und angeschwollen ist. Ebenso werden warme Bäder, die durch Zugießen von heißem Wasser so warm wie möglich gehalten werden, empfohlen, obgleich sich beim ersten Zugießen die Anfälle verstärken. In der Naturheilkunde werden auch aufsteigende Vollbäder empfohlen, in die man den Patienten sowohl während eines Anfalls als auch in den anfallsfreien Pausen bringt und in denen man sie möglichst lange verweilen läßt. Es ist wichtig, daß der Kranke ins Schwitzen kommt. Dafür eignen sich auch Dampfbäder oder anregende Teilpackungen von 25–27 °C auf dem Hals, dem Rücken oder dem Bauch. Der Kranke sollte in einem ruhigen, abgedunkelten Zimmer liegen und nicht durch Reden oder Erschütterungen gestört werden.

Homöopathische Schutzmöglichkeiten vor Tetanus

Es gibt in der Homöopathie sehr gute und seit langem bewährte Möglichkeiten, um sich vor Tetanus zu schützen. Bei jeder Verletzung sollten Sie prophylaktisch innerlich eine Gabe ARNICA C 200 geben und äußerlich die Wunde mit verdünnter Arnica C 200 betupfen. Uns ist kein Fall bekannt, daß es trotz Arnica zu einer Tetanuserkrankung gekommen ist.

Sollte es sich bei der Verletzung um eine nicht blutende Stichwunde handeln, die besonders gefährdet für Tetanus ist, so geben Sie LEDUM C 200, innerlich und äußerlich.

Fallbeschreibungen

1. Fall: Ein Handwerker hatte sich einen Nagel in den Daumenballen geschlagen. Nach etwa einer Stunde bekam er so starke Schmerzen in der Hand, die in den Arm ausstrahlten, daß er zum Arzt gehen wollte, um sich eine Spritze geben zu lassen. Wir wollten ihn nicht davon abhalten, fragten jedoch, ob er vorher ein homöopathisches Mittel gegen die Schmerzen nehmen wolle. Da er kein Freund von Spritzen war, willigte er gern ein. Etwa zehn Minuten nach Einnahme von HYPERICUM C 200 fragten wir ihn, ob er jetzt zum Arzt gehen wolle. Er entgegnete: »Nein, das ist jetzt nicht mehr notwendig, die Schmerzen sind weg, und ich kann weiterarbeiten.«

2. *Fall:* Ein achtjähriger Junge hatte sich beim Barfußlaufen auf einer Baustelle zwei rostige Nägel tief in den Fuß getreten. Beim Herausziehen aus dem Fuß sagte er nur: »Komisch, als ich reingetreten bin, waren die Nägel rostig, und jetzt beim Rausziehen sind sie ganz sauber.« Die Wunde wurde nicht homöopathisch versorgt, war aber sehr schmerzhaft. Am Abend, etwa sechs Stunden später, klagte der Junge über starke Schmerzen in dem verletzten Fuß, er konnte nicht mehr auftreten, da der Fuß so stark angeschwollen war. Er bekam nun eine Gabe LEDUM C 200 innerlich, und die Wunde wurde mit Ledum C 200 betupft. Daraufhin konnte der Junge einschlafen, wachte aber mitten in der Nacht wieder auf vor Schmerzen. Es wurde nun HYPERICUM gegeben, und zusätzlich bekam er eine Gabe der TETANUSNOSODE C 200. Am nächsten Morgen war der Fuß noch entzündet und geschwollen, aber weniger schmerzhaft. Der Junge konnte nicht in die Schule gehen. Die Behandlung wurde mit Hypericum fortgeführt, und schon am Mittag war die Entzündung abgeklungen, und er konnte wieder draußen spielen.

Die Tetanusimpfung

Die Tetanusimpfung gehört zu den empfohlenen Impfungen. Die Kinder erhalten bis zum zweiten Lebensjahr drei Impfungen in Verbindung mit Diphtherie und Polio. Die erste Impfung wird im dritten Monat, die zweite im sechsten Monat und die dritte im 18. Monat verabreicht. Nach zehn Jahren wird eine Auffrischimpfung empfohlen. Die Tetanusimpfung ist eine der am häufigsten verwendeten Impfungen, da sie routinemäßig und bedenkenlos bei fast allen Verletzungen, die im Krankenhaus behandelt werden, eingesetzt wird. Selbst bei Bißverletzungen wird gegen Tetanus geimpft, obwohl der Tetanuserreger im Speichel nur höchst selten vorkommt. Eine Impfung nach Verletzungen ist schulmedizinisch nur dann angebracht, wenn die letzte Tetanusimpfung länger als fünf Jahre zurückliegt. Häufig wird aber routinemäßig geimpft, ohne nach vorherigen Impfungen zu fragen.

Die Praxis der Tetanusimpfung zeigt einige Widersprüche, und damit wird deutlich, daß die Schulmedizin selber nicht vom Schutz der Impfung überzeugt ist. So wird empfohlen, die Impfung nach zehn Jahren »aufzufrischen«. Liegt im Fall einer Verletzung die Impfung aber nur mehr fünf Jahre zurück, so wird bereits wieder geimpft. Wie lange besteht der Schutz nun, fünf oder zehn Jahre?

Die Impfung ist nicht ungefährlich. Es gibt sogar mehrere Todesfälle in Deutschland nach der Impfung, von denen einer als Impfschaden anerkannt wurde. Es handelte sich um einen Soldaten, der nach einer Impfung bei der Bundeswehr das Bewußtsein verlor und Wochen später verstarb. Zwei andere Menschen, einer von ihnen war ein 14jähriger Junge, mußten sterben, weil sie nach einem Hundebiß unnötigerweise eine Tetanusspritze erhielten. Der Tetanuserreger lebt in der Erde, im Staub, aber nicht im Speichel und schon gar nicht im gechlorten Wasser eines Schwimmbades.

Zusammensetzung des Impfstoffs

Der Impfstoff besteht aus der 50fach tödlichen, durch Formol entgifteten Toxinmenge.
Die Zusatzstoffe sind 1 mg Aluminiumhydroxyd sowie 0,05 mg Natriumtrimerfonat p-(äthyl-mercuri-thio)-benzol-sulfonsäure (Natriumäthylquecksilberthiosalizylat) und Natriumsalz.

Nebenwirkungen

Zu den möglichen Nebenwirkungen des Tetanusimpfstoffes gehören laut Hersteller: Unterhautgewebsschwund an der Einstichstelle, Ausschläge, Schläfrigkeit, Unruhe, Erbrechen, Magersucht, hartnäckiges Weinen, Blässe, Kältegefühl, mangelnde Ansprechbarkeit, Schädigung der Armnerven mit anschließender Lähmung, Schock, Krämpfe, Enzephalopathie, Guillain-Barré-Syndrom, Gehirnerkrankung, Nesselausschlag, Hautrötung, Gelenkschmerzen und allergische Reaktionen.

Erkrankungsrisiko

Zwischen 1987 und 1988 erkrankten sechs Amerikaner unter 20 Jahren an Tetanus, das sind 5% aller an Tetanus Erkrankten. Einer von ihnen war vor Ausbruch der Krankheit einmal, drei waren dreimal gegen Tetanus geimpft worden. An diesen Zahlen läßt sich erkennen, daß das Risiko von Kindern, an Tetanus zu erkranken, äußerst gering ist. Andererseits gibt die Tetanusimpfung nicht den erwarteten Schutz und kann sogar das Erkrankungsrisiko erhöhen. Es stellt sich hier die Frage, warum unsere Kinder, also Kinder in den Industrienationen, flächendeckend gegen Tetanus geimpft werden.

Die äußerst geringe Gefahr von Kindern, an Wundstarrkrampf zu erkranken, läßt darauf schließen, daß diese einen angeborenen Schutz gegen den Erreger haben. Dies bestätigen verschiedene Studien. Im Jahre 1979 wurden 109 Kinder im Alter von $1^1/_2$ bis $15^1/_2$ Jahren auf einen ausreichend hohen Antikörpergehalt hin untersucht. Von diesen waren 41% dreimal gegen Tetanus geimpft. Aber bei 98,2% der Kinder konnte eine Grundimmunität festgestellt werden. Kinder, die nur eine Impfung erhalten hatten, zeigten einen ebenso ausreichenden Antikörpergehalt wie diejenigen, die drei und mehr Impfungen erhalten hatten (Breisach 1979).

Die Ergebnisse dieser Studien stimmen mit den Statistiken über die Häufigkeit der Tetanuserkrankungen im jeweiligen Lebensalter überein. Kinder besitzen einen natürlichen Schutz gegen Tetanus. Wie anders ist es zu erklären, daß bei uns extrem wenig Kinder an Wundstarrkrampf erkranken? Nur wenn ihr Immunsystem durch schlechte hygienische Verhältnisse, Unterernährung, Medikamente oder Impfungen geschwächt wird, können ihre Abwehrkräfte dem Tetanuserreger nicht mehr trotzen.

Bei Völkern, die noch im Einklang mit der Natur leben und einen engen Kontakt zur Erde haben, gibt es keine Tetanuserkrankungen. Die wissenschaftliche Lehrmeinung geht davon aus, daß die größte Ansteckungsgefahr im Krankheitserreger selber liegt. Demnach müßten alle Völker, die in engem Kontakt mit der Erde leben, durch diesen Erreger dahingerafft werden. Aber das Gegenteil ist der Fall. In Mali gibt es keinen Wundstarrkrampf, auch nicht bei alten Menschen. Die Einwohner haben eine natürliche Immunität gegen den Erreger entwickelt (Ehrengut, 1983).

Naturvölker, die allerdings die negativen Begleiterscheinungen der Zivilisation, wie denaturierte oder ungenügende Nahrung und Medikamente, die die körpereigene Abwehr schwächen, übernommen haben, zeigen eine hohe Neigung, an Tetanus zu erkranken. Das ist der Grund dafür, daß heute der größte Teil der Erkrankungen auf die Entwicklungsländer entfällt.

Die stärkste Kraft gegen alle Arten von Erregern sitzt im Menschen selber. Um Kinder vor Krankheiten zu schützen, ist es wichtig, ihre Selbstheilungskräfte durch eine gesunde Lebensweise, naturgemäße Ernährung und homöopathische oder naturheilkundliche Medikamente zu unterstützen.

Impfstoffe mit ihren hochgiftigen Krankheitserregern und den nicht minder gefährlichen Zusatzstoffen stellen für das Immunsystem eines Kindes eher eine Belastung als eine Unterstützung dar. Wenn man davon ausgeht, daß die meisten Kinder eine natürliche Immunität gegen Tetanus besitzen, so kann schon eine einzige Tetanusimpfung als eine Hyperimmunisierung wirken. Diese können Sie an der Rötung und Schwellung der Haut an der Einstichstelle erkennen. Auch allergische Reaktionen können entstehen.

Je häufiger ein Kind gegen Tetanus geimpft wird, um so größer sind die unerfreulichen Wirkungen bis hin zur Reduzierung des Antikörpers. Es tritt also genau der gegenteilige Effekt ein.

Viele Untersuchungen belegen einen Schutz, sei er nun angeboren oder eingeimpft, auch dann, wenn weniger als drei Impfungen durchgeführt werden oder wenn die empfohlenen Impfabstände nicht richtig eingehalten werden: Bei verspäteter oder fehlender dritter Tetanusimpfung kann trotzdem ein guter antitoxischer Schutz bestehen. Eine Verlängerung des Impfintervalles zwischen erster und zweiter Tetanusimpfung wirkt sich sogar positiv auf den Antikörper aus.

Befindet sich ein Mensch in einer geschwächten Lage, so darf auf keinen Fall geimpft werden. Bei den Impfungen der Kinder wird aber oftmals der Impftermin schon Monate vorher ausgemacht. Häufig werden die Kinder auch dann geimpft, wenn sie nicht völlig gesund sind, wenn sie gerade einen Schnupfen überstanden haben oder wenn im Kindergarten viele erkältete Kinder sind, an denen sie sich angesteckt haben könnten, ohne daß die Erkältung bereits zum Ausbruch gekommen ist.

Bericht einer Patientin

Wir geben hier den Bericht einer Patientin wieder, der zeigt, wie schwer man es bei uns manchmal hat, wenn man sein Kind vor einer unnötigen, nichtindizierten Tetanusimpfung bewahren will:

»Unsere neunjährige Tochter verletzte sich im Urlaub in Bayern bei einem Sprung auf einen Schwimmbeckenrand am Kinn. Die Wunde blutete stark und klaffte auseinander. Ich gab ARNICA C 200 und betupfte die Wunde mit CALENDULA-Wasser-Lösung. Zwecks besserer Heilung benötigte ich aber Pflasterstrips, um die Wunde zusammenzuklammern. Diese hatten wir nicht, so daß wir notgedrungen das nächstgelegene Krankenhaus aufsuchen mußten, um die Wunde klammern oder, falls erforderlich, nähen zu lassen.

Dort stellte uns ein Arzt bei der Untersuchung der Wunde unserer Tochter gleich die Frage nach der letzten Tetanusimpfung. Ich wollte keine Diskussion über Impfungen und antwortete daher ausweichend. Die Wunde war sauber, hatte stark geblutet und war gut versorgt worden; es bestand also keinerlei Tetanusgefahr. Auf beharrliches Nachfragen des Arztes sagten wir dann, daß unsere Tochter nicht geimpft sei und homöopathisch behandelt wurde. Daraufhin geriet der Arzt völlig außer sich und beschimpfte uns auf aggressivste Art und Weise. Homöopathie wäre wie eine Sekte, wir wären schlimmer als die Zeugen Jehovas. Er würde die Polizei anrufen und uns das Sorgerecht entziehen lassen, wenn wir einer Impfung nicht zustimmten.

Unter diesen Umständen zog ich es vor, das Krankenhaus mit meiner vor Angst zitternden Tochter unverzüglich zu verlassen, während mein Mann noch versuchte, dem Arzt klarzumachen, daß er auf diese unsachliche und emotionale Weise wohl niemanden von der Notwendigkeit seiner schulmedizinischen Maßnahmen überzeugen könne. Mein Mann mußte dann noch einige Papiere, mit denen der Arzt sich absichern wollte, unterzeichnen, bevor er auch gehen konnte. Unsere Tochter litt daraufhin an Alpträumen, die erst mit ACONIT verschwanden.«

Weitere mögliche Folgen der Tetanusimpfung

Die Tetanuserkrankung tritt mehr im hohen Lebensalter auf, vorwiegend bei Männern, und ist eigentlich kaum bei Kleinkindern zu finden. Außer der erwähnten Nabelinfektion mit Tetanusgefahr ist die Wahrscheinlichkeit, daß sich wohlbehütete Kleinkinder eine verschmutzte, nicht blutende Stichwunde zuziehen, so gut wie ausgeschlossen. Wir haben in der Praxis beobachtet, daß aggressives Verhalten durch die Tetanusimpfung gefördert wird.

Es wäre sicher interessant, einmal zu untersuchen, ob das heute sehr verbreitete aggressive Verhalten der Jugendlichen, das sich schon im Kindergarten zeigen kann, unter anderem auch eine Folge der Impfungen ist. Über die Auswirkungen der Impfungen auf Psyche und Körper muß noch viel geforscht werden. Die homöopathischen Arzneimittelprüfungen mit den Impfnosoden tragen ihren Teil zu dieser Forschung bei.

Gerade mit der Tetanusimpfung werden gewisse Bevölkerungskreise übergründlich versorgt, z. B. die Bundeswehr. Welchen Einfluß die künstliche Imprägnierung mit dieser Krankheit auf eine Truppe hat, dürfte sehr interessant sein: Allein durch das kollektive Durchimpfen könnte eine Verstärkung der Impffolgen vermutet werden. Wie wirkt sich diese Aggressionen auslösende Krankheit auf das Verhalten der Soldaten aus?

Tuberkulose

Erkrankung

Kurzbeschreibung

Die Tuberkulose ist eine chronische, durch Bakterien hervorgerufene Infektionskrankheit, die in Schüben verläuft. Sie ist vor allem in den Atmungsorganen lokalisiert. Grundsätzlich kann sie aber alle Organe befallen. Sie ist meldepflichtig bei Erkrankung und Tod. Sie wird durch das Mycobakterium tuberculosis, Typus humanus oder bovinus, verursacht.

Übertragung

Die Infektion kann durch Einatmen von Tröpfchen, Staubpartikeln und eingetrockneten Sekreten geschehen oder über den Mund (oral, Fütterungs-Tbc) durch Nahrungsmittel, besonders Kuhmilch, oder über die Haut.

Häufigkeit und Verbreitung

Die Sterblichkeit bei dieser Krankheit hat zwar in unseren Breitengraden sehr abgenommen, aber die Häufigkeit ist trotzdem relativ groß geblieben, und die Tbc scheint sich heute wieder etwas mehr auszubreiten. Trotz der schlechten hygienischen Verhältnisse, wodurch die Infektionsgefahr sehr stark vergrößert wird, ist die Häufigkeit in den Entwicklungsländern nicht mehr als siebenmal größer als bei uns. Sie zählt in Europa in den letzten hundert Jahren immer noch zu den häufigsten bakteriellen Infektionskrankheiten.

Krankheitsverlauf

Bei der Tuberkulose unterscheidet man die Primär-Tbc (Primärherd) von der Postprimär-Tbc (Sekundärherd). Ungefähr 90% aller Primärherde befinden sich in der Lunge, die restlichen verteilen sich auf den Darm, die Halslymphknoten und die Haut. Sehr selten gibt es Abweichungen. In diesem Stadium ist das gesamte Geschehen relativ symptomenarm: etwas erhöhte Temperatur, Appetitlosigkeit, Gewichtsabnahme, starkes Schwitzen, vor allem nachts, manchmal Hautrötungen, besonders im Gesicht (Erythem). Der Primärherd heilt meistens von allein durch Abkapselung ab. Das Fortschreiten der Tbc kann jederzeit gestoppt werden durch die Veränderung der Lebensweise und Lebensbedingungen.

Die Postprimär-Tbc hat meistens eine nachvollziehbare seelische Ursache, beispielsweise einen starken Kummer, einen schweren Schicksalsschlag, Betrug oder Unterdrückung. Sie wird durch eine Wiederaufnahme schlechter Lebensgewohnheiten begünstigt. Eine Herdstreuung ist zu allen Organen möglich. Beide Formen der Tuberkulose können sich unter ungünstigen Umständen tödlich auswirken.

Eine homöopathische Herdbehandlung ist wegen der obengenannten Verlaufsmöglichkeiten äußerst wichtig, und zwar nicht nur um die allgemeine Abwehrlage zu stärken, sondern auch um den Kranken seelisch so gut zu stabilisieren, daß er fortan alle Schicksalsschläge in einer gesunden Art und Weise bewältigen kann.

Die Tuberkuloseimpfung

Zusammensetzung des Impfstoffs

Der Impfstoff (BCG Bacillus Calmette-Guerin) besteht aus Rindertuberkulosebakterien, die auf Eikulturen gezüchtet werden, um sie in ihrer Virulenz abzuschwächen. Die Impfstoffdosis beträgt 0,1 ml und enthält 100 000 bis 180 000 Keime. Die Impfung wurde im Jahre 1921 eingeführt.

Vielen älteren Menschen ist noch das Lübecker Impfunglück in Erinnerung, bei dem 75 Säuglinge nach der Impfung starben. Zusätzlich stellte sich heraus, daß die Impfung nicht vor Tuberkulose schützte. Man verwendete von da an einen anderen Impfstamm.

Lange Zeit war es üblich, daß Säuglinge ohne Einwilligung der Eltern in den ersten Lebenstagen gegen Tuberkulose geimpft wurden, obwohl das rechtlich eigentlich nicht möglich ist. Ohne eine vorherige gründliche Aufklärung durch den Arzt darf nicht geimpft werden. Andernfalls muß der Arzt bei einem Impfschaden die Kosten übernehmen. Je kleiner ein Kind ist und je weniger seine Nerven ausgebildet sind, um so leichter kann sich ein Impfschaden entwickeln. Das mag dazu beitragen, daß die Tuberkuloseimpfung besonders gefährlich ist und sehr häufig zu Komplikationen führt, z. B. irreversiblen Lähmungen.

Die WHO bemühte sich, bei einem großangelegten Feldversuch in Indien die tatsächliche Wirkung der BCG-Impfung zu untersuchen. Es stellte sich heraus, daß unter den geimpften Kindern wesentlich mehr an Tuberkulose erkrankten als unter den ungeimpften. Daraufhin wurde die öffentliche Empfehlung dieser Impfung in Deutschland zurückgezogen (1989). Geimpft wird aber trotzdem noch, nur mit dem Unterschied, daß bei eventuellen Impfschäden der Staat nicht mehr für Schäden aufkommt. In anderen Ländern, z. B. Schweden, trug die Untersuchung der WHO in Indien dazu bei, daß die BCG-Impfung nicht mehr zugelassen wird.

In Italien wird wegen der Gefährlichkeit der Tuberkuloseimpfung in Tuberkulosezentren von dieser Impfung abgeraten, die im Gegensatz zu den anderen Impfungen nicht Pflicht in Italien ist.

»Bei 10 000 Impfungen vermeidet man vielleicht einen einzigen Tuberkuloseausbruch. Das steht in keiner Relation zu dem sehr teuren Impfverfahren.« So der Pneumologe Georgio Busato vom Tbc-Zentrum (Bozener Tageblatt, 19. 11. 1993). Auch wird darauf hingewiesen, daß die Impfung Lymphknoten- und Knochenentzündungen auslösen kann.

Im Jahre 1994 wurde eine Untersuchung über die Tuberkuloseimpfung in Bombay veröffentlicht. Dort heißt es: »Es wurde immer betont, daß die BCG-Impfung die natürliche Tuberkulose der Lungen mit ihren lokalen Komplikationen zwar nicht verhindern kann, aber doch die hämatogenen Komplikationen bei Primärinfekten reduziert. Dies gilt jedoch nicht für unterernährte oder schlecht ernährte Kinder, die trotz der BCG-Impfung an schweren und oft tödlichen Fällen von Tuberkulose erkranken. BCG-geimpfte, gut ernährte Kinder entwickeln andere Arten von Tuberkulose ... Es ist wichtig zu erkennen, daß die neuen Arten der Tuberkulose bei den geimpften, gut ernährten Kindern auftreten und in einem geringeren Ausmaße bei Kindern, die schlechter ernährt sind.« (Udani 1994)

Fallbeschreibung

Tetraspastik nach BCG- und Fünffachimpfung

Die heute 18 Monate alte Jessica erhielt drei Tage nach der Geburt die BCG-Impfung, wobei sich die Einstichstelle rot verfärbte und noch 6 bis 7 Monate später sichtbar war. Sie schlief viel, strampelte wenig, und wenn sie wach war, weinte sie nur. Nach der ersten Fünffachimpfung (Diphtherie, Keuchhusten, Tetanus, Polio und HIB) schlief sie noch mehr, verweigerte das Essen und war sehr schlecht gelaunt. 3–4 Tage später bekam sie plötzlich Schüttelfrost. Die zweite Fünffachimpfung erhielt Jessica im fünften Lebensmonat. Danach veränderte sich das Kind noch deutlicher und schwoll am ganzen Körper dick ödematös an. Es verlor die Kontrolle über seinen Kopf und konnte ihn bis zum siebten Monat nicht mehr halten. Auch wuchs der Kopf nicht weiter. Es bekam einen leeren Blick und fing an zu schielen.

Der Status quo im elften Monat zu Beginn der homöopathischen Behandlung war folgender: Die Beine sind spastisch gestreckt. Ein Spitzfuß soll operiert werden. Sie kann sich nicht drehen, strampelt nicht richtig und kann nur mit der linken Hand greifen. Von 24 Stunden ist sie nur etwa drei Stunden wach. Sie hat starke Verstopfung, läßt sehr wenig Urin und hat einen dunkelgelben Ausfluß. Die Zungenmuskulatur ist gelähmt und sie wird nur über die Flasche ernährt.

Der behandelnde Arzt sagte zu den Eltern: »Dieses Kind ist körperlich und geistig schwerstbehindert, sie brauchen sich überhaupt keine Hoffnung zu machen, daß aus ihm jemals etwas wird.«

Hier handelt es sich eindeutig um eine mehrfache Impfschädigung. Jessica bekam also als erstes TUBERCULINUM BOVINUM LM 30, jeden dritten Tag, sowie tägliche Öleinreibungen. Die Fertigmilch wurde abgesetzt, und sie erhielt jeweils frisch zubereitete Mandelmilch. Nach der ersten Gabe Tuberculinum bekam Jessica zum ersten Mal einen Tag lang Fieber. Nach der zweiten Gabe konnte sie sich zum ersten Male von allein umdrehen. Sie schien sich wohler zu fühlen und guckte nicht mehr stumpfsinnig in die Gegend, sie lachte mehr und griff zum ersten Mal nach Gegenständen. Nach der dritten Gabe fing sie an, Papa zu sagen. Nun drohte die Operation der Spitzfüße. Also bekam sie SYPHILINUM verordnet und zusätzlich SILICEA in einer niedrigen Potenz. Nach einem halben Jahr hatten sich die Spitzfüße so weit normalisiert, daß von einer Operation keine Rede mehr war. Langsam fing Jessica sogar an zu krabbeln, obwohl keiner erwartet hatte, daß sie jemals dazu in der Lage sein würde. Wenn allerdings die homöopathischen Mittel abgesetzt wurden, fiel sie in ihrer Entwicklung wieder zurück. Sie hörte dann auf zu krabbeln und wurde ganz schlafsüchtig. Jedesmal, wenn sie die Polionosode bekam, wurde ihre Spastik deutlich besser. Auch durch die Pertussisnosode wurden die Beine lockerer, und sie konnte sie besser bewegen. Inzwischen kann sie allein gehen, wenn sie sich festhält.

Windpocken
Varizellen, Spitzblattern, Schafblattern, Feuchtblattern

Erkrankung

Kurzbeschreibung
Windpocken sind eine sehr ansteckende, jedoch harmlose Viruserkrankung, die mit Bildung von Knötchen und Bläschen auf der Haut einhergeht. Bereits im 16. Jahrhundert unterschied man zwischen Windpocken und Pocken.

Übertragung
Die Krankheit ist extrem leicht übertragbar. Es sind Ansteckungen beobachtet worden, die sich durch ein offenes Fenster von einem Stockwerk auf Personen in eine daruntergelegene Etage übertragen haben. Auch durch Gegenstände und gesunde Personen kann das Virus übertragen werden. Die Krankheit hinterläßt eine lebenslange Immunität.

Betroffener Personenkreis
Sie kommt am häufigsten bei Kindern im Alter von 2–7 Jahren vor. Säuglinge, auch nichtgestillte, erkranken seltener. Die Muttermilch enthält keine Antikörper gegen Windpocken. Über die Plazenta gelangen aber mütterliche Antikörper in das Blut des Neugeborenen, die die Ansteckung in den ersten 4–6 Lebensmonaten verhüten. In den ersten 21 Schwangerschaftswochen können sie das konnatale (angeborene) Varizellen-Syndrom verursachen, wenn die Mutter in der Kindheit die Windpocken nicht durchgemacht hat. Kinder von solchen Müttern können auch 2–4 Tage nach der Geburt die sehr schwer verlaufenden neonatalen Windpocken bekommen. Bei einer zukünftigen Windpockenimpfung besteht die große Gefahr eines gehäuften Auftretens der gefürchteten neonatalen oder angeborenen Windpocken, da der Impfschutz keine lebenslange Immunität aufbaut.

Inkubationszeit

Die Inkubationszeit beträgt meist 12–17 Tage, maximal 28 Tage. Bei Kindern ist ein Vorverlaufsstadium selten, bei Erwachsenen eher möglich.

Krankheitsverlauf

Die Krankheit verläuft in drei Stadien:

1. Vorverlaufsstadium.
2. Ausschlag am Kopf und Rumpf, Fieber.
3. Schubweiser Verlauf von Ausschlag und Fieber.

1–2 Tage vor dem Hautausschlag beginnt die Krankheit mit Kopfschmerzen, Magenbeschwerden, allgemeiner Unruhe und Abgeschlagenheit sowie leichtem Fieber. In sehr seltenen Fällen steigt dieses auf 40 °C an. Oft treten die Bläschen ohne vorhergehende Symptome auf, und zwar an den Haarwurzeln und am Rumpf. Sie entwickeln sich innerhalb von wenigen Stunden zu voller Blüte. Ein charakteristisches Merkmal bei Windpocken ist der schubweise Verlauf des Ausschlags. Die stecknadelkopf- bis erbsengroßen Pöckchen verteilen sich über den ganzen Körper, aber treten gehäuft an der Stirn und am Rumpf auf. An verschiedenen Stellen schießen gleichzeitig mehrere blaßrote, runde, leicht erhabene Flecken hervor, die sich in wenigen Stunden in Knötchen und Bläschen umwandeln. Die Bläschen haben oft eine zentrale Vertiefung mit wasserklarem oder getrübtem Inhalt und sind von einem roten Hof umgeben. Nach etwa zwei Tagen trocknen die Bläschen ein und verschwinden, oder es bildet sich eine gelbbraune Kruste, die nach 1–3 Wochen abfällt. Der Juckreiz beim Abheilen ist erheblich, und durch Kratzen können dauerhafte Narben entstehen.
Bei den Windpocken finden sich alle Entwicklungsstadien des Hautausschlags nebeneinander. Das Fieber beginnt gleichzeitig mit dem Ausschlag und verläuft schubweise wie dieser. Immer häufiger treten die Windpocken heute ohne Fieber auf, manchmal auch ohne eine Störung des Allgemeinbefindens.

Komplikationen

Komplikationen sind selten. Erwachsene neigen zu einem heftigeren Verlauf als Kinder, vor allem kann es bei ihnen zu einer schweren Lungenentzündung mit Atemnot kommen. Bei schlechtem Allgemeinzustand können sich die Bläschen durch Kratzen infizieren und zu Abszessen und Eiterbildung führen, die Narben hinterlassen können.

Prophylaxe für Schwangere

Die Windpocken sind mindestens 24 Stunden vor Ausbruch des Ausschlags schon ansteckend. Schwangere Frauen, die noch nicht die Windpocken hatten, sollten sich mit der Nosode VARIOLINUM vor Windpocken schützen. An Windpocken erkrankte Personen sollten sich nicht in der Nähe schwangerer Frauen aufhalten, die kurz vor der Niederkunft stehen.

Behandlung

ACONIT

Dieses sonst so bewährte Fiebermittel kommt bei Windpocken wegen des vergleichsweise milden Verlaufs selten in Frage, nur bei plötzlichem, hohem Fieber mit Angst und Unruhe.

BELLADONNA

Es hilft bei starken Kopfschmerzen, rotem Gesicht und roter heißer Haut. Eine Müdigkeit, gepaart mit Schlaflosigkeit, ist vorhanden. Auch der Ausschlag entwickelt sich langsam. Die Haut kann eine blaurote Verfärbung annehmen und sehr gereizt sein.

ANTIMONIUM TARTARICUM

Besonders wichtig, wenn der Ausschlag verspätet ist oder nicht richtig zum Ausbruch kommt. In solchen Fällen kann die Lunge betroffen werden und sich eine Bronchitis mit Atemnot entwickeln. Das Kind ist sehr schläfrig, schlaff und schwitzt leicht. Eine leichte Übelkeit kann dazu kommen. Die Bläschen sehen bläulich aus, sie können auch eitrig werden.

ANTIMONIUM CRUDUM

Ein wichtiges Mittel für Husten, der in einem späteren Stadium entsteht. Das Kind ist schlecht gelaunt und mag nicht angesehen oder berührt werden.

PULSATILLA

Es ist hilfreich, wenn das Kind sehr weinerlich ist. Ihm ist übel, und es mag nichts essen und trinken. Es möchte getragen werden, am liebsten an der frischen Luft. Der Juckreiz kann sehr quälend sein.

CALCIUM CARBONICUM und SILICEA

Sollten die Halsdrüsen betroffen sein, kommt eines der beiden Mittel in Frage (siehe Arzneimittelbilder in Teil V). Calcium folgt in der Regel gut nach BELLADONNA, und Silicea wirkt gut nach PULSATILLA.

MERCUR

ist wichtig, wenn eine Sekundärinfektion mit Vereiterung eintritt.

SULFUR

beschleunigt den Heilungsprozeß. Offene Wunden heilen leichter zu. Dem Kind ist heiß, es mag keinen Kontakt mit Wasser.

DOLICHOS

Bei quälendem Juckreiz, der durch die anderen Mittel nicht beeinflußt wurde oder als einziges Symptom auftrat, ist Dolichos ein hochgeschätztes Mittel.

VARICELLINUM

Wenn Vernarbungsgefahr besteht, vor allem am Rücken und im Gesicht, insbesondere wenn schlechte Laune überwiegt und das Kind alles ablehnt, sollte die Nosode über einen Zeitraum von 2–3 Wochen gegeben werden.

Zur äußeren Unterstützung

Zusätzlich kann Calendulasalbe eingesetzt werden. Sind die Wunden sehr groß, dann sollte man zu der Calendulasalbe CARBOLICUM ACIDUM D 4 mischen.

Die Windpockenimpfung

Zusammensetzung des Impfstoffs

Abgeschwächtes, vermehrungsfähiges Varizella-Zoster-Virus, Stamm OKA, mindestens 2000 plaquebildende Einheiten.
Hilfsstoffe: Framycetinsulfat, Polividon K 15, Editinsäure, Dinatriumsalz.

Gegen Windpocken wird seit längerer Zeit in den USA geimpft, und seit Anfang 1996 ist der Impfstoff auch bei uns zu haben. Er gehört zur Gruppe der Herpesviren und löst u. a. Gürtelrose (Herpes zoster) aus. Der Impfstoff wird auf weitergezüchteten menschlichen Krebszellen vermehrt.

Gegenanzeigen
Nicht geeignet für Patienten, die eine immunsuppressive Therapie erhalten, z. B. Chemotherapie.

Nebenwirkungen
Bei gesunden Personen selten Papelbildung, bei Risikopatienten milde und kurzdauernde bläschenartige Ausschläge. Bei negativem serologischem Befund empfiehlt der Hersteller, nach drei Monaten erneut zu impfen. Es darf nicht intravenös oder intradermal injiziert werden. Bei dem Impfstoff müssen die Lagerungshinweise und das Verfalldatum genau beachtet werden, und die Kühlkette muß eingehalten werden.
Der Impfstoff, der 1973 entwickelt wurde, ist das letzte Angebot auf dem Pharmamarkt zur »Ausmerzung« sämtlicher Kinderkrankheiten. Dieser Impfstoff ist in Deutschland nicht für Massenimpfungen bei normalen Kindern zugelassen. Er wird nur bei Kindern, die an Krebs oder Leukämie erkrankt sind, verwendet, die chemotherapeutisch behandelt werden. Kinder, deren Immunsystem geschwächt ist oder die immunschwächende Medikamente einnehmen, dürfen ansonsten nicht geimpft werden. Allerdings kann gerade das Varizellavirus Krebs verursachen. Daß dies durch die Impfung auch geschehen kann, läßt sich wegen der kurzen Erfahrung mit dem neuen Impfstoff nicht ausschließen. In Labor-

versuchen lösten Windpockenviren bei Mäusen Krebsbildung aus (Randall-Neustädter).

Derselbe Autor gibt an, daß bei 2–10% der Geschwister von geimpften, leukämiekranken Kindern Windpockensymptome auftraten. Damit kann das geimpfte Kind zu einem Krankheitsüberträger werden, wie wir das bereits von anderen Impfstoffen wissen. Die Impfung kann auch Gürtelrose auslösen. Bei einem gesunden fünfjährigen Kind entwickelte sich 40 Monate nach der Windpockenimpfung Herpes zoster in der Hautzone über den Augennerven. Es wurde wegen hohem Fieber und schmerzhaftem, bläschenartigem Hautausschlag in der linken Gesichtshälfte ins Krankenhaus eingewiesen. Dies ist nicht der einzige Fall von Gürtelrose nach einer Windpockenimpfung, der stationär versorgt werden mußte. Bei einer normalen Gürtelrose erfolgt ganz selten eine Krankenhauseinweisung (Matsubara u. a. 1995).

Um Impfstoffe gegen die Kinderkrankheiten durchsetzen zu können, wurde immer behauptet, diese seien entweder nicht behandelbar (Polio) oder die Komplikationen wären nicht tragbar (Tuberkulose nach Keuchhusten). Jeder medizinische Laie sieht aber nun, daß diese Argumente bei der Windpockenimpfung nicht ziehen. Diese Erkrankung verläuft so harmlos, daß sie nicht einmal behandelt werden muß. Komplikationen sind selten und auch nicht schwerwiegend. Was könnte es nun sonst noch für Gründe geben, um gegen diese Krankheit zu impfen?

Es ist sehr wichtig, daß ein möglichst großer Prozentsatz der Bevölkerung die Windpocken durchgemacht hat, um eine natürliche Immunität zu bilden. Die angebliche Schutzdauer des Impfstoffes beträgt maximal 2 Jahre. Im Gegensatz dazu verleiht das Durchmachen der Erkrankung eine lebenslang anhaltende Immunität. Geimpfte Menschen könnten sich in falscher Sicherheit wiegen, gegen die Krankheit geschützt zu sein. Das kann besonders für Schwangere sehr gefährlich sein. Schwangere, die keine natürliche Immunität gegen Windpocken haben und sich in den ersten drei Monaten oder am Ende der Schwangerschaft mit dem Varizella-Zoster-Virus infizieren, können die Krankheit auf das ungeborene oder gerade geborene Kind übertragen. Das kann dann allerdings sehr gefährlich werden. Die Impfung könnte auch dazu beitragen, daß sich Erwachsene häufiger mit Windpocken infizieren. Bei Erwachsenen verläuft die Krankheit schwerer, und es treten eher Komplikationen auf als bei Kindern. Es kann sich z. B. eine Gürtelrose entwickeln, die oft sehr schmerzhaft ist. Schulmedizinisch ist diese Komplikation kaum zu behandeln, wohingegen die Homöopathie und auch die Naturheilkunde entsprechende Mittel kennen.

Zusammenfassung

Eine Impfung der Gesamtbevölkerung würde eine allgemeine Verschlechterung der Immunitätslage zur Folge haben. Durch die Impfung würden vermehrt Säuglinge und Erwachsene an den Windpocken erkranken, wobei eher gefährliche Komplikationen zu erwarten sind. Ein geimpfter Mensch ist ein potentieller Krankheitsüberträger. Die Windpockenimpfung kann langwierige und schwierige Fälle von Herpes zoster auslösen.

Zeckenkrankheiten

Die durch Zecken übertragenen Krankheiten werden zwar nicht zu den infektiösen Kinderkrankheiten gezählt, aber an dieser Stelle besprochen, weil viele Eltern sich durch die Impfaufrufe verunsichert fühlen. Zuerst einmal sollten Sie sich darüber im klaren sein, daß ein Zeckenbiß noch lange nicht zu einer Erkrankung führt. Selbst nach dem Biß einer infizierten Zecke erkrankt nur etwa jeder Zehnte. Das Risiko einer Infektion mit Borrelien ist dagegen 500–1000mal größer als die Gefahr, an Enzephalitis zu erkranken.

Zecken sind am blutgierigsten bei feuchtwarmer Witterung, vor allem im Frühjahr und Herbst. Die Zecke wird in der Regel nicht sofort am Körper bemerkt, da sie ein örtliches Betäubungsmittel absondert. Je länger die Zecke saugt, desto größer kann die Gefahr einer Krankheitsübertragung werden. Sie kann Erreger von anderen Lebewesen übertragen, ohne selbst zu erkranken. Eine Zecke kann bis zu neun Tagen saugen. Sie läßt sich vom Körper abfallen, sobald sie satt ist.

Lyme-Borreliose

Kurzbeschreibung

Die Lyme-Krankheit wird meist durch Zecken übertragen und betrifft vor allem die Gelenke, das Herz und Nervensystem. Diese Art der Borreliose kann neben Zecken auch von anderen Schmarotzern übertragen werden. Die Krankheit verdankt ihren Namen dem erstmaligen Auftreten 1976 in der kleinen Ortschaft Lyme (USA). In Europa verläuft die Krankheit meist nicht so schwer wie in den USA.

Der Erreger

Das Bakterium Borrelia burgdorferi ähnelt dem Erreger der Syphilis. Es läßt sich über einen Bluttest nachweisen.

Empfänglichkeit

Etwa 5–35% der Zecken sind infiziert, aber in den meisten Fällen werden die Abwehrkräfte eines gesunden Kindes mit dem Erreger fertig. Anders verhält es sich, wenn das Abwehrsystem eines Kindes durch Antibiotika oder fiebersenkende Medikamente geschwächt ist (siehe Fallbeschreibung).

Der Krankheitsverlauf

Die Anfangssymptome sind leicht und unspezifisch. Sie können sich über einige Wochen hinziehen. Es besteht ein allgemeines Unwohlsein mit leichten Kopfschmerzen und manchmal grippeähnlichen Symptomen. An der Bißstelle zeigt sich eine umschriebene, bis 5-DM-Stück große Rötung, die sich von der Bißstelle fortbewegen kann (Wanderröte). Da diese Frühsymptome nicht immer erscheinen, ist es manchmal sehr schwer, die oftmals erst nach Monaten auftretenden Spätsymptome mit dem Zeckenbiß in Verbindung zu bringen. Sie ist dann nicht mehr so leicht zu behandeln, da man den Zusammenhang nicht erkennt. Das ist einer der Gründe, warum sie mehr zu fürchten ist als die Enzephalitis. Die Borreliose ähnelt in ihrem Spätstadium, zu dem es aber nicht oft kommt, der Syphilis mit Gelenksentzündungen, Zersetzung der Gelenke, Rheuma, Herzmuskelentzündung mit Reizleitungsstörungen, besonders schmerzhaften neurologischen Störungen, Lähmungserscheinungen wie Gesichtslähmung usw.

Behandlung

Die Schulmedizin setzt im Frühstadium der Borreliose hochdosiert Antibiotika ein. Dadurch verschwinden zwar die Symptome der Krankheit, aber die Menschen fühlen sich häufig danach nicht mehr richtig gesund. In einem fortgeschrittenen Stadium bilden sich trotz Antibiotikabehandlung die Symptome nur selten vollständig zurück.

Mit homöopathischer Behandlung ist jedoch eine vollständige Heilung möglich. Ein wichtiges Mittel ist die BORRELIA-NOSODE. Sie wird in einer D- oder LM-Potenz je nach Schwere des Krankheitsbildes jeden 2. bis 3. Tag wiederholt. Daneben kommen noch sehr viele andere Mittel in Frage, die helfen können, die Krankheit auszuheilen.

Frühsommer-Meningoenzephalitis (FSME)

Kurzbeschreibung

Diese durch Zecken übertragene Viruserkrankung führt zu einer Entzündung des Gehirns. Im Verhältnis zur Lyme-Borreliose ist sie sehr viel seltener und hinterläßt auch kaum Restschäden. In den Medien nimmt sie jedoch wegen der FSME-Impfung einen größeren Stellenwert ein. Diese Impfung richtet sich allerdings nur gegen die Gehirnhautentzündung und nicht gegen die Lyme-Borreliose.

Der Erreger

Anders als das Borrelia-Bakterium, welches weltweit verbreitet ist, kommt das Zeckenenzephalitisvirus nur in ganz bestimmten Gegenden vor, und auch dort sind nur etwa 0,2 bis 0,5% der Zecken infiziert.

Verlauf

Die Krankheit kommt 1–2 Wochen nach dem Zeckenbiß durch grippeähnliche Beschwerden zum Ausbruch, wie Fieber, Kopfschmerzen, Gliederschmerzen und Schnupfen, die etwa eine Woche lang anhalten. Sie befällt das Gehirn, vor allem die Gehirnhäute und das Rückenmark. Die Gehirnhautentzündung zeigt sich durch plötzlich einsetzendes hohes Fieber, Kopfschmerzen, Nackenschmerzen, Bewußtseinsstörungen und teilweise überstreckten Rücken.

Bei etwa 95% der Betroffenen ist damit die Krankheit ausgestanden. Die restlichen 5% bekommen nach 1–2 Wochen Kopfschmerzen, hohes Fieber mit Abgeschlagenheit und Unwohlsein. Erst jetzt zeigt sich die richtige Entzündung des Gehirns und der Hirnhäute. Später entwickeln sich bei einem kleinen Teil der Erkrankten vorübergehende Lähmungen der Arme und Beine, Schluck- und Atembeschwerden und starke Nervenschmerzen.

Allgemeine Maßnahmen vor und bei einem Zeckenbiß

Sie können folgendes tun:

1. Stärken Sie das Immunsystem durch gesunde, vollwertige Ernährung, Keimlinge und aufbauende Heilmethoden. Nicht durch Impfstoffe, Antibiotika, Fieberzäpfchen u. a. schwächen!

2. Entfernen Sie die Zecke am besten mit einer Zeckenpinzette, indem Sie sie so nah wie möglich am Kopf fassen und langsam gegen den Uhrzeigersinn herausziehen.
3. Abdeckende Stoffe wie Nagellack, Klebstoff, Öl oder Petroleum sollten nicht verwendet werden, da diese die Zecke zum Erbrechen reizen und eine Infektion dadurch begünstigt wird.

Sollte der Kopf abreißen, so kann eine örtliche Entzündung entstehen, die nicht gefährlich ist. Es ist nicht nötig, den Kopf herauszustanzen. Geben Sie SILICEA C 200, anfangs 2mal täglich eine Gabe. Dadurch wird der Kopf aus dem Gewebe befördert.

Behandlung

Schulmedizinisch gibt es keine Möglichkeit, Viren zu bekämpfen. In der Homöopathie wird die Zeckenbißfiebernosode eingesetzt in einer LM-Potenz oder D-Potenz (C-Potenzen sind nur im Ausland erhältlich). Die weitere Behandlung entspricht der einer Meningitis.

* Versorgen Sie die Wunde mit zwei Tropfen ECHINACEA Urtinktur oder LEDUM C 200, die Sie in etwas Wasser auflösen, damit der Alkohol nicht auf der offenen Wunde brennt.
* Geben Sie innerlich die ZECKENBISSFIEBERNOSODE D 200, eine Gabe, bis zu 12 Stunden nach dem Biß. Sollten Sie die Zecke später entdecken, so können Sie die Zeckenbißfiebernosode wegen der Gefahr einer Überreaktion nicht mehr verwenden. Nehmen Sie jetzt in 4stündigem Abstand eine Gabe Ledum, je nach Zustand wiederholen.
* Sollte es zu einer Rötung kommen, so können Sie mit ARSENICUM ALBUM oder LACHESIS (bei bläulichroter Verfärbung und Berührungsempfindlichkeit) weiter behandeln.

Fallbeschreibung

Ein zweijähriger Junge wurde von einer Zecke gebissen. Einige Tage später traten eine Steifigkeit der Schulter- und Nackenmuskulatur sowie starke Kopfschmerzen auf, und die Bißstelle verfärbte sich rot. Es bestand der Verdacht auf Borreliose, zumal das Immunsystem des Kindes durch Fieberzäpfchen und Antibiotika geschwächt war. Es erhielt erst

SULFUR, um die allopathischen Medikamente auszuleiten, später Ledum, worauf die Schulter-Nacken-Steifigkeit verschwand, und zuletzt Lachesis, womit sich die Rötung legte.

Die Zeckenbißimpfung

Zusammensetzung des Impfstoffs
Es handelt sich hier um einen Passivimpfstoff, der mit Antikörpern gegen das FSME-Virus angereichert ist. Das Virus wird auf Mäusehirnen und Hühnerembryonalzellen gezüchtet. Die Hilfsstoffe sind: Aluminiumhydroxid, Humanalbumin als Stabilisator, Tiomersal, Formaldehyd, Protaminsulfat, Gentamyzin und Neomyzin.

Im Beipackzettel des FSME-Immun-Impfstoffes werden folgende mögliche Nebenwirkungen aufgeführt: lokale Rötung, Schwellung und Schmerzhaftigkeit an der Einstichstelle, Schwellung der benachbarten Lymphdrüsen, juckender Hautausschlag, Abgeschlagenheit, Übelkeit, Erbrechen, Muskel- und Gelenksbeschwerden im Nackenbereich, Fieber, Nervenentzündungen unterschiedlichen Schweregrades. Bei Patienten mit multipler Sklerose oder Iridozyklitis (einer Augenentzündung) kann durch die Impfung ein Schub ausgelöst werden.

Eine multiple Sklerose wurde bei einem 34jährigen Mann als FSME-Impfschaden anerkannt (arznei-telegramm 3/95). Auch schwerste Formen von Pseudopoliomyelitis mit Symptomen der Kinderlähmung wurden beobachtet. Das arznei-telegramm schließt daraus: »Gegen die Verwendung des FSME-Immunglobulins spricht zum einen dessen ungenügender Schutz, der bei etwa 60% liegen soll. Zum anderen kann das Immunglobulin einen schweren Krankheitsverlauf provozieren.« (at 12/93)

Die Wahrscheinlichkeit, einen Impfschaden unterschiedlichen Schweregrades durch die FSME-Impfung zu bekommen, liegt bei 1 : 32 000. Das Risiko, sich durch einen Zeckenbiß zu infizieren, liegt dagegen nur bei 1 : 78 000. Das Risiko, einen bleibenden Schaden durch die Impfung davonzutragen, ist also knapp zweieinhalbmal größer als die Möglichkeit einer Infektion (at 6/91).

Innerhalb von sechs Jahren gab es 115 Berichte über Zwischenfälle in Verbindung mit FSME-Impfstoffen. Überwiegend handelt es sich um Zentralnervensystem-Störwirkungen, darunter Kopfschmerzen (30%), zerebrale Krampfanfälle (12%), schnelle Ermüdbarkeit (10%), Sensibilitätsstörungen (8%), Lähmungen (7%), Enzephalitis (6%), Meningismus (4%), Meningitis (3%) sowie Depressionen, Rückenmarkentzündung, Nervenentzündung, Reflexabschwächung, Verwirrtheitszustand u. a. Im Bereich der Sinnesorgane werden Doppelsehen und Schwindel (je 4%), Sehstörungen und Augenmuskellähmung (je 3%) sowie Taubheit, Störung des Geruchssinns und Lichtscheu beschrieben. 34% der gemeldeten Zwischenfälle gehen mit Fieber einher, 11% mit Übelkeit und Erbrechen, 7% mit Glieder- und 5% mit Nackenschmerzen (at 7/93).

Bei der Erwägung, ob man sich impfen lassen sollte oder nicht, muß auch berücksichtigt werden, daß eine Zeckenbißfieberenzephalitis bei fachkundiger Betreuung ausgeheilt werden kann, ein Impfschaden ist jedoch schulmedizinisch nicht zu behandeln.

Wegen ihrer hohen Rate an Nebenwirkungen wurde in Österreich erwogen, die FSME-Impfung ganz zu verbieten. Dazu ist es zwar bislang noch nicht gekommen, aber seit Ende August 1996 darf weltweit kein Kind unter 14 Jahren mehr nach einem Zeckenbiß mit FSME-Immunglobulin versorgt werden.

V.

ARZNEIMITTEL-
LEHRE

Einleitung

Wir haben aus dem Grundschatz der homöopathischen Mittel 13 Mittel ausgesucht, die nach Auffassung großer Homöopathen die Basis für das therapeutische Wissen bilden. Drei davon, nämlich Sulfur, Calcium und Lycopodium, wurden von dem englischen Homöopathen Clarke als die zentrale Dreiheit betrachtet, um die alle anderen Mittel angeordnet werden können.

Zu Lycopodium äußerte sich Dr. Adolph Lippe im wesentlichen folgendermaßen: »Derjenige, der Lycopodium und seine Beziehungen gemeistert hat, ist ein gutes Stück auf dem Weg zum praktischen Wissen unserer Materia Medica vorangekommen.«

Hahnemann gab uns nicht nur eine höchst praktische und umfangreiche Schilderung von Sulfur, sondern legte es uns auch besonders ans Herz als den Grundstein aller Mittelkenntnisse. Ein tiefes Verständnis von Calcium carbonicum schließt den zentralen Kreis, um den sich alle Mittel in ihren verschiedenen Beziehungen drehen.

Bei dem Versuch, das Wesentliche herauszuarbeiten, haben wir es für sinnvoll gehalten, zuerst das Mittel kurz in seinem positiven Zustand zu beschreiben. Dann folgt die chronologische Schilderung des Mittels vom Zeitpunkt der Geburt bis zur Pubertät. Der Ausgangspunkt der Betrachtung sowohl von Arzneien als auch von Kindern ist also zunächst der positive Aspekt, wobei die Abweichungen vom Gesunden immer eingeflochten werden. Durch diese Art der Beschreibung eines Mittels kommen nicht nur die kranken Kinder, wie sonst üblich, in den Genuß der Homöopathie, sondern auch die gesunden.

Die Miasmenlehre Hahnemanns zeigt uns, daß kein Mensch von krankmachenden Strukturen frei ist, und diese können jederzeit durch ungünstige Lebensverhältnisse aktiviert werden und ihn krank machen. Es war in allen Zeiten und ist auch heute noch die höchste Aufgabe eines Heilkundigen, den Menschen bei guter Gesundheit zu erhalten. Diese Tradition wurde besonders im alten China gepflegt. Die chinesischen Ärzte erhielten nur dann ihr Honorar, wenn sie ihre Aufgabe zur Zufriedenheit ihrer Patienten erfüllen konnten. Dieses Ziel der Gesundheitsvorsorge und Prophylaxe von Krankheiten hat Hahnemann sein ganzes Leben sehr gewissenhaft verfolgt.

Sie können durch die Anwendung der richtigen homöopathischen Mittel bei Ihren Kindern die Veranlagung, krank zu werden, bzw. die miasmatischen Strukturen heilsam angehen, sie positiv umwandeln und die Gesundheit Ihres Kindes wesentlich verbessern und festigen. Dies ist eine Seite der Homöopathie, die bisher zu wenig Beachtung gefunden hat. Sie bildet aber einen wesentlichen Teil der homöopathischen Behandlungsmethode.

Arsenicum album

Die konstitutionellen Merkmale – der positive Aspekt

Arsenicum album* ist groß, kräftig und gut gebaut. Sein Knochengerüst ist von außerordentlicher Breite und Stärke, welches von gut ausgebildeten kräftigen Muskeln umgeben ist, mit einem Minimum an notwendigen Fettpolstern. Sein wohlgeformtes großes Gesicht hat die milde Stärke eines barmherzigen Königs, umrahmt von leuchtenden, langen, geschmeidigen Haaren. Sein Körper ist, trotz der Größe, sehr feingliedrig, die Haut von außergewöhnlicher Zartheit und Schönheit. Die großen Hände mit ihren langen, schlanken Fingern vermitteln den Eindruck von bedachter Sorgfalt.

Der Arsen-Mensch ist voller Mitleid und Mitgefühl für seine Mitmenschen. In seinem Herzen brennt der Wunsch, das Allerbeste für seine Lieben zu tun. Er malt sich das schönste und erfolgreichste Leben für seine Kinder und Lebensgefährten aus. Alles wird in den kleinsten Einzelheiten ausgedacht und vorgestellt. Er nimmt sich viel Zeit, um die Kinder zu fördern und zu unterstützen und um der ganzen Familie zu helfen, daß sie für ihre täglichen Aufgaben gut vorbereitet ist. Die Gefahren und Fallgruben des Lebens sind ihm bewußt, und er schützt seine Lieben davor, indem er die Probleme aus dem Weg räumt oder sie ihnen liebevoll bewußtmacht.

Er bemüht sich, alle Hilfen, die die anderen benötigen könnten, zu beschaffen, meistens indem er sich selber vorbereitet und sich das notwendige Wissen aneignet. Ein schönes, harmonisches und liebevolles Zuhause ist für ihn selbstverständlich, und er tut alles dafür, um es zu erhalten.

Er ist ein religiöser Mensch und hat volles Vertrauen in das Wirken

---

* In der Sprache der Homöopathie wird der Name eines Mittels oft als Synonym für den dadurch gekennzeichneten Menschen verwendet. Im folgenden wird mit Bezug auf den Menschen das männliche Pronomen benutzt, obwohl es eigentlich »sie oder er« heißen müßte. Wir bitten unsere Leserinnen um Entschuldigung!

Gottes. Eine gottbezogene Erziehung ist ein fester Bestandteil seines Lebens. Er lebt nach dem Motto »Harmonie ist durch eine geordnete und geregelte Umgebung zu erlangen«.

Das Neugeborene

Das Arsen-Neugeborene macht keinen beruhigenden Eindruck. Es scheint in Sorgen zu sein, sein Gesicht sieht etwas hohläugig, alt und eingefallen aus. Man hat das Gefühl, es leidet. Es hat keinen frischen Blick, eher müde und erschöpft. Es kommt auch nicht richtig zur Ruhe und kann schlecht einschlafen. Auch der Schlaf ist nicht ruhig und erholsam, so daß es beim Aufwachen noch leidender aussieht.

Der Säugling

Der Arsen-Säugling nimmt zwar langsam zu, bleibt aber lange hager. Er hat öfters einen ängstlichen Gesichtsausdruck, und seine Schlafprobleme bleiben bestehen. Er ist müde, aber die Unruhe läßt keinen Schlaf zu. Die Mutter kann ihn manchmal bis zur Erschöpfung tragen und wiegen, doch der kleine Arsen schläft immer noch nicht. Auch durch Stillen kehrt keine Ruhe ein. Am Tag hat sie keine andere Wahl, als den Arsen im Arm zu halten und dabei ihre Arbeit stehend zu verrichten. Das Kind wird immer unruhiger. Ein Tragetuch ist nur dann ein Segen für die Mutter, wenn sie in Bewegung bleibt. Je flotter die Bewegung, desto ruhiger ist unser Arsen-Säugling. Eine flinke Frau, die nie lange an einem Ort ist und von einer Arbeit zur nächsten rast, kommt gut zurecht mit dem Arsen-Baby. Es kann immer wieder für kurze oder längere Zeit ein Schläfchen machen und ist mehr oder weniger zufrieden. Nachts gibt es natürlich weiterhin Probleme, u. a. nach Mitternacht. Das Kind wird unruhig im Schlaf, wacht auf, weint, sieht ängstlich aus, klammert sich an die Mutter. Diese kann es zwar beruhigen, aber eine gewisse Unruhe bleibt. Das Baby strampelt immer wieder und kann nicht wieder einschlafen. Die Mutter muß mit ihm aufstehen und herumgehen. Das kann manchmal ein paar Stunden dauern. Es ist alles periodisch bei Arsen. Auf ruhige Tage und Nächte folgen immer ganz unruhige. Die Abstände sind unterschiedlich, auch beim selben Kind. Irgendwann erreicht der Arsen-Säugling ein normales gesundes Aussehen, das aber durch die geringste Störung, schlaflose Nächte oder Krankheiten, wieder schlechter wird.

Ein kleiner Infekt, und das Baby sieht gleich sehr kränklich aus. Es hat einen ängstlichen, leidenden und müden Ausdruck, ist unruhig und läßt keinen zur Ruhe kommen.

Bei heftigeren Erkrankungen, insbesondere Durchfall oder Magen-Darm-Beschwerden, wird das Arsen-Kind ganz schwach und blaß, und alle sind sehr besorgt. Die Zahnung alleine, ohne Krankheit, kann das Kind völlig entkräften. Es wird ganz fahl, hohläugig, quengelt sehr, will nur noch getragen werden, wird zusehends schwächer und magert ab. Kommt ein Durchfall dazu, schreitet die Abmagerung rasch voran. Kein Wunder, daß die Arsen-Kinder so oft im Krankenhaus landen! Dabei würden ein paar Gaben Arsen sie genauso schnell aus dem Zustand herausholen. Bei unnötiger oder falscher Behandlung jedoch dauert es lange, bis sie ihr normales Aussehen und Gewicht wieder erhalten.

Das Kleinkind

Das Arsen-Kind bleibt mit den schon beschriebenen Eigenschaften behaftet. Es ist ein unruhiger Geist, bleibt nie lange an einem Ort und läuft viel herum. Es ist nervlich höchst angespannt und empfindlich, kaut an den Fingernägeln und zupft an seinen Lippen. Das Kind ist sehr ängstlich, besonders wenn es etwas »Verbotenes« macht. Dann hat es große Angst, bestraft zu werden. Es zittert und fängt an zu weinen. Phasenweise hat es nächtliche Angstanfälle. Es wacht auf, ist voller Angst, weiß nicht, was los ist, und klammert sich an Mutter oder Vater. Es möchte festgehalten werden und sucht die Hand des anderen. Es gibt auch Anfälle, wo das Kind aufwacht, nicht weiß, wo es ist, unruhig durchs Haus geistert, um dann endlich zu den Eltern zu finden. In deren Bett ist es dann beruhigt.

Es sind schwache Kinder, die Angst haben, angegriffen zu werden. Oft greifen sie lieber selbst an, wenn sie Gefahr wittern. Dabei ist ihr Gesicht von Angst gezeichnet. Sie geben ihre Spielsachen nicht gerne anderen Kindern, da sie kein Vertrauen in andere haben. Sie wissen nicht, ob die anderen richtig damit umgehen. Oft gibt es deswegen größere Streitereien zwischen Geschwistern oder auch Freunden.

Das Arsen-Kind ist ein sehr ordentlicher Mensch. Es hat eine ganz genaue Vorstellung von Ordnung, z. B., was ein ordentliches Spiel bzw. ein ordentlicher Umgang mit den Spielsachen ist. Es wird sehr ärgerlich, wenn jemand seine wohlgeordneten Spielsachen nur im geringsten verstellt. Er muß genauso wieder aussehen, wie es aufgebaut war. Das Aufräumen dauert so lange und kostet soviel Kraft und Mühe, wo es sowieso nicht viel Kraftreserven hat.

Das Schulkind

Schon im Kleinkindalter kann seine Neigung zu Asthma zum Vorschein kommen. Häufiger tritt sie mit der Schulzeit in Erscheinung, wo die Anforderungen des Lebens mehr werden und damit die Ängste wachsen. Der Anfang ist immer ein harmloser Schnupfen. Es fällt dem Kind aber zunehmend schwer zu atmen. Abends kann es schlecht liegen, da die Atmung dadurch noch erschwert wird. Entweder schläft es im Halbsitzen ein und rutscht ins Bett hinunter, oder es kann mit Müh und Not noch im Liegen einschlafen. Auf jeden Fall wacht das Kind um Mitternacht mit einem richtigen Asthmaanfall auf und versetzt alle in Panik.

Da das Arsen-Kind sehr infektanfällig ist, und das zu jeder Jahreszeit, hat es immer wieder mit solchen Anfällen zu tun. Es kann sich dabei aber auch um das jahreszeitbedingte allergische Asthma (Heuasthma) handeln. Dann sind die anderen Erkältungen in der Regel ohne Atembeschwerden. Das Asthma ist mit heftigen Niesanfällen verbunden, wodurch es sich schwach fühlt. Die Absonderung ist oft ätzend. Die üblichen Erscheinungen treten auf, kränkliches Aussehen, fehlender Appetit usw. Durst ist vorhanden, und zwar auf Kaltes, obwohl das dem Magen nicht so behagt. Darüber hinaus friert Arsen leicht, und kalte Getränke tragen nicht gerade zu seiner Erwärmung bei.

Deutlich sehen wir die Unverträglichkeit von kalten Getränken bei Magen-Darm-Beschwerden. Die kleinsten Mengen Kaltes lösen sofortiges Erbrechen aus und können drückende Schmerzen verursachen. Warme Getränke sind dagegen wohltuend und werden nicht gleich erbrochen.

Magen-Darm-Erkrankungen holt sich Arsen oft durch kaltes Essen bzw. kalte Getränke, besonders im Sommer, oder durch den Genuß von Eis. Aber auch Verdorbenes, wie Kartoffelsalat, schlechtes Fleisch, verdorbenes Gemüse oder zu viele Gurken, Melonen o. ä. sind häufige Auslöser. Der Arsen-Mensch weiß nicht, was für ihn gut ist oder wieviel gut ist. Er ißt und trinkt zuviel. Hinterher denkt er dann: »O Gott, ich glaube, ich habe zuviel gegessen bzw. getrunken, hoffentlich passiert nichts!« Es kommt gleich die Angst, und sie läßt ihn nicht los. Wenn sie auch oft nur unterschwellig vorhanden ist, hat sie doch ihre Auswirkungen. Der verdorbene Magen ist nicht mehr abzuwenden. Aber solange er sich nicht satt gegessen hat, fühlt er sich nicht wohl und ißt weiter. Arsen mag allzugern Fettes, und fettreiche Süßigkeiten sind für ihn ein Geschenk des Himmels. Irgendwann schlägt diese Neigung in die andere Richtung um, so daß er gar nichts mehr mag, vor allem nichts Süßes und keine Mehlspeisen mehr. Dann lebt er eine Zeitlang asketisch, bis die Gelüste nicht mehr auszuhalten sind. Und so geht es hin und her.
Seine Ängste betreffen nicht nur seine Gesundheit, sondern auch viele andere Bereiche. Er möchte alles gut machen, möglichst perfekt, und ist sehr traurig und aufgebracht, wenn er es nicht schafft. Für das Schulkind ist die Note Zwei schon ein Schlag, und es ist gar nicht zu trösten. Wenn ihm etwas nicht gelingt, dann schmeißt es gleich alles hin, ist wütend und außer sich. Diesen Leistungsdruck und Streß bemerkt man sehr deutlich vor Schulaufgaben. Es ist nervös und unruhig und hat Angst, eine schlechte Note zu bekommen, obwohl es alles gelernt hat. Die Angst kann so groß werden, daß es krank wird und gar nicht in die Schule geht, geschweige denn die Schulaufgaben erledigt. Wenn es in seinen Augen etwas »Falsches« oder »Schlechtes« macht, dann hat es Angst, darüber zu sprechen. Es verschwindet einfach von der Bildfläche, versteckt sich und läßt sich lange nicht blicken.

Die Pubertät

Das schon empfindliche Arsen-Kind kann in der Pubertät ganz überempfindlich werden. Der geringste Streß, die kleinste Störung kann es dermaßen belasten und ärgern, daß ein normales Leben nicht mehr möglich ist. Außerdem wird es neidisch auf die Leistungen anderer, da seine eigenen abfallen. Es bekommt Kopfschmerzen, die es sogar in regelmäßigen Abständen von 1–2 Wochen über kürzere oder längere Zeit außer Gefecht setzen. Neben den allgemeinen Erscheinungen (die Ihnen jetzt bekannt sind), finden wir die Besserung des Kopfschmerzes durch kalte Anwendungen am Kopf, auch wenn es für den Körper drei Decken braucht und eine Wärmflasche für die eiskalten Füße.

Durch unterdrückte Hautprobleme kommt es oft in der Kindheit zu Asthma. Diese Hautprobleme können dann in der Pubertät wieder auftreten, wobei das Asthma verschwindet. Jedoch fangen nach einer Weile die Hautprobleme und das Asthma an, sich abzuwechseln. Trotz alledem kommt die Kreativität des Kindes immer mehr zum Tragen. Er schreibt gute Aufsätze und malt gerne. Es kann auch anfangen, ein Musikinstrument zu spielen, welches es durch sehr viel Fleiß so gut beherrscht, daß es im Chor oder Schulorchester sehr beliebt und unentbehrlich wird. Wenn es bloß dabei etwas lockerer sein könnte und nicht so ernst!

Sein religiöser Hang, der schon seit der Kindheit zu bemerken war, vertieft sich nun richtig. Es sucht und findet Trost in seinem Inneren. In seinem Zimmer, das sowieso sehr ästhetisch gestaltet ist, hängen schöne Malereien und stehen geschmackvolle Figuren. Es kann sein, daß es selber einige von den religiösen Bildern gemalt oder eine exquisite Holzfigur geschnitzt hat. Solche Tätigkeiten beruhigen seine Nerven und geben ihm viel Kraft.

Wie Sie das Arsen-Kind fördern können und was Sie beachten sollten

Sehr ordentliche, ängstliche Kinder mit geringen Kraftreserven, die zur Habsucht neigen.

Säugling und Kleinkind

- Schützen Sie das Kind vor Kälte in jeder Form, da es leicht friert und sich erkältet.
- Das unruhige und ängstliche Arsen-Kind liebt es, getragen zu werden. Es braucht den Körperkontakt und die Bewegung. Ein Tragetuch oder -sack ist hier ideal und hilft Ihnen, mit Ihren Kräften hauszuhalten.

- Bei nächtlichen Alpträumen und Angstanfällen können Sie das Kind am besten beruhigen, wenn Sie es ganz fest an sich drücken oder mit in Ihr Bett nehmen.
- Hautausschläge nicht mit zinkhaltigen oder anderen medikamentösen Kindercremes unterdrücken. Dadurch kann später Asthma entstehen. Verwenden Sie ein gutes kaltgepreßtes Pflanzenöl, behandeln Sie den Ausschlag innerlich, und stellen Sie gegebenenfalls die Ernährung um.

Schulkind
- Es kann irrationale Ängste entwickeln, etwas Verbotenes gemacht zu haben, und hat panikartige Angst, bestraft zu werden. Dadurch kann sogar Nasenbluten ausgelöst werden.
- Klären Sie es über die Folgen seiner Handlungen auf, aber strafen Sie es nicht dafür.
- Es neigt dazu, sich selbst sehr hart zu strafen, indem es sich Schmerzen oder Verletzungen zufügt.
- Versuchen Sie seine Ordnungsliebe in die richtigen Bahnen zu lenken, so daß sie nicht in Perfektionismus oder Kleinkariertheit ausartet.
- Wirken Sie seiner Angst, Fehler zu machen, entgegen. Jeder Mensch macht Fehler, Fehler sind dazu da, daß man aus ihnen lernt.
- Das Arsen-Kind muß lernen, welche Lebensmittel ihm guttun und welche ihm schaden. Es kann sehr gierig sein, gönnt auch anderen nichts, lieber verdirbt es sich den Magen, als auf etwas zu verzichten.
- Es verträgt schlecht sehr wasserhaltiges Gemüse und Obst, wie Gurken, Zucchini, Melonen, Tomaten (gebratene Zucchini verträgt es besser, da das Wasser verdunstet ist).
- Durch Eisessen, Sitzen auf kalten Steinen, kalten Wind kann es Durchfall, Magenschmerzen, Erbrechen oder Bronchitis bekommen.
- Wenn es nach der Schule wortkarg ist oder sich versteckt sollten Sie es fragen, was geschehen ist. Es kann so große Angst vor der Schule entwickeln, daß es dadurch krank wird.
- Sprechen Sie mit ihm über seine Probleme, häufig sind es nur Produkte seiner übergroßen Vorstellungskraft.
- Bei Kopfschmerzen helfen ihm kühle Auflagen für den Kopf und viel Wärme für den Körper.

- Es ist musikalisch und kann leicht ein Instrument lernen.
- Handwerkliche Tätigkeiten, wie Basteln, Schnitzen, Modellieren, Nähen beruhigen seine angespannten Nerven.
- Unpünktlichkeit der Eltern kann das Arsen-Kind nervlich sehr belasten.

Zusammenfassung der wesentlichen Symptome

Geistige und allgemeine Symptome
- im negativen Zustand sehr selbstsüchtig, geizig, neidisch und boshaft.
- verlangt nach Gesellschaft, mag die Menschen aber nicht
- Dunkelheit verschlechtert alles. Der Arsen-Säugling wird weinerlich und unruhig in der Abenddämmerung. Dann kommt etwas Ruhe, aber *um Mitternacht bis 2 oder 3 Uhr verschlimmert sich wieder alles*
- Arsen nicht abends einnehmen lassen, sondern in der Frühe, außer bei akuten Erkrankungen
- wenn die geistigen Symptome weit fortgeschritten sind, gehen sie über in Delirium und Verrücktheit
- große Unruhe und Ängstlichkeit
- Entkräftung durch geringste *Anstrengung*, braucht Stunden, um sich davon zu erholen
- Abmagerung
- alles brennt wie Feuer, obwohl sich das Kind kalt anfühlt. Wärme bessert
- Ausnahme: bei Hitze und Brennen im Gehirn bessert Kälte, waschen mit kaltem Wasser oder auch kalte Luft
- alle Sekrete und Absonderungen sind ätzend und stinkend, von aashaftem Geruch – die betroffenen Teile sind gerötet
- Arsen friert leicht und muß immer warm zugedeckt sein. Hitze tut ihm gut; er sitzt neben dem Ofen

Kopf
- Anämie des Gehirns, Meningitis mit Schwindel, Delirium und Konvulsionen
- chronischer Kopfschmerz: meist halbseitig, oft über dem linken Auge, sehr stark und erschöpfend, Besserung durch Wärme

- Empfindlichkeit für frische Luft
- Gefühl, als ob warme Luft die Wirbelsäule herauf in den Kopf strömt, das Kind friert dabei
- akuter Kopfschmerz mit starkem Blutandrang zum Kopf, wird *durch Kälteanwendungen gebessert*
- periodisch wiederkehrende Kopfschmerzen
- Haarausfall, empfindliche Kopfhaut beim Haarekämmen
- *runde bloße Stellen, die rauh und schmutzig sind*

Mund
- trockener Mund mit kräftigem Durst nach kleinen Schlucken Wasser
- Zähneknirschen
- Zahnfleisch blutet leicht
- Zunge: bläulich, weiß belegt, rot und trocken, bei schweren Krankheiten bräunlich oder schwärzlich, oft rissig, wie verbrannt
- Geschmacksverlust
- Aphthen

Augen
- Bindehautentzündung, brennende Schmerzen; Licht und Bewegung verschlechtern
- Lider sind spastisch geschlossen
- Absonderung dünn und sehr ätzend
- Augenentzündung bei Neugeborenen nach *Anwendung von Silbernitrat* oder wenn Gonorrhoe zugrunde liegt

Gesicht
- Kind sieht alt aus, blaß und wächsern
- Haut grau, trocken und schmutzig

Ohren
- akute oder chronische Ohrenentzündung mit großer Empfindlichkeit gegen Geräusche, mit reichlicher eitriger, ätzender, aashaft riechender Absonderung
- große Schwäche; Verlangen nach warmen Anwendungen, sehr unruhig vor Schmerzen

Nase

– ein Katarrh bezieht immer Hals und Nase ein
– große Erkältungsanfälligkeit mit Frieren bei jedem Wetterwechsel und feuchtkaltem Wetter; Augen mitbeteiligt – Abneigung gegen helles Licht
– *Niesen bringt keine Erleichterung*
– Gefühl, als ob es mit einer Feder gekitzelt wird
– Schnupfen ist ätzend, besonders morgens beim Aufwachen
– wenn der Schnupfen aufhört, kommt ein trockener, harter Husten, manchmal mit katarrhalischem Asthma
– Nase blutet leicht, es bilden sich Geschwüre mit großen Krusten

Husten

– wichtiges Mittel gegen Heuschnupfen, -fieber und -asthma, höhere Potenzen helfen hier besser als tiefe!
– Atemnot, schlimmer im Liegen, hauptsächlich nach Mitternacht. Viele Kissen unter dem Kopf, *schläft fast im Sitzen und braucht frische Luft*
– Auswurf ist erschwert, aber bringt große Erleichterung

Magen

– schwere Erkrankungen des gesamten Magen-Darm-Traktes
– auslösende Faktoren: kalte Getränke, Speiseeis, Essig, Gifte, wie z. B. verdorbene Speisen, besonders *Wurst, Fleisch*, zersetztes Fett, verdorbene Butter, Krabbensalat
– *wichtiges Mittel bei Nahrungsmittelvergiftungen bis hin zu Botulismus*
– *Magenschmerzen brennen wie Feuer* in der Magengrube
– äußere Ruhelosigkeit, Herumwerfen, Entkräftung
– Erbrechen mit großem Durst, trinkt sehr viel kaltes Wasser, aber erbricht alles. Dann trinkt es weniger, es kommen brennende Schmerzen und es verlangt nach warmem Wasser
– *warmes oder heißes Wasser wird nicht sofort erbrochen.* Im weiteren Verlauf wird Galle, später Blut erbrochen, und es kommt Durchfall dazu
– Kind fühlt sich sterbenselend, große Angst, berührungsempfindlicher Bauch

- *Schluckauf nach dem Genuß von kalten Früchten*
- Verlangen nach Senf, Saurem, Gemüse, Obst
- Abneigung oder nicht interessiert an Süßigkeiten
- Mehlspeisen mag es nicht, und sie bekommen ihm auch nicht

Darm
- Stuhl: reichlich, dunkelgrün, wäßrig, brennend, sehr übelriechend
- Durchfall gleich nach dem Essen oder Trinken mit Angst, Unruhe, Durst, schlechter nach Mitternacht
- After und Mastdarm brennen wie Feuer
- jeder Stuhlgang entkräftet das Kind völlig

Urogenitaltrakt
- Bettnässen, tagsüber unwillkürliches Wasserlassen
- bei kleinen Jungen wird das Skrotum wund und bläulich
- Menses: sehr wundmachend, während der Menses Stiche im Mastdarm

Haut
- Juckreiz – auch ohne Ausschlag – macht das Kind verrückt und reizbar
- Verschlechterung nach Mitternacht – brennt und juckt so unerträglich, daß es sich kratzt, bis es blutet
- zuerst trocken und rauh – dann Nesselausschlag
- Ausschläge mit viel Jucken und Frieren; dunkle Ausschläge
- Geschwüre sondern ein dünnes, ätzendes Sekret ab, brennende Schmerzen
- *besser durch Wärme*
- *Achtung!* Wenn das Kind eine Hautkrankheit hat und sich in der Wohnung arsenhaltige Sachen befinden, wie z. B. Inhaltsstoffe von manchen WC-Luftreinigern, dann kann es nicht gesund werden; außerdem kann es zu periodischen Erkrankungen kommen, wie z. B. alle sechs Wochen hohes Fieber
- das Arsen-Kind hat *periodische Beschwerden*, z. B. jeden 3. Tag, alle 2 oder 6 Wochen, einmal jährlich

Fieber
- im Delirium, auch im Fieber, sieht es alle Arten von Ungeziefer
- Zupfen an der Bettdecke, Zähneknirschen, Ächzen, Heulen, Schreien vor Schmerzen
- Angst und Furcht können so stark werden, daß es sich stundenlang versteckt
- danach ruhigeres Stadium, schweigsam und passiv

Die Ängste bei Arsen

Das Arsen-Kind ist sehr ängstlich. Es ist eine passive Ängstlichkeit, die sich durch Unruhe äußert, z. B. Nicht-stillsitzen-Können und Herumzappeln. Das Kind geht auf und ab, wechselt von einem Stuhl oder Bett zum anderen. Es fühlt sich dort, wo es ist, nicht wohl und will wieder weg. Eine innere Unruhe treibt es – damit ist immer Angst verbunden, z. B.

- vor Krankheit, vor dem Tod
- Angst, nicht mehr gesund zu werden
- Angst zu bestimmten Zeiten

Das Schlimmste für Arsen ist das Alleinsein. Es ist dann voller Befürchtungen. Morgens kann das Kind manchmal schon voller Angst aufwachen. Schlechte Nachrichten treffen es zutiefst. Es macht sich ständig Sorgen um andere, besonders um seine Freunde und Verwandten. Es hat auch starke Schuldgefühle. Es will z. B. seine Freunde nicht mehr sehen, weil es sich einbildet, sie beleidigt zu haben. Es hat immer das Gefühl, als ob es ein Verbrechen begangen hätte, und hat Angst, daß die Polizei es einsperren könnte. Liest es etwas Schlechtes, denkt es gleich: So etwas habe ich auch getan.

Seine Angst ist so groß, daß es sagt, sein Inneres sei abgestorben, es hätte alles keinen Sinn mehr. Es gibt sich auf. Es hat oft Gedanken von Unheil, Krankheit, Tod, Sorgen und kann die eingedrungenen Gedanken nicht abhalten; dafür ist es zu schwach und kraftlos.

Barium carbonicum

Die konstitutionellen Merkmale – der positive Aspekt

Barium carbonicum ist zwar klein, aber sehr kräftig gebaut, mit gut ent-
wickelten Muskeln. Dies ist äußerlich nicht ersichtlich, man merkt es aber
an den außerordentlichen Leistungen zu denen dieser Körper fähig ist.
Sein Gesicht besteht aus einem etwas breiten Viereck. Die Nase und der
Mund wirken etwas fleischig, drücken jedoch zusammen mit den Augen,
die einen unerschütterlichen Charakter verraten, großes Mitgefühl aus.
Die Bauchmuskulatur ist fest und etwas abgerundet, und die damit einher-
gehende gerade Statur strahlt Unerschrockenheit aus. Die buschigen Haare
mildern den Gesamteindruck etwas. Der Barium-carbonicum-Mensch hat
großes Verständnis für die Nöte seiner Mitgeschöpfe auf der Erde. Ihr
Leiden erweckt in ihm den Wunsch, die unmittelbare Ursache zu beseitigen. Einen einmal gefaßten Entschluß führt er durch, bis er sein Vorhaben
verwirklicht hat. Er ist kompromißlos und läßt nicht mit sich reden. Himmel und Erde setzt er in Bewegung, um sein Ziel zu erreichen. So sind
seine Methoden unorthodox, aber immer fair, und oft genug riskiert er sein
Leben dadurch. Jedoch kann die Gefahr noch so groß sein, so vermag sie
doch nicht die geringste Angst in ihm hochkommen zu lassen. Es geht ihm
nicht um sich selbst, sondern um die Menschen, die er mag, und das können sehr viele sein. Er ruht nie. Sein Geist ist immer auf die Befreiung
seiner Brüder und Schwestern von allem Leid ausgerichtet. Er plant schon
den nächsten Schachzug, bevor er den ersten zu Ende gebracht hat.

Das Neugeborene

Die Mutter schaut erstaunt ihr gerade auf die Welt gekommenes Kind
an. Sie hat einen alten knorrigen Zwerg geboren. Nur ist dieser auch
unterernährt, und es fehlen ihm die kräftigen Muskeln eines echten
Zwerges. Das Gewicht liegt unter der Norm. Vielleicht drängen die Ge-
burtshelfer darauf, es in den Brutkasten zu legen.

Das kleine Erdenkind sieht sehr hilfsbedürftig aus, und das unterernährte Gehirn verleiht den Augen einen etwas dummen Ausdruck. Es erweckt in der Mutter ein besorgtes Mitleid. Sie will sich für dieses kleine Wesen einsetzen. Dieses von Herzen abgelegte Gelübde wird die tragende Kraft für die kommenden Jahre sein.

Der Säugling

Für die Eltern bringen kommende Wochen und Monate viel selbstlosen Dienst mit sich. Der kleine Zwerg braucht viel liebevolle Hingabe, so daß er wachsen und gedeihen kann. Wachsen tut er schon, aber gedeihen – ach! so herzzerreißend langsam. Er nimmt Gramm für Gramm zu, so daß das Gewicht den im Verhältnis zum Wachstum normalen Wert einfach nicht erreicht. Glücklicherweise gibt es wenigstens keine Milchunverträglichkeit, ob aber genügend Muttermilch da ist? Sollte man vielleicht zufüttern? Das fragen immer die anderen, und auch die Mutter überlegt es sich. Nach einigen Wochen bzw. Monaten des Ringens entscheidet sie sich, weiter zu stillen. Einerseits scheint es dem kleinen Nuckler gut zu tun, aber andererseits hat die Mutter das Gefühl, die Muttermilch belastet ihn. Irgendwie kommt sein Magen nicht ganz damit zurecht. Sie meint, er habe danach Bauchweh, aber das tritt so unterschiedlich auf, daß es schwer zu beurteilen ist. Und da es für das Wohl des Kindes wichtig ist, entschließt sie sich, es weiter zu stillen, und das lohnt sich. Vor allem scheint es an Händen und Füßen, Nase, Ohren und Brust zuzunehmen. Die Zahnungszeit bringt keine großen Veränderungen mit sich; ungestört geht die langsame Entwicklung weiter. Krabbeln und Sitzen kommen vorerst gar nicht in Betracht. Das Kind muß ja erst mal zu Kräften kommen und sich »normalisieren«.

Das Kleinkind

Wann sich das Krabbeln, Sitzen und Stehen vollzieht, hängt davon ab, inwieweit der Stoffwechsel am Anfang gestört war, wie untergewichtig und klein das Kind auf die Welt kam und wie schnell bzw. langsam es zunimmt. Es besteht auch eine Schwäche im Brustwinkelbereich, die insgesamt alles noch erschwert. Wenn das Kind jedoch mit irgend etwas anfängt, so scheint es sich auch ganz sicher zu sein. Wenn es zum ersten Mal mit seinen kleinen Füßen durch die Wohnung stapft, fragt sich die Mutter, ob das wohl gutgeht. Seine Füßchen und Beinchen sind aber jetzt kräftig geworden. Man sieht schon die Muskelstränge übereinanderlaufen. Die Beine sind nicht sehr wohlgeformt, aber standfest wie ein alter Baum. Die kleinen zwergenhaften Bewegungen sind erstaunlich gut koordiniert. Hände und Arme sind ähnlich gebaut wie die Beine. Im Grunde genommen ist die gesamte Muskulatur etwas knorrig. Das Kind hat eine große Kraft und Festigkeit in den Händen. Andere staunen, wenn das Kind seinen Teller voll Suppe zum Tisch trägt und ihn dort abstellt. Die Suppe bleibt ganz unbeweglich im Teller.

Ganz langsam wachsen seine Muskelfasern, werden immer kräftiger und ausdauernder. Auch die Schwäche in seinem Rücken wächst sich aus, aber die anfängliche plumpe Haltung war notwendig. Um das Gleichgewicht zu halten, schob es den Brustkorb nach vorne. Die Muskeln sind jedoch in dieser Haltung fest geworden, und es kommt zu einer Rückgratverkrümmung (Lordose). Dabei wächst der Bauch entsprechend mit.

Seine Haut ist nicht besonders schön, weil sie nicht so glatt ist. Sie neigt zu krustigen Hautausschlägen und kann von ganz kleinen Warzen bedeckt sein. Manchmal stechen die Warzen. Vor allem finden wir den Grind am Kopf und an den Augenlidern. Die Ausschläge sind in einem stark gereizten Zustand und jucken heftig. Das Kratzen tut sehr weh, wobei der Juckreiz so unerträglich sein kann, daß das Kind sich wund und blutig kratzt. Das alles wird durch Waschen und Baden schlechter, das Barium-carbonicum-Kind hat eine ausgesprochene Abneigung gegen Waschen und Baden, insbesondere kaltes Wasser tut nicht gut.

Das Kind neigt schon früh zu Fettwülsten, besonders am Nacken, Hinterkopf und Kopf. Auch die Drüsen in diesen Bereichen sind geschwollen, oft auch die Hals- und die Bauchdrüsen.

Der Geist des Kindes entwickelt sich genauso langsam. Die Verfestigung im Geistigen vollzieht sich ganz allmählich. Die Mutter kann gar nicht genau sagen, wann das Kind zu sprechen angefangen hat. Es ist ein ganz langsames Vorankommen, wobei eine Gehirnzelle nach der anderen aktiviert wird. Auf jeden Fall ist seine geistige Entwicklung verspätet. Das eine Kind kann vielleicht mit 5–6 Jahren kaum sprechen, ein anderes schon mit 3 Jahren einigermaßen, das hängt im Einzelfall von der geistigen Hemmung ab. Die Entwicklungshemmung zieht sich durch sein ganzes Leben.

Diese Eigenschaft zeigt sich in der Begegnung mit seiner Umgebung durch große Angst und einen totalen Mangel an Selbstvertrauen. Das Barium-carbonicum-Kind traut sich außerhalb seiner nächsten Umgebung an nichts heran, also nicht an Fremde, auch nicht an Verwandte, die es nicht so gut kennt. Es hat große Angst vor ihnen und möchte weglaufen. Es versteckt sich hinter Möbeln oder hinter der Mutter und linst vorsichtig mit einem Auge hinter dem Rockzipfel hervor. Wenn es rausgehen will, macht es die Tür ganz vorsichtig auf, um zu schauen, daß niemand da ist, zumindest kein Fremder. Nachbarn, mit denen es vertraut ist, akzeptiert es. Es geht aber grundsätzlich nicht an die Tür, wenn es klingelt, auch wenn Bekannte erwartet werden. Erst schaut es durch einen Spalt hinaus. Ohne den Schutz der Mutter traut es sich nicht aus seiner vertrauten Umgebung. Es folgt der Mutter buchstäblich auf dem Fuße. Wenn es neben ihr geht und ein Fremder auf seiner Seite entgegenkommt, wechselt es auf die andere Seite.

Das Schulkind

Es ist sicher nicht das schnellste, aber es gibt sich Mühe und kommt langsam voran. Übt die Lehrerin viel in der Klasse und wird es zu Hause gefördert, dann erlernt es das Grundwissen einigermaßen gut. Sonst bleibt es im Kindlichen stecken, und seine Schrift wird z. B. immer wie die anfänglichen Versuche eines Kindes ausschauen. So ist es bei allen Fächern. Barium carbonicum ist kein brillanter Schüler. Jedoch kann er es mit sehr viel Fleiß und Unterstützung zu einem guten Schüler bringen. Sein Problem ist die Konzentration; wenn sie nicht von Kind auf geschult worden ist, fällt es ihm sehr schwer, sich zu konzentrieren. Es kann einfach nicht bei einer Sache bleiben. Kommt dazu die körperliche Schwäche, dann ist auch jegliche geistige Anstrengung zuviel für den Körper. Vor allem merkt man das zu Hause, da es sich in der Schule

nicht traut, etwas zu sagen. Aber der Schulbesuch kostet es viel Kraft.
Wenn man zu Hause versucht, mit ihm die Hausaufgaben zu machen
oder etwas zu üben, ist es in kürzester Zeit ermüdet. Es fängt an zu
schreien, wird aggressiv und kann auch Bauchweh bekommen. Seine
körperliche und geistige Schwäche könnte man auf die Ernährung zu-
rückführen; es ist im Grunde genommen aber eine Assimilationsstörung.
Es ist kein guter Esser; es mag oft überhaupt kein Obst und auch vieles
andere nicht. Es ist in gewisser Weise sehr stur und ißt einfach die Dinge
nicht, die es nicht mag. »Möchtest du etwas Gemüse, Suppe usw.?«
»Nein, hab' keinen Hunger!«
Wenn es etwas gegen seinen Willen essen muß, bekommt es Bauchweh.
Jedoch kann man nie genau festlegen, wodurch es entsteht. Es lehnt nicht
grundsätzlich alles Gesunde ab, jedoch ißt es nur winzige Mengen davon.
Es darf sich keinesfalls satt essen, sonst hat es garantiert Probleme.

Die Pubertät

Es gibt aber auch Barium-carbonicum-Kinder, die viel essen und trotzdem abnehmen oder nicht richtig zu Kräften kommen. Dies sieht man
oft in der Pubertät. Sie wollen wie »normale« Menschen sein und geben
sich viel Mühe, jedoch erreichen sie ihren Wunschtraum nicht.
Barium carbonicum ist weiterhin sehr zurückhaltend. In der Schule ist es
still, sagt nichts und hat kaum Freunde. Mit den anderen Kindern, besonders den »starken«, hat es keinen Kontakt. Sie sind ihm fremd wie eine
andere Welt, vor der man sich fernhält. Aber irgendwann kommt der Zeitpunkt, wo es doch an manchem teilnehmen möchte, und es tritt eine Wandlung ein. Sein Intellekt ist inzwischen recht gut geschult. Nun drängt es
sich zwar nicht gleich in den Vordergrund, aber läßt sich durch nichts von
seinem Vorhaben abhalten. Es hat ein gutes Grundempfinden für die Bedeutung des Lebens. Es mag die schwachsinnigen Dinge, mit denen andere
Kinder sich beschäftigen, nicht mitmachen. Es setzt sich oft sehr früh für
irgend etwas Wertvolles ein, wovon die anderen, vor allem die Erwachsenen, Lehrer usw. viel reden, ohne viel dafür zu tun. Es schult seinen Intellekt weiter, um die Dinge praktisch umsetzen zu können, nicht aber um
gelehrte Vorträge zu halten. Seine Reden sind einfach, die Wortwahl ist

manchmal simpel, aber treffend. Es kann in seiner beharrlichen Art und Weise ein Segen für seine Umgebung werden. Seine Vorbilder sind die Großen der Vergangenheit. Seine Handlungen spiegeln deren Nächstenliebe und Weisheit wider.

Wie Sie das Barium-carbonicum-Kind fördern können und was Sie beachten sollten

Sehr kontaktscheue Kinder, die die Belastungen der Außenwelt nicht ertragen.

Säugling und Kleinkind
- Tragen Sie bei einem Hautausschlag keine Salben auf, da dies den Ausschlag unterdrücken kann und zu einer geistigen Behinderung des Kindes führen kann oder zumindest die geistige Entwicklung des Kindes negativ beeinflußt.
- Durch Barium carbonicum können solche unterdrückten Ausschläge wieder aktiviert werden. Dies ist als eine sehr positive Reaktion zu bewerten.
- Stillen Sie den Säugling nicht ab, auch wenn Sie meinen, daß er die Milch nicht so gut verträgt. Andere Nahrungsmittel würde er auch nicht besser vertragen.
- Lassen Sie die chronisch vergrößerten Mandeln nicht entfernen, sondern versuchen Sie lieber Barium carbonicum.
- Schützen Sie das Kind vor Kälte; nicht zu kalt waschen und baden, es ist sehr anfällig für Erkältungen mit Schwellung der Mandeln.
- Schützen Sie es vor feuchtem Wetter und direkter Sonneneinwirkung, vor allem an seinem empfindlichen Kopf.
- Warmes Essen tut ihm nicht gut, ebensowenig wie die Nähe eines warmen Ofens, dadurch kann es Kopfschmerzen bekommen.
- Seine Verschlechterungszeit ist am Abend bis Mitternacht, besonders was den Husten betrifft.
- Es geht ihm besser, wenn es alleine ist, durch kaltes Essen, durch frische Luft (besonders die Kopfschmerzen) und durch Liegen auf dem Bauch (besonders die Koliken und der Husten).

Schulkind

- Es hat ein Talent für bildhauerische Arbeiten. Auch Schnitzen und Arbeiten mit Holz liegen ihm. Es interessiert sich weniger für Puzzles und Spiele, die Denkkraft erfordern, dafür spielt es gerne mit großen Baukästen.
- Ein gutes Mittel, um seine ungelenke, sehr schwer leserliche Schrift zu verfeinern, ist das Malen der Buchstaben mit Tusche, mit einem dicken Haarpinsel. Dadurch verliert es seine Steifigkeit im Handgelenk, und seine Finger werden locker und beweglich.
- Um seine Konzentrationsfähigkeit zu fördern, sollten Sie schon früh mit entsprechenden Übungen beginnen, z. B. Mandalas ausmalen, fünf Minuten einfach still sitzen und auf eine brennende Kerze schauen, oder kinesiologische Übungen machen, wie z. B. das Malen einer liegenden Acht.
- Barium carbonicum braucht Vorbilder, denen es nacheifern kann. Schenken Sie ihm Bücher über starke und positive Persönlichkeiten, und versuchen Sie auch selber ein gutes Vorbild zu sein.
- Fördern Sie es mit Turnunterricht oder Turnübungen zu Hause, um seine Selbständigkeit und Selbstachtung zu stärken. Auch akrobatische Übungen, Jonglieren und andere Zirkuskunststücke liegen ihm sehr.

Zusammenfassung der wesentlichen Symptome

Geistige und allgemeine Symptome
- geistige Behinderung als Folge von unterdrückten Ausschlägen, Schwachsinnigkeit
- desinteressiert an allem
- kontaktscheu, Angst vor Fremden und Personen, die ihm mächtig erscheinen
- schwächliche Kinder, antriebsarm, unselbständig, Spätentwickler
- Entwicklungshemmung nach schweren Krankheiten oder angeborene verlangsamte Entwicklung
- vergrößerte Drüsen
- Zwergwüchsigkeit
- Abmagerung mit dickem Bauch

- Rachitis
- Verschlimmerung durch starke Kälte, Hitze (Sonne) und waschen der erkrankten Teile
- Besserung durch Gehen an der frischen Luft

Kopf
- heftig juckender, nässender oder trockener Ausschlag
- *geschwollene Drüsen, besonders am Hinterkopf*
- Milchschorf
- Haarausfall
- drückende Kopfschmerzen, werden besser durch frische kalte Luft und schlechter durch Hitze

Augen
- starrer Blick, Hornhauttrübung, sieht wie durch einen Nebel
- morgens verklebte Lider
- Gerstenkörner

Ohren
- Ausschlag um die Ohren, vor allem hinter den Ohren mit Drüsenschwellungen
- Ohrenleiden als Folge von Scharlach
- *Ohrenschmerzen schlimmer durch Liegen auf dem Ohr*

Gesicht
- Ausschlag
- kleine Kinder sehen wie alte Leute aus
- Schwellung der Oberlippe, besonders bei Schnupfen

Hals
- häufige Halsentzündungen, die sich sehr langsam entwickeln, vor allem durch Kälte oder nach unterdrücktem Fußschweiß
- *chronische Vergrößerung der Mandeln und der Drüsen*
- Halsschmerzen schlimmer durch Leerschlucken *mit einer blassen Mundschleimhaut*

Verdauung
- Magenschmerzen nach dem Essen
- das Kind ist hungrig, aber es verweigert das Essen
- Abneigung gegen Gemüse, Obst und Suppe
- *Verlangen nach Weißbrot und Nudeln*, ißt fast nichts anderes

Darm
- hartnäckige Verstopfung, knolliger Stuhl
- Inaktivität des Darms

Brust
- Husten besser in Bauchlage
- nächtlicher, erstickender Husten

Extremitäten
- Muskelschwund
- Einschlafen der Füße
- stinkender Fußschweiß
- Warzen

Haut
- krustige Ausschläge
- Warzen
- juckende Ausschläge, die durch Kratzen und Waschen verschlimmert werden
- *Fettgeschwulste (Lipome), besonders am Hinterkopf*

Genitalien
- Neigung zum Masturbieren
- unterentwickelte kleine Geschlechtsteile

Die Ängste bei Barium carbonicum

Das Kind ist sehr schüchtern und hat große Angst vor Fremden. Es hat auch große Angst, in den Kindergarten oder in die Schule zu gehen, und scheut sich davor, sich mit Freunden zu verabreden.

Es hat ständig Angst, daß etwas Schlimmes passieren könnte. Es klagt und jammert, ist mit nichts zufrieden, oder es sitzt still in einer Ecke und interessiert sich für nichts.

Fallbeispiel

Ein typischer dreijähriger Barium-carbonicum-Junge hatte bei einem Preisausschreiben für Kinder den ersten Preis gewonnen und sollte vom Rundfunk über das Telefon interviewt werden. Er sagte sofort, das mache er nicht mit, die Eltern sollten für ihn sprechen. Der Zeitpunkt rückte immer näher, aber das Kind war nicht dazu zu bewegen. Es verkroch sich in den hintersten Winkel des Zimmers weit weg vom Telefon. Um die Redakteure nicht zu enttäuschen, wurde etwa eine Minute vor dem Countdown eine Gabe Barium carbonicum in einer Hochpotenz verabreicht. Als das Telefon klingelte, ging das Kind fast wie selbstverständlich an den Apparat und nahm den Hörer ab. Es unterhielt sich ungezwungen mit dem Reporter, als ob es eine alltägliche Angelegenheit für es sei. Die übrige Familie stand um das Kind herum und konnte das Wunder kaum begreifen. Danach entwickelte sich der kleine Junge in jeder Hinsicht positiv, er besuchte nun alleine andere Kinder, lernte bald darauf das Fahrradfahren und das Bobfahren.

Calcium carbonicum

Die konstitutionellen Merkmale – der positive Aspekt

Der Calcium-carbonicum-Mensch hat ein schönes Antlitz. Ohren, Nase, Augen, Stirn sind groß, aber wohlproportioniert. Diese guten Proportionen findet man im gesamten Körper, wobei jeder Teil mit den anderen sehr gut harmoniert. Sein Teint ist hell und kräftig, die Durchblutung funktioniert bestens und sorgt für eine leichte Rötung der Haut. Seine Haare sind kräftig, hell und sandfarben. Der Calcium-carbonicum-Mensch neigt in den meisten Fällen dazu, auf seinem wohlproportionierten Körper Fettpolster anzulegen.

Er ist bedächtig, strebsam und gezielt in seinen Handlungen. Seine Bewegungen sind geschmeidig, kraftvoll und sicher. Er hat ein gutes Empfinden für den Körper, den er liebevoll pflegt und dem er die notwendige Nahrung auf allen Ebenen gibt. Er ist sehr maßvoll und wägt innerlich immer ab, wieviel und was sein Körper braucht. Sein Bestreben ist es, den Leib in optimaler Funktionsfähigkeit zu halten. Um dieses Ziel auf allen Ebenen zu erreichen und den Zustand auch zu erhalten, gestaltet er seine Umgebung mit großer Sorgfalt. Er kennt die tiefsten Prinzipien für eine harmonische Umgebung und Gestaltung und praktiziert dieses Wissen bis in die feinsten Details. Schöne, harmonische, aufbauende Musik, Tänze und Körperübungen sind auf eine ganz natürliche Art und Weise in sein Leben integriert.

Sein Hauptinteresse ist das Suchen und Herausfinden von tiefergehenden Lösungen für alle Probleme. Die Lösungen sollten den Menschen wirklich Glück bringen, indem sie ihre Grundbedürfnisse erfüllen. Jegliche oberflächliche Arbeit scheut er, und es ist ihm keine Zeit zuviel, um eine solide Basis für Projekte aufzubauen. Trotz dieses hohen Anspruches sind seine Lösungen nicht kompliziert, sondern verblüffend einfach und natürlich. Er ist unbeirrbar in seinen Handlungen und Überzeugungen, und nichts kann ihn auch nur einen Deut davon abbringen.

Seine Konzentrationsfähigkeit scheint für andere fast übermenschlich zu sein. Eine ruhige, kraftvolle Energie erfüllt ihn, und unermüdlich treibt ihn sein großes Mitleid für die Natur und die Menschen voran.

Das Neugeborene

Das Calcium-Neugeborene ist schon bei der Geburt groß, rund und pummelig. Die Haut ist sehr hell mit einem rosa Teint. Sein Kopf ist von beachtlicher Größe. Ein Sumo-Kämpfer könnte als Baby so aussehen, mit seinen dicken Ärmchen, Beinchen und dem großen Kugelbauch. Und genau an dieser Stelle ergeben sich auch die ersten Probleme. Der Nabel heilt schlecht ab und fängt an, blutig-wäßriges Sekret abzusondern.

Der Säugling

Der Calcium-Säugling zeigt sehr früh die ersten Assimilationsprobleme. Nach jedem Stillen, besonders nachdem er ein Bäuerchen gemacht hat, spuckt er etwas geronnene Milch. Diese Problematik kann sich so steigern, daß die Muttermilch gar nicht mehr vertragen wird. Es bildet sich ein Milchschorf auf dem Kopf, das Kind verliert seinen rosa Teint, statt dessen wird die Haut nun langsam kreideweiß, die Verminderung der oberflächlichen Durchblutung führt schnell zu einer Abkühlung des sonst so warmblütigen Kindes, besonders die Füße werden kalt. Der Kopf bleibt dabei heiß und neigt dazu, leicht und reichlich zu schwitzen, besonders im Schlaf. Dieses leichte Schwitzen ist ein charakteristischer Zug von Calcium carbonicum. Die Füße können also nicht nur kalt, sondern auch kalt und feucht sein. Die allgemeine Milchunverträglichkeit kann zu verschiedenen anderen Symptomen führen, besonders die Haut ist empfindlich und neigt zu Ausschlägen. Eine Ernährungsumstellung auf verträgliche Milchfertigprodukte und Milchersatzprodukte kann diese Symptome eine Zeitlang unterbinden.
Alle bereits erwähnten Probleme können beim Calcium-Kind in irgendeiner Phase der Säuglingszeit auftreten. Jedoch spätestens bei der Zahnung treten sie mit aller Heftigkeit zutage. Der Prozeß der Zahnung, der stark mit der Calcium-Assimilation zusammenhängt, ist eine sehr problemati-

sche Angelegenheit für das Calcium-carbonicum-Kind. Nur in Ausnahmefällen erscheint der erste Zahn pünktlich, ansonsten geschieht dies sehr verzögert und verspätet. Das Kind kann dabei unter hohem Fieber, Durchfall, Erbrechen, Augenentzündungen, Erkältung, Bronchitis usw. leiden. Beachten Sie hier bitte, daß bei akuten Zahnungsbeschwerden erst andere akute Mittel im Vordergrund stehen, wie Belladonna, Chamomilla, China, Kreosot usw., bevor Calcium deutlich angezeigt ist.

In seiner weiteren Entwicklung merken wir deutlich seine schlechte Calcium-Verwertung. So bleiben die Fontanellen des Kindes noch längere Zeit offen. Normalerweise beginnen sie, sich ab dem sechsten Monat zu schließen. Bis sie ganz geschlossen sind, kann es ein Jahr dauern. Bei Calcium bleiben sie zu lange offen. Der Kalk wird unregelmäßig im Körper verteilt, so daß manche Teile zuviel und andere zu wenig Kalk erhalten. Häufig sind die Schädelknochen dick und hart, und gleichzeitig leiden die Zähne unter Kalkmangel. Diese Anomalie tritt auch manchmal in der Wirbelsäule zutage, wo sie sich durch eine Schwäche oder Verkrümmung äußert. Das Kind wird dadurch auch in seiner motorischen Entwicklung gehemmt. Es lernt später krabbeln und sitzen, vor allem äußert sich der Kalkmangel in den langen Röhrenknochen, so daß die Beine besonders schwach sind. Aus diesem Grund ist das Calcium-Kind lange Zeit sehr wackelig auf den Beinen und lernt spät laufen.

Das Calcium-Kind hat große Freude an der Nahrungsaufnahme, es liebt die Muttermilch und möchte sehr lange gestillt werden. Auch wenn es schon zugefüttert bekommt, möchte es auf die Brust nicht verzichten, gleichzeitig genießt es die Nahrung, die ihm angeboten wird, und ißt in größeren Mengen Reis, Quarkspeisen und Gemüse; die ganze gesunde Kost wird freudig angenommen.

Das Calcium-Kind liebt Milch, Milchprodukte und -speisen in jeder Form. Das sieht man deutlich in den späteren Jahren, es kann in größeren Mengen Milch und Milchprodukte verspeisen. Sehr früh entdeckt es auch seine Liebe für Eier in jeder Form. Das Calcium-Kind mag aber kein Fleisch und lehnt es in seinen ersten Lebensjahren meistens ab. Im Vorschulalter und in der Schulzeit kann es jedoch zu einem richtigen Fleischesser werden und ist ohne seinen täglichen Fleischkonsum nicht zufriedenzustellen. Es mag kein zu festes Fleisch, genauso wie bei allen anderen Nahrungsmitteln, die zu fest und trocken sind. Bei manchen Calcium-Kindern werden Sie beobachten können, daß sie Zucker und Salz aus dem Vorratsgefäß essen und gar nicht zu bremsen sind. Sie mögen alle Süßspeisen, die teig- oder puddingartig sind, insbesondere wenn ein Zuckerguß oder Zuckerbelag darauf ist.

Das Kleinkind

Als Eltern werden Sie sehr früh wahrnehmen können, daß das Calcium-Kind gar nicht allein sein kann. Eine Grundangst sitzt in ihm. Sie haben das Gefühl, daß Ihr Kind einfach vor dem Leben Angst hat, es will immer in Ihrer Nähe sein. Wenn es mit Ihnen irgendwohin geht, hält es Ihre Hand fest und läßt sie nicht los. Es mag nur dann mit anderen Kindern spielen, wenn diese friedlich sind. Andererseits kann es sich, wenn es die nötige Sicherheit und Geborgenheit empfindet, stundenlang allein beschäftigen. Fehlt ihm jedoch in seinem Gefühlsleben diese Geborgenheit, dann läßt es Sie überhaupt nicht los, und Sie müssen immer dabeisein. Es ist ein sehr empfindsames und empfindliches Kind, welches überhaupt nicht in seinem Rhythmus und Tempo gestört werden mag. Auf Hetze reagiert es mit Bockigsein und Nichtstun. Wenn Sie dann mit ihm schimpfen, kann es anfangen, bitterlich zu weinen. Dieses Verhalten entstammt einmal seiner Langsamkeit und zum zweiten seiner Grundangst vor dem Leben. Wenn es nicht sicher ist, was auf es zukommt, ob es Ihrer Unterstützung sicher ist, ob Sie ihm Beistand leisten werden, dann können Sie es zu keiner Handlung veranlassen. Niemals wird es zu einem anderen Kind allein hingehen. Sie müssen es immer hinbringen und auch wieder abholen.

Im Kindergarten werden Ihnen Ihre ernsthaften Schwierigkeiten mit dem Calcium-Kind bewußt. Es würde zwar gerne in den Kindergarten gehen, aber nachdem Sie es hingebracht haben, läßt es Sie nicht mehr los. Sie müssen dabeisein, es traut sich nicht, allein zu bleiben. Die Kindergärtnerin muß Ihrem Kind sehr viel Vertrauen einflößen und großes Einfühlungsvermögen besitzen, so daß es nach und nach bereit ist, allein mit ihr zu bleiben. Diese Angst kann im Vorschulalter ein großes Problem werden, so daß Ihr Kind gar nicht in die Schule will.

Die Empfindlichkeit Ihres Kindes gegenüber Kälte werden Sie auch beobachten können. Obwohl es immer gut angezogen ist, erkältet es sich bei der geringsten Abkühlung. Diese Erkältungen sind dann keine leichten, sie dauern oftmals lange und nehmen das Kind sehr mit. Auch hinterher erholt sich das Kind schwer und muß vor Kälte besonders geschützt werden. Es friert sehr, hat kalte Hände und Füße und schwitzt bei der geringsten Anstrengung. Seine Belastbarkeit bei Anstrengungen wird dann besonders zutage treten, wenn Sie mit ihm Bergwanderungen machen wollen. Es kann einfach keinen Schritt bergan gehen, Sie müssen es hochtragen. Liebevoll schmiegt es sich an Sie, und Sie bringen es nicht übers Herz, es nur ein Stück allein gehen zu lassen. Es kann sogar so weit kommen, daß Sie es auch bergrunter tragen.

Das Schulkind

Das Calcium-Kind freut sich sehr auf die Schule, aber seine Angst vor der Schule hemmt es wiederum. Diese Angst kann schon beim ersten Schultag vorhanden sein, aber auch erst später auftreten, wenn irgend etwas Unbekanntes auf es zukommt und es sich allein gelassen fühlt. Sie können dem Calcium-Kind immer mit Vertrauen und gutem Zureden viel Mut verleihen, so daß es sich traut, eine Sache zu unternehmen. Fehlt ihm aber diese Geborgenheit und Anteilnahme, dann kann es sein, daß es plötzlich nicht mehr in die Schule will. Vielleicht hat es eine neue Lehrerin bekommen, oder ein neuer unbekannter Stoff wurde durchgenommen. Vor allem braucht das Calcium-Kind das liebevolle Dabeisein der Mutter, die mütterliche Fürsorge, Geborgenheit und Liebe. Es mag sehr gern in ihrem Schoß sitzen oder liegen und einfach gehalten oder gestreichelt werden. Oft brauchen überhaupt keine Worte gesprochen zu werden, auf einmal steht es auf und ist bereit, die Dinge durchzuführen. In der Schule kann sich das Kind sehr gut konzentrieren und nimmt alles genau auf. Es kann jedes Fach gut verstehen, hat aber eine besondere Begabung für Mathematik, Kunst, Religion, Sprachen und Musik. Es liebt schöne Formen und kann sich kreativ im gestalterischen Bereich, wie z. B. beim Basteln, Kneten, der Poesie oder beim Komponieren, ausdrücken. Die heutige Zeit mit ihrer Hetze und ihrem Streß ist schon für den erwachsenen Calcium-Menschen sehr schwierig, aber das Calcium-Kind kommt damit überhaupt nicht zurecht. Es möchte alles sehr gut, schön, künstlerisch und in seinem Tempo machen, alles sehr schön ausdrücken, und das kann es nicht, wenn es dabei schnell gehen soll. So gerät es in den Zwiespalt, schnell genug mitkommen zu müssen und trotzdem alles sehr gut darstellen zu wollen. Es braucht eine gute Basis, die langsam und fest gebaut wird. Sitzen irgendwelche Grundsteine nicht richtig oder sind nicht genügend ausgefeilt, dann hat es Angst, weiterzugehen. Es kommt mit dem Unterrichtsstoff nicht mehr mit und entwickelt größere Ängste. Seine Konzentration läßt nach, und man hat das Gefühl, es sei zu dumm, die Dinge richtig zu verstehen. Wenn es jedoch zu Hause in Ruhe seine Hausaufgaben machen kann, dann kann es die Lücken wieder auffüllen und die anderen wieder einholen. Fehlt ihm diese Muße zu Hause, wird es schon vor dem zweiten Schuljahr größere Ängste ausstehen. Geht es dann so weiter, muß er wahrscheinlich bald auf eine Sonderschule wechseln. Besonders schädlich ist es für das Calcium-Kind, wenn es in einem Fach oder bei einem Spiel unsicher ist und verspottet oder gehänselt wird.

Das Calcium-Kind ist nicht sehr geschickt mit seinen Beinen, und es kann daher leicht passieren, daß es im Sport Schwierigkeiten bekommt. Es ist plump und fällt immer wieder hin, so daß die anderen Kinder wahrscheinlich über es lachen werden. Dann zieht es sich zurück und will gar nicht mehr mitmachen. Es setzt sich in eine Ecke, die Hände in die Taschen gesteckt, und guckt einfach in die Ferne. Hat es keine liebevollen und guten Freunde bzw. Lehrer, will es von Sport in dieser Form nichts mehr wissen. In der Klasse sieht man auch die große Unsicherheit und Angst, die diese Kinder in einem bestimmten Fach haben können. Sobald sie merken, daß es Schwierigkeiten geben kann oder sie hart getestet werden, weichen sie lieber aus und gehen kein Risiko ein. Sie mögen es, wenn alles in geregelten Bahnen läuft und keine Schwierigkeiten gemacht werden. Besonders wenn in der Familie alles geregelt, harmonisch und liebevoll zugeht, fühlen sie sich wohl und können auch die Strapazen der Schule sehr viel besser bewältigen. Die Calcium-Kinder lieben es, den Abend auszudehnen, insbesondere ist ihnen wichtig, daß ein guter Abschluß gemacht wird. Sie sollten sich als Eltern viel Zeit nehmen zum Vorlesen, Geschichtenerzählen und Beten und hinterher noch eine Zeitlang bei ihm bleiben. Muß das Kind alles selber machen, dann kommt es gar nicht in Gang, es sitzt da oder trödelt rum und tut nichts. Oft hat es Angst vor der Dunkelheit, so daß Sie dabeibleiben oder das Licht anlassen müssen, bis es eingeschlafen ist. Der Morgen kann ihm ebenfalls Schwierigkeiten bereiten. Es braucht mindestens zweimal so lange wie die anderen Geschwister, um sich fertigzumachen.

Die Pubertät

Wenn das Calcium-Kind bis zur Pubertät noch nicht groß und schlank geworden ist, wird es spätestens jetzt in die Höhe schießen und sehr schnell wachsen. Bei Calcium carbonicum kann es allerdings zu einem noch späteren Zeitpunkt auch dazu kommen, daß es anfängt zuzunehmen, bis es schließlich sehr groß und sehr dick ist.

Dies kommt vor, wenn es sich nicht angenommen und geliebt fühlt und wenn es im Elternhaus zu oft gehänselt und verspottet wurde. Es legt sich ein Schutzpolster aus Fett zu. Seine Nahrungsaufnahme, besonders bei süßen Speisen und Milchprodukten, ist beträchtlich. Trotz alledem kann das Calcium-Kind an Verstopfung leiden, was ihm gar nichts ausmacht, es fühlt sich sogar wohl bei seiner trägen Darmtätigkeit. Abnehmen fällt dem Calcium-Kind sehr schwer. Es kann gar nicht fasten, fühlt sich gleich unwohl, schwindelig, träge, kraftlos, deprimiert; selbst wenn es ihm gelingt zu fasten, nimmt es kein Gramm ab. Schlecht geht es ihm auch, wenn es Fahrten im Auto, Bus oder mit der Eisenbahn unternehmen muß. In der Pubertät stellt sich heraus, wie gut seine Lebensgrundlagen aufgebaut wurden.

Mit Zahlen kann das Calcium-Kind meistens gut umgehen. Verständnis für die höhere Mathematik entwickelt es aber nur dann, wenn es sich mit den grundlegenden mathematischen Prinzipien völlig vertraut fühlt. Mit den anderen Fächern ist es ebenso. Nur in den Fächern Religion, Kunst und Musik ist es in der Regel durchgehend gut. Die Familie, besonders die Mutter, ist dem Calcium-Kind immer wichtig. Auch in der Pubertät finden wir eine untrennbare Beziehung zu der Mutter, und es läßt sich gerne bemuttern.

Ein typisches Calcium-Kind fragt z. B. mitten auf der Straße beim Fahrradfahren seine Mutter: »Wie wäre es, wenn ich jetzt sterbe. Was passiert dann mit mir?« Es hat ein großes Interesse an religiösen und spirituellen Dingen. Es fragt viel über Gott, den Himmel, die Engel und den Tod. Schützen Sie es vor dem Fernsehen! Es neigt zu passiver Konsumierhaltung und verträgt keine schlechten Nachrichten.

Wie Sie das Calcium-carbonicum-Kind fördern können und was Sie beachten sollten

Langsame, ängstliche Kinder, denen die innere Festigkeit fehlt.

Säugling und Kleinkind
- Es braucht ein Zuhause, das Sicherheit und Geborgenheit ausstrahlt.
- Wickeln Sie es nicht zu fest. Es mag gerne lockere Kleidung.
- Unterdrücken Sie keine Hautausschläge und keinen Schweiß.
- Beim Wickeln mag es gern etwas massiert und fest gerieben werden.
- Einem Säugling tut ein Himmelbettchen und ein Nachtlicht gut.
- Es mag einen festen Tagesrhythmus, der sich täglich wiederholt, besonders einen schönen Tagesausklang mit einem Ritual, Singen, Beten, Vorlesen usw.
- Es reagiert empfindlich auf Kälte, kaltes Wasser, kalt-feuchten Wind.

Schulkind
- Es spielt gerne mit Kuscheltieren, weichen Tüchern, baut sich gerne kuschelige Höhlen.
- Sorgen Sie für ein zeitiges Zubettgehen. Wenn das Kind erst einmal übermüdet ist, wird es schlecht gelaunt und kann nicht mehr einschlafen.
- Es hat ein starkes Verlangen nach Milch, trinkt aber zuviel, damit der Körper viel Calcium aufnehmen kann. Dadurch kommt es zu Verschleimung, Übersäuerung, Erkältungsanfälligkeit, chronisch verstopfter Nase und Durchfall. Ziegenmilch kann es besser verdauen als Kuhmilch.
- Akzeptieren Sie seine langsame und gründliche Arbeitsweise.

- Es verfügt über eine ausdauernde Konzentration.
- Akzeptieren Sie seine Abneigung gegen Fleisch.
- Schimpfen Sie nicht, wenn es langsam ist, es fängt leicht an zu weinen bei Ermahnungen.
- Stellen Sie einen ruhigen, geordneten Arbeitsplatz für die Hausaufgaben zur Verfügung.
- Vertiefen Sie die Basis eines neuen Lernstoffes mit ihm zu Hause.
- Es hat eine Begabung für Mathematik, Kunst, Religion, Sprachen und Musik.
- Es ist keine Sportskanone.
- Es wird durch Tests und Prüfungen nervlich stark belastet.
- Es verträgt überhaupt keinen Zeitdruck.
- Die Mutter sollte sich viel Zeit für das Kind nehmen.
- Fördern Sie seine künstlerischen Begabungen.
- Es neigt dazu, pummelig zu werden, aber Vorsicht bei gewaltsamen Fastenkuren.
- Es braucht häufig bei akuten Erkrankungen Belladonna.
- Das Kind fühlt sich wohl trotz Verstopfung.
- Das Kind möchte alle seine angefangenen Arbeiten beenden. Räumen Sie ihm hierfür Zeit ein, sonst kann es sehr eigensinnig werden.
- Wutanfällen und Eigensinn begegnen Sie nicht durch harten Widerstand, sondern lenken Sie sanft ab, geben Sie aber auch nicht nach.

Zusammenfassung der wesentlichen Symptome

Geistige und allgemeine Symptome
- verzweifelt schnell, ob alles wieder in Ordnung kommt, daß es ihm besser gehen wird
- bedrückte Stimmung mit Weinen
- Weinen bei Ermahnungen
- sehr schreckhaft bei Geräuschen
- morgens ärgerliche und unruhige Stimmung, besonders vor Stuhlgang und Frühstück
- Abneigung bis hin zum Ekel vor bestimmten Menschen
- Denken und Arbeiten schwerfällig und langsam

- leidet sehr unter Schreck und schlechten Nachrichten
- Folgen von geistiger und körperlicher Überanstrengung
- Probleme durch unterdrückten Schweiß, vor allem wenn es in kaltem Wasser und Schlamm spielt
- Verschlimmerung bei Vollmond, Neumond, Sonnenwende, nach dem Essen, besonders von Geräuchertem und Milch, beim Fasten, Heben, Sonne (obwohl es auch kälteempfindlich ist), große Schwäche beim Steigen, Gehen, Heben, Sprechen oder durch Aufregung
- Besserung: einige Beschwerden werden besser durch Einatmen frischer Luft, besonders das dumpfe Gefühl im Kopf und der Blutandrang zum Kopf; wenn es ihm heiß ist, durch Abdecken
- gestörter Kalziumstoffwechsel
- *Neigung zu Fettsucht und Trägheit*
- verlangsamte körperliche und geistige Entwicklung
- große Schwäche und Müdigkeit, auch starke Abmagerung mit aufgetriebenem Bauch
- Verschlimmerung während der Zahnung, durch Anstrengung, Kuhmilch und Milchprodukte (Ziegenmilch wird besser vertragen), Wetterwechsel, vor allem zu kaltes Wetter
- Erkältungen entstehen durch kalt-feuchtes Wetter und nasse Füße
- Besserung durch warme trockene Luft und Sommer, nach dem Frühstück, beim Aufstehen, durch Heranziehen der Arme und Beine, Lösen der Kleidung, Liegen besonders auf dem Rücken, beim Reiben, Massieren, Kratzen, Streicheln und bei trockenem Wetter

Kopf
- viele Beschwerden am Kopf; heißer Kopf, kalte Füße
- großer, runder Kopf, *Fontanellen schließen sich spät*, Haare erscheinen spät bei Säuglingen
- Kopfschweiß: vor allem am Hinterkopf, säuerlicher Geruch, *besonders nachts, macht das Kopfkissen feucht: bei geringster Anstrengung*; durch Überhitzung oder Stillen, bei der Zahnung
- Kinder tragen gerne Mützen
- Hautausschläge, Milchschorf, Ekzem, Neurodermitis
- Kopfschmerzen

326

- Ursachen: häufig verbunden mit Schnupfen und Nasennebenhöhlenentzündung durch Kälte, durch kalten Wind bei schwitzendem Kopf, Sonnenbestrahlung, verdorbenen Magen, Verdauungsstörungen, während der Periode, Überanstrengung der Augen beim Lernen
- Modalitäten: Kopfschmerzen kongestiver Art, nehmen tagsüber zu, abends ist der Höhepunkt, schlechter durch Lärm, Bewegen und Sprechen; besser im Dunkeln, durch kalte Umschläge und kaltes Waschen, nur ausnahmsweise besser durch warme Umschläge, und nur wenn der Kopf sehr kalt geworden ist
- es besteht ein Blutandrang zum Kopf, roter Kopf, aber kalte Oberfläche, Schmerzen um die Augen, betäubend, benommen, verwirrend

Augen
- *bei jeder Erkältung sind die Augen betroffen*
- Augenentzündung durch *kalte Füße*, nasse Füße, kalten Wind, Sonne
- Schwäche der Augenmuskeln, Kurz- und Weitsichtigkeit
- angeborener Katarakt
- Glaukom (grüner Star)
- überanstrengte Augen

Ohren
- Mittelohrentzündungen, die im akuten Fall erst mit *Belladonna* behandelt werden und abschließend mit *Calcium carbonicum*
- Sekret: dick, gelb, eitrig, übelriechend
- chronische Schwerhörigkeit

Nase
- große Erkältungsanfälligkeit, chronischer Schnupfen mit großen, gelben Krusten
- kann nicht einschlafen, weil die Nase verstopft ist
- Fließschnupfen, langfristig schlimmer durch Milch

Gesicht
- teigig, blaß, dick, verschwitzt
- Storchenbisse bei Säuglingen, Ausschlag nässend, manchmal jukkend, schlimmer durch Milch

Mund
- Soor, Aphthen, Entzündungen der Schleimhäute
- *verspätete und erschwerte Zahnung mit Begleitkrankheiten*
- weicher Zahnschmelz, frühzeitige Karies am Zahnfleischrand

Hals
- anfällig für Halsentzündungen, die gut auf Belladonna ansprechen
- Drüsenschwellung, Schilddrüsenunterfunktion

Magen
- langsame Verdauung, das Essen liegt stundenlang im Magen
- Unverträglichkeit von Milch und Muttermilch, Erbrechen kurz nach dem Stillen, danach wieder Hunger
- Übelkeit und Erbrechen beim Autofahren
- großer Appetit morgens
- *Verlangen nach Eiern, besonders weichgekochten* (es verträgt sie sehr gut, auch bei sonstiger Appetitlosigkeit), Süßigkeiten, Eis, Gebäck, Mehlspeisen, Brot, Kartoffeln, Salz, Pizza, Nudeln mit Käse überbacken, Sahnesoße, Gummibärchen; nach Unverdaulichem, welches Kalk enthält: Kreide, Kalk, Sand, Blumenerde
- nach kaltem Wasser und kalten Speisen, kalter Milch, aber öfters nach heißer oder warmer Milch
- Abneigung gegen Fleisch, die sich in späteren Jahren (ab fünftem Lebensjahr) zu einem Verlangen wandeln kann
- *nach Anstrengung kann das Kind längere Zeit nichts essen*

Bauch
- Nabelbruch
- *nässender Nabel, Nabel heilt nicht ab*

Mastdarm
- chronischer Durchfall, *Durchfall bei der Zahnung und nach Milchgenuß*
- Durchfall und Verstopfung wechseln sich ab
- große Schwäche und Abmagerung

- *Windelausschlag*
- *Verstopfung: fühlt sich wohl dabei*, Stuhl hart, voluminös, weiß, Afterjucken

Genitalien
- Wasserbruch (Hydrozele) bei Jungen
- Ausfluß bei Säuglingen, dick, milchig, scharf, juckend, ätzend
- erste Menses zu früh oder zu spät
- *Zwischenblutungen können durch Heben, Anstrengung, Schock, Schreck oder Angst ausgelöst werden*
- Menses dauert zu lange und schwächt

Brust
- trockener, hackender Husten, nachts, tagsüber locker
- Asthmaanfall morgens, als ob Staub in der Lunge ist
- Reden schwächt noch mehr als Husten, Treppensteigen verschlimmert

Bewegungsapparat
- schlechte Kalziumaufnahme, schwache Knochen und Fußgelenke, spätes Laufenlernen, Trichterbrust, Skoliose, rachitische Brust, *X- oder O-Beine*
- Wachstumsschmerzen im Schienbein, *Kinder können keine langen Spaziergänge machen*, oft kleine Füße, schwache Gelenke, wollen getragen werden, knicken leicht um, keine schlanken Fesseln
- Rheuma bei Kindern
- *kalter Fuß- und Handschweiß, streckt jedoch nachts die Füße aus dem Bett*
- brüchige Nägel, Haare wachsen schlecht

Die Ängste bei Calcium carbonicum

Das Kind ist grundsätzlich sehr ängstlich. Es braucht, wie kaum ein anderes Kind, eine feste Struktur, etwas, was ihm Halt gibt, so wie die Austernschale die Auster schützt. Wenn diese schützende Hülle fehlt, ist es anfällig für alle Arten von Ängsten und Einbildungen. Es braucht

Gewißheit, ein klares Vorgehen und einen geregelten, überschaubaren Tagesplan. Alles, was vage und undeutlich ist, verunsichert und ängstigt es. Fährt die Familie in die Ferien, so kann es Panikanfälle bekommen, wenn die Tage nicht ins Detail vorgeplant sind. Eine Fahrt so einfach ins Blaue erweckt in ihm keine Begeisterung, sondern existentielle Ängste. Alle Änderungen, die den gewohnten Tagesablauf unterbrechen, stören es auch empfindlich in seinem eigenen Rhythmus und seinem Bedürfnis nach Sicherheit und Kontrolle.

In der Dunkelheit tauchen viele Ängste auf, vor allem, wenn es allein ist. Es gibt jetzt nichts mehr, woran es sich orientieren kann. Die Umrisse der gewohnten Einrichtungsgegenstände, eine über den Stuhl geworfene Decke – alles regt seine angstbesetzte Vorstellungskraft an, so daß es in den Schatten die Umrisse von Monstern und bedrohlichen Tieren zu erkennen glaubt. Es hat Angst vor dem Schlafengehen und möchte, daß die Eltern mit ihm im Bett liegen, bis es eingeschlafen ist, oder es braucht ein Licht zum Einschlafen und während der Nacht, andernfalls können sich seine gespenstischen Phantasien bis in seine Träume auswirken. Aufgrund seiner Weichheit und des Fehlens an innerer Struktur ist es leicht zu beeindrucken, vor allem durch schlechte Nachrichten, Gespenstergeschichten, dämonische Masken und Gruselfilme. Das Fernsehen, vor allem vor dem Schlafengehen, stellt für solche Kinder eine echte Gefährdung dar. Furchterregende Bilder, die der ungeschützten Seele eines Calcium-Kindes ihren Stempel aufgedrückt haben, kehren immer wieder in die Erinnerung zurück, sobald das Kind die Augen schließt.

Das Kind hat große Angst vor manchen Tieren, wie Hunden und Insekten. Ferner hat es wie das Phosphor-Kind Angst vor Gewitter. Es leidet sowohl unter Platzangst als auch unter Höhenangst.

Lycopodium

Die konstitutionellen Merkmale – der positive Aspekt

Lycopodium ist ein gradliniger Mensch. Seine Muskeln besitzen eine ungewöhnliche Kraft, sind aber nicht übermäßig entwickelt. Das Knochengerüst ist überdurchschnittlich groß und von gleichmäßigen kompakten Muskeln und starken Sehnen umgeben. Seine Stirn ist sehr breit und hoch. Das gibt einem das Gefühl, sein Kopf sei sehr groß. Der Kopf ist zwar gut geformt und harmonisiert mit der hohen Stirn, aber verhältnismäßig klein. Sein feines, schmales Gesicht ist von einer ungewöhnlichen Stärke, Schönheit und Intelligenz geprägt. Seine Augen sind klein, aber anmutig und kraftvoll. Sein langes Haar schimmert golden oder silbern.

Lycopodium ist ein Mensch der Prinzipien. Er besitzt nicht nur ein Allgemeinwissen über die Lebensprinzipien und ihre praktische Anwendung, sondern er hat all dies in den verschiedensten Aspekten bis in alle Einzelheiten studiert und in sein Leben integriert.

Mit einer fast pedantischen Disziplin richtet er sein Leben nach Prinzipien und Regeln aus. Alles, was seine Arbeits- und Lebensqualität verbessern kann, versucht er gewissenhaft sich anzueignen und anzuwenden. »In der Ruhe liegt die Kraft« ist für ihn eine wohlbekannte Weisheit. Diese Ruhe muß aber kultiviert werden. Also legt er bestimmte Zeiten am Tag fest für eine ruhige Stunde. Der Tag fängt mit Ruhe, Meditation und Kontemplation an. Um die Mittagszeit gibt es eine Pause, um wieder in die Ruhe und Erholung einkehren zu können. Abends gibt es nicht nur Zeit für Muße, sondern auch Zeit, um den Tag zu verarbeiten, alles wieder auszuglätten und Ruhe und Frieden zu finden.

Der Lycopodium-Mensch wirkt immer sehr ruhig und gelassen. Er vermag es, die Menschen mit seinem einfachen und kraftvollen Auftreten zu fesseln; wenn er redet, dann hören die Menschen zu. Bei seinen Mitarbeitern ist er sehr beliebt, da er ein offenes Ohr für ihre Bedürfnisse hat und sich um ihr Wohlergehen sorgt. Wenn irgendwelche Probleme auftauchen, dann ist Lycopodium mit seinem friedlichen Wesen einfach da und findet immer eine gute und zufriedenstellende Lösung für alles. Er ist sehr aufmerksam anderen gegenüber und nimmt sich viel Zeit, um den Menschen gute Ratschläge und Tips aus seinem reichen Erfahrungsschatz zu vermitteln. Besonders beeindruckend für die Menschen ist, daß er jedes Gespräch oder Ereignis oft bis ins kleinste Detail stets abrufbar im Gedächtnis behält. Seine Arbeitsweise ist wohlgeordnet, und am Ende des Tages liegt nichts herum, was den nächsten Tag belasten könnte. Bevor er mit einer Arbeit beginnt, recherchiert er liebevoll und gründlich das Thema. Dann bereitet er ein Konzept vor, welches zum Zeitgeist und zum Lebensstil der Menschen paßt. Es ist ein Genuß, seine Vorträge anzuhören, wobei er auf alle Fragen und Eventualitäten vorbereitet ist. Alles in allem ein sehr ruhiger, friedvoller, disziplinierter und liebevoller Mensch, der eine große Überzeugungskraft besitzt und geeignet ist, andere Menschen zu führen.

Das Neugeborene

Das Lycopodium-Neugeborene sieht nicht sehr glücklich aus. Es ist mit einer größeren Aufgabe auf die Welt gekommen und weiß, daß diese nicht so leicht zu bewältigen ist. So preßt es sein Gesicht an die Brust seiner Mutter, als ob es die Welt nicht anschauen will. Das Gesicht mit dem dunklen Teint ist verrunzelt und sieht alt aus. Sein Körper ist klein und schmal, insbesondere die Brust.

Der Säugling

Der Lycopodium-Säugling macht der Mutter von Anfang an Schwierigkeiten. Sehr bald entwickelt sich eine Verstopfung der Nase, so daß er beim Stillen kaum atmen kann. Auch sonst ist die Atmung behindert, und er schläft mehr oder weniger mit offenem Mund, wenn die Verstopfung sehr stark ist. Es bildet sich ein Katarrh mit einer gelben, dicken Absonderung aus der Nase. Zwischen der ersten und dritten Woche wird die Mutter merken, daß ihr Kind von Blähungen geplagt ist. Sie sind mal schlimmer, mal erträglicher, aber sie halten den ganzen Tag über an. Das Kind ist einfach unruhig, zappelt, will getragen werden, nur bei der Mutter sein und hat immer wieder starke Blähungskoliken, besonders nach dem Stillen. Es wird zum Nachmittag hin immer schlimmer, und die frühen Abendstunden sind eine Plage. Glücklicherweise beruhigt sich das Kind oft ab 20 Uhr und kann dann meistens die Nacht gut durchschlafen.

Der Morgen ist auch eine schwierige Zeit. Durch die lange Nachtphase ist der Blutzuckerspiegel gesunken, und das Kind braucht schnell wieder Nahrung. Es trinkt gierig und schluckt dabei viel Luft, wodurch die Neigung zu Blähungen gefördert wird. Es sollte nach dem Stillen ein Bäuerchen machen, sonst bekommt es einen Schluckauf.

Bald werden Sie als Mutter wahrnehmen, daß manche Tage besser sind, sogar sehr gut sein können und manche sehr schlimm und daß alles irgendwie mit Ihrer Ernährung zusammenhängt. Sie sollten als Mutter eines Lycopodium-Kindes Ihre gesamte Ernährung drastisch umstellen und vor allem um Nahrungsmittel mit blähenden Eigenschaften einen weiten Bogen machen, da Ihr Kind mit heftigen Koliken auf die geringsten Ernährungsfehler reagiert. Haben Sie freudig z. B. eine warme Semmel gegessen, dann bekommt Ihr Kind mit Sicherheit gleich danach schlimme Blähungen. Halten Sie sich streng an eine Diät, die für Ihr Lycopodium-Kind gut ist: viel Obst, welches nicht bläht, kein blähendes Gemüse, Milchprodukte (außer Hartkäse). Getreide sollte gut gemahlen oder geröstet sein, zu grobes Vollkorn kann auch blähen.

Damit wird Ihr Lycopodium-Säugling gut gedeihen und wachsen, mit gelegentlichen Durchfällen oder auch manchmal Verstopfungen mit viel Blähungen. Die Nächte werden Sie genießen können, außer Sie machen einen ganz groben Fehler. Sollten Sie Ihr Kind allerdings nicht stillen und ihm Fertignahrung geben, dann werden Sie wiederum größere Probleme bekommen.

So wächst Ihr Liebling gut. Die Zahnung ist kein Problem. Wenn Sie anfangen zuzufüttern, müssen Sie sehr vorsichtig sein. Haben Sie z. B. Getreide mit Milch vermischt, wodurch der Brei schwer verdaulich wird, so werden Sie beide viele Stunden lang mit den Problemen gequält. Ihr Kind wird in den meisten Fällen mit Verstopfung und starken Blähungen reagieren. Etwas glimpflicher verläuft die Geschichte, wenn es zu Durchfall kommt, was dem Kind natürlich auch nicht guttut, wodurch jedoch die Blähungen abgehen können und somit eine Erleichterung stattfindet. Sobald Ihr Kind krank ist, sind Sie rund um die Uhr mit ihm beschäftigt. Es mag nur noch in Ihrem Arm sein; das erleichtert seine Beschwerden zwar nicht, aber Sie haben keine andere Wahl, sonst schläft Ihr Liebling überhaupt nicht. Sie werden bald merken, daß Ihr Lycopodium-Säugling sich sehr wohl fühlt, wenn Sie mit ihm nach draußen an die frische Luft gehen, mit ihm spazierenfahren.

Das Kleinkind

Schon im Säuglingsalter hat Ihr Lycopodium-Kind ein paarmal mit schweren Erkältungen zu tun gehabe, mit laufender Nase, starken Schwierigkeiten, durch die Nase zu atmen, besonders im Schlaf und im Liegen. Auch jetzt kommt oft viel gelb-dicker Rotz aus der Nase. Manchmal geht der Rotz wochenlang nicht weg, auch nachdem die akute Erkältung vorbei ist. Die Erkältung neigt auch dazu, sehr schnell auf die Bronchien und Lungen zu schlagen, und wenn Sie nicht gut aufpassen, könnte sich daraus eine Lungenentzündung entwickeln. Diese Anfälligkeit zieht sich durch das Kleinkindalter hindurch. Es ist in erster Linie natürlich davon abhängig, wie Sie Ihr Kind ernähren. Das Lycopodium-Kind hat einen guten Appetit und mag sehr gern essen. Besonders gern mag es alle süßen Nachspeisen und am liebsten süße Hauptmahlzeiten. Wenn Sie ihm aber zu viele süße Mahlzeiten bereiten, dann wird sich die Infektanfälligkeit mit Sicherheit sehr verstärken. Sie werden merken, daß Ihr Lycopodium-Kind abends nicht einschlafen will. Spätabends, nachdem die letzte Mahlzeit schon vorbei ist, bekommt es wieder Hunger, und dann möchte es richtig essen. Wenn Sie diesem Wunsch nicht nachgeben, weil Sie Ihr Kind bald ins Bett bringen wollen, um Ihre Ruhe zu bekommen, dann wird der Hunger oft so groß, daß Lycopodium gar nicht einschlafen kann. Also wäre es ratsam, ihm doch etwas vorzusetzen. Es reicht, wenn Sie ihm vielleicht ein Brot oder einen Zwieback mit Butter und Honig, Marmelade, Nußmus oder etwas anderes machen. Natürlich wird Ihr Kind sich sehr freuen, wenn Sie ihm etwas Schönes zubereiten. Trinken wird es auch gerne. Diese Eigenschaft, abends nicht ins Bett gehen zu wollen, weil der Hunger so plagt, ist in der Regel auch im höheren Alter zu finden. Der Lycopodium-Mensch ist einfach abends zwischen 20 und 23 Uhr sehr hungrig.

Dieser Hunger kann natürlich auch nachts auftreten. Wenn Sie aus dem Grundsatz heraus, abends solle man nicht so schwer essen, Ihrem Kind ein leichtes Abendessen gemacht haben, dann wird die/der Kleine irgendwann in der Nacht aufwachen und vor Hunger schreien. Jetzt haben Sie die Wahl: Entweder stehen Sie auf und machen ihm eine richtige Mahlzeit, oder Sie quälen sich stundenlang damit, das Kind zu beruhigen und es wieder zum Schlafen zu bringen, oder Sie geben ihm ganz einfach sein Konstitutionsmittel Lycopodium. Morgens hat das Lycopodium-Kind zwar Hunger, aber eine Abneigung gegen das normale Essen. Würden Sie ihm etwas leckeres Süßes anbieten, dann würde es mit großem Appetit größere Mengen davon verschlingen.

Das Lycopodium-Kind ist sehr gern in Gesellschaft und mag Kinder, mit denen es spielen kann. Es wird allerdings nicht gern mit Gleichaltrigen spielen wollen, außer wenn es die führende Position haben kann; also spielt es gern mit kleineren Kindern, die es führen kann, oder mit größeren Kindern, von denen es sich führen läßt. Wenn es eine Zeitlang keine Kinder zum Spielen hat, dann langweilt es sich. »Es ist so langweilig!« sagt es oft. Es kann schlecht etwas allein unternehmen. In den Kindergarten geht es nicht unbedingt gerne, weil die Anzahl von Kindern dort sehr groß ist und sie meistens gleichaltrig sind. Dort fühlt es sich dann unterlegen, oder es versucht, durch sein prahlerisches Verhalten die Rolle des Anführers zu übernehmen. Ein fünfjähriges Lycopodium-Kind gab gern damit an, wieviel sein Vater verdient und wie einflußreich er ist. Ansehen und Macht werden auch später im Leben des Lycopodium-Menschen die treibenden Kräfte sein.

Die weitere Entwicklung, Laufenlernen, Sprechen, verläuft mehr oder weniger problemlos. Das Lycopodium-Kind hat aber Schwierigkeiten im Ausdruck und vertauscht grundsätzlich Buchstaben oder ganze Silben bei manchen Wörtern. Z. B. kann es das Wort »Schleife« nicht aussprechen oder es sagt »Schiff« statt »Fisch«. Es spricht auch nicht die letzte Silbe eines langen Wortes aus und bringt die Sätze nicht zu Ende. Es sagt statt »Krokodil« »Krokodi«, oder es sagt: »Ich möchte nach draußen.« »Gehen« wird weggelassen. Wie wir sehen, ist unsere Umgangssprache auch etwas von Lycopodium angehaucht. Wir sagen fast alle nicht: »Ich möchte nach Hause gehen«, sondern: »Ich möchte nach Hause«.

Irgendwann, wenn das Lycopodium-Kind immer mehr mit der Außenwelt konfrontiert wird – das kann im Vorschulalter sein oder erst während der Schulzeit –, beginnen die Probleme mit den Mandeln. Es neigt jetzt zu immer wiederkehrenden Mandelentzündungen, die oft eitrig verlaufen. Sie kommen besonders dann vor, wenn das Kind sein Ego schlucken muß. Das Lycopodium-Kind muß man immer zu irgend etwas auffordern, von allein wird es nichts tun. Das können wir besonders beim Schulkind beobachten.

Das Schulkind

Einerseits freut sich das Lycopodium-Kind auf die Schule, andererseits hat es Angst vor ihr. Es weiß nicht, was die Schule alles mit sich bringt. Es kann erst einmal großes Selbstvertrauen zeigen, aber wenn es wirklich darauf ankommt, dann verliert es den Mut. Jetzt muß man es wirklich dazu auffordern, etwas zu tun. Wenn man hinter ihm steht und sagt: »O. k., jetzt machst du es!«, dann rafft es sich auf und ist bereit, es zu tun.

Meistens passiert dies dann ohne große Schwierigkeiten. Und so geht es mit der Schule: Wenn man sich auf das Kind einläßt, wird es nicht in die Schule gehen wollen. Dies werden wir in den folgenden Jahren immer wieder beobachten: Wenn irgendwelche größeren Aufgaben bevorstehen, mag das Kind nicht mehr in die Schule gehen. Besonders, wenn es morgens aufwacht, fühlt es sich oft nicht so wohl, ist vielleicht auch verzagt und erklärt, es ginge ihm nicht gut, es möchte heute nicht in die Schule gehen. Dann müssen Sie fest bleiben und ihm beharrlich zureden. Es ist auch eine Eigenschaft des Lycopodium-Kindes, daß es versucht, größeren Prüfungen auszuweichen, indem es gar nichts dafür tut und ins Vergnügen flieht. Es fängt z. B. an, sehr viel Süßes zu essen, wodurch es seinen Magen verdirbt und dann tatsächlich nicht zur Schule gehen kann.

Manchmal wird es auch vor lauter Angst krank; das kann sogar vor angenehmen Ereignissen geschehen. Ein Lycopodium-Kind kann vor Weihnachten Magenschmerzen, Übelkeit, Erbrechen und Durchfall bekommen oder Kopfschmerzen.

In der Schule hat es große Schwierigkeiten mit Grammatik und Recht-schreibung, aber auch mit den mathematischen Fächern, vor allem mit der Geometrie. Manchmal kann auch eine große Vorliebe für Geometrie bestehen, und es bereitet ihm sehr viel Spaß, gerade diese kniffligen Probleme zu lösen. Physik, Chemie, Biologie usw. fallen ihm leicht, aber die Literatur, vor allem die alten Klassiker, findet es langweilig, ebenso Kunst, Musik und Religion. Was soll man überhaupt damit im Leben anfangen? Worin liegt ihr Sinn? Sein Gedächtnis und Auffas-sungsvermögen ist meistens so gut, daß es die wesentlichen Sachen und meistens auch die Einzelheiten in seinem Gedächtnis speichern kann, ohne viel zu lernen. Damit kommt es in den ersten Jahren gut zurecht.

Die Pubertät

Die Pubertät wird zu einem Kampf zwischen seinem Ehrgeiz und seiner Faulheit. Hat es sich bis dahin einige Disziplin angeeignet, dann kann es die Zeit mehr oder weniger gut für die schulischen Aufgaben, für sein persönliches Weiterkommen und für seine Interessen einteilen. Das Ly-copodium-Kind kommt manchmal nur mit Schwierigkeiten aufs Gym-nasium und fühlt sich dort bald von den Aufgaben überfordert. Einer-seits ist da sein Ehrgeiz, es gut machen zu wollen, und andererseits will es auch genügend Zeit für seine Interessen finden. Also werden die Abende immer länger. Es fühlt sich vor allem am späten Abend bis Mitternacht so wohl, daß es unvernünftig werden könnte. Das erhebende Gefühl, unerschöpflich zu sein, macht es leichtsinnig in bezug auf die Uhrzeit und spätes Essen. Das macht sich dann am nächsten Morgen bemerkbar, wo es schwer in Gang kommt.

Sind sein Ehrgeiz und seine Disziplin stärker, dann schaltet Lycopodium seine Vernunft ein, um Methoden zu finden, die seinen Geist und Körper nicht so strapazieren, bei denen es aber trotzdem genügend Spaß haben und auch sein schulisches Pensum erfüllen kann. Haben die Eltern ihn nicht genug gefördert, weil ihnen vielleicht die Zeit fehlte, wird das Potential oft verlorengehen. Das Kind beachtet dann die Eltern nicht mehr und kann sehr barsch und ungehalten werden, wenn sie versuchen, Druck auszuüben.

Seine gesamte Lebensweise wird dadurch sehr unregelmäßig, und es tut nur noch, wenn überhaupt, das Minimum für die Schule. Wenn es sitzenbleibt, ist ihm das auch egal. Wichtiger sind ihm seine Interessen und Hobbys. Es macht sich vor, gut mit der Welt zurechtzukommen und sehr gute Leistungen bringen zu können, ohne viel tun zu müssen. Es lernt nur in letzter Minute, was oft nicht ausreicht. Schade! Jetzt reagiert es auf jegliche Fürsorge und Annäherung der Eltern mit Mißtrauen, als sei es ein Schachzug, um es zu fangen und vom wirklichen Leben fernzuhalten. Es wird resistent, läßt sein Zimmer verschlampen, kleidet sich aber mit Sorgfalt, um auf irgendeine Art zu imponieren. Ein Lycopodium-Kind wird keine Hose anziehen, die nicht makellos sauber ist.

Wie Sie das Lycopodium-Kind fördern können und was Sie beachten sollten

Wehren Sie den Anfängen seiner Faulheit und des Sichbedienenlassens!

Säugling und Kleinkind
- Meiden Sie in der Stillzeit alle blähenden Nahrungsmittel (siehe unter Magen)!
- Das Lycopodium-Kind verträgt besser Reis und Produkte mit einem höheren Weißmehlanteil. Getoastetes Vollkornbrot ist verträglicher als frisches Brot, aber alles in Maßen.
- Bleiben Sie in seiner kritischen Zeit zwischen 16 und 20 Uhr bei ihm zu Hause.
- Der Säugling oder das kranke Lycopodium-Kind braucht die Nähe einer Bezugsperson, ohne daß ein inniger Kontakt gefordert wird.
- Bei Blähungen mag es gerne über der Schulter getragen werden.
- Es schläft gerne bei den Eltern, geben Sie ihm dazu gelegentlich die Möglichkeit.
- Achtung! Es wird abends wieder hungrig, es sollte nach dem Abendessen nicht zu lange aufbleiben.
- Besuchen Sie mit ihm eine Spielgruppe. Es spielt gerne mit älteren oder jüngeren Kindern.

Schulkind

- Stellen Sie mit ihm zusammen eine Hausordnung und einen Dienstplan für die täglichen Pflichten auf! Es mag gerne organisieren und sich den Tag einteilen. Es braucht einen geregelten Tagesablauf mit regelmäßigen Erholungsphasen, ein aufgeräumtes Zimmer.
- Lassen Sie es rechtzeitig vor Prüfungen lernen, bevor die Spannung steigt. Versuchen Sie ihm einen Mittelweg aufzuzeigen zwischen seiner Neigung, sich maßlos zu überschätzen oder an Minderwertigkeitsgefühlen zu leiden.
- Lassen Sie es nochmals durchlesen, was es geschrieben hat; Neigung zu Flüchtigkeitsfehlern.
- Es hat morgens großen Hunger und braucht ein gutes, leichtes Frühstück mit warmem Tee und Obst.
- Sprechen Sie mit ihm über seine Probleme und eine gesunde Ernährung, wenn es anfängt Ängste durch zuviel Essen zu verdrängen.
- Fördern Sie es in Deutsch, korrigieren Sie seine Aussprache, aber verstärken Sie nicht das falsch Gesagte durch Wiederholen, lachen oder ermahnen.
- Lassen Sie sich nicht herumkommandieren.
- Fördern Sie sein Talent in Physik, Chemie, Biologie, Technik.
- Die beste Zeit für Hausaufgaben ist gleich nach der Schule bis 16 Uhr. Danach fängt seine ungünstige Zeit an, in der es draußen spielen sollte. Sonst besteht die Gefahr, daß es vor dem Fernseher sitzt, zu naschen anfängt und seine Zeit verplempert.
- Beugen Sie seiner schlechten Laune und Kopfschmerzen mit regelmäßigen Mahlzeiten vor.
- Achten Sie darauf, daß es nichts für die Schule vergißt (Bücher, Turnbeutel, Atlas usw.).
- Es hat grundsätzlich Angst vor etwas Neuem, sprechen Sie mit ihm über alles, um die Angst abzubauen. Erklären Sie ihm genau, was auf es zukommt.
- Hinter seiner Prahlsucht versteckt sich oft die Angst, sich bloßzustellen, sich zu blamieren, ein tiefer Minderwertigkeitskomplex.

Zusammenfassung der wesentlichen Symptome

Geistige und allgemeine Symptome
- Kinder mit schwachen Muskeln, aber stark entwickeltem Intellekt
- Neigung zur Faulheit und zu widersprechen
- Angst vor Dunkelheit, Geistern, Tod und Menschenmengen
- spürt Angst oder Ärger in der Magengrube
- Angst vorm Alleinsein; große Angst, etwas anzufangen; heftig und ärgerlich; schwaches Gedächtnis
- *rechtsseitige Beschwerden oder Beschwerden wandern von rechts nach links*
- Der Appetit ist fast unstillbar, wird größer, je mehr es ißt; Abmagerung vor allem am Oberkörper
- verlangt süße Nachspeisen
- kälteempfindlich, warm zudecken, will eine Mütze tragen
- Verschlechterung morgens, 16–20 Uhr, durch kalte Mahlzeiten, Berührung, enge Kleidung, morgens beim Aufwachen, warmes Zimmer, Bettwärme (Kopfweh und Haut)
- besser durch Wärme und zwischen 20 und 4 Uhr

Kopf
- Kopfschmerzen durch Hunger mit großer Reizbarkeit und Geräuschempfindlichkeit, *besser durch Essen*
- Kopfschmerzen durch zu langen Schlaf, schlechter durch Hitze und nachts, besser durch frische Luft und Bewegung

Ohren
- *rechtsseitige* Mittelohrentzündung mit dickem, gelbem, übelriechendem, eitrigem Sekret, Trommelfelldurchbruch, Taubheit
- Ekzeme oder Risse hinter den Ohren mit gelblichem, wäßrigem Sekret

Nase
- Erkältungsanfälligkeit
- Schnupfen, *verstopfte Nase hindert Säuglinge am Trinken*, Absonderung dick gelb

– schlechter nachts beim Hinlegen, morgens, durch Milchprodukte, Hitze
– chronisch verstopfte Nase ohne Sekretabsonderung

Gesicht
– runzliges, altes Aussehen bei Neugeborenen, gelbliche Haut
– offenstehender Mund wegen der verstopften Nase, leicht vorstehende gelbe Zähne
– häufig Sommersprossen
– ältere Kinder oder Neugeborene haben eine Längsfalte an der Nasenwurzel

Hals
– chronische Mandelentzündung, *rechtsseitig oder fängt rechts an und geht nach links*
– besser durch warme oder kalte Getränke
– schlechter morgens nach dem Aufwachen und spätnachmittags
– Halslymphknoten geschwollen und berührungsempfindlich bei Pfeifferschem Drüsenfieber (Mononukleose)

Lunge
– Bronchitis, Asthma, Lungenentzündung
– Husten schlechter nachts beim Insbettgehen, beim Spazierengehen, bei Anstrengung
– rasselnde Atmung
– *starke Bewegung der Nasenflügel beim Einatmen* (Leitsymptom von Lycopodium bei Lungenentzündung)

Magen
– Verlangen nach Süßem, besonders nach dem Essen und zum Frühstück, auch nach warmen Mahlzeiten mit kalten Getränken
– Unverträglichkeit für alles, was bläht: Lauch- und Zwiebelgewächse, Paprika, Kohl, Austern, Rohkost, frisches Hefegebäck, Hartkäse, Kefir, Kombucha, Zwetschgen, Kirschen, Bohnen, Fett, Käse und größere Mengen von Vollkornprodukten

- es verträgt gut Zucchini, Kürbis, Tomaten, Auberginen, Äpfel, Trauben, Melonen, Beeren, Kartoffeln, Milchprodukte, vor allem Dickmilch, Schweden- und Buttermilch
- Heißhunger nach den Mahlzeiten zwischen 20 und 23 Uhr
- Angst schlägt auf den Magen, auch Prüfungsangst
- besser durch Aufstoßen, Abgang von Blähungen
- leidet an Folgen von Überessen
- *Übelkeit, Erbrechen, Magenschmerzen durch Erwartungsangst* oder als Begleitsymptom von akuten Krankheiten

Darm
- *Blähungen, Koliken* durch die unverträglichen Nahrungsmittel
- besser durch Herumtragen über der Schulter, warmes Bad, warme Kompressen, Blähungsabgang
- Verstopfung, *kann nicht auf fremde Toiletten gehen*
- Stuhl anfangs hart, dann weich
- rechtsseitiger Leistenbruch
- *Hinweis für die Mutter:* Auch die Mutter sollte eine Gabe Lycopodium nehmen, damit die Milch nicht mehr bläht, oder die indische Wochenbettmassage* machen lassen

Harnwege
- Bettnässen durch Erwartungsangst, *träumt vom Wasserlassen*

Genitalien
- vor der Menses gereizt und Hunger auf Süßes
- Schmerzen im rechten Eierstock

Extremitäten
- Rheuma bei Kindern, rechtsseitig
- besser durch Bewegung, Wärme, schlechter durch Ruhe
- unruhige Beine, *ein Fuß warm (meist rechts), der andere kalt*
- Warzen auf den Händen

* Siehe »Homöopathischer Ratgeber« Nr. 9

Haut
– viele Leberflecken und Sommersprossen
– Nesselausschlag, trockene Haut

Schlaf
– unruhig, gereizt nach dem Aufwachen und hungrig

Hinweis: Nach Lycopodium folgt gut Sulfur

Die Ängste bei Lycopodium

Bei Lycopodium steht die Angst vor allem Neuen, die Erwartungsangst, im Vordergrund. Es ist auch ein wichtiges Mittel bei Prüfungsangst. Das Kind bereitet sich erst in letzter Minute, wenn überhaupt, auf die Prüfung vor. Es ist vor der Prüfung furchtbar aufgeregt und hat Angst, zu versagen und Fehler zu machen, zittert, hat Magenschmerzen, und der Schweiß bricht ihm aus. Sobald es aber mit der Aufgabe beginnt, vollzieht sich die Wandlung. Es wird ruhig und beantwortet gelassen die Fragen.
Das Lycopodium-Kind ist sehr selbstbewußt, und man vermutet nicht, daß es unter so vielen Ängsten leidet. Schon morgens beim Aufwachen weint der Säugling, wenn nicht gleich die Mutter da ist. Er hat große Angst vorm Alleinsein. Kinder, die nachts aufwachen, halten es nicht mehr allein aus und schlüpfen zu den Eltern ins Bett. Im Dunkeln verstärken sich die Ängste, besonders vor Geistern, eingebildeten Sachen oder während eines Gewitters. Sie stellen sich vor, irgend etwas Schreckliches könnte passieren. Das Kind hat generell Angst vor Menschen. Es mag aber auch nicht allein sein. Am liebsten möchte es jemanden im Haus oder in der Nähe wissen. Eine Menschenmenge oder ein enger Raum sind ihm unerträglich. Es fühlt sich auch sehr beklemmt, wenn es als letzter einen Raum betritt, wo schon alle versammelt sind. Umgekehrt hat es auch Angst, wenn es allein in einem Zimmer ist und die Tür aufgeht oder jemand an der Haustüre klingelt. Es stellt sich taub oder schickt jemand anderen zur Tür. Wenn das Telefon läutet, traut es sich nicht, den Hörer abzunehmen. Es hat Angst vor Kleinigkeiten und den nächsten Schritt zu machen, um etwas zu unternehmen. Das Kind spürt die Angst manchmal direkt in Magen und Herz.

Medorrhinum

Die konstitutionellen Merkmale – der positive Aspekt

Medorrhinum ist in seinem Wesen wie der berühmte Gottestrunk (Sanskrit »Soma«); wer einmal von diesem Kelch gekostet hat, vergißt alles andere. Der Rausch durchdringt Leib und Seele, so daß man nur noch von dem Wunsch geprägt ist, ihn nochmals und nochmals zu kosten und zu genießen, immer mehr und in alle Ewigkeit. Die Anziehungskraft von Medorrhinum ist gewaltig. Wie die Motte zum Licht hingezogen wird, so wird man vom Medorrhinum-Menschen berührt und wird süchtig nach ihm. Medorrhinum strahlt ein Charisma aus. Es sind weniger die Worte, als vielmehr die wunderbare Kraft, mit der sie erfüllt sind. Sie versprechen einem die Welt, alles, was man sich nur wünschen könnte. Die Liebe und die Kraft, die einen durch die Begegnung mit Medorrhinum erfüllt, stecken auch andere an, so daß auch sie sie erleben wollen.

Obwohl Medorrhinum mit einem schönen Körper gesegnet ist, spielt das Äußere nicht die Hauptrolle, sondern es ist die charismatische Wirkung seines Wesens, die die anderen fasziniert und in ihren Bann schlägt. Medorrhinum ist wohlproportioniert und sehr kräftig gebaut. Der Körper hat eine sehr große Ausstrahlungskraft, er schimmert und leuchtet fast. Auch die leicht goldbraunen Locken sind voller Kraft.

Das Neugeborene

Das arme Medorrhinum-Neugeborene ist mit so vielen Fähigkeiten auf die Welt gekommen, aber gleichzeitig ist es auch sehr stark belastet. Eine fast unüberwindbare Schwäche im Wesen des kleinen Kindes hindert sein wahres Selbst daran, sich zu entfalten. Seine fröhliche, spontane Natur fällt einem gleich auf. Wie hinreißend es einen anlächelt! Trotzdem ist es kein zartes Wesen, eine gewisse Härte sieht man schon von Anfang an in seinen Augen: Dies ist kein Kind, das man leicht lenken kann. Eine gewisse Unnachgiebigkeit zeigt sich, die zum Verhängnis werden kann, wenn seine Fähigkeiten nicht gleich von Anfang an gefördert werden. Es kann einen so um den Finger wickeln, daß man immer nachgibt. Dies alles kann man schon in seinen Augen erahnen. Von Geburt an kann es eine Schwäche mitbringen oder von Anfang an leidend sein: keine gesunde Farbe, Unruhe, schlechter Schlaf, Muttermale besonderer Art (am Po oder auf der Brust). Im Gesicht sind rote Gefäßspinnen oder runde rot leuchtende Muttermale.

Der Säugling

Irgendwann neigt auch der gut entwickelte Medorrhinum-Säugling dazu, in seiner Entwicklung steckenzubleiben. Er wird immer blasser, bekommt eine gelbliche oder gelbgrünliche, kränklich wechselnde Gesichtsfarbe, nimmt im Gewicht gar nicht mehr zu oder nur zögernd Gramm für Gramm. Sein Körper scheint die Nahrung nicht richtig verwerten zu können, obwohl meist keine anderen Krankheitssymptome, wie Durchfall oder Erbrechen, vorhanden sind. Die Muskeln sind einfach mangelhaft ausgebildet, dabei aber sehr zäh. Trotz seiner kleinen, fast zwergenhaften Statur ist viel Kraft vorhanden. Diese zähe, harte Natur läßt es nicht zu, daß er einfach aufgibt und zugrunde geht. Er hält mit großer Hartnäckigkeit am Leben fest. Diese Hartnäckigkeit werden wir später vielfach erleben, sowohl bei seinen Vorhaben, Wünschen und Bedürfnissen als auch bei den Erkrankungen. Die Beschwerden von Medorrhinum sind nicht einfach zu beeinflussen. Nicht nur äußere Hilfsmaßnahmen haben wenig Wirkung auf sie, sondern auch die angezeigten homöopathischen Mittel oder Bachblüten und andere Therapien. Zwar ist vereinzelt ein kleiner Erfolg zu verzeichnen, aber dann geht es gleich weiter mit der Krankheit. Verzweifelt sucht man das Hilfsmittel, das einmal geholfen hat, in verschiedener Weise wieder anzuwenden, aber ohne jeden Erfolg. Zu allem Überfluß gestaltet sich auch die Ernährung als sehr schwierig, auch hier ist kein Lichtschimmer zu sehen. Die Mutter kann sich bestens ernähren, trotzdem ist die Wirkung der Muttermilch auf den Medorrhinum-Säugling niederschmetternd. Es besteht einfach ein generelles Assimilationsproblem. Vielleicht könnte man mit einem bestimmten Therapiekonzept und sehr viel Ausdauer eines Tages eine Besserung erreichen, aber wer gibt einem die Gewißheit, daß es nach sechs, acht, zehn Wochen oder Monaten tatsächlich die Schlafstörungen, die Blähungen, den Durchfall, die Verstopfung oder den Entwicklungszustand positiv beeinflußt? Altbewährte Heilmittel muß man bei Medorrhinum mit größter Überzeugung einsetzen, um sie monatelang wirken zu lassen, wodurch sie sich jedesmal wieder neu bewähren müssen. Auch bei der Verabreichung von Medorrhinum selbst muß man hartnäckig und mit unerschütterlichem Vertrauen ausgerüstet sein, wenn man tiefe Heilwirkungen dieses Mittels erleben will.

Das Kleinkind

Medorrhinum ist von Anfang an ein unruhiger Geist, der sehr viel Beschäftigung braucht. Nur durch die Schlafphasen können die Eltern entlastet werden, allerdings nur dann, wenn die Eltern einiges beachtet haben. Das erste ist die Schlafposition. Die Mehrzahl der Medorrhinum-Säuglinge schläft nur auf dem Bauch ruhig, selten bevorzugen sie die Rückenlage. Die Seitenlage ist meist die ungünstigste. Später drehen sich die Kinder immer auf den Bauch, vor allem, wenn sie sich unwohl fühlen, und das ist bei ihnen die Regel. Das zweite sind die Gelüste der Mutter, die auch für einen unruhigen Schlaf des Kindes sorgen können. Bei den Gelüsten handelt es sich nicht nur um Essensgelüste, sondern auch um einen ausschweifenden Lebenswandel der Mutter, der für das Kind nicht gerade förderlich ist. Manchmal hilft nur noch ein Mittel: das Kind auf dem Bauch der Mutter mit angezogenen Beinen schlafen lassen.

Je unausgeglichener das Kind ist, desto mehr geht es in die Knie-Ellenbogen-Lage oder legt sich auf die Seite in die Embryohaltung. Nachts kann es stark ins Schwitzen geraten oder große Mengen Urin lassen, der einen Geruch ausströmt wie in einem Männerpissoir. Dies passiert auch älteren Kindern, die sich übernehmen, ihre Grenzen nicht achten, z. B. bis spät in die Nacht spielen, die Sonne bzw. Kälte nicht beachten oder sich überessen.

Die Grenze nicht beachten können ist die grundlegende Schwäche des Medorrhinum-Kindes. Es hat sehr viel Energie und sehr viele Wünsche, es möchte das Leben genießen, es voll ausnutzen und alles haben. Mit wenig ist es nicht zufrieden. Zwar ist es schon überhäuft von Spielsachen, aber es möchte immer neue haben. Jede Woche hat es einen neuen Wunsch; wenn es ginge, würde es gerne jeden Tag etwas geschenkt bekommen. Es ziert sich nicht lange, jedes Geschenk anzunehmen, da es die Geschenke sowieso als sein Recht empfindet. Es freut sich riesig darüber und erwartet noch mehr.

Medorrhinum ist ein sehr aufgewecktes Kind, sensibel, beeindruckbar und hat keine Hemmungen, seine Forderungen oder seine Meinungen zu äußern. Es ist direkt, offen und frei von sozialen Zwängen. Ob es nun die erste Begegnung mit jemandem ist oder die zwanzigste, der Unterschied liegt nur in der Tiefe der Empfindung, nicht in der Offenheit. Es ist, als ob man sich immer gekannt hätte. Auch wenn der andere verschlossen ist, wird sein Herz einfach erobert. Alte knorrige Menschen fangen an, mit dem schmunzelnden, lachenden Medorrhinum-Kind selber wie ein Kind zu spielen. Sie lassen dann alles mit sich selbst machen und vergessen eine Zeitlang alle Lasten und Sorgen der Welt. Sie können sogar so beeindruckt nach Hause gehen, daß ihr ganzes Leben eine Wende nimmt. Hat das Kind aber irgendwelche unangenehmen Eigenschaften, dann kann es sehr penetrant werden, und vor allem den Eltern und Lehrern ein Dorn im Auge werden, sie so nerven und belästigen, daß sie fast für eine Nervenanstalt reif werden. Gehen Sie also mit großem Einfühlungsvermögen und Hingabe an das Kind heran. Die überaktiven Medorrhinum-Kinder können mit ihrem Übermaß an Energie nicht umgehen. Um sie in die richtige Bahn zu lenken, braucht es eine eiserne, aber liebevoll führende Hand, zumal Medorrhinum es immer eilig hat und sehr schnell bereit ist, das Angefangene aufzugeben. Es geht ihm nicht schnell genug, und so läßt es es ganz fallen. Es ist zwar begabt und lernt schnell, aber etwas von Grund auf zu üben und zu beherrschen, dafür fehlt ihm die Geduld.

Darüber hinaus hat es absolut klare Vorstellungen, was es mag oder was es nicht mag. Es zu irgend etwas zu überreden oder zu überzeugen ist ein harter Kampf. Es läßt nicht mit sich reden, und nur mit größtem Geschick kann man es zu einer Sache bewegen, die es nicht will. Wenn es doch mitmachen soll, dann muß man ihm entgegenkommen und auch attraktive Belohnungen einsetzen.

Das Schlimmste für Medorrhinum-Kinder sind Strafen bzw. Beherr-
schung durch andere. Dies hat so eine tiefe Wirkung auf ihre Spontanei-
tät und Lebensfreude, daß ernsthafte Probleme entstehen können. Sie
heulen, als ob das Unmöglichste auf der Welt passiert, und nehmen keinen Trost an, ohne daß sie alles vom Herzen loswerden.

Ihre körperliche Entwicklung kann leicht gehemmt werden, aber auch ihre
Selbstachtung kann einen Knacks bekommen. Sie nehmen ab, werden vor
allem in der Nacht im Schlaf sehr unruhig, oder Durchfälle setzen ein, vor
allem in den Sommermonaten, wonach es zu einer körperlichen Entwick-
lungsverzögerung kommt. Sie werden schmalbrüstig und untergewichtig.
Eine familiäre Veranlagung zu schwerem Asthma kann ausbrechen. Das
Kind sitzt auf den Knien, bohrt das Gesicht ins Kopfkissen und japst nach
Luft. In jeder anderen Lage hat es das Gefühl zu ersticken. Medorrhinum-
Kinder haben häufig Bronchitisanfälle, auch ohne Asthma, die Atmung
kann dabei erschwert sein. Es ist ein harter, hartnäckiger Husten, sehr
schmerzhaft, als ob etwas im Kehlkopf losgerissen wird; er klingt sehr
hohl, als ob man in ein Faß hustet. Leiden sie unter Verschleimung, entsteht ein tiefer, rasselnder Husten, welcher mit der Zeit chronisch wird. Sie
können nicht tief genug husten, um den Schleim zu lösen. Es rasselt und
rasselt, und sie strengen sich an und japsen ohne Erfolg, bis sie sich aufs
Gesicht legen, mit den Ellbogen abstützen, den Hintern in die Luft strecken
und etwas gelblichen Schleim hochbringen. Jedoch kommt die Erleichterung eher durch die Bauchlage als durch den gelösten Schleim. Wenn die
akuten Mittel wie ARSENICUM ALBUM, SPONGIA oder IPECACUANHA nicht
mehr bzw. wenig helfen, geben Sie im akuten Zustand MEDORRHINUM. Die
Verbesserung ist rasch und deutlich. Zur Verschlimmerung kommt es
nachts beim Hinlegen, außer auf den Bauch, und durch Süßigkeitsschlem-
mereien. Schon sehr früh merkt man bei vielen Medorrhinum-Kindern,
daß sie echte Feinschmecker sind. Essen ist für den Medorrhinum-Menschen eine sehr wichtige Angelegenheit. Das Kind mag zwar alle »guten«
Speisen, aber es kann – bedingt durch eine chronische Magenschleimhaut-
entzündung, eine chronische Assimilationsstörung oder familiäre Veranlagung – ganz ausgesprochene Verlangen und Abneigungen haben. Medorrhinum-Kinder sind morgens meistens so übersäuert, daß sie gar nichts
essen wollen, nur trinken. Im Laufe des Vormittags, spätestens gegen Mit-

tag, kommt der Hunger. Aber schon bald nach dem Essen haben sie wieder Hunger, als ob sie gar nichts gegessen hätten, und verspeisen eine beträchtliche Menge; so geht es bis spät in den Abend. Dies führt zu Magenschleimhautproblemen mit Übersäuerung, Erbrechen, Aphthenbildung, Verstopfung oder Durchfall und Aufstoßen von schwefelig riechender Luft. Süßigkeiten verspeisen sie in großen Mengen, überhaupt essen sie alles im Übermaß. Besonders gerne essen sie Süßigkeiten, die nach Früchten schmecken: Gummibären, gelierte Früchte, Gelees, Früchteeis, sogar eingefrorene Früchte. Sie mögen kein Obst, das richtig reif geworden ist, geschweige denn überreif. Es muß fest, knackig und sauer bzw. etwas unreif schmecken. Sie wollen nicht nur zum Trinken, sondern oft auch zum Essen Kaltes, am besten Eiskaltes. Wenn nichts da ist, dann holen sie sich einfach Eiswürfel aus dem Eisfach, besonders wenn sie gleichzeitig Durst verspüren. Sie haben viel Durst und trinken oft literweise Wasser, Obstsäfte oder Limonade. Sogar nachts müssen sie aufstehen und trinken. Sie haben im Traum Durst und trinken vergeblich riesige Mengen im Traum, um den Durst zu stillen.

Medorrhinum-Kinder verabscheuen schleimige Nahrung. Die meisten Pilzgerichte werden sie nicht essen. Wenn das Eiweiß beim Spiegelei auch die winzigsten Fäden zieht, ist es ihnen zuwider. Okras sind kaum die Lieblingsspeise von Medorrhinum-Kindern. Sie haben ein ausgesprochenes Bedürfnis nach Salz und Fett. Sie mögen fettige, salzige Gerichte oder Salzgebäck, aber auch Rührkuchen mit viel Zucker und Fett. Fisch und Fleisch brauchen sie auch, aber nicht immer.

Das Schulkind

Spätestens mit Beginn des Schulalters zeigen sich die Zwänge des Medorrhinum-Kindes. Die Schule fängt an, der Ernst des Lebens beginnt. Der Kampf zwischen dem Sinnlichen und dem Geistigen geht jetzt richtig los. Die Schule ist für das Medorrhinum-Kind eine Unverschämtheit, eine unnötige, von Menschen ausgedachte Tortur. Wozu braucht man all diesen Quatsch, diese Zeitvergeudung, wenn es soviel schöne Sachen im Leben gibt: eine ungeheure Menge kennenzulernen, zu erleben, zu genießen. Es mag keine Verantwortung übernehmen; eigentlich will es sowieso von jeglicher Verantwortung frei sein und sein Leben nach seinen spontanen Gelüsten führen. Die Schule ist wie eine Zwangsjacke, die einen ungeheuren Druck auf das Kind ausübt.

Also entwickeln sich selbstgewählte zwanghafte Verhaltensweisen bei ihm. Sie können auch einen gefährlichen Grad erreichen und sich so tief in sein Wesen eingraben, daß keine Maßnahmen und Hilfsmittel mehr eine Wirkung haben. Alles beginnt vielleicht mit einem harmlosen Spiel, bei dem das Kind über Linien auf dem Gehsteig hüpft, und wenn es versehentlich auf eine Linie springt, so muß es zurück. Auch wird es immer mehr zu Zwangshandlung, beim Spaziergang bestimmte Gegenstände zu berühren oder immer ein paar Blätter abzupflücken. Es kann solche Handlungen einfach nicht mehr unterlassen, sonst fühlt es sich unwohl. Die Eltern können mit gutem Zureden oder Druck nichts erreichen, höchstens nur einen Ausbruch provozieren, bei dem das Kind alles in Windeseile nachholt, was es unterlassen mußte.

Diese Zwangshandlungen müssen häufig vor den täglichen Aufgaben, wie vor dem Essen und vor Schulaufgaben, zelebriert werden. Es sitzt da und macht zwanghaft bestimmte Bewegungen oder schneidet Grimassen. Bevor es mit den Hausaufgaben anfängt, kaut es z. B. alle seine Stifte in einer ganz bestimmten Reihenfolge ganz akribisch ab oder seine Nägel, auch die Fußnägel oder sogar die Haare. MEDORRHINUM heilt dieses zwanghafte Verhalten aus, aber es braucht sehr lange dafür, manchmal Monate. Die ersten Anzeichen einer Besserung können drei, vier oder nicht selten noch mehr Wochen auf sich warten lassen.

Lernen mag das Medorrhinum-Schulkind überhaupt nicht. Es ist weniger eine Konzentrationsschwäche als die Unlust bzw. Unfähigkeit, den Geist zu einer Tätigkeit zu bewegen. Um es richtig zu verstehen, muß man mit ihm mitdenken und sich in seinen Geist hineinversetzen. Es versteht nicht, daß die Hausaufgaben fertig sein müssen, sondern denkt ständig an sein Vergnügen. Nachdem es stundenlang am Schreibtisch gesessen hat, ohne etwas zu Papier zu bringen, werden die Aufgaben auf den Abend verschoben, dann geht es etwas besser. So richtig konzentriert fängt es erst sehr spät an, aber letztendlich kann es nie ohne den geistigen und seelischen Beistand eines Elternteils die Arbeit zu Ende bringen. Ins Bett will es natürlich nach so einer Tortur nicht gehen. Das

Vergnügen und Spielen geht weiter, nachts ist sowieso die schönste Zeit zum Spielen und Herumtrödeln.

Trotz seiner großen Selbstachtung und seines mutigen Gehabes ist ihm irgendwo die Oberflächlichkeit seines Könnens bewußt. Wenn es hart auf hart geht, kollabiert seine großartige Fassade, es traut sich gar nichts mehr zu und verschiebt die Aufgaben am liebsten auf den Abend oder den nächsten Morgen, um sie dann meist endgültig zu vergessen.

Es hat eine ängstliche Natur; nachts allein zu sein ist unvorstellbar für das Medorrhinum-Kind. Es sieht alles mögliche aus den Ecken herauskriechen, was ihm große Angst bereitet, und will dann nicht allein schlafen. Eine lähmende Angst befällt es auch, wenn irgend etwas endgültig bevorsteht, beispielsweise eine Schulaufgabe oder ein Unternehmen. Wenn etwas gemacht werden muß, was nicht mehr verschoben werden kann, ist es vor Unruhe und Erwartungsangst zu nichts mehr fähig. Dann kann es abends nicht einschlafen oder wacht immer wieder voller Panik auf. Morgens ist dann alles Eile und Hetze, aber trotzdem wird nichts geschafft.

Die Pubertät

Bis zu diesem Zeitpunkt hat das Medorrhinum-Kind feste Gewohnheiten angenommen und fängt an, sich damit zu entfalten. Es will das Leben in einer ganz bestimmten, geplanten Weise führen, dabei duldet es keine Veränderung. Meistens ist das Vorbild der Vater oder die Familie; im positiven Fall richtet es sein Leben nach den Familientraditionen und -gewohnheiten aus. Es steht immer zur selben Zeit auf, frühstückt immer das gleiche, freitags wird immer Fisch gegessen, sonntags je nach Familientradition. Der Sohn tritt in die Fußstapfen des Vaters, die Tochter in die der Mutter. Manchmal können sie auch die Rollen vertauschen, vor allem wenn die Tochter die erstgeborene und der Junge sehr verweichlicht ist.

Das ältere Medorrhinum-Kind fängt an, die kleinen Verantwortungen des Familienbetriebes zu übernehmen, wenn ihm dazu die Gelegenheit gegeben wird; es nimmt teil an den Besprechungen und hilft mit bei gemeinsamen Arbeiten. Schon früh werden die Angewohnheiten der Erwachsenen für das Kind selbstverständlich: Bei einem Erfolg mit Sekt anstoßen, Kaffee und Gebäck zu Besprechungen servieren. Bei den Festen lernt es seine Vorliebe für Liköre, Longdrinks und Cocktails kennen, die es schon als Kleinkind magisch angezogen haben und die es immer probieren wollte.

Auch in sexueller Hinsicht ist Medorrhinum frühreif, und die sexuelle Betätigung wird schnell zu etwas Alltäglichem. Der Medorrhinum-Jugendliche ist suchtgefährdet, wenn die Tendenz zur hemmungslosen Genußsucht nicht rechtzeitig erkannt und bekämpft wird. Es ist weniger die Experimentierfreude, die ihn treibt, als vielmehr der Hunger nach schönen Erlebnissen und Genüssen, wobei das Altbewährte, Traditionsverbundene die größte Anziehungskraft auf ihn ausübt. Die Werbung hat eine ungeheure Wirkung auf diesen leicht beeindruckbaren Jugendlichen. Kurzum, er macht alle modernen Laster der Menschheit ganz natürlich mit, ohne Schamgefühle oder schlechtes Gewissen. Natürlich folgen die Konsequenzen auf dem Fuße, aber sie tangieren ihn nicht, werden einfach still und heimlich aus dem Weg geräumt, damit er so weiterleben kann wie bisher. Fällt er in die Gewohnheit der Selbstbefriedigung, so zeigen sich bald die nachteiligen Wirkungen auf den Geist, nicht nur bei Jungen, sondern auch bei Mädchen. Die intellektuellen Kräfte lassen nach, bis zu völliger Unfähigkeit, Schule, Lehre oder Studium weiterzuführen.

Es kommt zu negativen Äußerungen, gepaart mit Mißtrauen und Eifersucht. Er fängt an, Dinge schwarzzusehen, z. B. sagt er: »Ich werde sicherlich morgen bei der Prüfung durchfallen.« Und so geschieht es tatsächlich. Er ahnt das Unheil voraus und versucht gar nicht, es abzuwenden. Dieser neue Charakterzug ist seiner positiven Selbstachtung genau entgegengesetzt, mit der er ganz selbstverständlich und guten Mutes seine Aufgaben anging.

Das Medorrhinum-Kind ist immer schon auf sich selbst bezogen gewesen. Es kümmert sich um niemanden, interessiert sich für kein Lebewesen, außer für sein eigenes Vergnügen, seine Gelüste und seine Genußsucht. Diese Charaktereigenschaft wird in der Pubertät immer ausgeprägter. Es hört nicht mehr auf die Eltern und läßt sich nichts mehr sagen. Medorrhinum rechtfertigt sich, indem es den Eltern vorwirft, sie würden kein gutes Vorbild abgeben und hätten nichts im Leben erreicht. Der Vater sei arbeitslos trotz Studium, was hätte es da für einen Sinn, soviel in der Schule zu lernen. Das Kind kann richtig brutal werden und große Kräfte dabei entwickeln, wenn es die Gelegenheit dazu hat und man nicht versucht, es zu stoppen. Es kann ganz gemütlich spazierengehen, und auf einmal bekommt jemand einen Fußtritt, oder ein Tier, das im Wege liegt, fliegt durch die Luft. Es hat das Gefühl, dieser blöde Mensch bzw. dieses blöde Tier schleicht hier rum und will es von seinem Weg abbringen. Es kann sogar Tiere bewußt quälen, um damit seine unterdrückten Aggressionen auszuleben. Spätestens in der Pubertät leiden sowohl die Jungen als auch die Mädchen an Genitalproblemen: Ekzemen, Warzen, Ausfluß und dem für Medorrhinum typischen Fischgeruch der Absonderungen (Schweiß, Ausschlag um den After).

Trotz allem kann das Medorrhinum-Kind, solange es seine Lust am Vergnügen, seinen Hang zum Genießen, seinen Geschlechtstrieb ausleben kann, auch eine richtige Aufgabe übernehmen und seine Arbeit genau nach einem Zeitplan regeln. Es ist sehr ideenreich und kreativ; mit einiger Unterstützung und Förderung kann es viel Nützliches vollbringen. Im Grunde genommen ist es tief religiös veranlagt, und wenn es von Kindheit an darin gut gefestigt wird, hat es später trotz aller Genußsucht sehr gute Chancen, heil durchs Leben zu kommen. Ansonsten ist es gefährdet und schließt sich vielleicht Leuten an, die ihm ekstatische Gotteserlebnisse versprechen.

Wie Sie das Medorrhinum-Kind fördern können und was Sie beachten sollten

Wehren Sie den Anfängen der Maßlosigkeit!

Säugling und Kleinkind
- Unterdrücken Sie den Windelausschlag nicht mit arzneilichen Salben. Asthma, Arthritis und Rheuma können unter anderem die Folgen sein.
- Säuglingen, die klein und unterentwickelt sind, helfen Ölmassagen bzw. Ölpackungen, die aufgenommene Nahrung besser zu assimilieren. Reiben Sie den Säugling abends nach dem Waschen mit reichlich gutem Oliven-, Sonnenblumen- oder Sesamöl ein. Wickeln Sie ihn in weiche Tücher oder einen Strampelsack, und lassen Sie die ganze Nacht das Öl

einwirken. Die öldurchtränkte Kleidung kann nachts ruhig öfter verwendet werden und sollte nicht zu oft gewaschen werden.

- Fördern Sie von Anfang an seine exzellenten Begabungen, nehmen Sie sich Zeit dafür.
- Seien Sie ein gutes Vorbild, und üben Sie sich in einem gemäßigten Leben.
- Vermeiden Sie, daß sich der Tag zu sehr in die späten Abendstunden hineinzieht. Das Kind wird immer aufgedrehter, je später der Abend wird, und würde am liebsten die ganze Nacht durchspielen.
- Lesen Sie ihm zum Ausklang des Abends Bücher von Heiligen wie Franz von Assisi vor. Stärken Sie seine religiösen Interessen. Wenn das nicht früh gefördert wird, sucht das Kind woanders. Für Drogen, Sex und religiöse Verführer wird es zum willkommenen Opfer.
- Sorgen Sie für eine gute, gesunde und schmackhafte Kost. Üppige Mahlzeiten und Nachtische sollten nicht auf der Tagesordnung stehen, sondern auf besondere Gelegenheiten beschränkt sein. Dann sollten Sie ihm allerdings auch mal volle Freiheiten geben.
- Das Medorrhinum-Kind ist kompromißbereit. Hören Sie auf seine Wünsche, und schließen Sie einen fairen Kompromiß mit ihm.

Schulkind
- Das Kind sollte gleich nach der Schule seine Hausaufgaben machen, sonst neigt es dazu, erst um 10 Uhr abends damit anzufangen, und entwickelt sich zum Nachtarbeiter.
- Helfen Sie ihm bei seiner schulischen Arbeit durch einfache, aber wirkungsvolle Konzentrationsübungen, die Sie mit ihm gemeinsam machen, indem Sie z. B. eine schöne Landschaft oder Blume liebevoll betrachten. Stellen Sie sich vor, daß sich Ihr Herz so weit ausdehnt, bis es den Gegenstand umfaßt.
- Ersticken Sie den Beginn von jeder Zwangshandlung im Keim. Lenken Sie seine Aufmerksamkeit auf etwas, was ihm Freude bereitet und es aufbaut.
- Medorrhinum ist ein wichtiges Mittel, um Veränderungen im täglichen Leben zu unterstützen. Alle neuen Ansätze sollten sehr langsam Schritt für Schritt, mit sehr viel Liebe und Verständnis eingeführt werden.

- Bei Kindern, die meditieren möchten, wird sich sehr oft die Zenmeditation als günstig herausstellen.
- Für Jugendliche, die in Süchte verstrickt sind, ist die Zuwendung zu einer Religion hilfreich, z. B. zum Zenbuddhismus, da dieser der Struktur von Medorrhinum ähnlich ist.

Fallbeschreibung
Ein siebenjähriges Kind entwickelte das Zwangsverhalten, bestimmte Blätter, Gräser und Bäume in einer bestimmten Reihenfolge zu berühren. Wenn die Mutter es ermahnte:»Beherrsche dich und tu das nicht!«, riß es sich kurzzeitig zusammen, aber nach wenigen Minuten lief es wieder zurück, um nochmals ganz von vorne mit dem Ritual anzufangen. Ein kurzer Spaziergang dauerte dadurch gewöhnlich Stunden. Die Probleme setzten immer erst auf dem Rückweg ein. Die Dosierung und Wiederholung des Mittels MEDORRHINUM mußten völlig dem Kind überlassen werden, sonst hätte es sich geweigert, es einzunehmen. Eines Tages sagte das Kind zur Mutter:»Du mußt mir unendlich viel Zeit geben, damit ich gesund werden kann, und ganz lieb sein!« Dieser Satz drückt deutlich aus, wie man das Medorrhinum-Kind am besten fördern kann.

Zusammenfassung der wesentlichen Symptome

Geistige und allgemeine Symptome
- Das Medorrhinum-Kind ist sehr nach außen gerichtet, *extrovertiert*, allerdings stecken größere Ängste in ihm
- *Angst, seine Identität, seine Persönlichkeitsstruktur zu verlieren*
- handelt so, daß die Außenwelt es nicht beeinflussen kann; sagt dem anderen klar und deutlich, wer es ist
- sieht es eine Gefahr in der Persönlichkeit des anderen, dann reagiert es sofort darauf, um allen Auswirkungen vorzubeugen. Dies kann sehr penetrant und unangenehm sein, bis hin zu brutalen Handlungen
- große Angst, festgelegt zu werden oder sich festzulegen, versucht alle Veränderungen auf die lange Bank zu schieben
- schlaflos, wenn ein wichtiger Termin bevorsteht
- *Angst vor Veränderungen,* etwas Neues zu unternehmen

- fühlt sich wohl und sicher in den altbewährten Schienen
- reagiert sehr empfindlich auf geringste Kritik, wird tief bedrückt und sieht keinen Ausweg
- Entwicklungsstörungen durch *mangelnde Assimilation* auf der körperlichen, emotionalen oder geistigen Ebene – Abmagerung, Kleinwüchsigkeit, Belastung durch bestimmte Krankheiten in der Familie, z. B. Gonorrhoe, Asthma, Arthritis, Herzinfarkt
- Unfähigkeit, akute Krankheiten gut und schnell zu überwinden
- dem Kind ist immer warm
- Besserung durch kalte, frische Luft, Abdecken, *am Meer, Bauchlage,* abends, in der Ruhe, *Schmerzen werden besser durch feuchtes Wetter*
- Verschlechterung durch Hitze, Zugluft, frühmorgens oder tagsüber, sich ausstrecken

Kopf
- trockene Kopfhaut, Schuppenbildung, *beim Entfernen blutet die Kopfhaut*

Augen
- Bindehautentzündung
- Lidrandentzündung, Sekret eitrig, dick, grün, wundmachend

Ohren
- häufig auftretende Ohrenschmerzen, Flüssigkeitsansammlung im Mittelohr führt zur Taubheit
- starkes Ohrenjucken

Nase
- Schnupfen mit dickem, gelbgrünem Sekret, Krustenbildung
- hartnäckiger chronischer Schnupfen
- Heuschnupfen mit Juckreiz in der Nase

Mund
- allergische Reaktionen auf Nahrungsmittel, besonders *Zitrusfrüchte*
- Fieberbläschen, Herpes

- *schmale, lange, weiche Zähne, die an der Kaufläche abbröckeln*
- schnell fortschreitende Karies
- Fieberbläschen auf den Lippen
- Mundatmung und *Schnarchen im Schlaf*

Gesicht
- wächserner, grünlicher Teint; glänzende, fettige Haut
- ein Netz von *erweiterten haarfeinen Blutgefäßen* (»Gefäßspinne«)
- leichte Akne vor der Menses
- *starke Behaarung*

Brust
- chronischer, tiefsitzender, rasselnder Husten
- besser durch Knie-Ellenbogen-Lage und Auswurf von gelbgrünen Schleimklumpen
- *Asthma besser durch Eintauchen der Hände in kaltes Wasser,* Bauchlage, *Kopf ins Kissen pressen;* Verschlechterungszeit: tagsüber, 1 bis 5 Uhr nachts, frühmorgens
- Erbrechen von Milch bei Säuglingen gleich nach dem Trinken

Magen
- Verlangen nach: *saurem, unreifem Obst* (grünen Bananen, unreifen Pflaumen und Äpfeln etc.) Zitrusfrüchten, Fett, fettem Fleisch, Eiscreme, *Eiswürfeln,* kalten Getränken
- Abneigung gegen *Schleimiges,* z. B. halbrohe Eier; Zwiebeln, Bohnen, Erbsen
- Unverträglichkeit: Zitrusfrüchte, Erdbeeren (Hautausschlag)
- Hunger in der Nacht, schlechtes Gedeihen trotz großem Appetit; geblähter Oberbauch nach dem Essen mit Spannungsgefühl
- Neigung zu Bulimie (Eßsucht)

Verdauung
- gelbgrüner, wundmachender und stinkender Durchfall seit der Geburt
- *chronische Verstopfung seit Geburt*
- Einkoten

Blase
- *Bettnässen durch Übermaß an Sonne, Kälte, Spielen etc.*
- *Urin riecht durchdringend scharf und verätzt die Haut*
- häufige Blasenentzündungen mit sehr schmerzhaftem Wasserlassen

Genitalien
- Jungen: *Warzen und Ausschläge am Penis;* Erektion morgens beim Aufwachen; Neigung zum Masturbieren
- Mädchen: *Ausfluß schon bei Säuglingen,* übelriechend, dünn, grünlich; verätzt Scheide und Perineum und juckt
- Eierstockentzündungen, Zysten und Vernarbungen an den Eierstökken
- vor der Periode Kältegefühl, besonders in der Brust, gedrückte Stimmung, traurig, weinerlich, selten Selbstmordgedanken
- starke Schmerzen während der Menses, dunkles, klumpiges, stinkendes Blut
- *sexuelle Frühreife bei Jungen und Mädchen*

Extremitäten
- schmerzhaftes Steifheitsgefühl an den Gelenken, Arthritis und Rheuma, schlimmer nachts und durch kalt-feuchte Witterung, besser durch Bewegung
- *schmerzhafte Schwellung der Fußknöchel und Fußsohlen*
- leichtes Umknicken der Fußgelenke

Schlaf
- Einschlafprobleme aufgrund großer Unruhe; *bevorzugt Bauchlage oder Knie-Ellenbogen-Lage,* deckt sich ab vor Hitze, *Embryostellung*

Haut
- *Leberflecken, Warzen,* allergische Reaktionen auf Insektenstiche
- Windelausschlag, juckend, nässend, blutend
- Ausschläge an Fingerspitzen und Fußsohlen
- Ekzeme und Asthma wechseln sich ab

– Neurodermitis, Nesselausschlag, manchmal in Verbindung mit Husten, verschlimmert oder ausgelöst durch Zitrusfrüchte, Erdbeeren
– gutartige Fettgeschwülste (Lipome), Balggeschwülste (Atherome)
– Depigmentierung der Haut (Weißfleckenkrankheit)

Die Ängste von Medorrhinum

Die Ängste des Medorrhinum-Kindes sind deswegen so auffällig, weil sie im krassen Gegensatz zur Extrovertiertheit des Kindes stehen. Es gibt zwar auch introvertierte Medorrhinum-Kinder, aber beide Typen können von phantastischen Ängsten verfolgt werden, die man den von sich völlig überzeugten Kindern nicht zutraut.

Ein sehr selbstbewußter neunjähriger Junge z. B., der um keine freche Antwort verlegen war, wollte auf keinen Fall mit einem Flugzeug über den Ozean fliegen, aus Angst, das Flugzeug könnte ins Meer stürzen und er von einem weißen Hai gefressen werden. Auch weigerte sich der ansonsten so unerschrockene kleine Krieger standhaft, im Wasser zu schwimmen, aus Angst vor dem weißen Hai. Das Meer, der See, das Wasser an sich ist diesen Kindern unheimlich. Sie spielen zwar im Wasser, haben aber Angst, auf einen Krebs zu treten oder einer Qualle zu begegnen, und sind jederzeit bereit, die Flucht aus dem Wasser zu ergreifen.

Das Medorrhinum-Kind ist tagsüber der Schrecken der Klasse und der Tiere. Ein beliebtes Spiel ist es, Kaninchen mit dem Lasso einzufangen. Aber sobald es dunkel wird, erkennt man den kleinen Drangsalierer nicht mehr wieder. Er traut sich nicht, allein auf die Toilette oder in den Keller zu gehen, weil dort der »Hexenmann« lebt. Das Einschlafen geht nur im Schein der Deckenlampe, und wenn er nachts aufwacht, schlüpft er unter die Decke eines Elternteils. Manchmal sieht das Kind auch Dinge, die sonst niemand wahrnimmt.

Es hat auch Angst, in einem Theaterstück auf der Bühne zu stehen. Lampenfieber findet man häufig, seltener Platzangst. Sehr schlimme Ängste brechen aus, wenn sich das Kind zeitlich unter Druck gesetzt fühlt. Die Angst kann so stark werden, daß es glaubt, zu gar nichts mehr fähig zu sein. Darüber hinaus hat es das Medorrhinum-Kind sowieso immer sehr eilig.

Natrium muriaticum

Die konstitutionellen Merkmale – der positive Aspekt

Natrium muriaticum ist von kleiner zierlicher Statur. Alle Teile des Körpers sind gut geformt, aber in Miniaturausgabe. Der kleine, aber sehr harmonische Kopf sitzt auf einem dünnen, schönen Hals. Die kräftigen Nackenmuskeln gehen in wohlgeformte runde Schultern über. Von dort aus laufen kräftige Muskelstränge auf beiden Seiten der Wirbelsäule entlang und halten den Kopf, Rumpf und Nacken sehr schön gerade. Das Gesicht hat einen herrlichen Glanz. Die Augen strahlen und drücken eine Offenheit aus, die stets willkommen heißt, so daß man sich augenblicklich in sie verliebt.

Das Neugeborene

Das Natrium-muriaticum-Neugeborene ist etwas klein und hat vielleicht nicht das erwünschte Gewicht. Sein Nacken ist sehr zart, und man könnte sich dort etwas mehr Muskeln wünschen. Seine Haare sind dunkel, und seine Augen sehen nicht sehr glücklich aus. Wenn die Mutter es anschaut, wird ihr Herz mit Mitleid für dieses kleine Wesen erfüllt. Sie nimmt es an ihre Brust, umarmt es und drückt es. Das Neugeborene atmet tief und ist voller Dankbarkeit für die Liebe, die es von seiner Mutter bekommt.

Der Säugling

Er hat einen guten Tagesrhythmus und schläft gut und viel, nur die Vormittagszeit kann manchmal etwas problematisch werden. Die ersten Monate verlaufen mehr oder weniger reibungslos, außer daß er unter trockener Haut leidet, wenn die Mutter zuviel Brot ißt und zuwenig Frischkost zu sich nimmt. Er bleibt zierlich und klein und nimmt meistens schlecht zu. Auch in den späteren Säuglingsmonaten gibt es keine größeren Probleme. Die Zahnung verläuft wie nach Plan, aber sie geht etwas langsam vor sich wie auch allen anderen Entwicklungsstadien, Krabbeln, Sitzen usw. Körperlich findet man keine Gründe dafür, warum das Kind nicht anfängt zu krabbeln oder warum es sich nicht aufsetzt. Man sagt sich, gut, lassen wir ihm Zeit, es braucht einfach mehr Zeit.

Das Kleinkind

Das Natrium-muriaticum-Kleinkind hat noch nicht angefangen zu laufen. Es krabbelt noch und schnüffelt einfach in seiner gewohnten Umgebung herum. Es ist glücklich bei der Mutter, und Gestilltwerden ist ihm ein Vergnügen. Ansonsten kann es sich gut mit sich selbst beschäftigen. Wenn man mit der Ernährung nicht aufpaßt, neigt das Kind dazu, hin und wieder verstopft zu sein. Sonst gibt es auch hier keine größeren Probleme. In den Sommermonaten ist die Haut empfindlich, neigt zu Hitzepickeln, und in dieser Zeit kann das Kind auch das Dreitagefieber bekommen. Das Laufen lernt es erst zwischen dem 14. und 18. Monat. Es ist ein stilles Kind und äußert sich sehr wenig. Da es nur wenige Laute von sich gibt, ist es eine große Freude für die Eltern, wenn es endlich einmal Mama sagt. Es dauert immer lange, bis es sich das nächste Wort aneignet. Und so geht es Wort für Wort langsam weiter. Es ist kein Schreikind, und auch auf Fragen antwortet es meistens mit einem Augenausdruck oder mit Kopfschütteln. Bis es anfängt, mit Ja oder Nein zu antworten, kann es ewig dauern. Es ißt gerne und hat einen großen Appetit, aber trotzdem bleibt das Gewicht etwas unter dem Normalen.
Die schöne Haut neigt immer wieder dazu, trocken und rissig zu werden. Man merkt es besonders, wenn die Ernährung nicht richtig stimmt: zuviel Trockenes, zuviel Brot, zuwenig Frischkost.
Aber für die Hautprobleme gibt es oft auch seelische Hintergründe, die man vielleicht nicht gleich wahrnimmt. Wenn die Mutter nicht genügend Zeit hat und sich um das Kind nicht voll und ganz kümmern kann oder es keine harmonische Beziehung zwischen den Eltern gibt, zuviel Streit, dann wird das Kind zuerst mit der Haut reagieren. Zugleich geht es ihm auch seelisch nicht gut, und es zieht sich zurück. Es äußert sich nicht, wird immer stiller und trauriger. Die wunderschönen lieblichen Lippen werden ganz trocken, schälen sich, bekommen Risse, besonders

die Unterlippe in der Mitte. Auch nachdem das Kind gelernt hat, richtig zu reden, ist es nicht ausgesprochen redefreudig. Man kann schon Gespräche mit ihm führen, aber sie müssen von irgendeinem Elternteil eingeleitet und gesteuert werden. Es sind tiefere und ruhigere Gespräche, Natrium muriaticum mag keine oberflächlichen Gespräche führen. Auch auf bohrende, in einer unangenehmen Art und Weise gestellte Fragen gibt es keine Antworten, es wird höchstens, wenn es sich zu sehr bedrängt fühlt, vor Wut oder vor Verletzlichkeit in Tränen ausbrechen. Seine Bezugsperson zu Hause ist meistens seine Mutter; ihr erzählt es alles, die anderen erfahren wenig von ihm. Es mag gerne von ihr liebkost werden und auch gerne kuscheln, aber nicht vor anderen Personen, nur in der Stille und auch nicht zu lange.

In den Kindergarten geht es bereitwillig, aber es hält sich erst einmal zurück. Bei den Begegnungen mit anderen Kindern dauert es lange, bis Natrium muriaticum warm wird. Es steht anfangs etwas abseits und beobachtet nur. Meistens wird es von irgendeinem Kind zum Spielen und Mitmachen aufgefordert. Es nickt dann zögernd, aber bald ist es voll dabei und macht mit, lacht und kann nach einer Weile sogar sehr überschwenglich werden. Wenn die anderen Kinder es aber nicht wahrnehmen, dann kann es sehr unbeholfen sein, weiß gar nicht, was es tun soll, und setzt sich meistens ganz still in eine Ecke und beobachtet das Geschehen. In der Regel hat es im Kindergarten auch nur eine Bezugsperson, mit der es aber eine sehr innige Freundschaft entwickelt. Mit den anderen ist es wortkarg, nicht unhöflich oder aggressiv, aber sehr kurz angebunden. Es gibt einfach nur Antworten auf Fragen, aber trägt selber nichts zur Unterhaltung bei.

Das Schulkind

In der Schule behält es seine Eigenschaften, ist still, jedoch aufgeweckt und interessiert und nimmt aufmerksam am Unterricht teil. Alles, was ihm von den Lehrern liebevoll beigebracht wird, nimmt es gut auf und hat keine Schwierigkeiten, es zu verstehen. Es kann sich sehr einfühlsam in eine Sache hineindenken. Seine Aufsätze schreibt es sehr liebevoll mit sauberer Schrift. Seine Zeichnungen sind ausgezeichnet, und später entwickelt es eine Vorliebe für die Geometrie. Auch die Literatur ist manchmal eine seiner Vorlieben. Es mag keine Hast und Eile, und wenn es mal schnell gehen muß oder stressig wird, leidet seine gesamte schulische Leistung darunter, so daß aus einem guten Schüler ein durchschnittlicher wird. Hat es aus irgendwelchen Gründen Schwierigkeiten mit einem Lehrer, dann wird seine schulische Leistung sehr beeinträchtigt. Der Leistungsabfall kann nur auf dieses Fach beschränkt sein oder sich auf alle Fächer ausdehnen. Es ist dann wie eine Denkblockade bei ihm: Eine Empfindung ist vorhanden, aber es kann sie nicht zum Ausdruck bringen. Dieser Zustand kann ihm zum Verhängnis werden, die schulische Leistung wird dadurch noch mehr beeinträchtigt, der Lehrer wird noch böser auf es, die Mutter hat vielleicht auch kein Verständnis. Es kann nicht mehr richtig lernen und verstehen, und dies allein macht es sehr traurig. Jetzt entwickelt es eine Angst vor allem, was bevorsteht. Es kommt in Hast und Eile, vergißt Sachen, die wichtig sind, wird ganz plump und unbeholfen. Wenn es ganz schnell gehen muß, fallen ihm ständig Dinge aus der Hand. Wenn zudem auch noch mit ihm geschimpft wird, verschlimmert sich die Sache noch mehr. Eine Art Haßliebe kann sich entwickeln zwischen dem Kind und der Mutter bzw. zwischen dem Kind und einem Lehrer. Jetzt wäre ein tiefgehendes Gespräch notwendig, indem sehr einfühlsam auf all diese Probleme eingegangen wird. Man muß ganz liebevoll zuhören, Verständnis haben und versuchen, die Dinge wieder in Ordnung zu bringen. Wird das nicht gemacht, fängt es an abzumagern, wobei sein Appetit immer größer wird. Zuerst magert es am Nacken und dann von dort immer mehr nach unten ab. Es kann wie ein Scheunendrescher essen, mehr Portionen als alle anderen, und hat ganz ausgesprochene Abneigungen und Vorlieben. Was das eine Natrium-muriaticum-Kind heiß liebt, kann ein anderes hassen, und so finden wir bei einem eine Vorliebe für Fisch, beim nächsten eine totale Abneigung gegen Fisch. Die meisten dieser Kinder bevorzugen Salz. Das Essen finden sie meistens nicht genügend gesalzen, so daß sie es gar nicht erst probieren, sondern gleich zum Salzstreuer greifen. Es gibt aber auch Natrium-muriaticum-Menschen, denen alles immer zu salzig ist. Brot ist das Allerhöchste für sie, und sie können einen ganzen Laib an einem Tag verzehren. Es ist selten, daß Reis oder andere Getreidesorten bevorzugt werden.

Die Pubertät

Diese fängt schon früh an beim Natrium-muriaticum-Kind, d. h., die psychische Entwicklung, das Zurückziehen, das Abstandnehmen zu den Eltern sind ein relativ früher Vorgang. Es mag jetzt nicht mehr so liebkost, in den Arm genommen und gedrückt werden. Gespräche würde es weiterhin gerne führen, aber es ist sehr vorsichtig geworden. Dies ist auch für die Eltern eine schwierige Zeit; wenn sie vorher nicht genügend Nachsicht aufgebracht haben, in der Ehe Probleme entstehen oder sich eine Haßliebe entwickelt hat, dann wird das heranwachsende Kind immer unnahbarer. Es vertieft sich immer mehr in Romane, vor allem Liebesromane. Es möchte sich schön machen, vor allem die Mädchen möchten schön aussehen. Enttäuschte Kinder finden sich jedoch gräßlich und geben sich auch keine Mühe mehr, weil sie meinen, sie sähen sowieso furchtbar aus. Sie ziehen sich einfach irgendwie an, um nicht aufzufallen. Nur bei ganz außergewöhnlichen Gelegenheiten geben sie sich doch einmal sehr viel Mühe, aber dann reicht es nur noch für ein Mittelmaß. Die Mädchen neigen dazu, wie eine wilde Range zu sein, und die Jungen tendieren dazu, mädchenhaft zu werden. Und so vergeht ihre einsame Jugend, bis sie sich eines Tages Knall auf Fall verlieben. Auf einmal wird das Leben hell, strahlend, voller Freude und Glück. Sie vergessen jeglichen Kummer und leben auf einer rosa Wolke. Ach, wenn doch dieser Zustand ewig anhalten könnte!

Wie Sie das Natrium-muriaticum-Kind fördern können und was Sie beachten sollten

Sehr eigenständige Kinder, die dazu neigen, zuviel Fremdverantwortung auf sich zu laden.

Säugling und Kleinkind
- Versuchen Sie das Kind davor zu schützen, daß es sich zu sehr abkapselt und vereinsamt.
- Seien Sie vorsichtig mit Kritik.
- Das Kind ist emotional sehr verletzbar, läßt sich das aber nicht so leicht anmerken.
- Sein Selbstwertgefühl ist nicht sehr stark.

- Sparen Sie nicht mit Lob und Anerkennung.
- Das Kind ist sehr selbstkritisch und ignoriert gerne Komplimente.
- Achten Sie seinen Wunsch nach einem sauber aufgeräumten Zimmer; es würde am liebsten sein Zimmer und seine Spielsachen verschließen, damit andere keine Unordnung hineinbringen.
- Beugen Sie übermäßigem Fernsehkonsum durch die Förderung seiner künstlerischen Talente vor.
- Wenn das Kind sehr verschlossen ist und wenig Kontakte zu anderen Kindern hat, sollten Sie ihm ein Tier schenken – diese Kinder können sehr gut mit Tieren umgehen.

Schulkind
- Zeigen Sie Ihrem Kind echte Anteilnahme an seinem Tagesablauf in der Schule.
- Nehmen Sie sich Zeit, und warten Sie, bis es Ihnen antwortet.
- Routinemäßige Fragen, z. B. »Wie war es heute in der Schule?«, können das Natrium-muriaticum-Kind entweder auf die Palme bringen oder lassen es eiskalt.
- Es reagiert allergisch auf Ihre Beileidsbeteuerungen oder halbherzigen Tröstungsversuche. Dadurch wird es entweder wütend, oder es verschließt sich noch mehr.
- Ein Natrium-muriaticum-Kind wird Sie nicht so leicht um Hilfe bei den Hausaufgaben bitten. Bieten Sie ihm daher rechtzeitig die Unterstützung an.
- Es kann bei schlechten Noten in Tränen ausbrechen.
- Versichern Sie ihm, daß dies nicht schlimm ist und Sie es mit all seinen Fehlern von Herzen liebhaben.
- Ermutigen Sie es, Tagebuch zu schreiben. Dadurch lernt es, seinen Gefühlen Ausdruck zu verleihen, und außerdem wird sein Talent zum Schreiben gefördert.
- Das Kind kann sehr nachtragend sein. Besprechen Sie alle Situationen, in denen sich das Kind ungerecht behandelt fühlte, und entschuldigen Sie sich bei ihm, wenn Sie sich einmal nicht richtig verhalten haben.
- Wenn es am Abend Streit gegeben hat, so sollten Sie vor dem Schlafengehen alles bereinigen. Sprechen Sie nochmals alles gemeinsam

durch, und lassen Sie den Tag friedlich ausklingen. So beugen Sie Schlafstörungen vor und verhindern, daß es sich permanent unverstanden fühlt und auf Sie wütend wird.

- Die Schlafstörungen können sehr mannigfaltig sein. Es kann schlafwandeln, Alpträume haben oder ins Bett machen.
- Lasten Sie dem Kind nicht zuviel Verantwortung auf, da es sich sowieso für alles verantwortlich fühlt und sich häufig selbst anklagt, weil es seine eigenen hohen Erwartungen nicht erfüllen kann.
- Erfüllen Sie ihm seine Herzenswünsche! Geben Sie ihm keinen Anlaß, seine Ängste zu kultivieren.

Zusammenfassung der wesentlichen Symptome

Geistige und allgemeine Symptome
- ein wichtiges Mittel für Kinder mit *Lernschwierigkeiten*, für Schulkinder zwischen 12 und 16 Jahren, und Studenten
- ein intelligentes Kind, aber es wirkt dumm, kann nicht zuhören
- Abneigung und Unverträglichkeit gegen Hitze, Sonne und überheizte Räume
- läuft gerne barfuß, friert nach dem Schlafen, schlechter 15–18 Uhr
- Spätentwickler, lernt spät laufen und sprechen
- Säugling wird früh sauber, mag nicht geliebkost werden
- kann nie die richtige Liebe finden, oder sie hält nicht lange
- möchte alles selber machen; je stärker es sich fühlt, desto weniger Trost braucht es von anderen Menschen
- will keinen Trost und keine Hilfe; am besten kann man es trösten, wenn man ihm die Gelegenheit gibt, sich auszusprechen
- wenn es ihm schlechtgeht, *möchte es alleine sein*
- *läßt sich nicht von dem trösten, der es beleidigt hat*
- Haßgefühle sind sehr stark und kommen immer wieder hoch
- aus einer Familie, in der zuwenig Liebe gegeben wurde, kann sich ein Natrium-muriaticum-Kind entwickeln
- gerät immer wieder in Situationen, wo es etwas erwartet, aber es nicht bekommt
- lacht viel, sogar wenn es unangebracht ist

Kopf
- Kopfschmerzen besser durch Nackenmassage und sanfte Bewegung an der frischen Luft
- möchte, *daß man sich nicht um es kümmert*
- verlangt nach kalten Umschlägen
- Kopfschmerzen beginnen morgens beim Aufwachen
  Varianten:
  beginnen morgens, *kommen und gehen mit der Sonne*
  nehmen zu und ab mit der Sonne
  gehen abends weg
  kommen um 10 Uhr morgens, halten bis 15 Uhr an
- Kopfschmerzen in Stirn und Schläfen berstend, stechend, starkes Hitzegefühl in Kopf und Gesicht, oft mit Übelkeit und Erbrechen
- Kopfschmerzen sind mit den Menses verbunden – vor, während, nach der Menses
- Schulmädchenkopfschmerz; bei viel geistiger Anstrengung mit Blaßwerden
- schlimme Kopfschmerzen, wie von einer Klammer zugedrückt oder wie von tausend kleinen Hämmern
- Kopfschmerz durch:
  zuviel arbeiten, sowohl *geistig* als auch körperlich
  Lernen, Lesen, *Augenanstrengung*
  Aufregung, Streß
  nach einer Kopfverletzung
  Warmwerden, *Sonne,* Hitze
  je stärker die Kopfschmerzen, um so mehr schwitzt das Kind
  nach Meningitis
- *Hautausschlag am Haaransatz,* besonders im Nacken; Absonderung ätzend und wundmachend

Augen
- sieht wie durch Flocken, sieht feurige Zickzacklinien, Kurzsichtigkeit
- trauriger Ausdruck
- große Empfindlichkeit gegen Licht und Sonne
- Tränensack füllt sich mit Luft beim Schneuzen

- *beim Lesen tanzen die Buchstaben zusammen*
- Katarakt, der langsam eintritt, besonders wenn zuviel Salz oder zuviel Süßigkeiten gegessen wurden

Nase
- erst Fließschnupfen, bald danach Nase verstopft mit Heiserkeit, Husten und dickem Schleim aus der Nase
- typische Absonderung: dick oder dünn, klar, eiweißartig
- die linke Seite oft mehr entzündet als die rechte
- *hauchdünne Krusten in der Nase*
- bei Erkältungen ist der *Geruchs- und Geschmackssinn verloren*
- hintere Nasengänge oft sehr trocken
- bei chronischem Schnupfen Verlangen nach Salz und Abneigung gegen Brot
- Kopf ist sehr empfindlich gegen Kälte, verstopfte Nase durch Kälte
- *Heuschnupfen*

Gesicht
- *Sonnenallergie*
- Akne in der Pubertät und Hautausschläge entlang der äußeren Gesichtskonturen

Mund
- Zahnfleisch und Zähne empfindlich gegen Wärme, Kälte und Essen
- *Aphthen,* besonders auf der Zunge
- *»Landkartenzunge«,* auch weiße Zunge
- Geschmacksverlust: dem Kind schmeckt nichts, und es kann auch nichts schmecken
- *Gefühl eines Haares auf der Zunge,* besonders bei Kindern
- trockene, rissige Lippen: *Riß in der Mitte der Unterlippe*
- viele Ausschläge im Mundbereich, Lippen, Herpes, sogar in der Nase

Hals
- immer trocken, muß sich ständig räuspern
- räuspert durchsichtigen Schleim hoch

368

– Kloßgefühl im Hals, verbunden mit Durst und trockenem Hals – *Fischgrätengefühl*
– kein Speichelfluß – *kann nichts Trockenes essen und muß dazu trinken*

Magen
– sinkende Schwäche, *Leeregefühl von 10–11 Uhr mit Angstgefühl* und Pulsieren
– manchmal Schwäche ohne Hunger
– *Reiseübelkeit, besonders wenn es heiß wird*
– Abneigung gegen Speisen – aber Hunger; kann sehr viel essen, nimmt dabei ab, besonders am Nacken
– durstig, aber will nichts trinken außer sprudelnden Getränken
– Verlangen nach *Stärkehaltigem, Salz* und Saurem, *Bitterem,* Ingwer, *Schokolade, Brot,* Joghurt, *Fisch,* Milch, *kalten Getränken*
– Abneigung gegen Austern, Brot, Fleisch, Tabak, Kaffee, *lieblos zubereitete Speisen*
– verträgt schlecht: Fett, Wein, Frühstück
– ißt ohne Appetit – *am wohlsten fühlt es sich ohne regelmäßige Mahlzeiten*
– Nahrungsmittelallergien
– viel saures Aufstoßen nach dem Essen mit Sodbrennen, Blähungen, Herzklopfen
– muß beim Essen trinken
– bei Säuglingen heftiger Schluckauf noch Stunden, nachdem das Kind sich satt gegessen hat oder wenn die Milch zu konzentriert war; wenn es genug getrunken hat, bekommt es keinen Schluckauf
– Kind schwitzt beim Essen
– hat großen Durst auf Mineralwasser

Verdauung
– Durchfall meist am Tag, morgens nach dem Aufstehen und beim Umhergehen
– Verstopfung, sehr hartnäckig, krampfhaftes Zusammenziehen des Afters, so daß er rissig wird und blutet

Husten
- berstender Kopfschmerz beim Husten, es sticht und schlägt im Nakken beim Husten
- Hitze im Kopf
- Auswurf sauer und salzig
- am Tag müde und schläfrig, nachts schlaflos vor Husten
- Heuasthma, allergischer Husten

Menses
- vor den Menses traurig mit Herzklopfen, reizbar und *Akne*
- Schock oder Kummer beeinflussen die Menses
- schmerzhafte Menses, vorher Übelkeit oder Durchfall
- Krämpfe mit Brennen und Schneiden in der Lende vor und während der Menses

Harnwege
- Bettnässen
- Jungen *können nicht in einer öffentlichen Toilette urinieren*

Fieber
- Schüttelfrost gegen 10–11 Uhr früh, beginnt in den Extremitäten, werden blau, Kopfweh dabei
- verbunden mit großem Durst auf etwas Kaltes
- Hitze verschlimmert
- Gesicht rot, viel Hitze, stumpfsinnig, Schweiß erleichtert
- *bitterer Geschmack im Mund*

Haut
- Akne, fettige oder trockene Haut
- Herpes, Schuppenflechte, Ekzeme: *Beugeseiten*, Knie- und Ellbogen, hinterm Ohr, Hinterkopf, Nacken, *Haaransatz*
- feuchte, klebrige Absonderung, die die Haare verfilzt
- helle Krusten wie Baumharz besonders am Hinterkopf und Nacken
- *Nesselsucht durch die Sonne*
- Furunkel, besonders an Stirn, Gesicht und Nacken

Nägel
- *Niednägel,* eingewachsene Nägel
- *trockene und rissige Haut um die Nägel*
- Nägelbeißen

Die Ängste von Natrium muriaticum

Das Kind leidet sehr unter Ängsten, z. B. vor Dunkelheit, Gewitter, Einbrechern, Schlangen, Spinnen und Insekten. Es hat auch Angst, um eine Ecke zu gehen, weil sich dort etwas Schreckliches verbergen könnte. Platzangst und Höhenangst sind ebenfalls verbreitet. In der Schule hat es große Angst, etwas falsch zu machen oder vor der Klasse zu sprechen. Das älteste Kind in einer Familie macht sich oft große Sorgen um die kleineren Geschwister.

Fallbeschreibung
Der sechsjährige Sebastian ist ein sehr angespanntes Kind. Er kommt nicht aus sich heraus und mag es nicht, wenn über ihn oder seine Symptome gesprochen wird. Er leidet an Durchfall, der vor allem abends, nach starken körperlichen Anstrengungen, bei denen er sich völlig verausgabt, auftaucht. Wenn es abends spät wurde, kann der Durchfall auch morgens nach dem Aufstehen auftreten. Dabei hat er keine Bauchschmerzen. Nach solchen körperlichen Anstrengungen wie Schwimmen, Radfahren, Rennen, Tischtennisspielen ist er wie ausgehungert und braucht viel Nahrung. Er sieht mager und muskulös aus. Nachts schwitzt er stark, wobei der Schweiß beim Abtrocknen weiße Ränder auf seinem Schlafanzug im Brustbereich hinterläßt.
Sebastian lebt in ständiger Anspannung. Seine Bewegungen sind abgehackt, und nur ganz selten wirkt er gelöst. Er spricht oder singt ständig dieselben Liedabschnitte oder Werbesprüche, wie eine hängengebliebene Schallplatte. Er sagt selbst: »Mir schwirrt es dauernd im Kopf herum.« Dabei wirkt er sehr angespannt. Er ist sehr gewissenhaft; wenn er weggeht, sagt er selbst, wohin er geht und für wie lange er weggeht. Im Zeugnis schreibt seine Lehrerin, er macht sich oft Sorgen um seine Leistungen, obwohl er es gar nicht nötig hat. Mit der älteren Schwester hat

er ein starkes Konkurrenzverhalten, er will genauso gut oder besser als sie sein. Auch in einer Gruppe von Kindern strengt er sich ständig an, einen guten Platz zu erringen und anerkannt zu sein. Er leidet, wenn er bei führenden Rollen nicht berücksichtigt wird. Er nimmt Stimmungen von anderen sehr feinfühlig wahr und ist einfühlsam, wenn es anderen schlechtgeht.

Sebastian bekam NATRIUM MURIATICUM in der LM 120, und die Mutter berichtete, daß das Mittel bei ihm sehr viel Positives bewirkt hat. Er ist wieder aufgeschlossener und lebendiger geworden, zeigt seine Gefühle, genießt es, in den Arm genommen und gestreichelt zu werden. Er ist sehr hilfsbereit und kooperativ innerhalb der Familie geworden, und natürlich ist auch der Durchfall verschwunden.

Phosphor

Die konstitutionellen Merkmale – der positive Aspekt

In der vollen Entfaltung all seiner leicht entflammbaren Kräfte, Talente und vor allem seiner Begeisterungsfähigkeit gleicht Phosphor einem wirbelnden Feuergott, einer tanzenden Flamme.

Der Phosphor-Mensch ist hochgewachsen, zumindest erscheint er durch seine aufrechte Haltung groß. Seine Haut ist hell und gut durchblutet. Die blonden bis rötlichen Haare sind weich und geschmeidig wie Seide, dabei aber kräftig und sehr lang. Der große, schlanke, geschmeidige und wohlgeformte Körper ist kraftvoll, das Gesicht schmal und abgerundet, mit großen mandelförmigen Augen. Die langen Wimpern sind leicht geschwungen, die Augenbrauen erstrecken sich oft bis zu den Schläfen. Der lange Schwanenhals geht über weiche, runde Schultern in die wohlgeformte Brust und in den Rücken über.

Der Phosphor-Mensch ist voller Lebensfreude und Kraft, immer aktiv, mit flinken, schnellen, tänzerischen Bewegungen. Nichts daran ist überflüssig; eine Bewegung geht in die andere über. Er scheut sich vor keiner Arbeit, ist freundlich und herzlich zu jedermann, sein Gegenüber fühlt sich gleich willkommen und zu Hause. Es herrscht eine große Lebendigkeit, und der Gast verliert das Gefühl von Zeit und Raum. Mit Musik, Erzählungen, Besichtigungen, Spaziergängen, gemütlichem Zusammensitzen auf der sonnigen Terrasse, Kaffee, Kuchen und vielen Kleinigkeiten wird der Gast bedient und unterhalten. Schade! Es ist schon Zeit, nach Hause zu gehen.

Der Phosphor-Mensch ist gerne mit anderen zusammen und wird auch selbst gern aufgesucht. Man liebt es, in seiner Nähe zu sein, seine heilsame Ausstrahlung zu genießen und an seinem sonnigen Wesen teilzuhaben.

Das Neugeborene

Mit langen, schlanken Armen und Beinen kommt das Phosphor-Kind auf die Welt. Seine Augen strahlen, und sein Körper leuchtet fast. Es lächelt die Mutter an und schmiegt sich an sie. Freudig nimmt es die Nahrung seiner Mutter an und genießt sie. Das darauffolgende Bad ist ein Tanz der Natur.

Der Säugling

Er ist die Freude der Familie. Jeder kümmert sich um ihn. Er lacht einen immer an und ist nicht anspruchsvoll. Man hat ihn einfach gerne, massiert und badet ihn, dabei schwimmen die goldenen Locken aufgrund ihres ausgewogenen Fettgehaltes auf dem Wasser. Man trägt ihn, schmust und herzt mit ihm, wickelt ihn und spielt mit ihm, nimmt ihn mit in die Sonne und an die frische Luft. Gerne schläft er draußen in der Natur, im Kinderwagen im Garten. Er wächst und gedeiht gut, bekommt lange Beine und einen schlanken Hals. Er krabbelt und sitzt bald, aber nicht verfrüht. Der erste Zahn ist einfach ein freudiges Ereignis. Stehen, Laufen, Sprechen, alles entwickelt sich natürlich im Laufe der Zeit.

Das Kleinkind

Wenn das Kind nicht in dieser natürlichen Weise großgezogen wird, wie es sein Wesen verlangt, wenn zuviel Vernunft hineingebracht wird, dann erkrankt unser »Sonnenschein« Phosphor doch. Dabei spielt z. B. die Angst der Mutter vor zu kalter Luft oder die Verabreichung schädlicher Medikamente entgegen der eigenen, inneren Überzeugung oder zu frühes Zufüttern und vieles mehr eine Rolle. Vor allem sind seine Atemwege und Lungen anfällig, aber auch der Magen-Darm-Bereich reagiert mit Durchfällen, und die Blase wird schwach. Die Haut kann auch »mit Wut«, d. h. mit rauhen, entzündlichen Rötungen reagieren.
Trotz allem erholt sich das Kind erstaunlich schnell, wenn man es der Natur überläßt und auf eigene hilflose Versuche verzichtet. Meistens reagiert das Phosphor-Kleinkind bei akuten Infektionen mit hohem Fieber, Schwäche, Schwindel und Frieren. Die Augen leuchten krankhaft.

Meist hat es keinen Hunger, aber großen Durst auf Kaltes. Bei subakuten Infekten (d. h. bei weniger heftigen Erkrankungen) behält das Phosphor-Kind einigermaßen seine Lebendigkeit und hat sogar einen gesteigerten Appetit. Es mag am liebsten eher leichte und flüssige Speisen, aber mit Pfiff. Es trinkt gern eiskalte Getränke – Cola belebt das Phosphor-Kind sehr – oder fruchthaltige Getränke, z. B. Ananasshake, und liebt Salate mit Mayonnaise sowie mit Ananas oder Mandarinen, Reis mit Gemüse oder auch eine Hackfleischsuppe. In dieser Phase verzichtet es eher auf Brot und Getreide, was es sonst sehr gerne mag, sowie auf Süßes, außer vielleicht auf Eiscreme.

Das Phosphor-Kind mag gerne essen und braucht auch viel, um seine Kraft zu erhalten. Das Essen soll gut schmecken, einfach, aber fein gewürzt sein. Salz ist wichtig, andere Kräuter können das Salz nicht ersetzen. Maßlose Anwendung von Gewürzen und Kräutern, um die Geschmacksnerven zu reizen, erträgt es nicht. Seine ästhetische Natur leidet darunter, und es erkrankt. Es liebt einfache, gute Süßspeisen, die ohne großen Aufwand zubereitet werden, aber trotzdem ein Genuß sind. Ansonsten erforscht das Phosphor-Kind seine Umgebung. Es probiert einfach alles, stellt auch so manchen Unfug an, ist beliebt bei allen. Angst scheint es nicht zu kennen, außer einer fast panischen, tiefsitzenden Angst vor den Naturgewalten. Wenn es blitzt und donnert, flüchtet das sonst furchtlose Phosphor-Kind voller Schreck in die Arme der Mutter. Ein starker Wind oder hohe Wellen können die gleiche Furcht auslösen. Es mag nicht alleine ins Bett gehen, da es Angst hat. Außerdem liebt es, beim Einschlafen zu kuscheln. Das Licht soll weiterhin brennen, wenn die Eltern weggehen.

Bei Phosphor kann man keine starren Grenzen zwischen den verschiedenen Altersstufen ziehen. Bei ihm verschmilzt eine Phase nahtlos mit der anderen. Immer neue Eigenschaften kommen zur Entfaltung.

Das Schulkind

Das Kind liebt seine Mutter innig und hat eine tiefe Bindung zum Vater und allen Geschwistern, aber auch eine herzliche Beziehung zu allen näheren und entfernten Verwandten, Freunden und Bekannten.

Fürsorglich kümmert es sich um alles im Haus. Es ist rührend bemüht, wenn jemand leidet oder krank ist, verbringt manchmal Stunden mit Vorlesen, Erzählen, Händehalten, Singen, Musizieren oder einfach Dabeisein. Wenn die Eltern überängstlich sind und ihre Ängste auf es übertragen, so wächst in ihm ängstliche Besorgnis für die von ihm geliebten, ihm nahestehenden Menschen.

Das schöne Wesen kann auch gereizt werden, wenn zuviel Kraft z. B. durch Angst verlorengeht. Das kommt aber besonders dann vor, wenn das Kind Hunger hat und nicht sofort etwas Nahrhaftes und Aufbauendes bekommt. Es kann dann nichts anderes empfinden als die große Leere in sich. In diesem Zustand können die Anforderungen der anderen es sehr auslaugen und reizbar machen.

Ist es gezwungen, irgend etwas Minderwertiges zu sich zu nehmen, um den Hunger zu befriedigen (z. B. Schokolade), dann ist die Laune zwar erst mal besser, aber es mag dann nicht mehr stark beansprucht werden. Es ist auch nicht dazu aufgelegt, die Hausaufgaben oder sonstige Arbeiten zu erledigen. Wenn es über längere Zeit so leben muß, zieht sich das Kind immer mehr zurück, wird in allem lethargischer und langsamer, mit zunehmender Abhängigkeit seines Wohlbefindens von der Anteilnahme und Zuwendung anderer. Es erkrankt immer häufiger an Bronchitis, die meist als harmloser Schnupfen anfängt, sich in die Länge zieht und dazu neigt, in eine Lungenentzündung überzugehen. Dieses Phosphorkind ist dann nur in Notfällen oder bei außergewöhnlichen Situationen in die alte Aktivität zurückzubringen.

In der Schule nimmt es rege am Unterricht teil, springt als erstes auf, wenn irgend etwas zu übernehmen ist, besonders wenn es außer der Reihe ist. Es hat ein sehr gutes Auffassungsvermögen und geht alles mit Leichtigkeit an. Mit ein bißchen mehr Mühe zu Hause könnten alle Noten immer »sehr gut« sein. Aber Phosphor hat eben außerdem noch sehr viele Interessen, Freunde und Hobbys wie Musizieren, Tanzen, Basteln, Malen, Schlittschuhlaufen, Kochen, Stricken usw.

Das Phosphor-Kind ist immer für irgendwelche Veranstaltungen, Theaterstücke, Feste usw. zu haben. Mit seiner aktiven Teilnahme und seinen vielfältigen praktischen und schönen Ideen trägt es entscheidend zum Gelingen bei.

Die Pubertät

Die Zeit der frühen Kindheit ist so schnell um. Das Phosphor-Kind wächst bald zu einem Jugendlichen heran, und andere Interessengebiete zeigen sich. Das Leben wird etwas ernsthafter betrachtet, aber mit genausoviel Freude und Lebendigkeit. Die Zeit reicht gar nicht für alle Aktivitäten. Also werden die Abende immer länger, um das Leben in seiner Vielfalt zu genießen. Jedoch bleibt der Phosphor-Jugendliche immer frisch und lebendig. Der tiefe, wenn auch kürzere Schlaf ist erholsam. Notfalls kann er auch einmal am Wochenende nachgeholt werden. In der Regel wacht Phosphor früh auf, voller Tatendrang und Kraft. Die Träume sind meistens sehr angenehm, manchmal von fast prophetischer Natur. Jedoch können Alpträume entstehen, wenn abends zu spät und zuviel »Schönes« gegessen wird. Der Vollmond reizt ihn oft zum Herumgeistern in der Stille der Nacht. Kombiniert mit einem Alptraum kann der Phosphor-Nachtwandler allen einen Schrecken einjagen.

Phosphor geht oft im frühen Teenageralter eine tiefe Beziehung zum anderen Geschlecht ein, die lebenslang anhalten kann.

Wie Sie das Phosphor-Kind fördern können und was Sie beachten sollten

Das Phosphor-Kind ist ein Energiebündel, das durch seine Begeisterungsfähigkeit zum Mittelpunkt des Familienlebens wird.

Säugling und Kleinkind

- Sorgen Sie für pünktliche Still- und Mahlzeiten. Das Kind kann durch eine Unterzuckerung Kopfschmerzen bekommen und sehr gereizt reagieren.
- Denken Sie daran, daß es eventuell durch Ihr starkes Parfüm oder Tabakrauch Kopfweh bekommt. Das kann ein Grund für unerklärliches Weinen sein.
- Dasselbe gilt auch für Autoabgase.
- Es braucht Licht zum Einschlafen, aber mehr noch die körperliche Nähe der Eltern.
- Essen Sie in der Stillzeit nicht zuviel Süßes, statt dessen lieber Obst,

aber nicht zuviel sehr süßes Obst. Das Kind wird dadurch eher schnell wieder hungrig und kann es dann vor nagendem Hunger kaum aushalten. Auf diese Weise kann es sein, daß es alle zwei Stunden gestillt werden möchte.

- Sie können es beruhigen durch Trost, Streicheln und Stillen oder Füttern.
- Bei Bauchschmerzen sollten Sie ihm Kaltes zum Trinken anbieten, aber keinesfalls warme Milch geben.
- Spenden Sie ihm bei Gewitter und Sturm Mut und Ihre Geborgenheit.

Schulkind

- Scheuen Sie sich nicht, ihm bei Husten eiskalte Getränke anzubieten, auch wenn Sie vielleicht gelesen haben, daß man bei Husten nichts Eiskaltes trinken dürfte. Das Phosphor-Kind braucht eiskalte Getränke. Sie tun ihm gut und bessern langfristig seine Beschwerden, indem sie ihn allgemein entspannen. Es muß zwar kurzfristig mehr husten, kann aber viel Schleim rausbringen, wodurch der Husten gebessert wird.
- Drosseln Sie sein Verlangen, Cola zu trinken. Geben Sie ein kleines Stückchen Brot oder Fleisch in ein Glas Cola, und erklären Sie ihm, daß seine Leber, auf lange Sicht gesehen, ähnlich zersetzt wird wie das Stückchen Brot oder Fleisch.
- Phosphor hat die bemerkenswerte Fähigkeit, sich in kürzester Zeit zu regenerieren. Fördern Sie dieses Talent, indem Sie es lehren, sich rechtzeitig zu entspannen oder besser noch regelmäßig kurze Pausen zu machen.
- Das Kind ist sehr kontaktfreudig. Stellen Sie sich auf eine Vielzahl von Geburtstagseinladungen von anderen Kindern ein und auf eine riesige Geburtstagsparty.
- Es hat eine Schwäche für Süßigkeiten. Beugen Sie einer Unterzuckerung und maßlosem Süßigkeitenkonsum vor, indem Sie Schalen mit Obst, Nüssen (besonders Mandeln tun ihm gut), Rosinen, Datteln und Crunchs (in Honig und Butter geröstete Haferflocken) auf den Tisch stellen.
- Fragen Sie nach seinen Träumen, manchmal zeigt sich in ihnen eine hellseherische Ader.

- Es kann hellsichtig veranlagt sein. Gehen Sie sehr achtsam und respektvoll mit dieser Gabe um, wenn es ihnen erzählt, welche Wesen es in der Natur wahrnimmt.
- Die beste Zeit für die Verabreichung von PHOSPHOR ist gleich nach dem Vollmond und bei abnehmendem Mond.

Zusammenfassung der wesentlichen Symptome

Geistige und allgemeine Symptome
- hochgewachsene, schlanke, graziöse Kinder, sensibel und feinfühlig
- starke Gewichtsabnahme bei akuten Krankheiten, große Schwäche, nervöse Erschöpfung und Zittern, auch Verlust von Körpersäften, fühlt sich völlig erledigt
- kann sehr plötzlich schwach werden, als ob aus einem Luftballon die Luft rausgelassen wird
- friert leicht, braucht Sonne und Frischluft
- Schienbeinschmerzen durch zu schnelles Wachsen
- für Kinder, die zu schnell wachsen, mit gebeugter Haltung
- Temperament: begeisterungsfähig, *leidenschaftlich,* voller Lebensfreude und Lebenslust, künstlerisch begabt, kreativ, *phantasievoll,* mitleidend, *braucht viel Streicheleinheiten*
- Angst vor Gewitter, *gewaltigen Ereignissen, vor allem in der Natur,* im Dunkeln
- übernimmt Ängste von anderen, vorm Alleinsein, Verlassenwerden

Modalitäten
- Verschlechterung durch: links liegen, abends, beim Zwielicht, Berührung, warme Speisen und Getränke, starke Gewürze und Gerüche, Wetterwechsel und Gewitter, feuchtes Wetter
- Besserung durch: *Trost, Streicheln,* Schlaf, Massieren, Waschen mit kaltem Wasser, Wärme (außer Kopf und Magen), Essen

Kopf
- feine, seidige, glänzende Haare, rötlich oder blond
- Kopfschuppen lösen sich, als ob es schneit; Hände voll Haarausfall

– Kopfschmerzen:
durch *Hunger*
durch plötzliches Absinken des Blutzuckerspiegels; etwa zwei Stunden nachdem viel Süßes gegessen wurde wieder Heißhunger auf Süßes
durch reizende Stoffe, wie Parfüm, Tabakrauch, durch Autoabgase (Diesel ist am schlimmsten)
durch Überarbeitung, wenn es sich zwischendurch nicht erholen kann
durch Nasennebenhöhlenentzündung mit Übelkeit und Erbrechen
– besser durch eiskalte Kompressen für den Kopf, frische Luft, Druck und Schlaf, schlechter in warmen Räumen

Augen
– strahlend, weit geöffnet oder eingefallen mit blauen Schatten und geschwollenen Lidern
– Kurzsichtigkeit
– Lähmung des Augennervs bis hin zur Erblindung
– lichtscheu, empfindlich gegen Sonne
– visuelle Wahrnehmungsänderungen, Lichtblitze

Ohren
– kann die menschliche Stimme nicht hören
– blutige Ohrenentzündung

Nase
– *Nasenbluten hellrot,* auch im Schlaf oder während der Menses, durch Husten und Niesen
– Schnupfen mit blutig-schleimigem Sekret, schluckt es nach unten in die Bronchien
– Heuschnupfen: heftige Niesanfälle mit viel Sekretabsonderung, jukkenden Augen und Nasenbluten

Gesicht
– errötet leicht vor Schüchternheit, wenn es vor der Klasse spricht
– trockene, rote, aufgesprungene Lippen im Winter

380

Mund
- leicht blutendes Zahnfleisch, lange dünne Zähne, lange dünne Zunge
- Soor und Aphthen durch saure Nahrung

Hals
- häufiges *Halsweh mit Heiserkeit, schlimmer durch Sprechen* und Husten, *besser durch eiskalte Getränke*
- häufiges Räuspern, Stimmverlust

Lungen
- schwache Lunge, häufiger Husten, schlechter durch kalte Luft, *links liegen,* Aufregung, Essen, Lachen, Trinken, Sprechen, morgens, Sonnenuntergang bis Mitternacht, Einatmen
- schmerzhafter Husten, muß sich den Brustkorb halten, *Brennen* beim Einatmen, Verlangen nach eiskalten Getränken
- Lungenentzündung bei Säuglingen

Magen
- Verlangen nach: Speiseeis, Eiswürfeln, heißem Essen, dazu eiskalte Getränke, Gurken, Süßigkeiten, Mandeln, salzigen Chips, Zitronen, gutgewürztem Essen, Fisch
- Abneigung gegen fettes Fleisch, Fisch, Schweinefleisch
- großer Durst auch nachts
- morgens großer Hunger oder nachts vorm Schlafen
- Unruhe und Reizbarkeit, besser durch Essen
- Übelkeit und Erbrechen, besser durch frische Luft, schlechter durch warme Anwendungen und warme Räume
- sobald das Getränk sich im Magen erwärmt, erneutes Erbrechen
- Hunger um 11 Uhr mit Schwindel; muß häufig essen, fühlt sich sonst schwach
- Bauchschmerzen besser durch Streicheln, Trost, Essen, Eiscreme und kalte Getränke, schlechter durch *warme Milch*
- sinkendes Gefühl im ganzen Bauchraum

Rektum
- Durchfall schmerzlos, wäßrig, spritzt raus, schlechter morgens

– Verstopfung: kleine Kügelchen, langer dünner Stuhl (Bleistiftstuhl), sitzt lange auf dem Klo
– große Schwäche nach dem Stuhl, *After steht offen, Gefühl, als bliebe der After offen*

Blase
– Bettnässen durch Aufregung auch beim Spiel

Genitalien
– Periode: stark, hellrot, mit Schwindel, Durchfall oder Hitzegefühl, kurzer Zyklus, vor Menses Nasenbluten

Haut
– sehr trockene Haut, Fischschuppenhaut; *kleine Wunden bluten leicht*
– starkes Schwitzen durch Aufregung an Händen, Füßen, Kopf und Brust

Fallbeschreibung

Das Phosphor-Kind muß sofort etwas zu essen haben, wenn es Hunger hat. Sein Schreien ist die treibende Kraft, die selbst einen sehr phlegmatischen Menschen Hechtsprünge nach etwas Eßbarem für das Kind machen läßt. Durch diese Grundkonstellation und die Verkettung von einigen unglücklichen Zufällen bekam ein acht Monate alter Junge seine warme Milch in einer seit langem nicht gesäuberten Flasche. Er nuckelte gierig die ganze Flasche leer, und schon nach zehn Minuten kam das erste Erbrechen. Man ahnte Fürchterliches: bakterielle Lebensmittelvergiftung. Das Kind schrie nach etwas zu trinken. Warmen Tee verweigerte es, und kaltes Wasser trank es gierig, woraufhin es wieder erbrach. Darauf wurde ARSEN, das wichtigste Mittel bei Lebensmittelvergiftung, gegeben. Doch es konnte das Brechen und die schmerzhaften Magenkrämpfe nicht stoppen, auch BRYONIA zeigte keine Wirkung.

Nachdem das Kind etwa sechsmal in einer Stunde erbrochen hatte und immer schwächer wurde, gab es nur noch eine Möglichkeit: den inneren Heiler des Kindes um Hilfe zu bitten. Also hielten die ratlosen und verzweifelten Eltern dem kleinen Winzling ihre Schatulle mit etwa hundert homöopathischen Mitteln hin. Das Kind schrie natürlich ununterbrochen, aber als es die Glasröhrchen sah, hörte es sofort damit auf, schien einige Sekunden zu »überlegen« und griff zielsicher nach PHOSPHOR C 200. Jetzt fiel es den Eltern erst auf, daß das Kind nicht sofort nach dem Trinken erbrach, sondern erst nachdem das Wasser im Magen warm geworden war: ein typisches Symptom für Phosphor. Nach der Verabreichung von Phosphor hörte das krampfhafte Erbrechen sofort auf. Das Kind wurde ruhig und fiel in einen tiefen heilsamen Schlaf. Nach etwa sechs Stunden wachte es auf, wurde unruhig, erbrach wieder. Die Phosphor-Gabe wurde wiederholt, und das Kind genas völlig.

Die Ängste bei Phosphor

Das Phosphor-Kind ist sehr aufgeregt, wenn etwas Neues bevorsteht, und kann mit Kopfschmerzen, Übelkeit, Erbrechen oder Durchfall reagieren. Aufgrund seiner Empfindsamkeit reagiert es leicht auf Störungen in der Atmosphäre. Bei Gewitter und Sturm bekommt es panische Angst, aber auch Störungen der familiären Atmosphäre bedrücken und ängstigen es. Häufig spürt es schon lange im voraus, wenn ein häusliches Gewitter bevorsteht, und es macht sich viele Sorgen, wie dies zu verhindern sei. Es neigt auch dazu, die Sorgen und Ängste der Eltern oder Freunde zu übernehmen, da es sehr feine Antennen hat, ihm jedoch der notwendige Schutz fehlt, um sich vor äußeren Eindrücken abzusichern. Im Dunkeln fühlen sich die Phosphor-Kinder ganz ausgeliefert, sie glauben, Gespenster zu sehen, und können dann Todesängste entwickeln. Entweder verlangen sie nach Licht, oder sie klettern gleich zu den Eltern ins Bett. Der Körperkontakt tut ihnen besonders gut.
Abends in der Dämmerung geht leicht die angstbesetzte Phantasie mit ihnen durch. Sie haben Angst vor Einbrechern und Monstern, die aus den Ecken kriechen, oder einfach nur Angst, daß etwas Schlimmes passieren könnte. Diese Kinder vertragen das Fernsehen schlecht. Sie bekommen Alpträume oder haben Angst, entführt und umgebracht zu werden. Sie gehen auch nicht gern zum Arzt, weil sie Angst vor ihm haben oder weil dadurch ihre Angst, krank zu werden oder unheilbar krank zu sein, verstärkt wird. Manchmal glauben sie auch, sie könnten durch eine Behandlung vergiftet werden.

Psorinum

Die konstitutionellen Merkmale – der positive Aspekt

Psorinum ist mäßig groß, aber es steckt eine mächtige Kraft in ihm. Auf den ersten Blick sieht er ganz unauffällig aus. Er würde einem gar nicht auffallen, wenn er einem nicht vorgestellt würde. In einer Menschenmenge geht er an einem vorbei, ohne das geringste Aufsehen zu erregen. Erst wenn man länger in seiner Nähe ist, spürt man seine wohltuende Anwesenheit. Als erstes fallen einem die Augen auf. Sie sind von einer sonderbaren Schönheit. Tief in seinem Inneren befindet sich eine starke Kraft, obwohl er samtweich ist. Ein ungeheurer Tatendrang ist zu verspüren, verbunden mit Ruhe, Gelassenheit und Frieden. Erst jetzt merkt man, daß sein Antlitz eigentlich wohlgeformt ist und mit dem ganzen Körper harmoniert. Sein Teint ist eher unauffällig, verleiht ihm jedoch ein sehr gesundes Aussehen.

Bei der ersten Begegnung geschieht nicht sehr viel. Jedoch spürt man, daß dahinter mehr, vielleicht sogar viel mehr stecken kann. Die nächste, meist »zufällig« stattfindende Begegnung erfolgt mit herzlicher Begrüßung. Man erfährt in der Regel nicht viele Einzelheiten über ihn, aber es entwickeln sich Vertrauen und Sicherheit. Seine bloße Anwesenheit scheint auszureichen, um alle Probleme aus der Welt zu schaffen. Man kann mit ihm über alles reden und diskutieren. Seine Äußerungen sind natürlich und einfach und wirken selbstverständlich. Das sind keine theoretischen Vorstellungen, alles ist absolut praktisch. Gibt es irgendwelche Schwierigkeiten, kann man diese durch ein Gespräch auf einfache Weise lösen, so daß man sich wundert, nicht selbst auf dieselbe Idee gekommen zu sein.

Trotz unzähliger Begegnungen bleibt er eine bescheidene Figur, nur durch seine Taten kommt seine innere Größe zur Geltung, und man lernt ihn sehr schätzen. Er drängt sich auf keinen Fall auf. Der andere behält seine volle Handlungsfreiheit, wodurch andere Menschen immer öfter seinen Rat suchen und ihn beherzigen.

Das Neugeborene

Das Psorinum-Neugeborene sieht so ärmlich aus, daß man gleich Mitleid mit ihm bekommt. Man hat aber das Gefühl, daß alles Mitleid der Welt ihm nicht viel nützt, weil dies sein inneres Leiden nicht verändert. Es dringt einfach nicht durch.

Klein, schmal, mit einer trockenen, rauhen Haut und traurigen Augen, schon am Anfang von Unglück geprägt, so liegt das kleine Wesen da. Es hat viel zu lernen und in so kurzer Zeit, doch dazu fehlt ihm die Lust.

Der Säugling

Es ist ein unruhiges Wesen, bei dem sich schon bald die Neigung zu Hautproblemen zeigt. Als erstes merkt man, wie seine Haut trotz aller Bemühungen immer unrein und schmutzig aussieht. Badelotions, Öle oder Kräuter haben nicht den geringsten Einfluß darauf. Das Waschen und Baden hat sogar eine negative Wirkung auf die Haut. Sie wird noch trockener, rauher und rissiger, vor allem in den Wintermonaten. Bald erscheinen kleine Pickel, zuerst meist im Gesicht, dann am ganzen Körper. Im ungünstigsten Fall fängt die rissige Haut an zu nässen, und es entwickelt sich ein richtiger Hautausschlag, sogar mit Krusten. Die Absonderung ist meist sehr übelriechend, wäßrig bis eitrig und reizt die Haut, so daß sie rundherum gerötet ist. Die Krusten und der Hautausschlag zeigen keine Tendenz zur Heilung. Wenn Krusten abgehen, sieht die Unterhaut sehr ungesund aus, und es bilden sich wieder neue. Langsam breiten sich die Ausschläge aus, bis sie den ganzen Körper bedecken. Nicht nur die Hautausschläge sind quälend, auch ohne den Ausschlag ist die Haut schon sehr gereizt. Sie verträgt keine wollige, kratzige Kleidung, durch den ständigen Reiz wird das Kind noch unruhiger und kratzt sich überall. Darüber hinaus verschlimmern Wasser, Cremes und Öle alles noch mehr. Es ist sehr schwierig, eine einigermaßen verträgliche, neutrale Hautcreme zu finden.

Natürlich können die Hautausschläge auch erst in der späteren Kindheit auftreten. Jedoch ist eine gewisse Gereiztheit von Anfang an vorhanden. Bei älteren Kindern können wir noch eine Reihe von anderen Symptomen beobachten. Das schreckliche Hautjucken macht sie ganz entmutigt und hoffnungslos. Eine Erleichterung gibt es nicht. Weiterhin verschlimmert jegliche Wärme den Juckreiz, wobei diese Kinder extrem leicht frieren und die Kälte nicht aushalten können, auch sie verschlimmert ihren Zustand sehr. Man kann sich die Qualen, die sie erleiden, kaum vorstellen. Von morgens bis abends sieht man, wie sie sich ständig kratzen, sogar nachts im Bett, wenn es zu warm wird. Die ideale Decke müßte das Psorinum-Kind kühlen, aber es doch nicht auskühlen lassen. Am schlimmsten sind die Federbetten.

Wenn der Hautausschlag unterdrückt wird, treten irgendwelche Unpäßlichkeiten bzw. Krankheiten auf; früher oder später wird sich Asthma einstellen. Dann wird das Kind auch noch reizbarer und ruheloser. Wenn es früher vielleicht am Tag (von 5 bis 17 Uhr) diese Unruhe mit Weinen und Quengeln zeigte, wird es nun fast rund um die Uhr unerträglich. Tragen, Schaukeln, im Kinderwagen fahren, draußen, drinnen, Stillen usw., nichts vermag dem kleinen Wesen Erleichterung zu verschaffen. Kurz schlafen und gleich wieder aufwachen, so geht es Tag für Tag. In der Nacht schläft es meist auch nur 1–2 Stunden, dann will es gestillt werden.

Stillen ist vielleicht die beste Hilfe, da die Psorinum-Kinder meist sehr hungrig sind und ein voller Bauch sie erst mal beruhigt. Nur werden sie bald wieder hungrig. Wenn die Mutter Glück hat, bekommt sie in den frühen Morgenstunden 3–4 Stunden Schlaf. Aber sobald das Kind aufwacht, geht das Hungergeschrei wieder los. Es ist bei Psorinum-Säuglingen möglicherweise empfehlenswert, eine Zusatznahrung einzuführen, falls die Mutter solche große Mengen Milch nicht produzieren kann, aber auch zur Entlastung der gestreßten und genervten Mutter.

Ob das Kind auf irgendwelche Nahrungsmittel, die die Mutter zu sich nimmt, negativ reagiert, kann unmöglich aufgrund der dauernden Qualen festgestellt werden. Auf jeden Fall besteht eine allergische Veranlagung, und es empfiehlt sich eine möglichst nicht belastende und allergenfreie Ernährung, nicht nur für die Mutter, sondern dringend auch für den Säugling. So vermeiden bzw. mindern Sie spätere hartnäckige und tiefsitzende Erkrankungen.

Das Kleinkind

Das Psorinum-Kind ist nicht weniger unruhig und leidend als der Säugling. Zusätzlich kommen andere Belastungen hinzu. Es zeigen sich langsam die Ängste dieser Menschen. Sie erschrecken sehr leicht. Saust überraschend ein Auto vorbei, fahren sie gleich zusammen. Straßen sind ihnen sowieso ungeheuer. Sie haben Angst vor regem Verkehr und würden sich niemals trauen, eine Straße allein zu überqueren. Überhaupt ist es ihnen fremd, etwas von sich aus zu unternehmen. Als unternehmungslustig, abenteuerlich und mutig wird man diese Kinder nicht gerade bezeichnen. Sie haben Angst vor Mißgeschicken und ziehen sich von der Außenwelt zurück. Nur in Begleitung und unter großem Druck erklären sie sich bereit, einen Besuch zu machen, wegzufahren usw. Es macht ihnen überhaupt nichts aus, den ganzen Tag zu Hause zu sitzen, zumal es in unseren Breitengraden für den Psorinum-Menschen sowieso meist zu kalt ist.

Sie suchen die Einfachheit, da alles Komplizierte Widerstand bei ihnen auslöst. Eine Abwehrreaktion erfolgt, und schon ziehen sie sich zurück. Werden sie zu etwas überredet, erfolgt beim nächsten Mal ein noch heftigerer Widerstand. Sie mögen einfache Spiele, in denen möglichst wenig geistiger und körperlicher Einsatz notwendig ist. Alles sollte automatisch und reibungslos vor sich gehen. Sie brauchen jedoch schon eine Beschäftigung, sonst werden sie traurig und kommen auf lebensfeindliche Gedanken: ob alles in Ordnung ist, ob alles gut laufen wird, ob Gott sie nicht verlassen hat, ob die Familie sich ernähren kann, ob genug Geld da ist und ob es sich unter all diesen Umständen lohnt zu leben. Je nach Alter des Kindes erleben wir die entsprechenden Äußerungen. Und so wechseln sich bei Psorinum-Kindern die Spiellust mit Traurigkeit und Verlassenheitsgefühlen ab.

Hinzu kommen ihre körperlichen Leiden. Sie wachsen nicht gut, magern eher ab, wobei der große Hunger bleibt. Ausgeprägte Abneigungen gegen bestimmte Nahrungsmittel sind nicht vorhanden. Es besteht jedoch eine Vorliebe für knusprige, knackige Sachen, wie z. B. Cracker, Knäckebrot. Krustiges essen sie mit noch mehr Begeisterung als alles andere. Überhaupt zeigen sie große Freude, wenn Leckerbissen mitge-

bracht werden oder Herzhaftes gekocht wird. Daraus resultiert ein großer Bauch mit magerem Körper.

Im Laufe der Zeit merkt man, daß sie Polypen und vergrößerte Mandeln
haben, und eine Neigung zu Erkältungen und schwerwiegenden Erkrankungen entwickelt sich. Dies passiert meist, wenn das Wetter wärmer
wird, der Föhn kommt und der Schnee schmilzt. Deswegen ist das Frühjahr mit den immer wiederkehrenden kurzen Kälteperioden ein Verhängnis für sie. Eine Erkältung folgt der anderen. Sobald der Höhepunkt
überschritten ist und die Genesung einsetzt, kommt es zu Nasenbluten,
welches eine eher aufmunternde Wirkung auf sie ausübt. Es holt sie aus
der traurigen, niedergeschlagenen Stimmung heraus, und sie fühlen sich
zuversichtlicher und fröhlicher. Während der Krankheit sind sie reizbar,
launisch und schlaflos, können lange nicht einschlafen und werfen sich
hin und her.

Eine Eigentümlichkeit der Psorinum-Kinder ist, daß sie trotz Schlaflosigkeit und der nächtlichen Unruhe morgens fröhlich und munter aufwachen. Frisch und munter bleiben sie auch bei Verstopfung. In der Regel
haben sie nur alle 3–7 Tage Stuhlgang. An diesem Tag fühlen sie sich
nicht wohl. Sie können manchmal auch einige Tage hintereinander regelmäßig Stuhlgang haben, bis sie wieder verstopft sind, erst dann fühlen sie sich wieder richtig wohl. Durchfall dagegen ist sehr ungünstig für
sie, denn er schwächt und verwirrt sie. Der Stuhl ist meist sehr dünn und
stinkt wie ein Misthaufen oder nach faulen Eiern. Dem Durchfall geht
ein Freßanfall voraus, bei dem sie alles mögliche in sich hineinstopfen.

Das Schulkind

Bei dem Psorinum-Schulkind zeigt sich noch deutlicher seine düstere,
melancholische und ängstliche Natur. Das ganze Unternehmen Schule
ist ihm nicht geheuer, ebenso die Tatsache, unter so vielen Menschen zu
sein! Enger Kontakt ist ihm meistens nicht recht. Wenn es schon sein
muß, dann kann es mit dem einen oder anderen sprechen, es behält jedoch eine gewisse Distanz bei. Die anderen spüren diese Wand und
nähern sich ihm auch nicht. Andererseits kann das Kind plötzlich auf-
blühen und voller Spaß sein. Aber es dauert nicht lange, bis es wieder in

seine trübselige und verdrießliche Stimmung verfällt. Wenn es in dieser gedrückten Stimmung ist, belästigt es auch alle anderen damit und jammert, wie schlecht es ihm geht oder wie schrecklich etwas gewesen ist. Die anderen können es kaum noch ertragen und schreien es schließlich an, es möge ruhig sein. Das Psorinum-Kind ist aber eine hartnäckige Kreatur und kommt immer wieder auf die Themen zurück.

In den Phasen, in denen es zu Späßen aufgelegt ist, kann man manchmal seine wahre innere Natur erleben. Solche Phasen voller Elan, Freude, Zuversicht und Tatendrang gehen meist einer Krankheit bzw. einer Phase depressiver Stimmung voraus. Am nächsten Morgen ist das Kind total deprimiert und will gar nicht aus dem Bett heraus, läuft niedergedrückt herum und ist mit nichts aufzumuntern. In seiner Hochstimmung aber traut es sich nicht nur alles, sondern schafft auch tatsächlich alles, und dabei ist es fast ununterbrochen hungrig. Die verzehrten Essensmengen sind unglaublich und können heftige Kopfschmerzattacken, einen Asthmaanfall oder eine Erkältung auslösen.

Manchmal geht dieser Hunger in Migräne über, dann läßt er nach, so daß das Kind nichts mehr essen kann, ganz apathisch und appetitlos wird. Solange der Hunger anhält, kann es trotz heftiger Kopfschmerzen einigermaßen einsatzfähig bleiben. Manchmal treten die Kopfschmerzen ein, wenn es eine Mahlzeit verpaßt. Der Sitz des Kopfwehs kann überall sein, vorzugsweise jedoch am Hinterkopf. Das Sehvermögen wird vor und während der Schmerzen beeinträchtigt, oder es flackert vor den Augen.

Seine schulische Leistung ist davon abhängig, wie weit es sich von den Gegebenheiten aufregen läßt. Nimmt es alles cool und mit Leichtigkeit, dann geht es gut. Ist die Familienstruktur so, daß es gelernt hat, in eine Erwartungshaltung hineinzugehen, dann wird es sich meist sehr aufregen lassen. Erinnern wir uns, daß es sowieso Angst hat, etwas zu unternehmen, eine gewisse Erwartungsangst. Es gerät bei allen größeren, aber auch bereits bei kleineren Erwartungen in große Aufregung, wonach sein Körper eine Zeitlang unkontrolliert zittert. Diese Aufregung bringt es völlig aus dem Gleichgewicht. Seine Konzentration fällt ab, und eine Art Verwirrung tritt ein. Es kann vor allem Mathematikaufgaben schlecht lösen. Aber es vergißt auch alles, was es hört, liest oder sagt.

Wenn man es daran erinnert, kommt das Vergessene nur zögernd zurück. Manchmal kommt es sogar vor, daß es in einer wohlvertrauten Gegend ein Geschäft nicht mehr findet. Im extremen Fall geht es an seinem eigenen Haus vorbei, ohne es zu erkennen. Merkwürdigerweise ist die Verwirrung im Haus schlimmer und an der frischen Luft besser. Seine Ängste sind auf den Tag begrenzt, insbesondere auf die Zeit nach dem Essen, obwohl Essen ihm sonst guttut: die Angst vor Unglück und Mißgeschick, vor Armut oder regem Straßenverkehr, alles wird dann verstärkt. Nach dem Essen kann es kein Fahren ertragen, und wenn es bergauf und wieder bergab geht, rutscht ihm der Magen in die Hose. Sonst fährt es gerne Auto, reitet gerne, allerdings geht das am besten, wenn es noch nichts im Magen hat.

Die Pubertät

Die Psorinum-Pubertät ist eine besonders harte Zeit. Gewöhnlich sind seine Eltern sehr erfolgreich bzw. gebildet und haben hohe Ansprüche. Der Vater ist streng und die Mutter zwar liebevoll, aber zu engagiert, um dieses Wesen mehr zu schützen. Folglich zieht es sich immer mehr zurück, vor allem vom Vater. Es redet ganz wenig, nur wenn es gefragt wird, und gibt dem Vater einsilbige Antworten. Es vertieft sich in seine Bücher, lernt und arbeitet hart für die Schule, dabei bleibt wenig Zeit für freudige Beschäftigungen. Es kann sich sehr für religiöse und philosophische Bücher interessieren, aber dies führt oft zu religiöser Melancholie.

Es mag sich nicht zeigen oder sein Inneres bloßlegen. Keinesfalls würde es in einem öffentlichen Bad schwimmen gehen. Auch zu Hause legt es sich nur versteckt in einer Ecke in die Sonne. Das kommt aber selten vor, da es ihm meistens zu kalt ist, um sich ganz auszuziehen. Seine Haut kann richtig ungesund und schmutzig aussehen und unangenehm riechen. Auch unter Akne und Pickeln leidet es sehr, vor allem an der Stirn und auf der Nase.

Es gibt, wie immer beim Psorinum-Menschen, periodenweise gute Phasen, in denen keine oder kaum Akne vorhanden ist. Spätestens um diese Zeit zeigt sich immer mehr seine allergische Veranlagung. Der Heuschnupfen plagt das Kind jetzt, bricht plötzlich aus, und dann läßt er ihn nicht mehr los, mal schlimmer, mal besser, viele Monate lang. Man weiß oft nicht, ob es eine Erkältung ist oder der Heuschnupfen. Auch im Winter kann die Nase laufen, besonders Federdecken oder Wolle sind schuld daran. In jedem Fall fördern sie auch die Asthmabereitschaft. Es kann sich richtiges Asthma oder allergisch bedingtes Asthma entwickeln. PSORINUM ist zwar ein tiefgehendes Mittel, aber es kann auch bei einem akuten Heuschnupfen manchmal gute Wirkungen zeigen, insbesondere wenn andere Mittel nicht anhaltend helfen.

Die Barthaare fangen beim Psorinum-Kind bereits viele Jahre vor der Pubertät an zu wachsen, manchmal schon beim Kleinkind. Der Psorinum-Jugendliche läßt die Barthaare wachsen und fängt sehr spät mit dem Rasieren an, erst wenn ihm die Haare durch den Wärmestau unangenehm werden. Es kitzelt, kratzt, juckt, also müssen sie weg. Aus demselben Grund wird es dann auch das Kopfhaar kurz halten. In der Pubertät wird seine Haut, speziell in der Stirn, fettig. Waschen und Baden sind eine heikle Angelegenheit beim Psorinum-Kind, besonders in der Pubertät. Auch wenn es sehr introvertiert ist, hat es den Wunsch, »normal« zu sein, in der Außenwelt mit den anderen zu agieren und seine innere, sehr leidenschaftliche Natur zu leben. In den Zeiten des nicht umgesetzten Dranges nach außen leidet es aktiv, bohrt viel in den Ohren und möchte sauber und gesund aussehen.

Seine ausgesprochene Abneigung gegen das Waschen kehrt sich nun um in einen fast zwanghaften Drang, sich waschen, duschen und säubern zu müssen. Selbstverständlich ist dieser Drang phasenweise in der ganzen Kindheit da. Seltsamerweise will das Psorinum-Kind sich dann kalt duschen oder im kalten See schwimmen, und das tut ihm auch gut. Nun tritt es gewaschen, sehr gepflegt, obwohl noch nicht ganz gesund aussehend, in die Außenwelt. Wird die Gepflegtheit anhalten? Es ist eine Willens- und Disziplinsache.

Wie Sie das Psorinum-Kind fördern können und was Sie beachten sollten

Es sind zurückgezogene, traurige, introvertierte Kinder.

Säugling und Kleinkind

- Kleiden Sie den Säugling in Baumwolle oder Seide, aber nicht in Wolle, auch keine Schaffellunterlagen und wollene Wickelhöschen verwenden.
- Seien Sie sehr vorsichtig mit Impfungen. Aufgrund der angeborenen Hautproblematik könnte Neurodermitis ausgelöst werden.
- Es verträgt keine Federbetten. Verwenden Sie Baumwoll- oder Seidendecken und erst darüber eine Wolldecke.
- Geben Sie ihm PSORINUM, wenn es nachts alle paar Stunden gestillt werden will.
- Wenn Sie selber Krätze gehabt oder Hautausschlag unterdrückt haben, auch wenn es schon viele Jahre her ist, sollten Sie für Ihr Kind Psorinum in einer höheren Potenz (ab C 200) in Betracht ziehen, wenn kein anderes Mittel im Vordergrund steht.
- Es ist sehr kälteempfindlich, braucht eine Mütze auch im Frühling. Ältere Kinder ziehen im Sommer zwei paar Socken und mehrere Pullover übereinander an.
- Bei großer Unruhe mit Weinen könnte es unter Juckreiz leiden, auch wenn kein Hautausschlag vorhanden ist. Durch Reiben, Jucken und Abkühlenlassen (zu warme Kleider ausziehen) wird es sich beruhigen und sehr dankbar sein.
- Bei Hautausschlägen, die noch nicht offen sind, hilft manchmal ein Essigbad, um den Juckreiz zu lindern.
- Es ist unruhig vor einem Gewitter oder Sturm.
- Versuchen Sie ihm von klein auf das Baden und Waschen attraktiv zu gestalten, z. B. durch Singen in der Badewanne, besonders schöne Handtücher und andere kleine Aufmerksamkeiten.
- Essen Sie während der Stillzeit nicht zuviel Fettes, Süßes, Fleisch, und trinken Sie keinen Kaffee. Kaffee kann die Wirkung von PSORINUM sehr beeinträchtigen oder unter Umständen völlig behindern; eine erneute Mittelgabe ist dann notwendig.

- Hautausschläge sollten nicht unterdrückt werden, da die Krankheit durch Unterdrücken nicht geheilt wird. Sie schlägt auf die inneren Organe und ist dann schwerer zu behandelt.

Schulkind
- Kaufen Sie ihm keine schwarze, graue oder anthrazitfarbene Kleidung. Dunkle Farben unterstützen seinen Hang zur Melancholie; helle, leuchtende, freudige Farben, z. B. Himmelblau, hellen seine Stimmung auf.
- Es sollte bei Hautausschlägen, die stark jucken, orange, rosarote oder gelbe Sachen tragen.

Zusammenfassung der wesentlichen Symptome

Geistige und allgemeine Symptome
- das Kind will nicht gewaschen werden, ältere Kinder waschen sich zwanghaft sehr gründlich
- ein trauriges, kränkelndes, schwächliches Kind; quengelnd, unzufrieden, jammert und klagt laut, wie schlecht es ihm geht
- Haut, besonders im Gesicht, sieht schmutzig aus, auch wenn sie frisch gewaschen ist
- alle Funktionen sind träge
- *nach einer akuten Krankheit erholt sich das Kind sehr schwer*
- schwitzt viel und hat keinen Appetit
- große Schwäche, schon ein kleiner Spaziergang schwächt, muß sich hinlegen, kann nicht stehen, legt sich auf den Rücken mit ausgebreiteten Armen
- *totale Verzweiflung bei Juckreiz,* Hoffnungslosigkeit, Minderwertigkeitsgefühle
- das Kind fühlt sich an allem schuld, ist traurig und glaubt, sein Hautausschlag werde nie heilen
- kann sich über nichts freuen und fühlt sich weder in der Familie noch unter Freunden richtig wohl
- starke Beschwerden infolge geringster Gefühlserregung, erkrankt heftig mit starken Schmerzen und Fieber oder fängt an zu zittern
- Psorinum ist ein *Reaktionsmittel* mit folgenden Symptomen: Schwä-

che, schwächender Nachtschweiß, Traurigkeit, Verzweiflung, Frieren bei akuten Erkrankungen
- Verschlechterungszeit von 5 bis 17 Uhr; vor einem Gewitter oder vor einem Wetterumschwung
- große Verfrorenheit, Mangel an Eigeninitiative, Babys sind tags und nachts schlaflos
- Verwirrung abends, nachts, beim Aufwachen (frische Luft besser), beim Rechnen, schlechtes Gedächtnis für Gehörtes, Gesagtes, Gelesenes, Orte

Angst
- am Tag, nach dem Essen, bei Bewegung nach unten, beim In-die-Wiege-Legen, beim Fahren, Bergrunterfahren, beim Landen eines Flugzeuges
- Angst, nicht genug zu haben

Kopf
- leidet sehr an Kopfschmerzen, heftig und pochend wie von Hämmern
- periodischer Kopfschmerz besonders im Hinterkopf, weniger vorne
- Kopfschmerz ist verbunden mit einer Erkältung, oder der Husten wechselt mit Kopfschmerzen ab
- besser durch Nasenbluten und Essen, Verschlechterung durch Entblößen des Kopfes und nach Haareschneiden, das Kind möchte auch im Sommer eine Mütze tragen
- Ursache der Kopfschmerzen: Luftzug, Unterdrückung der Menses, nach Hautausschlägen, durch unterdrückte Hautausschläge, *durch unterdrückte Krätze*
- immer hungrig bei Kopfschmerzen
- das Haar ist trocken, glanzlos
- Hautausschläge auf der Kopfhaut, trocken, schuppig oder nässend, stinkend, eitrig
- *Krustenbildung mit Haarausfall,* Kinder müssen sich ständig kratzen
- schlimmer nachts durch Bettwärme, Wärme in jeder Form, Zudecken; besser durch kalte Luft
- alle anderen Beschwerden werden schlimmer durch kalte Luft

Gesicht
- *stinkende Ausschläge* auf den Lippen
- gerötete Schleimhäute
- Ausfall der Wimpern, frühzeitige Behaarung

Haut
- trocken, rauh, rissig, schmutzig, unrein, nässender Ausschlag mit Krusten, übelriechend
- Wunden heilen nicht
- Juckreiz schlechter durch *Wolle*, Wasser, Cremes, Öle, Wärme, Bettwärme und tagsüber
- *Folgen von unterdrückten Ausschlägen:* besonders Krätze, Ausschläge an den *Gelenkbeugen,* unter den Achseln, hinter den Ohren, Geschwüre vor allem an den Körperöffnungen, übermäßige Produktion der Talgdrüsen, dadurch fettige, ölige Haut, vor allem im Gesicht
- Akne während der Menses, verschlechtert durch Fett, Kaffee und Schweinefleisch

Nase
- große Erkältungsanfälligkeit
- Nasenabsonderung abwechselnd trocken oder feucht
- das Kind muß das ganze Jahr hindurch ein Taschentuch dabei haben, als ob es ständig Heuschnupfen hat; schlechter im Spätsommer
- Heuschnupfen jedes Jahr zur gleichen Zeit, Heuasthma
- Nasenbluten bessern seinen Zustand nach akuten Krankheiten

Mund
- Geschwüre auf der Zunge und im Mund
- Aphthen, Mundfäule

Drüsen
- Vergrößerung der Mandeln, Ohrspeichel- und Unterkieferdrüsen mit Berührungsempfindlichkeit
- Psorinum heilt Anginen und beseitigt die Erkrankungsneigung
- Mandeln sind vergrößert und geschwollen, brennen wie verbrüht, der Schmerz strahlt beim Schlucken bis zu den Ohren aus

Ohren
- Hautausschlag mit Krustenbildung, nässend, stinkend und zäh
- bohrt in den Ohren

Magen
- *immer sehr hungrig,* aber nicht sehr dick, kann sogar abmagern mit dickem Bauch
- kann vor Hunger nicht schlafen, muß nachts aufstehen, um etwas zu essen
- *Appetitlosigkeit nach akuten Erkrankungen,* während der akuten Erkrankung noch hungriger, besonders bei Kopfschmerzen
- *Hunger geht akuten Erkrankungen voraus,* z. B. einem Migräneanfall
- kann alles essen, außer Pfirsichen und evtl. Schweinefleisch
- *Aufstoßen wie von faulen Eiern*
- allergisch gegen Pfirsiche (Hautausschlag)

Verdauung
- Durchfall beim Zahnen, bei Wetterwechsel, *nach schweren akuten Erkrankungen*
- vor dem Durchfall leicht unruhig und nervös, der Durchfall treibt das Kind morgens aus dem Bett
- *aashafter, stinkender, wäßriger Stuhl,* unwillkürliches Einkoten, nachts zwischen 1 und 4 Uhr
- Verstopfung, wenn SULFUR nicht hilft

Blase
- Kinder, die bei Vollmond einnässen und in deren Familie Ekzeme aufgetreten sind

Schlaf
- Kind schreit im Schlaf
- hartnäckige Gedanken, die zuerst im Traum kommen
- Babys sind tagsüber und nachts schlaflos, unruhig, weinen

Die Ängste bei Psorinum

Hier steht die verzweifelte Angst im Vordergrund, daß alles böse enden wird. Es hat Angst, nicht wieder gesund zur werden, und macht sich große Sorgen um seine Zukunft oder um die der Familie. Es hat Angst, daß nicht genug Geld da ist, die Familie verarmt und nie wieder auf den grünen Zweig kommt.

Die Ängste überfallen es, wenn es die Augen schließt und nachdem es gegessen hat. Vor allem wenn es allergisch auf bestimmte Nahrungsmittel reagiert, hat es Angst, daß sein gesundheitlicher Zustand sich plötzlich verschlechtern könnte.

Wenn seine Haut z. B. anfängt, durch eine Ernährungssünde zu jucken, glaubt es, sein Verhalten sei daran schuld und könne nie wieder gutgemacht werden. Diese Gewissensängste, fast eine Todsünde begangen zu haben, plagen es häufig.

Das kleine Kind bekommt Angst, wenn es in sein Bettchen gelegt wird, größere Kinder schreien vor Angst, wenn es mit dem Auto in engen Serpentinen den Berg hinuntergeht. Alle Abwärtsbewegungen sind ihnen nicht geheuer. Sie fahren ganz allgemein nicht gerne mit dem Auto oder Bus und befürchten, daß ein Unfall geschehen könnte. Auch bei einem Gewitter sind sie ängstlich und unruhig.

Pulsatilla

Die konstitutionellen Merkmale – der positive Aspekt

Pulsatilla ist mittelgroß. Alles an ihm ist rund und weich. Seine Muskeln können aber bei starker Anspannung hart wie Stahl werden. In der Regel spielt sich diese geballte Energie jedoch unterschwellig ab, so daß nur das Fett angenehm fest wird. Gesicht und Augen sind rund, engelsgleich. Der Gesichtsausdruck ist außergewöhnlich mild, humorvoll und anmutig. Sogar der Kopf ist rund. Die hellen Haare umgeben mit viel Spannkraft und Fülle den Kopf und reichen in langen Wellen bis zum Nacken (um der schönen Rundung noch mehr Prägnanz zu geben).

Seine anmutige Seele, die sich durch den Gesichtsausdruck zeigt, zieht einen magisch an. Pulsatilla übt nie Druck auf andere aus, und seine Wünsche verletzen niemals die Souveränität und Eigenständigkeit des anderen, so daß der andere sich ganz natürlich in die Aktivität Pulsatillas hineinfügt. Pulsatilla ist ein sehr hingebungsvoller Mensch und ist richtig verbunden mit der Tätigkeit, die er gerade ausübt. Er fließt einfach in die Umgebung hinein. Seine Bewegungen sind ausgewogen, sanft, ruhig und trotz alledem kraftvoll. Er wirkt stets gelassen, geht aber sehr zielgerichtet jede Aufgabe an, die er mühelos und meisterhaft durchführt. Es ist einfach ein Hingehen, Anpacken, Durchführen und Beenden, eine einzige fließende Bewegung, ein Einssein. In den Pausen ruht er in sich, oder er nimmt eine Flöte oder das Cello zur Hand und spielt ein Stückchen, bevor die Arbeit weitergeht. Sehr gern ist er am Abend draußen und begleitet den Sonnenuntergang mit den schönsten herzerwärmenden Melodien.

Seine Gegenwart ist ein Segen.

Das Neugeborene

Das Pulsatilla-Neugeborene ist mollig und reichlich mit Haaren beschenkt. Sein kleiner runder Körper, die patschigen Händchen und sein schönes cherubinisches Antlitz erinnern an einen Barockengel, der so eine Liebe im Herzen der Mutter erweckt, daß sie das Kind immer wieder in ihre Arme nehmen muß, um es zu liebkosen und ausgiebig anzuschauen.

Der Säugling

Der Pulsatilla-Säugling mit seinem milden Wesen ist immer ein angenehmes Kind. Die Bedürfnisse werden zwar deutlich geäußert, aber nicht aufdringlich. Sein Tagesrhythmus ist gut, und je nach Tageszeit hat er nur alle 3–4 Stunden Stillbedarf, nachts macht er sogar 6–8 Stunden Pause.

Er mag gern im Arm bleiben, bis er eingeschlafen ist, dann kann man ihn ungestört ins Bett legen. Er liebt es, in seinem Kinderwagen oder im Tragetuch an der frischen Luft gefahren oder getragen zu werden, auch an kalten Tagen. Draußen blüht er auf und schläft dann selig.

Dies Draußenseinwollen kann ihm irgendwann einmal zum Verhängnis werden. Gerade dann, wenn sich der Pulsatilla-Säugling nicht wohl fühlt, drängt es ihn hinaus. Bei großer Kälte oder Hitze, vor allem bei Sonneneinwirkung kann es dann passieren: Die Kälte schlägt auf die Ohren, und es kommt zu einer Mittelohrentzündung. Das Kind hält sich das Ohr und weint herzergreifend. Dabei kann es hohes Fieber entwickeln, wobei sich die trockene Haut extrem heiß anfühlt. Sein Gesicht ist blaß und glüht vor Hitze, mit dumpfem, leidendem Augenausdruck.

Die Ohrenschmerzen werden durch Stillen schlimmer. Gestillt werden will das Kind jetzt nicht. Wenn es angelegt wird, trinkt es nur ein paar Schlucke, dann weint es weiter. Das Warmhalten des Ohres scheint die Schmerzen nur zu verschlimmern. Aber in einem kühlen Raum oder draußen lassen die Beschwerden nach. Obwohl die Kälte die Krankheit auslöst, tut sie weiterhin dem Pulsatilla-Kind gut.

Die Beschwerden treten eher auf, wenn die stillende Mutter Üppiges, viel Fettes oder zu Schweres ißt. Es kann auch bei einmaligen »Sünden« zu kurzzeitigen Rhythmusstörungen kommen. Der Säugling hat vielleicht eine Zeitlang weniger Hunger und ist wehleidig. Wenn jedoch die Ernährung zu fetthaltig ist oder zuviel Milchprodukte konsumiert werden, dann kommt es leicht zu den Infektionen. Vor allem ist Pulsatilla empfindlich und reagiert auf diese Ernährung heftiger, wenn er der Sonne ausgesetzt wird oder bei sommerlicher Hitze und Wechsel zu warmem Wetter. Er reagiert oft mit Magen-Darm-Problemen, besonders mit Durchfall oder Erbrechen.

Der Pulsatilla-Säugling mag gern lange gestillt werden, obwohl er das Zufüttern nicht unbedingt ablehnt. Jedoch läßt er sich nicht gerne abstillen. Er braucht die Nähe und Zuwendung der Mutter, die am besten und schnellsten über die Muttermilch zu bekommen ist.

Aber die großen Mengen Milch, in Verbindung mit eiweiß- und fettreicher Beikost, bergen noch andere Beschwerden für Pulsatilla, z. B. eitrige Entzündungen der Augen, die morgens mit gelbem Schleim verklebt sind, oder einen heftigen Schnupfen mit gelbgrüner, dicker Absonderung.

Alle Absonderungen sind mild und von einer cremigen Konsistenz.

Eine Bronchitis ist auch keine Seltenheit bei Pulsatilla. Abends ist der Husten schlimmer, genauso wie die anderen Beschwerden. Er mag gerne in den Armen der Mutter sein. Wenn das Kind noch nicht tief schläft und es zum Schlafen hingelegt wird, muß es sofort anfangen zu husten und kann nicht einschlafen.

Draußen sind alle Beschwerden ausnahmslos besser und verschwinden sogar. Bei älteren Kindern können Sie beobachten, daß der Husten im Raum (vor allem im warmen Raum) bereits durch kleinere Anstrengungen ausgelöst wird. Draußen kann sich das Kind jedoch ohne weiteres anstrengen, ohne zu husten. Nur heftigere Anstrengung löst dann Husten aus.

Immer wenn die Zähne kommen, leidet Pulsatilla unter Augensymptomen. Ansonsten verläuft die Zahnung unauffällig, bis auf gelegentlichen durchfallartigen Stuhl.

Das Kleinkind

Das Pulsatilla-Kind entwickelt sich ganz normal weiter, aber seine Infektanfälligkeit bleibt. Mal sind es die Augen, ein anderes Mal die Ohren, hohes Fieber oder eine Bronchitis. Irgendwann macht es eine Kinderkrankheit durch, meistens die Masern. Genau dieses Wechselhafte ist ein Kennzeichen des Pulsatilla-Kindes. Seine Laune ist auch wie ein Fähnchen im Wind – schnell verärgert oder beleidigt, einmal weinerlich und dann wieder lachend. Nur draußen ist es eher stabil und gut. Aber die schlechten Launen verflüchtigen sich wie die Wolken im Wind, wenn Pulsatilla Trost erhält. Sämtliche Beschwerden werden gelindert, der Appetit kehrt zurück. Ihre (oder seine) Vorliebe für alle guten Sachen zum Essen werden ihr jedoch immer wieder zum Verhängnis. Eine Schlemmerei, ein üppiges reichliches Essen werden wir fast ausnahmslos als Vorgeschichte einer Erkrankung finden. Es kann ein einmaliger Diätausrutscher sein oder viele Tage hintereinander stattfinden, wobei Pulsatilla immer mutiger wird und sich immer mehr von den Leckereien zu verspeisen traut. Schließlich erkrankt sie und ist voller Selbstmitleid. Ihr ist nur noch zum Heulen zumute. Der Appetit ist ihr gänzlich vergangen, und der Durst ist meist am Anfang auch völlig weg. Später bekommt sie Durst auf Kaltes, am liebsten Wasser, aber nur in kleinen Mengen. Saure Getränke kann sie jedoch in größeren Mengen zu sich nehmen. Das Verlangen danach kommt aber meist etwas später.

Anfänglich ist Pulsatilla sehr vorsichtig mit dem Essen, bis es ihr (oder ihm) richtig gutgeht. Ihre Vorliebe für Butter ist legendär, kleinere Mengen ißt sie auch pur, am liebsten aber mit Brot oder ähnlichem. Geschmolzene Butter mag sie nicht. Wenn sie diese trotzdem ißt, dann wird es ihr schlecht. Besonders lecker schmeckt die Butter, wenn sie gerade anfängt zu schmelzen. Und so kann sie einen warmen Toast nach dem anderen verdrücken; bis man es merkt, ist die halbe Packung Butter weg. Oder die Butter wird scheibchenweise auf das Essen gelegt und genußvoll gegessen. In Fett Gebackenes, vor allem, wenn es kalt geworden ist, kann Pulsatilla gar nicht vertragen. Schon kleinste Mengen schlagen ihr auf den Magen. Beim Essen möchte sie sich immer mit den anderen messen, will sie doch nicht weniger essen als die anderen! Das Pulsatilla-Kind liebt Torten und Obst oder Obstsalate mit Sahne oder Cremes, Sahnepudding, Eis, Eisbecher, Aufläufe u. a. Leider kann es das meist nicht vertragen, aber auch nicht lassen!

Das Pulsatilla-Kind ist sehr scheu und gesellt sich nicht von allein zu anderen. Die Mutter oder die Kindergärtnerin muß ein gutmütiges Kind bitten, auf es aufzupassen und es zum Mitmachen aufzufordern. Es traut sich nicht, allein irgendwohin zu gehen. Alleinsein kann es nur in seiner vertrauten Umgebung, ansonsten braucht es immer einen Aufseher.

Das Schulkind

In der Schule ist Pulsatilla ein stilles, gutmütiges Kind. Es gehorcht immer und bemüht sich, seine Aufgaben gut zu erfüllen. Das kleinkindliche Gesicht behält es noch lange bei, und mit seiner kleinen Statur wird es oft für ein paar Jahre jünger gehalten, als es tatsächlich ist.

Es spielt jetzt auch gern mit, ist aber nicht sehr mutig und gibt gleich auf, wenn der andere es drängt. Es guckt erst mal ratlos, und dann macht es einen erneuten Anlauf. Fußballspielen oder ähnliches wäre für den Pulsatilla-Jungen eine Qual.

Die Noten des Pulsatilla-Kindes sind durchschnittlich, mal besser, mal schlechter. Sie hängen von seiner momentanen Verfassung ab, die wiederum vom Essen abhängt. Nach einem üppigen Mahl hat es keine Lust zu geistiger Arbeit. Es sitzt einfach im Haus herum; arbeiten, auch im Haushalt helfen, ist ihm widerlich. Anschließend ist es den Rest des Nachmittags draußen und spielt, das tut ihm gut und baut es auf. Abends, wenn es ins Haus kommt, überfällt es eine gewisse Schwermut, und deswegen ist es wieder nicht zur Arbeit aufgelegt. Um diese Zeit neigt es auch zu reizbaren Reaktionen, so daß es auf zu dringliche Aufforderungen schon mal wütend reagieren kann. Natürlich kann man es auch einschüchtern und zum Weinen bringen. Auf Beleidigungen kann es aber auch mit Kälte und Rückzug reagieren. Dies sieht man an seinem Gesichtsausdruck.

Mit Mühe und Not schafft das Pulsatilla-Kind die Hausaufgaben nach dem Abendessen. Eigentlich würde es lieber schlafen gehen, aber das geht ja nicht. Endlich ist es im Bett, aber es kann nicht einschlafen. Die Mutter ist vielleicht schon im Bett, und es würde gerne mit ihr kuscheln. Dieser Gedanke läßt es nicht los, und es liegt schlaflos da.

Die Pubertät

In der Pubertät neigt Pulsatilla dazu, noch molliger zu werden als vorher. Die Pubertät setzt nur langsam ein, und Pulsatilla sieht lange kindlich aus, auch ist ihr Verhalten nicht gleich pubertär. Sie fängt spät an, sich zu behaupten, und dann auf eine sehr milde Art und Weise, die wenig

Wirkung zeigt. Pulsatilla-Jugendliche werden einfach nicht beachtet. Also entwickeln sie nach und nach eine etwas grobe Art, die aber mit sehr viel »Bonhomie« umhüllt und abgemildert wird; vor allem die Mädchen bleiben lange in der Phase des Kindlichen. Sie neigen aber dazu, sehr abrupt und schnippisch zu reagieren, um sich durchzusetzen, und bekommen einen distanzierten, kalten Blick. Sie neigen zu nervösem Herzklopfen. Der Pulsatilla-Jugendliche bleibt aber durchgehend ein guter Schüler, der immer mit den Anforderungen mitkommt. Auch zeigt er ein reges Interesse an den Weltgeschehnissen und sucht nach Lösungen. Die Lösungen sind oft etwas weltfremd, aber sie bringen erstaunlicherweise doch einen gewissen Erfolg, wenn sich jemand für sie erwärmen kann.

Die Jugendlichen sind stets bereit, zu helfen, mitzumachen, dabeizusein. Aber ihre phlegmatische Natur ist ihr größtes Hindernis. Sie neigen dazu, ihre Versprechungen zu vernachlässigen, und müssen immer wieder liebevoll aufgefordert werden. Sonst können sie beleidigt sein oder machen es nur unter Druck und dann halbherzig. Dies kann bei Mädchen auch zum hysterischen Weinen führen oder zu nervösem Herzklopfen, besonders vor der Periode. In guten Phasen kann ihre angenehme, milde hilfsbereite Natur sehr wohltuend für die anderen sein.

Wie Sie das Pulsatilla-Kind fördern können und was Sie beachten sollten

Weinerliche und leicht beeinflußbare Kinder, die ihren eigenen Willen klar sehen müssen.

Säugling und Kleinkind

- Vermeiden Sie es, in der Stillzeit schwarzen Tee zu trinken, da er beim Pulsatilla-Kind zu einer Magenschwäche führt.
- Ein Grund für unerklärliches Geschrei beim Säugling kann sein, daß es seine Lage verändern möchte. Legen Sie es einfach auf die Seite, am liebsten schläft es auf dem Rücken mit den Armen über dem Kopf.
- Viele Beschwerden des Säuglings werden durch sanfte Bewegungen, sanftes Gewiegtwerden oder Stillen gebessert.

- Für genügend Frischluft sorgen, Säuglinge viel draußen schlafen lassen, Schlafzimmer nachts gut lüften, jedoch bis zu den Schultern warm zudecken.
- Vor Sonne und Überwärmung schützen.
- Gegen Einschlafschwierigkeiten nachts nicht zu warm bekleiden, nicht in Strampelanzüge oder in den Schlafsack stecken, Pulsatilla bekommt leicht heiße Füße und schläft dann unruhig, wenn es sie nicht ausstrecken kann. Es muß luftig, aber warm sein.
- Lassen Sie es möglichst nicht am Nachmittag oder frühen Abend schlafen, weil es sonst abends nicht einschläft.
- Bei Fieber mehrere leichte Decken nehmen und viel lüften.
- Ohren mit Ohrwärmern vor Kälte schützen, Kinder mögen aber keine Mütze und kein Stirnband tragen.
- Keine zu fetten, üppigen Speisen anbieten, nicht zuviel Milchprodukte für das Kind oder die stillende Mutter.
- *Hinweis für Mütter:* Das Mittel PULSATILLA bringt die Milch zum Versiegen – es ist ein sanftes Mittel zum Abstillen.

Schulkind
- Langes Sitzen und geistige Arbeit ermüden sehr, sorgen Sie jede Stunde für Bewegung an frischer Luft.
- Folgende Nahrungsmittel schwächen das Pulsatilla-Immunsystem, sie sind im Erkrankungsfall ganz zu meiden: fettes, schweres Essen, Brot und Butter, Torten, Obstsalate mit Sahne, Cremes, Sahnepudding, Eis, süße Aufläufe, in Fett Gebackenes, fettes Fleisch, vor allem Schweinefleisch – förderlich sind säuerliche Getränke, z. B. frische, selbstgemachte Limonaden (aus frischen Zitronen).
- Ein zu üppiges Mittagessen schafft keinen klaren Kopf für die Hausaufgaben, vor allem an heißen Tagen. Geben Sie ihm säuerliche Getränke und etwas Frischkost oder nur Obst bei heißem Wetter.
- Dem phlegmatischen Temperament durch gesunde Kost und Bewegung an frischer Luft entgegenwirken.
- Dem Eisenmangel vorbeugen durch rote Bete, Feigen, Brennesseln: frisch oder getrocknet als Tee, Salatgewürz oder Brotaufstrich.
- Bei Erkrankung nicht zum Trinken zwingen, der Durst kommt erst,

wenn es ihm besser geht, nachts ein Glas Wasser neben das Bett stellen zum Anfeuchten des ausgetrockneten Mundes.

- Hobbys: Handarbeiten, Sticken, Stricken, Kochen, Tischtennis, Schwimmen, Reiten, Flöte spielen.
- Achten Sie darauf, daß es vor 20 Uhr ins Bett kommt. Nach der inneren Organuhr fängt danach ein neuer Rhythmus an, der die Energiereserven des Körpers mobilisiert; das Kind wird überdreht und findet erst recht keinen Schlaf.
- Spätes Einsetzen der Regel und Gewichtszunahme sollten nicht sehr beunruhigen.
- Es tut ihm gut, sich mal richtig auszuweinen; lassen sie es weinen, und geben Sie ihm viel Trost und Beistand. Trost ist Nahrung für seine Seele und heilt alle Wunden.
- Bei dem Pulsatilla-Kind besteht wegen seiner Nachgiebigkeit und seinem ständigen Bedürfnis nach Anerkennung und Liebe die Gefahr, daß es von anderen ausgenutzt oder gefügig gemacht wird. Es muß lernen, sich nicht benutzen zu lassen und sich nicht zu unterwerfen, um Liebe zu bekommen.
- Versichern Sie immer wieder, daß Sie es bedingungslos lieben, auch oder gerade wegen seiner »Fehler«, und stärken Sie seine Standfestigkeit, damit es sich mit einem klaren Nein gegen Mißbrauch wehren kann.
- Vor der Periode viel Beistand und Aussprache anbieten, sonst ist das Kind weinerlich und deprimiert ohne Grund.
- Die beste Zeit für die Verabreichung homöopathischer Mittel ist nach der Periode morgens.
- Gegen die Launenhaftigkeit: zentrierende Übungen, z. B. Jonglieren, Balancieren.

Zusammenfassung der wesentlichen Symptome

Geistige und allgemeine Symptome
– klassisches Mittel für Mädchen und Frauen mit folgendem Temperament: unentschlossen, langsam, phlegmatisch, *schnell wechselnde Stimmungslage,* himmelhoch jauchzend – zu Tode betrübt; sie weinen leicht und sind voller Selbstmitleid

- in zunehmendem Maße auch für zartbesaitete, liebebedürftige Jungen und gütige, nachgiebige Männer, die ihre Tränen nicht verstecken
- bei akuten Erkrankungen, Durchfall und Erbrechen, unabhängig vom Geschlecht des Kindes
- Wechselhaftigkeit der Beschwerden und der Laune

Modalitäten
- Verschlechterung durch: Wärme, im Frühling, Liegen auf der linken Seite, lange in einer Position bleiben, geschlossener Raum, Wind, Feuchtigkeit, vor allem nasse Füße und Hinlegen, Sonne, Hitze, Wetterwechsel auf warm; Verschlechterungzeit abends bis Mitternacht
- Besserung durch: *Kälte,* kalte Anwendungen, *frische Luft,* langsame Bewegung, Abdecken, Liegen auf der schmerzhaften Seite, *Trost*

Kopf
- Schulkopfschmerzen durch *überheizte, ungelüftete Klassenzimmer*
- Kopfschmerzen:
  durch Sonne, zuviel Lesen, Fernsehen, fettes Essen, zuviel Essen
  vor, während oder nach der Periode
  besser durch kalte Anwendungen am Kopf, Aufsitzen

Augen
- Bindehautentzündung bei der Zahnung, Lidrandentzündung, Brennen und Jucken
- schlechter nachts, besser durch kalte Anwendungen
- *milde, dicke, eitrige, gelbgrüne Absonderungen*
- *morgens verklebte Lider, viel Tränenfluß im Freien*
- Gerstenkörner

Ohren
- *Mittelohrentzündung,* Entzündungen des äußeren Ohres; Ursache: kaltes Wetter, Wind, Regen
- pulsierende Schmerzen, schlechter nachts und durch Bettwärme
- *besser im Freien,* kalte Anwendungen, Herumtragen, *Trösten*
- *mildes, dickes, gelbgrünes Sekret*

Nase
- Schnupfen, verstopfte Nase, schlimmer nachts, morgens, im Liegen, besser in der frischen Luft; Sekret: dick, gelbgrün, mild; grüne Krusten
- nächtliches Nasenbluten
- *Heuschnupfen*, besser nachts und im Freien
- Juckreiz am oberen Gaumen und in der Nase; juckende, tränende Augen, ätzender Tränenfluß, Nasensekret läuft hinten in den Rachen
- Schnalzen mit der Zunge, um den Gaumen zu kratzen
- besser durch kalte Anwendungen; kühle, bedeckte Tage

Mund
- *trockener Mund mit Durstlosigkeit,* besonders morgens

Gesicht
- rote, trockene, aufgesprungene Lippen und Umgebung, schlechter durch Lecken
- blaß oder gerötet, dunkle Ringe unter den Augen
- Rötung vor der Periode mit Schwellung der Lippen
- bei Fieber rote Apfelbäckchen, manchmal nur einseitig

Brust
- starke Schwellung der Brustdrüsen vor der Periode
- trockener Husten abends und nachts, der morgens locker wird, mit Auswurf; schlimmer durch Hinlegen, beim Einschlafen, im Raum, bei Anstrengung, abends; besser durch Aufsitzen
- Bronchitis nach Masern und bei anämischen Kindern
- um die Menses Herzklopfen beim Liegen auf der linken Seite, besser durch den Druck der Hand

Magen
- Verlangen mit gleichzeitiger Unverträglichkeit von *Fett,* besonders *Schweinefleisch, fettem Fleisch,* fetten, schweren Mahlzeiten, Butter, Sahne, Eis, *Gebäck, Torten, Milch,* Butterbrot
- Schluckauf bei Säuglingen nach dem Stillen
- Blähungen und aufgetriebener Bauch vor der Periode
- durstlos, besonders bei akuten Krankheiten

Darm
- *Durchfall während der Menses,* bei der Zahnung
- Verstopfung und Durchfall wechseln sich ab, Koliken
- Durchfall durch Obst, kaltes Essen oder Trinken, Eiscreme
- nächtliche Durchfälle

Harnwege
- nächtliches Bettnässen durch Aufregung, Husten, schlimmer in der Rückenlage
- Blasenentzündungen mit wenig Durst, Reizblase

Genitalien
- angeborener Wasserbruch in den Hoden (Hydrozele)
- Ausfluß bei kleinen Mädchen – mild
- Mensesstörungen in der Pubertät, die ersten Menses (Menarche) setzen zu spät ein, große Abstände, wenig, dunkles Blut, krampfartige Schmerzen auf der linken Seite
- unterdrückte Menses durch Naßwerden der Füße
- prämenstruelles Syndrom mit Frösteln, Traurigkeit, aufgedunsenem Gesicht und Bauch
- viele Beschwerden vor der Periode

Extremitäten
- bläuliche, kalte Füße mit innerem Hitzegefühl
- stinkender Fußschweiß
- Rheuma, welches von einem Gelenk zum anderen wandert

Haut
- bläulich gefleckt, Nesselausschläge durch Nahrungsmittel oder emotionale Belastung, besonders auf der Brust
- Masern

Schlaf
- möchte abends nicht ins Bett gehen, schläft anfangs unruhig, fällt erst in den Morgenstunden in Tiefschlaf, wenn es Zeit zum Aufstehen ist

- Einschlafstörungen durch quälende Gedanken und Sorgen
- schläft mit den Händen über dem Kopf

Frösteln
- friert sehr im warmen Zimmer, aber kann *Wärme* nicht vertragen; *friert weniger an der frischen Luft*

Schmerzen
- *wechseln die Stelle, ausstrahlend, reißend, besser durch Druck*

Die Ängste bei Pulsatilla

Das Wesen des Pulsatilla-Kindes ist so unverwechselbar, daß es auch ein unerfahrener Anfänger in der Homöopathie gut erkennt. Es ist anhänglich, sitzt am liebsten bei der Mutter auf dem Schoß, weint, sobald sie sich ein paar Schritte von ihm entfernt. Natürlich gibt es Probleme beim Einschlafen. Schlafen, wenigstens am Abend, mag es nicht und schon gar nicht allein. Auch ältere Kinder brauchen die körperliche Nähe eines Elternteils, um einzuschlafen, dabei sind sie häufig sehr unruhig und verändern ständig ihre Lage. Wenn sie nachts aufwachen, kommen sie zu den Eltern ins Bett gekrochen.

Aus Angst, die Liebe der Eltern oder eines Freundes zu verlieren, ist das Kind bereit, sich selber zu verleugnen. Seine größte Angst liegt darin, allein gelassen zu werden, die Eltern zu verlieren. Aus dieser Angst heraus wird es willfährig und leistet bei schlechter und ungerechter Behandlung kaum Widerstand, außer durch einen Tränenausbruch und Schmollen. Es hat aber auch Angst davor, erwachsen zu werden. Bei jedem größeren Entwicklungsschritt, wie z. B. Eintritt in den Kindergarten oder in die Schule, wenn ein Geschwisterchen kommt, Pubertät, möchte es am liebsten zwei Schritte zurückgehen und fängt wieder an, sich babyhaft zu verhalten, verlangt nach seinem Schnuller oder fängt sogar wieder an, am Daumen zu lutschen.

Außerdem hat es große Angst davor, entführt zu werden oder daß sich jemand an ihm vergeht. Es besteht eine Angst vor Männern mit Bärten, Säuglinge fangen bei ihrem Anblick oft an zu weinen.

Sepia

Die konstitutionellen Merkmale – der positive Aspekt

Sepia ist klein und schmal, aber rund gebaut. Das Gesicht ist auch klein und schmal, jedoch mit einer angenehmen Fülle. Die Augen, die Nase, der Mund, die Ohren, alles ist klein und niedlich. Die Haare sind mittelmäßig lang und dicht und hängen glatt und straff herunter. Die Gesichtsfarbe ist wie von schönem kräftigem Alabaster. Der Gesichtsausdruck zeigt eine gutmütige Stärke, die sich aber nicht nach außen richtet. Man hat das Gefühl, man könnte diese Person um alles bitten, und es wird gerne getan.

Der Sepia-Mensch besitzt eine unermüdliche Kraft. Ihm ist bewußt, was seine Pflichten und Aufgaben von ihm an Einsatz verlangen, sowohl innerlich als auch äußerlich. Er geht seine Pflichten mit viel innerer Freude an, die nicht unbedingt nach außen dringt. Oft ist er sehr vertieft in sein Tun, aber antwortet sofort mit einem Lächeln oder herzerwärmenden Blick, wenn ihn jemand etwas fragt oder um etwas bittet. Er hat eine große Disziplin und ein Gefühl für den Verlauf der Dinge. Er steht zeitig auf, um alles rechtzeitig erledigt zu haben, arbeitet unauffällig, sanft und fließend. Die Sepia-Menschen erfüllen ihre verschiedenen Aufgabenbereiche zur allgemeinen und vollen Zufriedenheit.

Der Tag scheint ohne Pause im Verrichten der Dinge weiterzufließen, wobei Sepia auch für seine Bedürfnisse sorgt. Alles wird so gut gehandhabt, daß keiner dies alles direkt bemerkt. Der Abend wird abgeschlossen mit der Vorbereitung für das nächste Tagewerk.

Das Neugeborene

Das nicht so anmutig aussehende Sepia-Neugeborene schaut die Welt mit einem entschlossenen, aber nicht sehr glücklichen Blick an. Es ist jemand, der unzählige solcher Leben schon hinter sich gebracht hat und weiß, daß es kein Honigschlecken ist. Machen muß man es eben, also ran an die Arbeit; das ist sein Motto. Sein Gesicht ist schon geprägt durch viel harte Arbeit, etwas verrunzelt, fast verwittert mit leicht fahlgelblicher Farbe.

Vor allem liegt diese Verfärbung wie ein Sattel an der Nasenwurzel, wo Sepia den meisten Druck von der Außenwelt abbekommen hat. Auch wenn sein Körper etwas dünn und klein ist, so hat er trotzdem feste, fast harte, drahtige Muskeln. Schwäche wird einen hier auf dieser brutalen Welt nicht weit bringen! Oft kommt Sepia mit seinem eigenen Stempel versehen auf die Welt: Von einer kräftigen, weinroten Farbe ist das gleichmäßig geformte Muttermal, welches den unteren Rückenbereich bevorzugt. Gelegentlich verleiht eine kleine »Gefäßspinne« auf der höchsten Erhebung des Jochbeins dem Gesicht eine besondere Festigkeit.

Der Säugling

Der Sepia-Säugling entwickelt sich unauffällig und so langsam, daß die Mutter es kaum wahrnimmt. Aber er erweckt bei der Mutter auch keinen Grund zur Besorgnis. Er saugt normal und schläft mehr oder weniger gut. Nichts ist außergewöhnlich, weder im positiven noch im negativen Sinn. Er ist keines von den sehr aktiven Kindern. Im Grunde genommen hat man aber das Gefühl, daß alles normal ist bei diesem Kind. Man wird nicht überschwenglich und gerät nicht ins Schwärmen angesichts des Sepia-Kindes. Es ist still, etwas in sich zurückgezogen, aber mit seinem Bewußtsein nicht abwesend. Zeitweise ist es auch aktiv da und lächelt einen an. Manchmal hat es einen traurigen Blick. Es verläuft alles in normalen Bahnen, solange die Mutter es stillt und sich mehr oder weniger gesund ernährt.

Ernährt sich die Mutter jedoch zu fettreich und üppig mit zuviel Backwaren und Milchprodukten, besonders mit alten, ausgereiften Käsesorten, dann kommt langsam eine Veränderung in den Säugling. Er sieht nicht mehr so tatkräftig aus, sein Blick wird leidend, seine Festigkeit läßt nach. Seine Gesichtsfarbe wird fahl oder gelblich, das Gesicht schmaler, härter. Er nimmt nicht mehr zu, bzw. nicht genügend. Er kann sogar abnehmen. Nun beginnt sich eine Neigung zur Verstopfung bemerkbar zu machen. Oft hat er tagelang keinen Stuhlgang.

Diese Erscheinungen können zu jeder Zeit und in jedem Alter auftreten. Wenn die Mutter mit Zufüttern anfängt und das Kind gleich Wurstwaren, Fleisch, Eier und andere Sachen bekommt, hat das die bereits erwähnten Konsequenzen. Auch die Kuhmilch verträgt er nicht und spuckt sie immer wieder aus. Er wird gelb, dünn und verstopft und bekommt jetzt öfter Durchfall. Folglich sind die Probleme, die während der Zahnung bei Sepia auftauchen, immer ernährungsbedingt.

Das Kleinkind

Muttermilch verträgt Sepia gut. Es ist ja das natürliche Nahrungsmittel, voll von der Fürsorge und Liebe der Mutter. Das Kind mag lange gestillt werden, und das Abstillen geht nur peu à peu vor sich. Solange das Kind gestillt wird, verläuft die Entwicklung ohne Probleme. Es ist bescheiden und verlangt keine Extrawürste. Man muß nicht viel mit ihm kuscheln und spielen. Im Grunde genommen mag es das nicht so gern. Es möchte ganz normal liebe Eltern und will lieb behandelt werden. Wenn es mal in den Arm genommen wird, tut ihm das gut. Alles hat seine Zeit und Richtigkeit, aber außer der Reihe ist ihm das zuwider, und es lehnt es ab, manchmal sogar vehement, indem es mit Rückzug reagiert.

Die Sepia-Kinder möchten dann mit den »aufdringlichen Menschen« nichts zu tun haben, wollen in Ruhe gelassen werden. Sie spielen lange allein, bis sie sich von dem ungestümen Verhalten der anderen erholt haben. Ist man ihnen gegenüber zu aufdringlich, weinen sie leidvolle Tränen und schmollen vor sich hin.

Dieses Verhalten ist später eindeutiger, wenn sie in den Kindergarten kommen und Freunde haben. Sie können keine hyperaktiven Kinder vertragen und möchten in keinen Streit verwickelt werden. Werden sie zu sehr bedrängt, dann können sie sehr heftig werden, viel schimpfen oder weinen. Mit solchen Kindern wollen sie nicht mehr spielen. Sie beschäftigen sich dann lieber allein mit Bilderbüchern oder Plüschtieren. Sie haben keine Lust mehr, mit ihren Freunden zu spielen, sie zu treffen, wenn diese sie nicht respektieren. Dieses vorübergehende Verhalten kann manchmal dauerhaft werden.

Eine gewisse Eifersucht und Neid können sich beim Sepia-Kind zeigen.

Gern würde es sich an gemeinsamen Spielen beteiligen, kann es aber nicht. Es meint, die anderen werden bevorzugt, oder daß sie es besser haben. Es kann nun nicht mehr normal »leben«. Dabei geht es ihm nicht darum, mehr haben zu wollen, sondern die eigenen Rechte zu erhalten und nicht benachteiligt zu werden, also die Fürsorge zu bekommen, die ihm gebührt. Das sieht man auch im Bereich seiner Ängste. Es fürchtet sich, allein zu sein und vor der Dunkelheit. Es möchte, daß die Eltern ihre Pflichten erfüllen und es trotzdem nicht allein lassen. Es stellt keine großen Anforderungen an die Eltern. Man muß nicht stundenlang bei ihm sitzen, es im Arm halten und es trösten, sondern nur das Nötige auf eine natürliche Art und Weise tun. Übertriebenes Verhalten kann es nicht aushalten. Auf diese ganz natürliche Weise will es auch in die Gesellschaft anderer Kinder aufgenommen werden. Sepia möchte sich in seiner (ihrer) Weise ausleben können. Wenn eine Beziehung oder eine Freundschaft besteht, dann soll sie sich entwickeln aufgrund der beiderseitigen Gegebenheiten. Es soll kein Druck oder Zwang entstehen.

Das Schulkind

Druck und Zwang können für Sepia zum Verhängnis werden. Rituale dagegen kann sie (oder er) sehr gut akzeptieren. Denn Rituale gehören natürlicherweise zu bestimmten Handlungsabläufen. Wenn die Eltern in der Erziehung Rituale verwenden, hat sie keine Probleme, sich einzufügen. Dann macht sie bestimmte Sachen, die sie sonst ablehnen würde, sogar mit Freude und Gelassenheit. Zum Beispiel macht es ihr gar nichts aus, beim Spielen oder Spaßhaben auf die Knie zu gehen. Das kann sogar sehr belebend sein. Muß sie aber eine bestimmte Arbeit verrichten, die ihr zuwider ist und dabei auf die Knie gehen (Boden abwischen), dann wird es ihr schlecht und schwindelig. Sie muß aufhören, zu arbeiten, sonst würde sie umkippen. Mit der Arbeit ist es so eine Sache bei Sepia. Warum muß nur immer soviel Zwang ausgeübt werden? Sepia würde ihre Arbeit eigentlich ganz gern machen, wenn es ungezwungen geschehen könnte, und wenn die Eltern selber Vorbild wären. Zwang und Druck machen sie reizbar, und dann ist sie kurz angebunden, unwirsch, barsch, bissig, schnippisch.

Die Schule wäre eigentlich für das Sepia-Kind kein Problem. Es ist intelligent und gewissenhaft genug. Aber wenn es keine Lust hat, dann hat es eben keine Lust. Dann handelt es sich auch Strafarbeiten ein. Statt auf verständliche und liebevolle Art behandelt zu werden, wird man dann auch noch vor den anderen bloßgestellt! Es ist solchen Reaktionen gegenüber völlig wehrlos. Es kann dadurch so angespannt werden, daß es abends nach dem Einschlafen im Bett einnäßt. Dieses Problem kann beim Sepia-Kind bis in die Pubertät anhalten. Oft träumt es davon, endlich mal in Ruhe Wasser lassen zu können.

Wir finden bei Sepia eine Kälteempfindlichkeit, obwohl das Kind gern und lange draußen ist. Oft treten Verkühlungen auf, wenn der Wind bläst, und es kommt zu Ohrenentzündungen, aber auch zu Sinusitis, Bronchitis usw. Es ist zwar viel grünlicher oder gelbgrünlicher Schleim vorhanden, aber er kommt nicht richtig raus und läuft nur hinten den Rachen runter. Aus der Nase läßt sich der Schleim kaum rausschneuzen, außer großen, dicken, grünen Krusten. So zieht sich die Erkältung in die Länge, und es dauert lange, bis das Kind sich vollständig erholt hat.

Die Infektanfälligkeit wird verstärkt durch den Verzehr von Milchprodukten, vor allem Quark und Käse. Auch die Haut wird unrein und neigt zu hartnäckigen Ausschlägen oder Juckreiz, der durch Kratzen nicht gelindert wird.

Die Pubertät

Die Pubertät bringt einiges mit sich, wodurch sich Sepia oft noch mehr zurückzieht. Es eröffnen sich andere Interessengebiete, aber in der Familie und in der Schule läuft alles im alten Trott weiter. Von den schönen und interessanten Sachen wird nichts angeboten, man wird eher darin auch noch behindert. In der Schule fällt die Leistung ab zum Bedauern der Lehrer, aber man kann mit Sepia nicht mehr reden. Sie hört schweigend zu und macht nur das Notwendigste, ohne mit dem Herzen dabei zu sein. Sie hat keine Freude und kein Empfinden in bezug auf Familie und Schule. Auch die Freunde mit ihren langweiligen Vorstellungen meidet sie zusehends.

Auf gute Ratschläge reagiert sie bissig, fuchtelt mit den Händen, geht in sich oder schließt sich in ihrem Zimmer ein. Wenn nicht etwas Anregendes gefunden wird, kann Sepia in eine richtige Depression geraten. Sie braucht irgend etwas außer der Reihe, wodurch sie mit Leben erfüllt wird, wobei ihr Herz aufgeht, wenigstens ein paarmal in der Woche. Es kann etwas sein, wodurch auch der Körper gefordert wird: Schwimmen, Reiten, Wandern, Tanzen. Sepia-Mädchen können jungenhaft sein und interessieren sich z. B. für Fußball. Aus einer Beziehung mit einem Sportkameraden, z. B. beim Tennisspielen, könnte sich eine tiefe Freundschaft entwickeln, die aber die nötige Distanz und den Respekt einhält.

Wie Sie das Sepia-Kind fördern können und was Sie beachten sollten

Es sind diensteifrige und pflichtbewußte Kinder, die leicht ausgenutzt werden können.

Säugling und Kleinkind

- Alles, was Sie an Essen und Trinken zu sich nehmen, geht sofort in Ihre Milch über und kann das Kind belasten. Sie sollten daher nicht zu fette und üppige Mahlzeiten, Kuchen, Milch und alte Käsesorten zu sich nehmen. Das Kind kann dadurch Verdauungsbeschwerden, wie Durchfall oder Verstopfung, bekommen.
- Auch Essig sollten Sie meiden, da Essig die Wirkung von SEPIA aufheben kann. Dies ist besonders wichtig bei der einmaligen Gabe einer C-Potenz. Bei der Verabreichung von LM-Potenzen spielt Essig keine so große Rolle, weil das Mittel jeden Tag wiederholt wird, es kann aber auch dadurch blockiert werden.
- Beim Zufüttern sollten Sie mit gekochtem Gemüse oder Obst beginnen.
- Wurst, Fleisch oder Eier sollte das Kind in den ersten Jahren möglichst nicht essen. Schweine- und Kalbfleisch verträgt es am schlechtesten.
- Kleine Kinder brauchen weder Salz, Gewürze noch Zucker in ihrem Essen, aber für Sepia ist dies besonders wichtig, denn sie verträgt kein Salz. Fett, Essig und Salzkartoffeln können bei ihr Übelkeit auslösen, auf Brot kann sie Magenschmerzen bekommen, auf Schweinebraten mit Sauerkraut kann es dem Kind sehr schlecht gehen.

415

- Das Kind ist allergisch auf Erdbeeren.
- Gehen Sie mit ihm nur bei guter Gesundheit ins Schwimmbad, da es anfällig für Pilzerkrankungen mit Ausfluß ist.
- Es sind keine anhänglichen Kinder, zuviel Zärtlichkeit ist ihnen lästig.
- Das Kind ist manchmal durch nichts zu beruhigen, weder durch Schaukeln noch durch Stillen, aber ein energisches Wort, voller Entschlossenheit ausgesprochen, bringt Sepia wieder zu sich.

Schulkind
- Ein gutes Mittel, um seine Beschwerden zu bessern und seine Stimmungslage anzuheben, ist reichliche Bewegung an der frischen Luft.
- Bedenken Sie, daß Sepia-Kinder vor einem Unwetter schlecht gelaunt sind, sie brauchen dann Auslauf oder heitere Musik.
- Das Sepia-Kind neigt dazu, der Familie und auch Freunden gegenüber gleichgültig zu sein.
- Wenn es beginnt, sich zu verschließen, kann es durch gemeinsame sportliche Aktivitäten oder auch Tanzen wieder aus der Reserve gelockt werden.
- Wenn Sepia ein Instrument erlernen möchte, sollte es nicht unbedingt Klavier sein, da dies Sepia zu sehr anstrengt. Trommeln, Harfe, auch Geige sind besser geeignet.
- Beim Kämmen sollten Sie sehr vorsichtig sein, da es eine empfindliche Kopfhaut hat.
- Sorgen Sie dafür, daß das Kind rechtzeitig ins Bett kommt, sonst wird es überdreht und kann nur sehr spät einschlafen.
- Sepia-Mädchen spielen gern Indianer, Autorennen usw. Wenn Sie sie mit Sepia behandeln, werden sie mädchenhafter, entwickeln mütterliche Gefühle und spielen gerne mit Puppen.
- Mädchen in der Pubertät können leicht in Ohnmacht fallen, z. B. durch langes Knien in der Kirche oder im Bus, durch große Hitze oder große Kälte und bei Durchnässung. Passen Sie in solchen Situationen auf, und leisten Sie Beistand mit der richtigen Maßnahme.
- Lehren Sie das Kind, seinem Körper und Geist etwas Wohltuendes zu gönnen. Vor lauter Pflichtgefühl kann es zur Gewohnheit werden, das zu vernachlässigen.

Zusammenfassung der wesentlichen Symptome

Geistige und allgemeine Symptome
- sorgen sich sehr um das Häusliche, ob alle genug bekommen und richtig versorgt sind
- stille Kinder, die unauffällig ihre Pflichten erledigen und keine Hilfe bei ihren Hausaufgaben, Sorgen und Kümmernissen suchen
- ziehen sich zurück, wenn es ihnen nicht gut geht, und *reagieren nicht auf Trost und Zuspruch,* empfinden diese als Belastung
- spielen gerne alleine
- sonst fröhliche, liebenswürdige Kinder, die aber ihren Abstand halten
- *hören gerne Musik,* insbesondere belebende Musik
- haben einen Hang zu Schönheit und Ästhetik
- ordnen alles nicht nur schön, sondern auch praktisch
- vor den Menses sehr empfindlich, weinen leicht und sind sehr reizbar
- wenn sie verausgabt sind, können sie vor Erschöpfung und Abgeschlagenheit nicht sprechen, ohne zu weinen
- brauchen immer wieder richtige körperliche Betätigung: eine Tageswanderung, einige Stunden im Schwimmbad, einen Waldlauf u. a.
- *ein Gewitter ist die schönste Entspannung* für sie

Kopf
- Kopfschmerzen, morgens mit Übelkeit, klopfend, pressend, mit Blutandrang, als ob die Augen herausfallen
- blasses Gesicht, Weinerlichkeit, *besser nach dem Frühstück*
- Bewegung verschlimmert, aber *kräftige Bewegung bessert*
- Bücken verschlimmert
- *Verschlimmerung durch Fettes, hält meist bis Mittag an*
- hektischer Kopfschmerz, bei dem das Gesicht heiß und rot ist
- starker Haarausfall bei chronischen Kopfschmerzen
- Schulmädchenkopfweh
- Juckreiz auf der Kopfhaut

Augen
- Sehstörungen, besonders beim Lesen und Schreiben, empfindlich gegen Tageslicht

– Bindehautentzündung mit Brennen und Jucken und sehr wenig Schleim-
absonderung

Gesicht
– Ausschläge, Herpesbläschen; gelbliche, erdige Gesichtsfarbe
– ziehende Schmerzen in Gesichtsknochen und Zähnen zusammen mit
den Kopfschmerzen
– gelber Sattel über der Nase bis zu den Wangen
– braune Flecken, rote, weinfarbene Muttermale

Mund
– schmerzhafte Bläschen und Geschwüre (Stomatitis)
– Zahnfleisch schwillt leicht an und blutet
– Zahnschmerzen grabend, reißend, nagend, in einem Zahn oder der
ganzen Zahnreihe, schlimmer durch Wärme, Süßes, vor allem warme
Süßigkeiten
– schlechter Geruch aus dem Mund wie nach faulen Eiern
– Schluckauf nach dem Essen
– gelblichweiß belegte Zunge, wird sauber bei jeder Regel

Brust
– trockener, erschöpfender Husten, der vom Magen zu kommen scheint
– Husten mit reichlich salzigem, weißem oder schmutziggelbem Auswurf

Magen
– Durst- und Appetitlosigkeit, alle Speisen schmecken gleich
– Gefühl, als ob der Magen nach unten sinkt, Leeregefühl
– Leber reagiert empfindlich auf Druck, Stiche in der Lebergegend
– Übelkeit besser durch Essen, schlechter durch zu fettes Essen und
Küchengerüche
– Schmerzen werden besser durch Liegen auf der schmerzhaften Seite
– Verlangen nach Tintenfisch, *Besserung durch Tintenfisch*
– Abneigung gegen Salz, Milch, Zwiebeln
– Verschlimmerung durch: gekochte Milch, fette Milch, Salz, Fett,

Essig, Salzkartoffeln, Erdbeeren, Schweine- und Kalbfleisch, fettes Fleisch, Sauerkraut, alter Käse, Zwiebeln
- Verlangen nach Essig, Käse, Essiggurken, Mixed-Pickles
- reagiert empfindlich auf Küchengerüche

Verdauung
- viel Blähungen
- Verstopfung: zu wenig und unvollständiger Stuhl
- im Rektum und Anus zusammenziehende Schmerzen
- nach dem Stuhlgang Leere- und Schwächegefühl

Blase
- häufiges Wasserlassen, schmerzhaft
- *Bettnässen im ersten Schlaf,* Bett sofort naß, nachdem das Kind eingeschlafen ist

Schweiß
- plötzlicher Schweißausbruch durch einen Schock oder Aufregung, kommt erst, nachdem das Kind wieder ruhig ist

Genitalien
- Menses zu früh und sehr wenig, vorher heftige Stiche im Unterbauch, die eine ohnmächtige Schwäche und Frösteln auslösen
- während der Menses große Unruhe, ziehende Schmerzen in Gliedern und Unterbauch
- manchmal treten außerhalb der Menses anfallartige Stiche in der Vagina auf, mit oder ohne wäßrigen Ausfluß

Haut
- juckende Hautausschläge brennen durch Kratzen
- ringförmiger Herpes
- Verschlimmerung: nachmittags; durch kalten, vor allem trockenen Wind; *vor einem Gewitter*
- Besserung: abends, durch Bettwärme, absolute Ruhe, *kräftige Bewegung, beim Gewitter*

Die Ängste bei Sepia

Das Sepia-Kind ärgert sich leicht und hat dabei gleichzeitig Angst. Es ist extrem gereizt und nicht leicht zufriedenzustellen. Es hat immer Angst, zu kurz zu kommen, nicht genug Taschengeld zu erhalten. Es hat das Gefühl, die Eltern verdienen nicht genug Geld, um für das Notwendigste zu sorgen. Es glaubt, seine Geschwister würden mehr bekommen. Gleich morgens nach dem Aufwachen spürt es die Angst, besonders vor den Menses, am liebsten würde es sich wieder ins Bett verkriechen und nicht in die Schule gehen. Aber der Gedanke, ganz allein zu Hause zu bleiben, behagt ihm auch nicht. Vor allem mag es auch nicht allein sein, wenn es dunkel wird. Nachts im Bett liegt es schlaflos da und grübelt über unangenehme Dinge nach. Bei einer akuten Krankheit spürt es die Angst wie einen Druck auf der Brust bei Schüttelfrost oder Fieber. Auch nach oder während des Essens kann es ängstlich werden. Oftmals schwitzt es vor Angst, besonders auf der heißen Stirn.

Wenn das Kind allein draußen spazierengeht, kann es Angst bekommen, die es dazu treibt, noch schneller zu gehen. Dabei wird ihm ganz heiß, und vielleicht bricht ihm sogar der Angstschweiß aus.

Das Kind macht sich viele Sorgen um die eigene Gesundheit. Es fragt die Eltern, was seine Beschwerden zu bedeuten haben, ob sie schnell wieder verschwinden. Auch kleine Unpäßlichkeiten nimmt es sehr ernst, vor allem seine schwachen Gelenke machen ihm Sorgen. Es möchte aber nicht zum Arzt gehen, aus Angst, daß es geringschätzig behandelt wird.

Bei einem Gewitter bekommt es Angst oder beim Reiten, ebenso wenn es zuviel liest und seine Augen überanstrengt, z. B. beim Basteln oder bei anderen Handarbeiten. Dann ist es auf einmal ganz verzagt und mutlos.

Die Ängstlichkeit tritt bei Sepia phasenweise auf. Es gibt Perioden, da ist das Kind voller Mut und Zuversicht, und dann kommen wieder Zeiten, wo es an allem verzweifelt. Es hat Angst, daß die anderen es nicht schätzen und es demütigen, besonders im Klassenverband oder in einer Gruppe. In dunklen Räumen fühlt es sich nicht wohl, z. B. in der Kirche, in Gewölben, im Kloster oder im Keller. Dort fühlt es sich beengt.

Silicea

Die konstitutionellen Merkmale – der positive Aspekt

Silicea ist fein gebaut, mäßig groß und schlank, feingliedrig mit großen Händen und langen, schlanken Fingern. Die Fingergelenke sind etwas verdickt, so daß die einzelnen Fingerglieder einen leichten Bogen nach innen beschreiben. Vor allem sieht man dies bei dem überdurchschnittlich langen zweiten Daumenglied, welches das erste Glied sehr harmonisch in der Länge fortsetzt und am Nagel schön gerundet ist. Die scharfen Augen leuchten mit großer Intelligenz. Der große Kopf und die hohe Stirn runden das Bild eines denkenden Menschen ab.

Der Silicea-Mensch ist ein milder, fröhlicher Typ, der Spaß am Leben hat. Ihn interessieren die Geheimnisse der verschiedenen Wissenschaften und intellektuellen Gebiete. Es ist seine Art, sich selbst in die Materie zu vertiefen, anstatt fruchtlose Diskussionen zu führen. Wenn eine knifflige Frage oder ein interessantes Thema auftaucht, eilt er zur Bibliothek, besorgt sich die nötige Literatur und verbringt die nächsten Stunden und Tage damit, alles darüber zu erfahren. Zwischendurch erzählt er gerne über das, was er beim Herumstöbern neu dazugelernt hat. Dabei gerät er nicht in Streß, sondern strahlt eine gemütliche Ruhe aus und wirkt sehr sicher.

Er läßt sich von der Meinung anderer nicht stören. Wenn er nach seiner Meinung gefragt wird, kann er ganz spontan einen langen Vortrag halten, der fundiert ist und Hand und Fuß hat. Die Information in seinem Gehirn ist gut strukturiert und geordnet. Er ist zwar für sich selbst zu logischen Schlußfolgerungen gekommen, sie werden aber bloß als reine Denkanstöße und Denkmodelle weitergegeben. Sein Weg ist klar entschieden, andere können parallel gehen. Keiner muß seinen Weg gehen, aber mit Gleichgesinnten gibt es immer einen fruchtbaren Austausch. Es entwickeln sich Freundschaften, die auf gegenseitigem Respekt basieren. Ein wahrer Lehrer oder ein wahrer Schüler: Silicea hat Talent für beides.

Das Neugeborene

Das Silicea-Neugeborene trifft oft hier auf der Erde mit einem hageren, leidenden Blick an. Es scheint gar nicht so begeistert von seiner Ankunft zu sein, und der ganze damit verbundene Trubel scheint ihm auch nicht zu gefallen. Die Mutter schaut den schmächtigen »blassen« Körper an, und möchte ihm in seinem Leid helfen, aber erst einmal starrt sie das Kind ratlos an. Sehr vorsichtig schmiegt sie es an ihre Brust und streichelt sanft seine wenigen weißblonden Haare.

Der Säugling

Nach und nach, ziemlich langsam entwickelt sich das Silicea-Kind. Die überbesorgte Mutter hat Bedenken. Ist ihr Silicea-Baby nicht zu klein? Hat es vielleicht eine Störung, die ernsthaft sein könnte? Warum ist es so still und bewegt sich kaum? Er gibt kaum Laute von sich, dabei ist es fröhlich und beklagt sich nicht, wenn die Mutter mal spät kommt und es schon länger auf sie wartet. Viele andere Mütter würden froh sein, daß ihr Kind so wenig Streß macht.

Die Untersuchung zeigt: alles normal. Gewicht an der untersten Grenze, aber es wird schon gedeihen. Keine Sorgen! Soll sie schon zufüttern? Ja, wenn sie will. Das Kind trinkt gut, schläft gut. Es hat einen normalen Stuhlgang; nichts Außergewöhnliches ist zu finden.

Aber auf einmal, oft mit drei Monaten, schlägt es um. Silicea wird unruhig, weinerlich, schwitzt am Kopf und fängt an, die Muttermilch in hohem Bogen auszuspucken. Es windet sich nach dem Stillen und erbricht dann unverdaut die Milch, die manchmal geronnen ist. Hat ihr Liebling vielleicht ein Virus erwischt? Später stellt sich heraus: Milchunverträglichkeit! In der Zwischenzeit magert das Kind langsam ab. Der Bauch wird groß. Eine Ersatznahrung und Zufüttern werden ärztlich angeraten, und langsam geht es dem Kind besser. Die Mutter entscheidet sich, das Kind abzustillen, ansonsten stillt es sich selber spätestens mit sechs Monaten ab. Von dem Zeitpunkt an geht es Silicea deutlich besser.

Das Kleinkind

Die langsame Entwicklung und Knochenbildung des Silicea-Kindes deuten auf eine rachitische Konstitution. Die Fontanellen gehen nur langsam zu, vor allem die hinteren. Die Pfeilnähte schließen sich auch sehr zögerlich. Das sowieso zarte Kind scheint noch zerbrechlicher zu sein mit seinem offenen Kopf. Die Zähne kommen lange gar nicht, und dann nur sehr zögernd heraus und führen zu einer größeren Empfindlichkeit. Silicea ist dann sehr leidvoll und weint in seiner sanften Art. Das vorher vielleicht noch einigermaßen kräftige Kind sieht gebrochen aus. Die begleitenden Durchfälle sind auch nicht gerade fördernd und schwächen es zusehends.

Das Rückgrat ist eine besondere Schwachstelle des Silicea-Menschen. Es erreicht lange nicht die volle Stärke und neigt zur Verkrümmung. In erster Linie ist die Brustwirbelsäule mangelhaft, so daß das Kind sich nicht gerade halten kann und das Sitzen gar keine Fortschritte macht. Wenn nicht aufgepaßt wird, klappt es zusammen und wird krumm und schief. Krabbeln kann es auch nur kurze Strecken, bevor es vor Schwäche aufs Gesicht fällt. Stehen- und Gehenlernen sind langwierige Lernprozesse. Das Kind will lange nichts damit zu tun haben. Sobald seine Assimilationsstörungen stärker werden und die Rachitis deutlich zutage tritt, kommt es zu einer Anfälligkeit der Bronchien. Durch die geringste Abkühlung erkältet es sich und entwickelt eine Bronchitis, die lange anhält. Es magert dabei etwas ab, weil es anfänglich keinen Appetit hat. Dieser kehrt nur allmählich zurück, kann sich aber nach einer Weile zu einem richtigen Wolfshunger entwickeln, wobei es gar nicht zunimmt. Gerne nimmt das Silicea-Kind kalte Speisen und Getränke zu sich. Und dies bei seinem Mangel an Lebenswärme! Im Winter bleiben seine Hände und Füße eiskalt, auch im warmen Raum. Es wird nicht richtig warm, muß mit der Wärmflasche schlafen und braucht viel warme Kleidung. Es hat oft eine Abneigung gegen Milch, obwohl die größere Abneigung und Unverträglichkeit bezüglich der Muttermilch besteht. Daher kann es durchaus andere Milchsorten mögen. Käse mag es überhaupt nicht, vor allem die salzigen Sorten nicht. Meistens mag es nur mäßig Gesalzenes, und Salz sowie zu viele verschiedene Speisen auf einmal verträgt es schlecht, dann kann ihm schon vom Anblick der Speisen schlechtwerden. Das Silicea-Kind ist kein Fan von Süßigkeiten, es kann sie manchmal gar nicht riechen, ausgenommen davon sind Eis und kalte Nachspeisen. Geräuchertes liegt lange in seinem Magen und bereitet ihm große Probleme, es kann seine Verdauung sogar tagelang durcheinanderbringen. Dabei neigt es sowieso zu Verstopfung. Es besteht entweder kein oder ein zu schwacher Drang. Es muß lange drücken und das Pressen beibehalten, sonst nimmt der Stuhl wieder seine ursprüngliche Lage im Mastdarm an, als ob nichts gewesen wäre. Mit größter Mühe gelingt es ihm, ein paar Kügelchen herauszudrücken.

Das Sprechenlernen ist genauso mühevoll wie das Laufenlernen. Lange beschäftigt sich das Silicea-Kind mit sich selbst und will gar nicht nach außen. Es scheint, als ob es mit sich selbst spricht. Dies liegt aber an seinem leisen Stimmchen, es traut sich nicht, laut zu reden. Man bekommt nicht mit, was es sagt. Im Schlaf allerdings kann es schon richtig laut reden. Silicea ist ein sehr empfindliches und empfindsames Kind, besonders wenn zuviel Trubel herrscht. Kommen Gäste, dann zieht es sich zurück. Es mag dieses Eindringen in sein Leben nicht gerne, möchte lieber allein sein. Die »Eindringlinge« wollen immer so nett sein und mit dem Kind ein Gespräch anfangen. Das ist ihm äußerst unangenehm. Es steckt dann seinen Daumen in den Mund und starrt den anderen mißmutig und düster an. Je netter der andere zu sein versucht, um so düsterer wird sein Gesicht, bis es anfängt zu weinen.

Das Schulkind

Schon im Kindergarten haben Eltern und Kindergärtnerin gemerkt, daß Silicea ein sehr scheues Kind ist. Zwar ist es nicht abgeneigt, mit anderen zu spielen, aber es hält sich im Hintergrund, mag lieber intellektuelle Spiele als Raufen, Klettern, Rumlaufen und derart »kindische« Spiele. Sein feiner Körper ist erstens dafür nicht gebaut, zweitens möchte es lieber seinen Geist schulen mit Knobeleien, Rätseln, Puzzles, mathematischen und physikalischen Aufgaben. Es meldet sich nicht, wenn Fragen an die ganze Klasse gestellt werden. Jedoch scheut es vor direkten Fragen nicht und gibt ganz treffende Antworten, die manche in Staunen versetzen können. Die Lehrer schätzen seine gute und ordentliche Arbeit.

Es ist ein ordentliches Kind und hält sein Zimmer in einem vorbildlichen Zustand. Alles ist leicht zu finden, sein Arbeitstisch vortrefflich aufgeräumt. Auf Kleinigkeiten achtet es sehr, sie sind ihm wichtig. Es neigt dazu, zuviel Zeit mit Lesen, Lernen und intellektueller Arbeit zu verbringen. Wird sein Körper zu sehr vernachlässigt, besonders wenn Schularbeiten usw. bevorstehen, kann die geistige Kraft darunter leiden. Dies geschieht häufig infolge von Infekten, daraus resultieren Assimilationsstörungen und nachlassende Konzentration. Es kann nicht mehr lange bei einer Sache bleiben, Lernen wird schwierig. Der Geist wird langsam, und die Notenkurve schwenkt nach unten.

Die Pubertät

Das gerade Beschriebene kommt oft in der Pubertät vor, wo die Last der Schule und das Verfolgen eigener Interessen für den wachsenden Körper zuviel wird. Außerdem wird das Kind auch von Wachstumsschmerzen geplagt. Immer wenn eine Entscheidung bevorsteht, ist das Silicea-Kind besonders außer sich. Es mag nicht einfach nach dem Motto entscheiden: »Willst du oder willst du nicht?« Die Sache muß genau angeguckt, Vor- und Nachteile müssen in Details besprochen werden. Und die jeweiligen Konsequenzen müssen ihm bewußt sein. Am Ende ist aber immer noch keine Entscheidung getroffen. Am nächsten Tag geht die Auseinandersetzung weiter, aber es bleibt unentschlossen. Die anderen haben auch wenig Lust, ewig weiter über das Thema zu reden. Wenn es ihm wichtig ist, dann muß es notgedrungen »ja« sagen, aber im nächsten Moment zweifelt es wieder. Ist alles mit dem Ja geregelt, oder wird es später zu Schwierigkeiten kommen?

Es träumt auch von all diesen Sachen, die am Tage gewesen sind. Doch niemand hilft ihm letzten Endes bei seiner Entscheidung, so empfindet das Silicea-Kind jedenfalls. Es muß alles allein machen, allein durchstehen, allein verantworten.

Seine sachliche und nüchterne Art und Weise gefällt seinen Klassenkameraden. Sie treten an es heran, ob es nicht Klassensprecher werden wolle? Wenn es aufgefordert wurde, hatte Silicea doch immer so gute Reden halten können. Auch sein Wissen sei beeindruckend. Es läßt sich ein paar Tage Bedenkzeit geben und entscheidet sich, Klassensprecher zu werden. Die Wahl ist auf den richtigen gefallen: Mit großer Sorgfalt und Gerechtigkeit vertritt es die Angelegenheiten der Klasse.

Die Pubertät ist eine schöne Zeit und gibt Silicea viele Gelegenheiten, sich für das Leben vorzubereiten.

Wie Sie das Silicea-Kind fördern können und was Sie beachten sollten

Sensible, zarte und gründliche Kinder, denen der innere Halt fehlt.

Säugling und Kleinkind
- Lassen Sie Blutschwämmchen nicht operativ entfernen und verengte Tränenkanäle nicht künstlich erweitern, sondern geben Sie Silicea.
- Dieses Kind verträgt die Impfungen sehr schlecht. Silicea ist nämlich ein wichtiges Mittel, um Impfschäden zu heilen. Nach dem Ähnlichkeitsprinzip sind daher Silicea-Kinder mehr als andere für Impfschäden prädestiniert.
- Bei Neumond, aber noch mehr bei Vollmond schlafen Silicea-Kinder unruhiger. Da das Konstitutionsmittel am besten in einer ruhigen Phase gegeben werden sollte, sollten Sie Silicea entweder bei Halbmond oder einen Tag nach Vollmond verabreichen.
- Das Silicea-Kind ist zwar sehr kälteempfindlich, es braucht eine Mütze für den Kopf und sollte warm angezogen sein, aber Sie sollten es auch vor Überhitzung schützen, denn wenn es anfängt zu schwitzen, erkältet es sich leicht. Säuglinge sollten in den ersten Wochen immer ein Mützchen tragen.
- Bei Vollmond ist es anfälliger. Sie sollten das Kind dann besonders vor Kälte schützen und vielleicht auch nicht baden, da es sich verkühlen könnte.
- Das häufige Erbrechen von Muttermilch vielleicht in Verbindung mit einer Verstopfung oder Durchfall gibt einen Hinweis auf Milchunverträglichkeit. Sie können die Milchunverträglichkeit positiv beeinflus-

sen, indem Sie selber weniger Milch und Milchprodukte zu sich nehmen und kein Geräuchertes essen.

- Wenn das Kind morgens Krusten in der Nase hat und es noch gestillt wird, sollten Sie weniger Milchprodukte zu sich nehmen. Dies ist ein Zeichen für eine Verschleimung des Organismus durch zuviel Milch, Käse und andere Milchprodukte.
- Wickeln Sie das Silicea-Kind nicht zu stramm. Enge Kleidung ist ihm unangenehm und kann der Grund für unerklärliches Geschrei sein.
- Wenn das Kind unruhig ist, können Sie es wunderbar durch ganz leichtes Massieren und Streicheln beruhigen.
- Seien Sie geduldig, Silicea ist ein Spätentwickler. Mit Hilfe des Mittels wird es aber eher laufen und sprechen können als ohne die Behandlung.
- Fordern Sie es trotzdem nicht zu früh zum Stehen auf, es sollte erst robben und krabbeln lernen, da es eine schwache Wirbelsäule hat. Wirbelsäulengymnastik ist daher sehr förderlich.
- *Hinweis für stillende Mütter:* Sie brauchen selber SILICEA, wenn es jedesmal beim Stillen zu einer Blutung aus der Gebärmutter kommt.

Schulkind

- Seine bevorzugten Spiele sind Puzzles, Knobeleien, Rätselraten.
- Seine Lieblingsbeschäftigung ist Lesen.
- Sich sportlich zu betätigen ist nicht seine Stärke, trotzdem ist Sport sehr wichtig für seine körperliche Entwicklung. Geeignet sind Ballspiele und Turnübungen, bei denen die Wirbelsäule gekräftigt wird.
- Seine Eigenart, auf freundliches Ansprechen eigensinnig und gereizt zu reagieren, können Sie durch Ihr eigenes standhaftes Verhalten in die richtigen Bahnen lenken.
- Obwohl dem Silicea-Kind eigentlich immer kalt ist, ißt es gerne kalte Gerichte und trinkt gerne eiskalte Getränke.
- Heißen Tee läßt es so lange stehen, bis er abgekühlt ist.
- Das Kind neigt dazu, bei geistigen Arbeiten kein Ende zu finden.
- Bei Aufsätzen sollten Sie es ermutigen, seine Arbeit abzuschließen, auch vor Klassenarbeiten muß einmal Schluß gemacht werden mit dem Lernen.

- Das Mittel hilft ihm dabei, mit seiner Arbeit zufrieden zu sein, und deshalb kann es sie auch mit gutem Gewissen beenden.
- Das Schulkind neigt dazu, zuviel zu lernen und dadurch Kopfschmerzen zu bekommen. Sorgen Sie für Abwechslung, z. B. Gymnastikstunde einlegen und körperliche Betätigung an der frischen Luft.
- Das Kind hat ein großes Talent, Verantwortung zu übernehmen. Fördern Sie diese Charaktereigenschaft, indem Sie es bestimmte Aufgaben im Haus und in der Familie auswählen lassen.
- Nach der Schule oder nach sportlichen Aktivitäten tut es ihm manchmal gut, sich auszuruhen und sich etwas hinzulegen.
- Unterdrücken Sie seinen übelriechenden Fußschweiß nicht mit einem Deodorant, sondern geben Sie ihm SILICEA.
- Mit SILICEA wird es seine Angst vor spitzen Gegenständen überwinden und viel Freude am Sticken, Stricken und Nähen haben.
- Bevor Silicea eine Entscheidung fällen kann, muß es sich über alle Vor- und Nachteile im klaren sein. Sprechen Sie mit ihm über alles, lassen Sie es völlig frei entscheiden, ohne Ihren Willen mit ins Spiel zu bringen.
- Es verträgt Milch und Geräuchertes nicht. Eine Ernährungsumstellung kann sich günstig auf seine Verdauung auswirken.
- Bei Husten, auch wenn das Kind kalte Speisen und Getränke zu sich nehmen will, geben Sie ihm lieber Warmes, denn dies wird den Husten bessern, Kaltes dagegen wird ihn verschlimmern.

Zusammenfassung der wesentlichen Symptome

Geistige und allgemeine Symptome
- dem Silicea-Kind fehlt der innere Halt, dies führt zu Unentschlossenheit, Zaghaftigkeit, schneller Erschöpfbarkeit, Konzentrationsmangel, mangelndem Selbstvertrauen, Starrköpfigkeit; Spätentwickler
- widerspricht aus Unsicherheit, große Schreckhaftigkeit
- reagiert störrisch und unhöflich, wenn es freundlich angesprochen wird
- *Impffolgen: vor allem Krämpfe und epileptische Anfälle*
- Rachitis
- Fisteln, chronische Eiterungen, jede kleine Verletzung eitert

- Verschlechterung durch Zugluft, Kälte, vor allem am Kopf, Entblößen des Kopfes, Hinlegen, bei Neumond
- Besserung durch Wärme in jeder Form, besonders durch Warm-Ein-
hüllen

Kopf

- reichliches Schwitzen im Schlaf, *Kopfschmerzen vom Nacken zum
Scheitel, die in ein Auge ausstrahlen,* vor allem das rechte
- Verschlimmerung durch geistige Anstrengung, Lärm, Sprechen, Be-
wegung, Licht, Bücken und kalte Luft
- Besserung durch die entgegengesetzten Bedingungen, besonders
Wärme und festes Umbinden eines Tuches um den Kopf
- juckende Hautausschläge
- friert und *braucht eine Kopfbedeckung;* Kinder erkälten sich durch
Haareschneiden

Augen

- Bindehautentzündung mit Sandgefühl, stechenden Schmerzen und
Tränenfluß
- Sehstörungen, Buchstaben laufen zusammen beim Lesen

Ohren

- dünner, übelriechender Ausfluß, Ohrenschmerzen, besonders beim
Schlucken mit Jucken im Gehörgang
- Schwerhörigkeit für die menschliche Stimme oder Überempfindlich-
keit gegen Geräusche

Gesicht

- blaß, ängstlich, leidender Gesichtsausdruck
- aufgerissene Mundwinkel

Mund

- Aphthen
- *Gefühl eines Haares auf der Zunge*
- verzögerte Zahnung

- Zahnabszesse und -fisteln
- kariöse Zähne, Karies am Zahnfleischrand
- bitterer Mundgeschmack nach dem Essen

Haut
- schlechte Wundheilung
- Narbenverhärtung, vor allem geschwulstartig

Brust
- Asthma
- Husten mit Nachtschweiß, schlimmer durch Kaltes
- Lungenentzündung mit langsamer Genesung

Extremitäten
- Nägel: eingewachsene oder verkrüppelte Nägel, Nagelpilz, weiße Flecken auf den Nägeln
- weiche Knochen, Absterben von Knochengewebe, Entkalkung der Knochen – besonders am Hüftgelenk (Morbus Perthes)
- übelriechender Fußschweiß, der die Sohlen und Zehenzwischenräume wund macht

Verdauungssystem
- Bärenhunger und großer Durst
- Verlangen nach *kühlem oder lauwarmem Essen*
- Abneigung gegen Muttermilch, Käse, Salz, heißes Essen, Fleisch und Milch
- Übelkeit durch Anblick oder Geruch von Speisen
- Unverträglichkeit: Geräuchertes, Milch
- Verstopfung, *Stuhl schlüpft zurück*; Wurmbefall

Blase
- *Bettnässen durch Bandwürmer*

Genitalien
- Wasserbruch am Hoden bei Jungen (Hydrozele)

430

Die Ängste bei Silicea

Das Silicea-Kind ist sehr schreckhaft und hat Angst vor lauten Geräuschen. Viele seiner Ängste sind eine Folge von zuviel geistiger Arbeit.
Es meint, nie genug geleistet zu haben und hat große Schwierigkeiten,
eine Arbeit abzuschließen. Dabei sind diese Ängste völlig unbegründet,
da es sehr fleißig und gewissenhaft ist, nur eben mit einem Hang zum
Perfektionismus. Es hat Angst zu versagen, weil ihm die Klarheit des
Denkens fehlt. Diese Kinder bereiten sich so intensiv auf eine Prüfung
vor, daß sie danach völlig erschöpft sind. Sie wollen lernen, aber es geht
nichts mehr in ihren Kopf. Das macht ihnen natürlich große Angst. Hier
hilft SILICEA, die Nerven aufzubauen und das kristallklare Denkver-
mögen des Kindes wiederherzustellen. Es nimmt den Kindern auch ihre
Angst vor spitzen Gegenständen, wie Nadeln und Spritzen.

Sulfur

Die konstitutionellen Merkmale – der positive Zustand

Sulfur kann schmal oder kräftig gebaut sein, ist dabei aber immer groß. Ausnahmen gibt es nur, wenn bestimmte Krankheiten oder Behinderungen sein Wachstum gehemmt haben. Besonders neigt sein Oberkörper dazu, in die Höhe zu schießen, wodurch seine Schultern nach vorne gebeugt sind und leicht nach oben gezogen werden. Dabei entsteht ein Rundrücken. Er hat ein großes Gesicht, welches jedoch sehr fein gezeichnet ist. Seine leuchtenden, blauen Augen werden von langen, feinen Wimpern und Brauen umrahmt. Die Lippen, Ohren, Augenlider und Nase haben eine gesunde, kräftige Farbe. Unter der Haut schimmert das edle, blaue Blut in den Adern.

Sulfur ist von seinem Wesen her wißbegierig, neugierig und interessiert. Er hat eine intellektuelle Schnelligkeit und Aktivität, die immer wieder zum Vorschein kommt. Der Sulfur-Mensch neigt dazu, sich zurückzuziehen und schweigsam zu sein, er kann aber auch sehr kommunikativ sein. Er ist ein wacher Mensch, und seine Bewegungen sind kraftvoll. Er liebt die Natur und paßt sich ihrem Rhythmus an. Seine Anpassungsfähigkeit ist generell in allen Situationen sehr gut.

Das Neugeborene

Der Sulfur-Säugling kommt kräftig und groß gewachsen auf die Welt. In seinen Augen leuchtet eine innere Weisheit, die Ruhe ausstrahlt. Seine Haare sind hell, manchmal leicht rötlich gefärbt. Dieses charakteristische Bild kann durch miasmatische oder umweltbedingte Einflüsse sowie unterdrückte Hautausschläge, Impfungen etc. manchmal drastisch verändert werden. Das Gesicht kann dann schmaler und angespannter erscheinen, die Haut ist nicht mehr geschmeidig, sondern eher trocken, auch die sonst so feinen Haare werden trocken und struppig. Die Lippen, Augenlider, Nasenränder und Ohren können eine tiefrote Verfärbung zeigen. Es kann eine Problematik bei der Blutzirkulation deutlich zutage treten, die sich durch einen heißen Kopf, heiße, schwitzige Hände und kalte Füße äußert. Die Körperöffnungen sind nicht nur heiß und sehr rot, sondern neigen auch zum Wundwerden, besonders der After. Auch der stark sauer riechende Durchfall ist ätzend. Die Haut wird meistens rauh, trocken, runzlig, juckend und pickelig. Der edle Glanz von Sulfur-Kindern wird matt und stumpf, besonders wenn Hauterscheinungen vorher unterdrückt wurden. Dann verläuft auch die Zahnung nicht mehr so beschwerdefrei wie bei einem gesunden Sulfur-Kind. Man erkennt das Sulfur-Kind während der Zahnung nur an dem leichten Durchfall, dem roten After oder anderen geröteten Körperöffnungen. Vielleicht sind auch nur die kleinen Füße nicht mehr so wohlig warm wie sonst.

Der Säugling

Ein Säugling wird etwa bis zum sechsten Monat voll gestillt, erst dann wird langsam dazugefüttert. Der Sulfur-Säugling reagiert sehr empfindlich auf die zusätzliche Nahrung. Wenn z. B. zu früh und zu reichlich stärkehaltige Speisen gefüttert werden, reagiert er, je nach Stärke und Belastbarkeit, sofort oder auch erst nach einigen Monaten mit der Haut. Er braucht unbedingt die naturgemäße Art des Zufütterns, bei der mit frischem Obst und Gemüse begonnen wird. Schon bald verträgt er auch gekochtes Gemüse, aber die Vorliebe für Frischkost bleibt bestehen. Am schlechtesten verträgt er rohes Getreide. Am besten fühlt sich der Säugling, wenn außer Gemüse und Obst nichts anderes gegeben wird. Erst in den späteren Monaten ist er in der Lage, leichtverdauliche Kohlehydrate, wie Reis und Zwieback, richtig zu verdauen. Konzentrierte Eiweiße, wie Fleisch, Eier und Käse, die sowieso im Säuglingsalter nicht angeboten werden sollten, verträgt er gar nicht. Sie fördern nur die Bereitschaft, Ekzeme, Grind und ähnliche Hautausschläge zu entwickeln. Hartnäckige Verstopfungen mit trockenem, großem Stuhl können ebenfalls dadurch entstehen. Alle diese Zustände können in jeder Lebensphase je nach der konstitutionellen Belastbarkeit durch ungesunde Kost entstehen. Auffällig ist seine Abneigung gegen das Gewickelt- und Gewaschenwerden. Es scheint ihm gar nichts auszumachen, stundenlang in seinen Fäkalien zu schmoren.

Das Kleinkind

Die weitere Entwicklung des Sulfur-Kindes läuft mehr oder weniger unproblematisch ab: Laufen, Gehen, Sprechen, Spielen, Greifen, Koordinieren. Mit der Koordination der Muskeln gibt es nur dann Schwierigkeiten, wenn das Kind sehr großen Eingriffen ausgesetzt ist, wie z. B. den Impfungen. Die Neugier des Sulfur-Kindes haben die Eltern schon im späten Säuglingsalter bemerkt, als das Kind versucht hat, alles zu erforschen, sich überall hochzuziehen, Sachen aus den Schränken zu ziehen, Schubladen zu öffnen, so daß nichts mehr vor dem Kind sicher war. Es ist sehr selbständig und möchte alles allein machen. So möchte es auch nicht gefüttert werden, dabei kleckert es sich über und über voll. Es ist ein äußerst waches, unternehmungslustiges und wißbegieriges Kind. Sobald es das Sprechen gelernt hat, wird sein unermüdlicher Wissensdrang noch deutlicher. Sein Reden ist immer mehr darauf ausgerichtet, seinen Erfahrungsschatz zu erweitern und Wissen zu erlangen. Sie werden als Eltern eines Sulfur-Kindes bald merken, daß es sich mit kurzen Antworten und ungenügenden Erklärungen nicht zufriedengibt und sofort mit der nächsten Frage kommt. Wenn Sie ihm etwas ausführlich und gut verständlich erklären, gibt es sich eine Zeitlang damit zufrieden, es verarbeitet das Gehörte, macht sich Gedanken darüber, und es dauert einige Zeit, bis es sich mit der nächsten Frage an Sie wendet.

Passiert irgend etwas Interessantes oder Aufregendes, so wird es sofort alles darüber wissen wollen. Sie können nicht mit einem Geheimnis oder mit irgend etwas, was Sie innerlich sehr bewegt hat, an dem Kind vorbeigehen. Es wird sofort merken, daß etwas in der Luft liegt, und es läßt Sie nicht los, bis es genauestens informiert ist. Wenn Sie als Eltern gestreßt sind und nur kurze Antworten geben können, werden Sie bald merken, daß Ihr Sulfur-Kind immer mit einer Gegenfrage »Warum?«, »Wieso?« reagiert. Wenn Sie sich jedoch wirklich auf dieses wißbegierige Kind einstellen, können sehr fruchtbare Gespräche zustande kommen, denn es hat die Begabung, genau den Punkt aus dem Gespräch herauszupicken, welcher zu weiteren konstruktiven Gedanken zu diesem Thema führt, wodurch auch das Wissen der Eltern über ein bestimmtes Thema erweitert und bereichert wird.

434

Das Schulkind

Das Sulfur-Kind kann sich zu einer Leseratte entwickeln. Wenn es sich nicht schon vorher das Lesen aneignet, wird es in der Schule mühelos das Lesen lernen und bald anfangen, selber Bücher zu lesen. Wenn Sie jedoch keine fruchtbaren Gespräche mit Ihrem Kind führen, wird es sich immer mehr in sich zurückziehen und zu einem Bücherwurm werden.

In der Schule ist das Sulfur-Kind sehr interessiert und verfolgt aufmerksam den Unterricht. Es stellt wichtige Fragen, die manche Lehrer sehr schätzen und ausführlich darauf eingehen. Trotz alledem kann das Kind so manche Probleme entwickeln. So treten z. B. bei gewissen Lernstoffen Gedächtnislücken auf. Was es aber einmal gut gelernt und verstanden hat, vergißt es so leicht nicht wieder. Probleme tauchen auf, wenn zuviel Lernstoff auf einmal auf es einstürmt und es die einzelnen Gebiete nicht gut verarbeiten kann. Nun gerät das Kind in echte Verlegenheit. Obwohl es vorher gerne im Mittelpunkt der Klasse gestanden hat, traut es sich jetzt nicht mehr, Fragen an den Lehrer zu stellen, da es den alten Stoff nicht richtig verstanden hat und nun keine Basis hat, um die Fragen überhaupt richtig formulieren zu können. Nachdem es aber den Stoff schweigend angenommen hat, befürchtet es nun, sich mit seinen Fragen lächerlich zu machen.

Ihm liegt es am Herzen, daß alles rechtens zugeht. Wenn es einmal eine Sprache mit ihrer Grammatik und der dahinterstehenden Logik richtig erfaßt hat, so macht es ihm keine Schwierigkeiten, diese Sprache fließend zu erlernen. Sollte ein Lehrer aber wenig Wert auf die logische Gliederung einer Sprache legen und mehr Wert auf das Auswendiglernen von grammatischen Formeln, so sieht sich Sulfur vor allergrößte Schwierigkeiten gestellt. Er kann einfach nicht Fakten auswendig lernen und vergißt immer wieder die gleichen Sachen. Ähnliche Schwierigkeiten können beim bloßen Auswendiglernen von geschichtlichen Ereignissen auftreten. Wird ihm jedoch der logische Zusammenhang klar, besonders das dahinterstehende Verhalten ganzer Länder oder einzelner Persönlichkeiten, dann macht ihm die Sache richtig Spaß.

Sulfur-Kinder haben aufgrund ihrer positiven Ausstrahlung, ihrer Durchsetzungskraft gegenüber Autoritäten und ihres kommunikativen Wesens eine besondere Befähigung als Klassensprecher.

Die Pubertät

Sie sind jetzt sehr in die Länge geschossen und können, wenn sie nicht regelmäßige Mahlzeiten mit einem hohen Anteil an Frischkost zu sich nehmen, leicht in einen Zustand der Unterzuckerung geraten, besonders gegen 11 Uhr. Dann können sie sich nur mit Mühe aufrecht halten, sie lehnen sich an, wo sie nur die Möglichkeit dazu finden, stützen den Kopf mit der Hand ab, können dem Unterricht nicht mehr folgen, hängen ihren Tagträumen nach oder schlafen tatsächlich ein. Gibt es ein Fleisch- oder Eiergericht zum Mittagessen, so werden sie danach noch müder.

In der Pubertät, in der das Kind auf das Einfühlungsvermögen und Verständnis der Eltern und Lehrer angewiesen ist, hat Sulfur eine besonders schwierige Zeit. Haben sich die schulischen Probleme erst einmal zugespitzt, so neigt Sulfur dazu, sehr verwirrt zu werden, so als ob er ein Brett vor dem Kopf hätte, und Gespräche, die ja eigentlich sehr förderlich für ihn sind, zu meiden. Er fühlt sich dumpf im Kopf und kann nicht die richtigen Worte finden, wenn er reden oder schreiben möchte.

Nach und nach verliert er die Lust an Schule und Arbeit. Er mag gar nichts mehr unternehmen und läßt auch Angelegenheiten links liegen, die ihm sonst sehr viel Freude bereitet haben. Sein persönliches Aussehen wird ihm nun auch gleichgültig, und wenn niemand ihn dazu auffordern würde, so würde er wochenlang seine Kleidung nicht wechseln. Er gerät in eine Art Faulheit, aus der er sich sehr schwer selbst befreien kann. Dadurch wird er noch unglücklicher, und das Leben macht ihm keinen Spaß mehr.

Jetzt fängt das Sulfur-Kind an, sich in religiöse und philosophische Bücher zu vertiefen, und verbringt die Zeit bis in die Nacht mit dem Lesen derartiger Literatur.

Trotz seiner Lethargie kann er plötzlich voll dasein, dann kann er lange und lebhaft über das Gelesene diskutieren. Dies ist besonders abends der Fall, wenn er in einer besseren Stimmung ist, und diese Gespräche erstrecken sich oft bis tief in die Nacht.

In der Pubertät wird sein Gesicht mehr oder weniger picklig. Sobald die Pickel abheilen, treten neue auf. Wurden zu irgendeinem Zeitpunkt Ausschläge unterdrückt, so kann sich Sulfur zu einem hypochondrischen

Jugendlichen entwickeln, und er gerät in Verzweiflung über sein Seelenheil und die gefährdete Erlösung. Das schon zurückgezogene Sulfur-Kind hat jetzt nur noch Freude an seinen Büchern und wenigen persönlichen Besitz, die es über alles schätzt. Auch für den Wert des Geldes hat es ein gutes Gespür und gibt sein Taschengeld nur sehr gezielt und bedacht aus. Es grübelt über religiöse Angelegenheiten und zweifelt am Sinn und Ziel seines Lebens. Aus Angst und Verzweiflung wendet es sich religiösen Gruppen oder Sekten zu, in der Hoffnung, dort sein Seelenheil zu finden.

Wie Sie das Sulfur-Kind fördern können und was Sie beachten sollten

Selbstbewußte, weise Kinder mit fehlendem Ordnungssinn.

Säugling und Kleinkind
- Kleiden Sie es nicht in Wolle, und verwenden Sie keine Schaffellunterlage. Dies kann einen Ausschlag auslösen und einen Temperaturstau bei dem ohnehin sehr warmblütigen Kind verursachen.
- Wegen seiner heißen Füße, die es gerne nachts aufdeckt, sollten Sie ihm keinen Strampelanzug oder Strampelsack anziehen.
- Es mag keine Mütze tragen und nicht zu dick angezogen sein, weil ihm immer warm ist.
- Es läßt sich nicht gerne waschen. Machen Sie ihm das Baden interessant durch lustige Spielzeuge, Schaumbäder, Geschichtenerzählen etc.
- Jungen werden manchmal mit einer Phimose (Verengung der Vorhaut) geboren. Ersparen Sie Ihrem Kind die Beschneidung und das damit verbundene emotionale Trauma, indem Sie ihm SULFUR oder ein anderes passendes homöopathisches Mittel geben, welches die Phimose sanft und schnell beseitigt.
- Kinder mit einer Sulfur-Konstitution vertragen Impfungen schlecht. Sie schwächen ihr Immunsystem und können schwere gesundheitliche Beeinträchtigungen, z. B. Neurodermitis, auslösen.
- Windelausschläge, Ekzeme und andere juckende Ausschläge sollten von innen durch homöopathische Mittel und eine Ernährungsumstel-

lung geheilt werden. Verwenden Sie keine medizinischen Salben, die den Ausschlag unterdrücken, denn durch Unterdrückung können schlimme Folgekrankheiten, wie z. B. Asthma, chronische Bronchitis oder Durchfall entstehen. Vorsicht auch bei zinkhaltigen Kinderpflegecremes!

- Sulfur-Kinder schlafen gerne auf der linken Seite. Sie sollten es aber auch in andere Stellungen legen, um einer Verformung des Kopfes entgegenzuwirken.
- Das Schlafzimmer sollte gut gelüftet und nicht geheizt sein.
- Kleinkinder sollten gegen 11 Uhr eine Mahlzeit erhalten.

Schulkind
- Bewahren Sie Ruhe und Geduld bei dem unerschöpflichen Wissensdrang des Kindes und den ständigen Warum-Fragen.
- Fördern Sie sein Interesse für religiöse Themen durch entsprechende Bücher, schützen Sie es dadurch frühzeitig vor Sucht und dubiosen religiösen Randgruppen.
- Es hat eine übersteigerte Phantasie und kann auch schon mal versuchen, Ihnen einen Bären aufzubinden. Fördern Sie seine Wahrheitsliebe.
- Die beste Zeit zum Aufstehen ist zwischen 5 und 6 Uhr in der Frühe.
- Das beste Frühstück für das Sulfur-Kind besteht aus Obst, am besten Äpfel. Drängen Sie es nicht zu Brot oder Müsli. Einen Frischkornbrei wird es schlecht vertragen.
- Sulfur-Kinder haben manchmal Schwierigkeiten, sich in ein soziales Gefüge einzupassen. Beginnen Sie schon im Kindergartenalter damit, Ihrem Kind zu zeigen, wie es lernt, zu teilen und das Eigentum der anderen zu respektieren.
- Das Sulfur-Kind sammelt leidenschaftlich gerne alles, von der Briefmarke bis zu Zuckerstückchen. Es geht gerne auf Flohmärkte oder träumt nachts davon. Es liebt es, in einer Atmosphäre der Unordnung bis hin zum Chaotischen zu leben, verliert dabei aber nicht den Überblick und hat alles im Griff. Zeigen Sie ihm, wie man Ordnung hält, es muß das erst lernen!
- Es ist reformerisch veranlagt und würde gerne alte Familien- oder

Hausregeln über den Haufen werfen und neue aufstellen. Lassen Sie sich von seinen Ideen inspirieren.

- Es ist ehrlich und offen, dabei fehlt ihm jedoch manchmal das diplomatische Verhalten. Mit seiner schrankenlosen Offenheit und seinen neugierigen Fragen kann es schon einmal die Gefühle anderer verletzen.
- Es ist sehr intelligent, ist sich dessen aber nur allzusehr bewußt und gerät leicht in eine Art von schlauer Überheblichkeit. Legen Sie sich nicht mit ihm an, seien sie neutral, sonst kommt es zu uferlosen Diskussionen, die nur sein arrogantes Verhalten fördern.
- Wirken Sie seiner Neigung, einen Rundrücken und eine eingesunkene Brust zu bekommen, durch rückenstärkende Gymnastik entgegen, z. B. indem Sie ihm bei einem Spaziergang einen Stock unter die Oberarme und quer über den Rücken klemmen.
- Das Sulfur-Kind geht überhaupt nicht gerne Kleider einkaufen. Sein Äußeres ist ihm nicht wichtig. Es hat eine Abneigung gegen neue Kleidung. Kaufen Sie daher Gebrauchtes, oder lassen Sie Neues erst einmal einige Zeit im Schrank alt werden.
- Das Sulfur-Kind fängt leicht an zu riechen. Achten Sie daher auf regelmäßigen Wechsel der Kleidung, und erziehen Sie es zur Sauberkeit. Das Sulfur-Kind würde wochenlang das gleiche tragen.
- Unterdrücken Sie übelriechenden Fuß- oder Achselschweiß nicht mit Deodorants. Es ist wichtig, daß Giftstoffe über die Haut ausgeschieden werden. Durch die Unterdrückung wird dieses Ventil verstopft, und die inneren Organe werden belastet. Lungenschwäche, Durchfall und Hauterkrankungen können die Folgen sein.
- Es ist nicht schwindelfrei. Seinen Schwindel in der Höhe kann es überwinden, indem es von einem sicheren Ort nach unten schaut.

Zusammenfassung der wesentlichen Symptome

Geistige und allgemeine Symptome
- introvertiertes Kind, das trotzdem die Gesellschaft anderer braucht; fühlt sich unfähig mitzuagieren, worunter es sehr leidet
- große Redelust, jedoch nur bei religiösen, philosophischen und wissenschaftlichen Themen, sonst wortkarg

– wenn es aufgefordert wird, vor anderen zu reden, wird es sehr aufgeregt und errötet leicht
– macht sich Sorgen um Kleinigkeiten
– sehr selbstbezogen und nur an den eigenen Sachen interessiert
– es geht ihm schlecht, wenn es sich seines Egoismus bewußt wird, fühlt sich beschämt und kann sogar krank werden
– Es ist ihm immer warm, mag sich ausziehen, leicht bekleidet sein
– Besserung durch: kalte frische Luft, besonders kräftige Bewegung, Aufstehen zwischen 5 und 6 Uhr morgens
– schlechter durch: Baden, Waschen, Wasser; vormittags, besonders 11 Uhr; Sattessen, besonders bei hastigem Essen; zuviel Schlaf; Schlafmangel
– Folgen von Impfungen und Quecksilbervergiftungen
– brennende Schmerzen
– SULFUR ist ein Reaktionsmittel, wenn das Kind auf gut gewählte Mittel nicht reagiert, bringt unterdrückte Krankheiten heraus, heilt Rückfälle nach akuten oder chronischen Krankheiten

Kopf
– Kopfschmerzen mit vorherigen Sehstörungen durch geistige Anstrengung, überhitzte Räume und Milch
– Blutandrang zum Kopf mit Hitzegefühl
– Brennen auf dem Scheitel, Leeregefühl im Kopf
– Hautausschläge
– Milchschorf, Ekzem, Kopfschuppen
– Haare verfilzen leicht, wenn sie nicht gekämmt werden
– kämmt und wäscht sich nicht gerne die Haare.
– Fontanellen schließen sich spät
– Kopfschweiß mit saurem Geruch

Augen
– rote Lidränder, Bindehautentzündung mit dickem, gelbem, ätzendem Eiter, der morgens die Lider verklebt
– heiße, trockene, juckende Augen, z. B. bei Heuschnupfen – schlimmer durch Hitze, Wasser und Sonne

Ohren
- Ekzem, Rötung
- Schwerhörigkeit nach Mittelohrentzündung

Nase
- Schnupfenanfälligkeit im Frühjahr und Herbst und bei Wetterwechsel
- Heuschnupfen, chronischer Schnupfen mit dickem, gelbgrünem, ätzendem Sekret
- hat große Schwierigkeiten, sich die Nase auszuschneuzen
- rote Nasenspitze
- *puhlt sich die Krusten aus der Nase und ißt sie*

Gesicht
- *Lidränder, Lippen, Ohrmuscheln und Nase rot*
- starke *Neigung zu Hautausschlägen*
- Akne in der Pubertät; große, eitergefüllte, rote Pickel
- wäscht sich nicht gerne, *schmutziges Aussehen*
- Lippen sind spröde, heiß und rot

Mund
- Aphthen, rote Zungenspitze und -ränder
- schlechter Mundgeruch
- Brennen mit Bläschen

Magen
- morgens kein Appetit
- *Heißhunger mit Schwäche um 11 Uhr*
- großer Appetit und trotzdem keine Gewichtszunahme oder schlechter Esser, für den das Essen Nebensache ist
- *Verlangen:* Äpfel, süßes Obst, Süßigkeiten, Pizza, Fleisch, eiskalte Getränke
- kranke Kinder trinken lieber Warmes
- *Abneigung:* Eier, Saures, Essig, Kürbis, Milch
- Unverträglichkeit: Eier, Fleisch
- Magenschmerzen brennend, Leeregefühl im Magen

Mastdarm
- Windelausschlag
- *Durchfall treibt morgens aus dem Bett* oder kommt kurz nach dem Aufstehen
- furchtbar stinkender Stuhl, Geruch hält sich hartnäckig lange auf der Toilette
- *Durchfall infolge Antibiotika;* ätzender Stuhl macht den After wund und rot, wenn nicht sofort die Windeln gewechselt werden und der Po gewaschen wird
- Verstopfung mit Schmerzen beim Stuhlgang, Juckreiz, Brennen, Hämorrhoiden

Genitalien
- verengte Vorhaut (Phimose)
- vorübergehende Schwellung der Vorhaut (Paraphimose)
- Penisentzündung durch vernachlässigte Hygiene
- unregelmäßige Menses, Blutung stagniert, setzt aus und beginnt dann wieder
- ätzender Monatsfluß
- Ausschlag an den Genitalien, der wollüstig juckt und durch Kratzen schlimmer wird

Bewegungsapparat
- Schwäche im Rücken, Neigung zum Rundrücken
- kann sich nicht gerade halten, rutscht in der Schule nach längerem Sitzen an die äußerste vordere Stuhlkante mit ausgestreckten Beinen, läßt sich hängen
- frühes Laufenlernen, aber schwache Fußgelenke
- warme Hände und Füße mit saurem, klebrigem Schweiß
- *steckt nachts die Füße unter der Decke hervor* oder deckt sich ganz auf
- Schwäche in den Armen beim Heben, beim Melden in der Schule
- Nägelbeißen
- *übelriechender Fußschweiß*
- *juckende Ausschläge,* besonders zwischen den Zehen, Pilzbefall

442

Lunge

– Husten schlimmer im warmen Zimmer, in Rückenlage, bei Bettwärme – besser im Freien
– SULFUR ist ein wichtiges Mittel bei Lungenentzündung oder in der Rekonvaleszenz, bei verschleppter Lungenentzündung oder wenn sich das Kind seitdem nicht wieder richtig erholt hat

Haut

– das wichtigste Mittel bei Hautkrankheiten und unterdrückten Ausschlägen
– Windelausschläge (werden sie mit zinkhaltigen Cremes unterdrückt, verschwindet der Ausschlag zwar, aber die Krankheit ist nicht geheilt)
– Sulfur-Ausschläge können praktisch alle Erscheinungen annehmen, jucken immer stark, brennen und nässen häufig
– Haut macht insgesamt einen schmuddeligen, ungepflegten Eindruck, und auch die Wundheilung ist gestört
– manchmal juckt die Haut ohne eine sichtbare Erscheinung
– Hautausschläge bzw. Juckreiz verschlimmern sich in der Bettwärme, durch Kratzen, Wollkleidung und nach dem Baden

Schlaf

– *glückliche Träume,* wacht singend auf, singt oder spricht im Traum
– durch zuviel oder zuwenig Schlaf geht es ihm schlecht
– *Katzenschlaf:* wacht leicht auf, ist sofort hellwach und schläft gleich wieder ein
– Schlaflosigkeit mit Grübeln

Die Ängste von Sulfur

Sulfur-Kinder sind sehr selbstbewußt und mutig. Im Verhältnis zu anderen Kindern spielen Ängste hier keine so große Rolle. Dennoch haben natürlich auch sie gewisse Ängste, z. B. im Dunkeln und vor Geistern. Wenn sie älter sind, machen sie sich leicht Sorgen um Familienmitglieder, in ähnlicher Weise, wie sich Eltern Gedanken um ihre Kinder machen. Kommen die Eltern nicht rechtzeitig nach Hause, vermuten sie

443

gleich das Schlimmste. Manche Kinder haben große Angst vor der Höhe und trauen sich z. B. nicht, auf einen Jägerhochsitz zu klettern. Außerdem sind sie häufig nicht schwindelfrei.

Sie sind sehr interessiert an religiösen Fragen und versuchen allen Dingen bis auf den tiefsten Grund nachzuspüren. Ein Kind brütete abends im Bett wochenlang über der Frage »Wer ist Gott?« und konnte dadurch einfach nicht einschlafen. Solche Kinder machen sich auch Gedanken, ob für sie ein Platz im Himmel vorgesehen ist. Angst und der Wunsch nach einer Absicherung können sie dazu führen, sich einer religiösen Gruppe anzuschließen.

Syphilinum

Die konstitutionellen Merkmale – der positive Aspekt

Es ist ein reines Vergnügen, Syphilinum zu treffen, ihn kennen- und schätzenzulernen. Er ist so schön und von einer solchen Anmut, daß man kaum die Blicke von ihm wenden kann. Seine Gastfreundschaft ist weit und breit bekannt. Er besteht auf seiner Einladung mit solch einer liebenswürdigen Bestimmtheit, daß man nicht nein sagen kann, und kümmert sich mit großer Aufmerksamkeit und tadellosen Manieren um die Gäste. Diese wundern sich über die Grazie und den Charme dieses Menschen, der immer jünger wirkt, als er ist. Die Männer scheinen keine Barthaare zu haben, so geschmeidig und fein ist das Gesicht. Die Frauen scheinen ewig in der vollen Blüte eines jungen Mädchens zu stehen.
Die kleinsten Bedürfnisse der anderen entgehen ihren Augen nicht. Man wird so liebevoll und mit einem Lächeln, das die Herzen freudig berührt, bedient. Bei ihnen scheint immer die Sonne im Herzen zu strahlen.
Sie besitzen außerdem ein unvorstellbares Wissen und sind als wandelnde Enzyklopädie bekannt. Zusätzlich geht ihr Wissensschatz in Bereiche, die man in einer normalen Enzyklopädie nicht findet. An diesem Wissen lassen sie gerne andere, wenn erwünscht, mit Gleichmut und in vollem Umfang teilhaben. Sie wissen genau, wo die Quellen zu finden sind, so daß ihr Wissen überprüfbar ist. Sie können für ihre Thesen Beweise aufbringen oder ihre Gültigkeit durch Experimente veranschaulichen. Niemand geht halbwissend oder unbefriedigt von ihnen weg.

Das Neugeborene

Das Syphilinum-Neugeborene kommt mit dem ganzen unheilbaren Erbe der Vorfahren auf die Welt. Ein tiefer Sattel drückt seine Nase ein wie ein Stempel. Meist wird es zu früh geboren, ist klein und untergewichtig, kaum lebensfähig mit seinen unausgereiften Lungen. Man steckt es in den Brutkasten, was seinem zarten Wesen mehr schadet als hilft, wo es doch die lebens- und kraftspendende Liebe der Mutter so notwendig bräuchte. Schon gleich nach der Geburt weint es kläglich nach der Mutter, nach ein bißchen Barmherzigkeit. Die Welt hört seinen schwachen Schrei nicht, vertraut der Macht der Natur nicht und schiebt es in die herzlose Maschinerie ab. Was bleibt dem armen Neugeborenen übrig als verzweifeltes Weinen und Schreien.

Manchmal kommt es schon verkrüppelt auf die Welt. Der Schädel ist zu klein; das Gesicht spitzt sich zum Kinn hin zu. Aufgrund des allgemein engen Knochenbaus ist kaum genügend Raum im Mund. Der Nacken wirkt zu schmal und kraftlos, um den Kopf zu halten, der schlaff herunter hängt. Angeborene Anomalien (Deformierungen) können darüber hinaus eine noch größere Belastung darstellen. Das Neugeborene neigt zu einem angeborenen Zurücksinken des Augapfels. Es leidet unter Augenentzündung; die Lider sind geschwollen, eine starke Eiterung ist vorhanden und verklebt die Lider, welche nachts große Schmerzen verursacht. Nur kalt abwaschen lindert.

Der Säugling

Nur langsam nimmt der kleine Körper des Syphilinum-Säuglings an Kraft und Gewicht zu. Das Gesicht sieht alt aus, wie unter einer Last zusammengebrochen. Sein Nacken scheint die schwächste Stelle zu sein, den Kopf kann er nicht halten, wie bei einer Puppe. Das Kind weint sehr lange und recht häufig. Besonders die Nachtstunden sind eine Qual. Die Mutter hat das Gefühl, als ob das Kind große Schmerzen hat, kann aber nicht sagen, ob sie seelisch oder physisch bedingt sind. Es kann die ganze Nacht weinen und das nächtelang hintereinander, vor allem in den Morgenstunden von 1 bis 5 Uhr. Meist ist seine Stimme schwach.

Eine Neigung zu Katarrh kündigt sich schon in diesem Alter an. Die Absonderung ist übelriechend, grün oder gelblich und greift den Knochen an, wenn sie länger anhält. Schon mit etwa drei Monaten stellt die Mutter erstaunt fest, daß die ersten Zähne kommen, auch die restlichen kommen sehr schnell, einer nach dem anderen. Sie können sehr unterschiedlich geformt sein: von ganz kleinen Mausezähnen bis hin zu becherförmigen Deformierungen.

Manche Mütter beobachten, daß ihre Kinder ruhiger und besser schlafen, nachdem sie selber Bier getrunken haben. Trinken die Eltern in Gegenwart des Säuglings Bier, so lechzt schon der Kleine nach dem Glas. Hält man ihm das Glas aus Spaß hin, so trinkt er gierig davon. Die familiäre Neigung zu Alkoholismus macht sich sogar im Säuglingsalter schon bemerkbar.

Das Kleinkind

Klein, zwergenhaft, schwach, wie unterernährt mit noch weit offenen Fontanellen, schiefem Rücken, vor allem im Nacken- und Brustbereich, wächst der Syphilinum-Säugling zu einem Kleinkind heran. Es ist vielleicht noch zu schwach, zu retardiert, die Knochen sind noch nicht richtig ausgebildet, um krabbeln, geschweige denn sitzen zu können.
Auch der Haarwuchs ist recht spärlich. Krabbeln, Sitzen, Stehen, Gehen, Sprechen, eigenständig essen lernen bzw. andere Sachen selbständig verrichten, alles dauert verhältnismäßig lange. Eine Zwergenhaftigkeit und Retardierung kann in jedem Bereich vorkommen oder auch nur teilweise. Es gibt die Syphilinum-Kinder, bei denen der Körper zwar klein bleibt, aber der Geist gut, sogar sehr gut entwickelt ist. Umgekehrt kann es genausogut der Fall sein.
Sollte der Geist frei von den ererbten Belastungen sein, entwickelt das Kind seine Geschicklichkeit in erstaunlich kurzer Zeit, gleich wofür es sich interessiert. Seine Konzentration ist absolut perfekt, und sein Auffassungsvermögen übertrifft das normale Maß bei weitem. Ist es an Büchern interessiert, dann bringt es sich fast selber das Lesen bei, lange bevor es in die Schule kommt. Alle Bücher über ein bestimmtes Thema, das es fesselt, liest es eins nach dem anderen durch. Meist hat es bis zum Schulalter so viel Wissen angesammelt, daß es sich fast nicht mehr lohnt, auf eine normale Schule zu gehen. Dafür zeigt es für andere Sachen kein Interesse. Auch wenn Besuch da ist, reagiert es höchstens mit einem kurzen Nicken des Kopfes, um sich gleich wieder in seine Sache zu vertiefen.
Auch zeigt es wenig Interesse am Kindergarten und an gewöhnlichen Spielen der Kinder, selbst wenn es nicht zu den hochbegabten Syphilinum-Kindern gehört. Es mag in der Regel keine Gesellschaft, fühlt sich unwohl in der Gegenwart anderer und verschließt sich oft in sein Zimmer oder sitzt

abwesend da, nichts beobachtend, in sich versunken. Wenn man fragt, welche Gedanken ihm durch den Kopf gehen, dann weiß es nicht, wovon man redet und kann auch nicht sagen, was es gerade beschäftigt hat.

Es neigt zu bösartigen akuten Erkrankungen, die sehr viel Leid und oft große Schmerzen bereiten können. Soor, Mundfäule und Geschwüre sind zwar von großer Heftigkeit, aber sie zählen noch zu den geringsten Problemen. Es neigt zu Erkältungen bis hin zu schwerer Bronchitis. Das alles zehrt so an seinen Kräften, sowohl seelisch als auch körperlich, daß sein Leben ein einziges Elend wird. Nach einer Erkältung bleibt ein hartnäckiger Katarrh zurück mit harten, übelriechenden und großen schleimigen Krusten im hinteren Teil der Nase und im Rachen. Dadurch entsteht nachts ein sehr unangenehmes Gefühl. Erst am nächsten Morgen, wenn die Krusten herausgebracht werden, findet es Erleichterung. Abszesse, Furunkel und Geschwüre sind äußerst schmerzhaft, dauern sehr lange, bis sie heilen, und nehmen das Kind sehr mit, daß es in der Zeit kaum zu etwas fähig ist. Geschwürige Halsentzündungen mit schlimmen, reißenden Schmerzen lassen ihm Tag und Nacht keine Ruhe, wobei die Nacht um ein Vielfaches schlimmer ist als der Tag. Die akuten Erkrankungen rauben dem Kind die Nachtruhe, so daß der Schlafmangel ein zusätzlicher Leidensfaktor wird.

Die Zunge wird weich, schwammig, bekommt an den Rändern leicht Zahneindrücke und sieht zerschnitten aus; tiefe Risse graben sich in die Zunge. Der Atem ist extrem übelriechend. Die Zähne fangen sehr früh an zu faulen, vor allem am Zahnfleischrand, und brechen ab. Es können fürchterliche Zahnschmerzen entstehen, die es fast verrückt machen.

☙ Wenn akute Erkrankungen für das Kind sehr qualvoll sind, ihm die Kräfte entziehen und es nicht schlafen lassen, übermäßig lange dauern, nachts schlimmer sind und kein Mittel richtig greift, denken Sie an SYPHILINUM.

Asthma ist auch noch eine Krankheit, mit der das Kind geplagt werden kann. Es bricht immer nachts aus, nach dem Insbettgehen, am schlimmsten zwischen 1 und 5 Uhr morgens. Am Tag hält es sich in Grenzen. Ein Gewitter bringt in der Regel einen Asthmaanfall mit sich, warmfeuchtes Wetter verschlimmert. Es gibt für die meisten seiner Beschwerden, insbesondere die Schmerzen, eine Erleichterung, und zwar kaltes Wasser; je kälter um so besser. Manchmal muß es nachts aufstehen und sich so lange eiskalt duschen, bis es vor Kälte blau wird. Solange diese Betäubung anhält, geht es ihm besser. Jedoch verschwinden all seine schlimmen Beschwerden wie durch ein Wunder in den Bergen. Es muß aber ganz hoch hinauf, unter 2000 Meter hat die Höhe kaum eine Wirkung. Die Besserung tritt rasch ein und bleibt bei dem ganzen Aufenthalt dort oben konstant; sogar seine chronische Verstopfung vergeht. Ein gesunder Appetit kehrt ein, wenn es vorher ein schlechter Esser gewesen ist, insbesondere bei den akuten Erkrankungen. Es schmeckt ihm auf einmal alles, und das Kind nimmt zu.

Das Schulkind

Das Syphilinum-Kind erkennt man gleich im Unterricht, wenn es sich meldet. Nach kürzester Zeit kann es den Arm nicht mehr hoch halten, es muß ihn mit dem anderen Arm abstützen und hängt vor Anstrengung fast auf dem Tisch. Diese Schmerzen beim Armheben sind durch eine starke Anspannung im Schulter-Nacken-Bereich bedingt, die das Kind aber nicht daran hindert, gut Klimmzüge machen zu können. Durch die Verspannung fließt das Blut beim Heben nicht richtig in den Arm, und das Kind fühlt sich auch allgemein schlecht und sehr angestrengt.
Das hochbegabte Syphilinum-Schulkind hat keine Schwierigkeiten in der Schule. Vor allem die Mathematik fällt ihm in den Schoß. Gehört es nicht zu den Hochbegabten, macht es den Eltern viel Kummer. Es ist eine trostlose Sache; nichts will in seinen Kopf hineingehen. Bei allen Fächern, wo es denken muß, ist eine unüberwindbare Blockade vorhanden. Vor der Mathematik scheut es zurück, und die Rechtschreibung kapiert es einfach nicht. Alle Versuche, ihm die einfachsten Sachen beizubringen, sind vergeblich.
Dabei handelt es sich weniger um ein Gedächtnis- als um ein Verständnisproblem. Es kann manchmal einen gehörten Satz wörtlich behalten, ohne ein Wort davon verstanden zu haben, geschweige denn umsetzen zu können. Ein Syphilinum-Kind kann daher z. B. einen Text »vorle-

sen«, ohne lesen zu können. Leider bleiben manche Syphilinum-Kinder oft sitzen oder müssen auf eine Sonderschule, wobei es Wunder gewirkt hätte, wenn sie eine Zeitlang mit SYPHILINUM behandelt worden wären. Schreiben und Zeichnen können auch Schwachpunkte bei ihnen sein, so daß man ihre Schrift nur schwer entziffern kann.

Die Pubertät

Die Pubertät von Syphilinum zeigt, in welchem Umfang es durch die schicksalhafte Erbmasse geprägt ist. Meistens tritt die Pubertät sehr spät und zögernd ein. Es sieht oft mit 17 Jahren noch wie ein zwölfjähriges Kind aus. Jungen haben ein glattes Gesicht ohne Bartwuchs oder mit sehr spärlichem und spätem Bartwuchs. Bei den Mädchen entwickelt sich der Busen nicht. Auch bleiben bei beiden Geschlechtern die Geschlechtsorgane klein und unterentwickelt. Die Mädchen leiden aber häufig an reichlichem wäßrigem Ausfluß, der alles durchnäßt.

Um diese Zeit fängt das Kind an, an Kopfschmerzen zu leiden. Es ist ein anhaltender schwerer, dumpfer Druck, vor allem an der Stelle über dem inneren Winkel des rechten Auges. Von dort aus schießt der Schmerz immer wieder zum Hinterkopf, als ob dieser mit einer Stange durchstochen wird. Syphilinum hat viele Arten von Schmerzen, z. B. als ob der Kopf zerdrückt wird, oder linienförmige Schmerzen, die gerade verlaufen können oder Kurven bilden.

Alle Schmerzen machen es schlaflos und treiben es an den Rand des Deliriums. Sie fangen spätnachmittags an, nehmen allmählich zu, erreichen den Höhepunkt vor Mitternacht und lassen langsam gegen Morgen nach. Bei Tagesanbruch sind sie ganz verschwunden. Diese wahnsinnigen Schmerzen machen es nicht nur total verzweifelt, sondern auch extrem reizbar. Die Reizbarkeit des Syphilinum-Kindes ist groß, und mit der Pubertät kommt sie immer stärker heraus. Das Kind wird ungehorsam, ist wütend auf die Eltern mit ihren ständigen Belehrungen, die es nicht aushalten kann. Jeder Widerstand der Eltern bringt es in Rage. Die erbliche Belastung kommt hoch, bricht aus. Es erzählt keinem über seine heimlichen Neigungen, wird verschwenderisch und lügt schlichtweg. Es greift vielleicht zu Alkohol, Zigaretten, Drogen usw. und kommt nicht mehr davon los. Wenn es zu Hause zur Rede gestellt wird, gerät es in Wut, zerschmettert, was es gerade in der Hand hat, und schlägt mit den Fäusten. Solange der Vater noch zu mächtig für es ist, haut es gegen die Wand, einen Gegenstand, oder es schlägt seinen eigenen Kopf.

Parallel dazu entwickelt sich oft ein unsoziales Verhalten. Es mag gar nicht mehr zu Hause sein und kommt sehr spät nach Hause, vor allem, wenn die Eltern Freunde einladen. Eine richtige Abneigung hat das Syphilinum-Kind gegen Gesellschaften, und es fühlt sich äußerst unwohl in der Gegenwart anderer. Es hat kein soziales Empfinden und hat es nie gelernt, mit anderen umzugehen. Die Nächte verbringt es vielleicht alleine im Lokal oder mit Gleichgesinnten. Das tut ihm sehr gut und baut es auf. Wenn es wieder zu Hause ist, dann erscheint ihm alles deprimierend und sinnlos. Wenn die Mutter es in den Arm nehmen möchte, es trösten will, dann steigt sein Argwohn hoch. Was will sie wohl? Die Sympathie, der Trost ist ihm zuwider. Es wird mißbräuchlich und beleidigend gegenüber der Mutter und kann ihr, ohne mit der Wimper zu zucken, seelisch sehr weh tun. Es ist eine verzweifelte Familie, und oft werden Zwangsmaßnahmen ergriffen. Jetzt noch eine vernünftige Lösung für die Probleme zu finden ist fast ein Ding der Unmöglichkeit. Viel eher hätte man anfangen sollen, seine stark destruktive Natur in eine seiner zahlreichen Begabungen hineinzulenken. Aber auch jetzt heißt es, sich auf eines seiner Talente zu konzentrieren, so daß es einen aufbauenden Punkt hat. Das Syphilinum-Kind braucht ein spezielles Training, das ihm einen Sinn im Leben gibt, sonst kann es früh auf die schiefe Bahn geraten.

Wie sie das Syphilinum-Kind fördern können und was Sie beachten sollten

Es ist entweder ein hochbegabtes oder geistig unterentwickeltes Kind.

Säugling und Kleinkind

- Schützen Sie schwerstbehinderte Kinder vor der großen Medizinmaschinerie. Fällen Sie keine überstürzten Entscheidungen, die nicht mehr rückgängig zu machen sind. Lassen Sie sich von vielen verschiedenen Menschen beraten, holen Sie auch konträre Meinungen ein.

Lassen Sie nur das Allernotwendigste an technischem Aufwand durchführen. Bereiten Sie das Kind seelisch, geistig und körperlich mit der Homöopathie auf operative Eingriffe vor, und führen Sie nach der Operation die Unterstützung mit Homöopathie, Bachblüten etc. weiter fort.

- Schützen Sie das Frühgeborene und unterentwickelte Kind vor dem Brutkasten. Wenden Sie die Känguruhmethode an. Tragen Sie es in einem Tragebeutel auf Ihrer Brust, und lassen Sie es auf Ihrer Brust schlafen.
- Frühgeborene sollten so bald wie möglich im Wasser Bewegungen machen und schwimmen können.
- Die Säuglingsmassage ist sehr wohltuend für retardierte Kinder oder Frühgeborene.
- Frühgeborene und behinderte Kinder sollten schöne, heilsame Musik hören.
- Wenn die Zähne sehr früh kommen, sollten Sie die vorzeitige Zahnung sogleich mit SYPHILINUM eindämmen. Eine zu frühe Zahnung fördert die Kariesbildung und belastet die Kinder. Diese Kinder sind auch sehr anfällig für Impfschäden, vor allem für die erste Impfung im dritten Monat.

Schulkind

- Unterstützen Sie nicht den Hang nach Stimulanzien, schon kleine Kinder haben eine Vorliebe für alkoholische und koffeinhaltige Getränke. Klären Sie das Kind gründlich über die schädliche Wirkung der Genußgift auf Seele, Geist und Körper auf.
- Seien Sie ein gutes Vorbild im Umgang mit Stimulanzien.
- Fördern Sie sein soziales Verhalten, und verhindern sie, daß es sich als sozialer Außenseiter fühlt oder dazu werden könnte.
- Lassen Sie das Kind Geschichten von großen Männern und Frauen lesen, vor allem von Wissenschaftlern wie Pythagoras, Newton usw. Vielleicht wird es dadurch angeregt, selbst in diese Richtung zu gehen.
- Seinen Schwindel in der Höhe kann es überwinden, indem es nach oben schaut.

Zusammenfassung der wesentlichen Symptome

Geistige und allgemeine Symptome
- hohe Begabung oder völlige Verkümmerung des Geistes
- Kind nimmt nichts wahr, ist abwesend
- Abneigung gegen Gesellschaft, fühlt sich unwohl in der Gegenwart anderer, *mag nur die Gesellschaft von Gleichgesinnten*
- *asoziales Verhalten*, Ungehorsam, Lügen, Heimlichtuerei, *Verschwendungssucht*
- Mangel an Selbstachtung, Abneigung gegen seine Aufgaben und Pflichten, Unbeständigkeit
- reagiert argwöhnisch auf Trost und Sympathie
- gleichgültig gegenüber der Zukunft, geliebten Menschen, Verwandten
- *deprimiert, wenn es an seine alltäglichen Aufgaben und Pflichten denkt*
- unzusammenhängende Gedanken, vergeßlich, sucht Worte oder Ausdrücke
- *heftige Wut, besonders wenn es kritisiert oder zur Rede gestellt wird*
- für Säuglinge, die nach der Geburt nicht aufhören zu schreien
- Schmerzen nehmen langsam zu und ab
- Zwanghaftigkeit, wäscht sich ständig die Hände
- angeborene Anomalien: Wolfsrachen (offener Gaumen), Mikroenzephalie, Hasenscharte (gespaltene Oberlippe), fehlende Afteröffnung, nur eine Niere, vertäuschte Aorten, Herzfehler, unterentwickelte, schwachsinnige Kinder, z. B. von Rauchern und Alkoholikern; Knochendeformierungen und starke Verengungen im Knochenbau, zu enger Kiefer, Beckenengstand, offene Fontanellen, krumme Wirbelsäule, deformierte, zu kleine Wirbel, besonders in Nacken und Brustbereich
- vererbte Neigung zu Alkoholismus
- Verschlimmerung: *nachts,* Winter, Hitze, Sonne, Gewitter, am Meer, nach dem Aufwachen morgens, bei Tätigkeiten, wo die Arme seitlich hochgehoben werden, z. B. beim Sichmelden im Unterricht, Apfelpflücken

– Abneigung gegen Trost
– Wenn akute Erkrankungen für das Kind sehr qualvoll sind, ihm die Kräfte entziehen und es nicht schlafen lassen, übermäßig lange dauern, nachts schlimmer sind, und kein Mittel richtig greift, denken Sie an SYPHILINUM

Kopf
– Kopfschmerzen mit Reizbarkeit, linienförmig, schlimmer nachts

Augen
– Augenentzündungen von Neugeborenen, die sehr viel weinen, besonders nachts, Lider kleben nachts zusammen, Schmerzen schlimmer von 2 bis 5 Uhr, besser durch kaltes Waschen

Nase
– Katarrh, übelriechend, grün oder gelblich, greift die Knochen an; festsitzende Krusten im Nasen-Rachen-Raum, Geschwüre
– Sattelnase

Mund
– frühzeitige Zahnung
– deformierte Zähne, Mausezähne, becherförmig, frühzeitige Karies am Zahnfleischrand, Zähne brechen ab; eingedellte Zähne; gezackte Schneidezähne
– Zunge geschwollen, weich mit tiefen Rissen, Soor, Mundfäule, Geschwüre

Hals
– geschwürige Hals- und Mandelentzündungen mit reißenden Schmerzen

Brust
– stechende Schmerzen im Herzen
– Asthma, Bronchitis, schlechter beim Hinlegen
– *Husten von Sonnenuntergang bis -aufgang*

454

Magen
- Appetit schlecht, besonders nach akuten Erkrankungen
- übermäßiger Hunger, braucht das Mehrfache an Menge wie Gleichaltrige
- Verlangen nach Stimulantien
- dicker Bauch, Magenerweiterung

Verdauung
- hartnäckige Verstopfung, *Einläufe unmöglich wegen extremer Schmerzen*
- Afterverengung angeboren oder krampfhaft
- Durchfall treibt das Kind um 5 Uhr früh aus dem Bett
- gallige Durchfälle am Meer

Genitalien
- starker Ausfluß

Extremitäten
- reißende, sägende Schmerzen in den Knochen
- Deformierungen der Knochen
- Wachstumsschmerzen nachts im Schienbein, besser durch Berührung

Schlaf
- unruhig, dreht sich um die eigene Achse im Bett, *wacht mit dem Kopf am Fußende auf*
- *Schlaflosigkeit* vor allem bei akuten Krankheiten, aber auch bei chronischen; wacht völlig kaputt und deprimiert auf

Haut
- hartnäckige Ausschläge, die das Kind vor Juckreiz wahnsinnig machen
- extrem schmerzhafte *Abszesse, Furunkel und Geschwüre,* die immer wiederkommen
- kupferfarbene, kleine Flecken
- Blutschwämme

Die Ängste bei Syphilinum

Dieses Kind paßt nicht in die normale familiäre und soziale Struktur, aber auch nicht in die herrschende Gesundheitsnorm. Entweder ist es zu schwach oder zu klein, körperlich oder geistig behindert, oder es legt ein Verhalten an den Tag, womit die anderen nicht umgehen können. Häufig hat es ganz andere Interessen als die übrige Familie und wird dadurch zum schwarzen Schaf abgestempelt. Es fühlt sich als Außenseiter und hat Angst, nicht die richtige geistige und seelische Nahrung zu erhalten. Diese Ängste sitzen tief in dem Syphilinum-Kind und es ist nicht einfach, an sie heranzukommen, da das Kind gar nicht anders sein kann. Es gibt nichts, was das Kind zu einem anderen Verhalten bringen könnte. Also verbirgt es seine Ängste und reagiert mit Antihaltung. Jedoch kommt die Grundexistenzangst hoch, wenn ihm furchterregende Märchen vorgelesen werden. Es ist dieser extremen Situation nicht gewachsen, und hier wird es seine gewohnte Antihaltung nicht weiterbringen. Ein böser Wolf wird es auffressen, ganz gleich, was es auch tut, um sich zu retten.

In der Schule hat das Kind Angst, in das ganze System nicht hineinzufinden. Entweder ist es mit seinen Gedanken ganz woanders oder umgekehrt. Es ist so weit voraus in seiner Brillanz, daß dies den vorgegebenen schulischen Rahmen sprengt. Dadurch hat es Angst, all jenes nicht leben zu können, was in ihm durchbrechen möchte, und daß sein Geist ganz leer und stumpf wird. Auf diese Weise könnte es seinen Verstand verlieren und völlig lahmgelegt werden.

In der Nacht wird das Syphilinum-Kind von seinem seelischen oder körperlichen Leid besonders geplagt. Aus diesem Grund hat es einfach Angst vor der Nacht, weil es ihm dann immer schlechtgeht. Es hat auch Angst, morgens aufzuwachen und durch das nächtliche Leiden völlig erdrückt zu werden.

VI.

KEINE ANGST VOR ÄNGSTEN

Von den Kindern lernen

Liebe Eltern, wie Sie Ihren Kindern helfen können, mit der Angst umzugehen, läßt sich manchmal auch von Kindern lernen. Dazu einige Beispiele:

Ein sechsjähriger Junge hatte den Dinosaurierfilm »Jurassic Park« gesehen und litt seitdem unter großen Ängsten. Sobald er die Augen schloß, tauchten die schrecklichen Bilder wieder auf, und nachts hatte er Alpträume. Schließlich wurde er sogar von einem Dino gefressen. Er machte seinen Eltern große Vorwürfe, daß sie ihn nicht vor diesem Film geschützt hatten, obwohl er ihn selber unbedingt hatte sehen wollen. Einige Gaben ACONIT befreiten ihn zwar von dem akuten Trauma, aber die Dino-Alpträume verschwanden in den nächsten Jahren nicht, wurden jedoch durch OPIUM abgeschwächt.

Schließlich befreite sich das Kind auf eine ganz homöopathische Art und Weise, aber ohne ein potenziertes Mittel zu nehmen, selbst von diesem Alpdruck, der seine Seele belastete. Als es neun Jahre alt war, bat es seine Eltern inständig, ein Video mit dem Jurassic-Park-Film auszuleihen. Es schaute sich den Film zu Hause ein zweites Mal nach vier Jahren an und war ein für allemal von seinen Dino-Ängsten und Alpträumen befreit, wie es selber, sagte: »Es ist ja nichts! Harmlos!« Dies ist ein gutes Beispiel, wie Sie sich als Eltern das Ähnlichkeitsprinzip der Homöopathie zunutze machen können, um ihrem Kind bei der Verarbeitung von traumatischen Erlebnissen behilflich zu sein. Natürlich muß dies auf eine sanfte Art und mit dem Einverständnis des Kindes erfolgen, denn sonst könnte ein neues Trauma entstehen.

Kleine Kinder wenden manchmal intuitiv das Ähnlichkeitsgesetz an, um eine schlechte Erfahrung auszubügeln. Vielleicht haben auch Sie schon einmal beobachtet, wie ein kleines Kind, das ganz in seinem Spiel versunken ist, dabei stolpert und stürzt, umkehrt und ganz bewußt noch einmal über den Stein geht, der es zu Fall brachte. Auch Kinder, die sich durch Unachtsamkeit verbrannt haben, zieht es noch einmal magisch zur

Kerze hin, weil sie bewußt erfahren wollen, wann die Gefahr spürbar wird. Je älter allerdings die Kinder werden, desto häufiger geht dieses »angeborene Verhalten« verloren, vielleicht, weil die Erwachsenen es nicht genügend beachten oder ihm sogar mit Unverständnis begegnen.

Wenn Sie Ihr Kind vor Gefahren behüten wollen, sollten Sie sich auch Ihrer eigenen Ängste bewußt sein. Die Aufklärung über mögliche Gefahren muß nicht immer so verlaufen, wie es von Generation zu Generation üblich war: »Nein, nein, nein! Tu dies nicht, tu jenes nicht! Scheren sind scharf! Feuer ist heiß!« Ein Kind weiß ja noch gar nicht, was »heiß« eigentlich bedeutet. Zeigen Sie ihm einmal behutsam, wie sich »heiß« anfühlt, dann hat es selber die Erfahrung gemacht und kann damit umgehen. Es lernt leichter durch eigene Erfahrungen als durch abstraktes Erklären. Beim Erklären besteht auch die Gefahr, daß sich die Ängste der Eltern auf das Kind übertragen. Vielleicht finden Sie unter den Arzneimitteln in diesem Buch auch das eine oder andere Mittel, was Sie selber anspricht.

Sehr förderlich bei der homöopathischen Behandlung von Kindern ist es, wenn auch gleichzeitig die Eltern mitbehandelt werden. Denn eine Familie lebt in der Regel in einer sehr engen symbiotischen Beziehung, und viele Probleme treten durch die besondere Konstellation von Charakteren in einer Familie auf. Vielleicht würden sie im Umgang mit anderen Menschen gar nicht zutage treten. Wenn nun ein verhaltensauffälliges Kind die Chance bekommt, sich durch eine homöopathische Behandlung weiterzuentwickeln, so sollte immer auch an die anderen Geschwister und an die Eltern gedacht werden, deren Probleme vielleicht nicht so offensichtlich sind. Es ist daher wünschenswert, mit der homöopathischen Behandlung nicht so lange zu warten, bis eine Krankheit ausbricht oder ein Verhalten die Akzeptanzgrenze überschreitet. Die homöopathischen Mittel können auch verwendet werden, um die Entwicklung bei einem gesunden Kind noch mehr zu fördern und seine Persönlichkeit optimal zu formen.

Wenn Sie versuchen, auf eine krampfhafte Art bei ihrem Kind ein scheinbares Fehlverhalten »wegzutherapieren«, so sollten Sie erst einmal in den Spiegel Ihrer eigenen Persönlichkeit sehen. Manchmal regt man sich als Eltern genau über die Eigenschaften seines Kindes auf, die man an sich selbst insgeheim nicht akzeptieren kann. Wenn man das Problem für sich selbst verarbeitet, so wird es sich auch bei dem eigenen Kind in Wohlgefallen auflösen.

Hierzu das Beispiel eines jungen Mädchens, das unter starken Periodenschmerzen litt. Nachdem ihre alleinerziehende Mutter ihre Probleme mit Männern in einer Psychotherapie gelöst hatte, verschwanden schlagartig die Periodenschmerzen der Tochter. Dieses zeigt, daß Eltern auf eine ganz andere Art die Entwicklung ihrer Kinder unterstützen können, als sie es sich vielleicht vorgestellt haben.

Eine andere Mutter wollte unter allen Umständen ein bestimmtes Symptom ihres Kindes »wegtherapiert« haben. Sie war so darauf fixiert, daß sie ihre eigene Gesundheit darüber fast sträflich vernachlässigte: »Es ist mir egal, was aus mir wird, wenn nur erst mein Kind wieder gesund wird.«

Wir können die Gesundheit unserer Kinder nicht erzwingen. Mit Liebe und Loslassen ist es leichter, das zu akzeptieren, was für das Kind am besten ist.

Repertorium der Kinderängste

In diesem Repertorium sind auch Mittel erwähnt, die wir nicht ausführlich, manchmal auch gar nicht in diesem Buch beschrieben haben. Jedoch sind es wichtige Mittel, die Kindern bei der Überwindung ihrer Ängste behilflich sein können, und als positiver Begleiteffekt unterstützen sie sie auch in vielerlei anderer Hinsicht.

Angst (vor)
- *Abmagerung, Angst führt zu:* Ignatia, Natrium muriaticum, Kalium phosphoricum, Argentum nitricum
- *Abwärtsbewegungen:* Psorinum
- *Ärger, beim:* Sepia
- *Alleinsein:* Phosphor, Sepia, Arsenicum album, Hyoscyamus, Kalium carbonicum, Lycopodium, Pulsatilla
  - *abends:* Kalium carbonicum, Pulsatilla
  - *alleingelassen zu werden:* Lycopodium, Arsenicum album, Hyoscyamus, Kalium carbonicum, Phosphor, Sepia
  - *Bett, mag nicht allein ins:* Causticum
  - *Dunkeln im, mit Verlangen nach Gesellschaft:* Kalium phosphoricum
  - *Gesellschaft, Verlangen nach, wegen Todesangst:* Phosphor
  - *Gewitter und Sturm, bei:* Phosphor
  - *mag keinen Moment alleine sein:* Sepia
  - *nachts:* Causticum, Stramonium
  - *nachts, möchte Licht:* Stramonium
  - *Panik, vorm Alleinsein und öffentlich aufzutreten:* Lycopodium
  - *Platz, auf großem:* Calcium carbonicum
  - *schlaflos oder Alpträume:* Kalium carbonicum
  - *Schreien, lautem:* Kalium carbonicum
  - *Todesangst, mit:* Argentum nitricum, Arsenicum album, Kalium carbonicum, Phosphor, Calcium carbonicum

Angst (vor)
- *Todesangst beim Ins-Bett-Gehen:* Arsenicum album
- *Verletzung, Furcht vor:* Arsenicum album
- *Anfeindungen:* Belladonna
- *angegriffen zu werden:* Arsenicum album
- *angesehen zu werden:* Calcium carbonicum
- *Annäherung:* Belladonna, Ignatia, Kalium carbonicum, Lachesis, Stramonium, Thuja
- *Arbeit anzufangen:* Argentum nitricum, Arsenicum album, Silicea, Kalium phosphoricum, Lycopodium, Medorrhinum
- *Atemnot, bei:* Lycopodium
  - *Händehalten besser:* Lycopodium, Kalium carbonicum, Stramonium
- *aufgefressen zu werden:* Hyoscyamus, Stramonium
- *Aufsätze zu schreiben:* Lycopodium, Silicea
- *aufzufallen:* Lycopodium
- *Augen, durch Überanstrengung der:* Sepia
- *Augen zu schließen:* Aethusa, Causticum, Calcium carbonicum
- *Auto, überfahren zu werden:* Phosphor
  - *daß ein Unfall passieren könnte:* Psorinum
  - *schnell zu fahren:* Staphisagria
- *Baden:* Sepia, Sulfur
- *Betrunkenen:* Kalium phosphoricum
- *Bett, allein ins Bett zu gehen:* Calcium, Causticum, Arsenicum album, Phosphor
  - *Augen zu schließen aus Furcht vor Schlangen:* Belladonna
  - *beim Aufwachen, daß etwas unter dem Bett sein könnte:* Belladonna
  - *springt aus dem Bett voller Angst und versteckt sich:* Arsenicum album, Belladonna, Pulsatilla, Stramonium
  - *um 3 Uhr nachts, im Bett:* Kalium carbonicum
  - *wacht voller Angst auf wegen Geräuschen unter dem Bett:* Arsenicum album, Belladonna
- *Blindheit:* Sulfur
- *Brücken, hochgelegenen Plätzen, auf:* Argentum nitricum, Pulsatilla, Staphisagria, Sulfur
  - *weil es sich herunterstürzen könnte:* Argentum nitricum

Angst (vor)

- *Bus- oder Zugfahrten, weil die Leute ihm zu nahe kommen:* Argentum nitricum, Natrium muriaticum
- *Demütigung:* Sepia
- *Dunkeln, im:* Aconit, Arsenicum album, Calcium, Causticum, Lycopodium, Medorrhinum, Phosphor, Pulsatilla, Sepia, Silicea, Stramonium, Sulfur
- *Ecken, um bestimmte zu gehen:* Argentum nitricum
  - *daß etwas aus jeder Ecke springen könnte:* Medorrhinum, Phosphor
- *Einbrechern oder Dieben:* Arsenicum album, Ignatia, Lachesis, Natrium muriaticum, Phosphor, Sulfur, Silicea, Kalium phosphoricum
- *eingesperrt zu werden:* Arsenicum album
- *engen Räumen:* siehe Platzangst
- *entführt zu werden:* Phosphor, Pulsatilla
- *Erscheinungen, schrecklichen, im Dämmerlicht:* Phosphor
- *erschreckt leicht, sogar durch das Läuten der Türklingel oder des Telefons:* Borax, Lycopodium, Kalium carbonicum
- *ertrinken, zu:* Belladonna, Hyoscyamus, Lyssinum, Phosphor, Stramonium
- *erwachsen zu werden:* Pulsatilla
- *Erwartungsangst, allgemein:* Gelsemium, Medorrhinum, Natrium muriaticum, Arsen, Lycopodium, Phosphoricum acidum, Silicea, Thuja
  - *Angehen einer Sache, beim:* Kalium phosphoricum
  - *Durchfall, mit:* Argentum nitricum, Gelsemium, Thuja
  - *Erwartungen zu erfüllen:* Arsenicum album
  - *Erwartungsspannung, immer in, fühlt Dinge, bevor sie eintreffen:* Medorrhinum
  - *vor einem wichtigen Termin, Fest oder Aufführung, Zittern, Beben und Durchfall:* Argentum nitricum
- *Federn:* Stramonium, Tuberculinum
- *Fehler zu machen:* Arsenicum album, Natrium muriaticum
- *Feinden, verfolgt zu werden:* Arsenicum album, Belladonna, Silicea
- *festgenommen zu werden:* Arsenicum album
- *Feuer:* Lyssinum
  - *ins Feuer zu fallen:* Psorinum

Angst (vor)
- *schreckliche Visionen von Feuer:* Pulsatilla
- *stellt sich vor, daß alles brennt:* Belladonna
- *Fieber, bei:* Sepia
- *Fliegen, beim:* Gelsemium, Borax
  - *Starten und Landen:* Borax
- *flüchten, möchte fliehen aus Furcht vor eingebildeten Dingen:* Belladonna
- *Flugzeugen, Tiefffliegern, Luftangriffen:* Aconit, Chamomilla, Ignatia, Natrium muriaticum
- *Frauen (Jungen, die Angst vor Frauen oder Mädchen haben):* Pulsatilla
- *Fremden:* Barium carbonicum, Stramonium, Kalium phosphoricum, Causticum, Thuja
- *Freuden:* Lycopodium, Silicea
- *Freunde, um:* Barium carbonicum, Pulsatilla, Phosphor, Sulfur
- *fürchtet fast alles, hindert es zu handeln:* Aconit
- *Fußbad, nach einem:* Sepia
- *Gedächtnis könnte versagen:* Natrium muriaticum
- *Geistern:* Aconit, Arsenicum album, Pulsatilla, Phosphor, Sepia
- *Gelenke, schwache zu haben:* Sepia
- *Geräuschen, geringsten:* Borax, Silicea, Sepia
  - *leicht erschreckbar:* Aconit, Ignatia, Nux vomica, Causticum
- *geringschätzig behandelt zu werden:* Sepia
- *Geschlecht, dem anderen:* Pulsatilla, Sepia, Staphisagria
- *Gesellschaft:* Aconit, Belladonna, Lycopodium, Stramonium
- *Gesicht, drückt Angst und Schrecken aus:* Aconit, Opium, Stramonium, Belladonna, Hyoscyamus, Veratrum
- *Gesichter zu sehen:* Phosphor
- *gesund, nicht zu werden:* Psorinum
- *Gespenstern:* Calcium carbonicum, Phospor, Sulfur
- *Gewissensängste:* Psorinum
- *Gewitter:* Lachesis, Gelsemium, Borax, Natrium muriaticum, Phosphor, Sepia, Silicea, Sulfur
  - *dabei allein zu sein:* Phosphor

Angst (vor)

- *Gift, vergiftet zu werden:* Belladonna, Arsenicum album, Phosphor, Natrium muriaticum
- *Grausamkeiten, beim Hören oder Sehen von:* Calcium carbonicum
- *Haus, das auf es fallen könnte:* Argentum nitricum
- *herunterzufallen, Gefühl als ob:* Borax, Gelsemium
- *hochgelegenen Plätzen:* Argentum nitricum, Calcium carbonicum, Pulsatilla, Staphisagria, Sulfur
- *hochgenommen zu werden, aus dem Bett:* Calcium phosphoricum
- *Kindergarten, Schule:* Barium carbonicum, Calcium
- *Kirche, in der, oder vor großen Räumen:* Argentum nitricum
- *Kirchenglocken:* Lyssinum
- *Klavierspielen, beim:* Phosphor
- *krank zu werden:* Phosphor
- *Krankenhaus, Ärzten:* Arsenicum album, Argentum nitricum, Ignatia, Natrium muriaticum
- *Lehrlinge, vor neuer Tätigkeit:* Silicea, Lycopodium
- *Lesen, beim:* Sepia
- *Liebe von anderen zu verlieren:* Pulsatilla
- *Liegen, beim:* Arsenicum album, Calcium carbonicum, Pulsatilla, Silicea
  - *auf der linken Seite:* Pulsatilla
  - *auf dem Rücken:* Sulfur
- *Liftfahren:* Borax, Psorinum
- *Männern:* Lycopodium, Phosphor, Pulsatilla, Natrium muriaticum
  - *mit Bärten:* Pulsatilla
- *Masken, dämonischen:* Calcium carbonicum
- *medizinischer Untersuchung, Arzt:* Argentum nitricum, Thuja, Pulsatilla
  - *Arzt, mag ihn nicht:* Tuberculinum
- *Menses, ängstlich vor den:* Sepia
- *Menschen:* Barium carbonicum, Kalium phosphoricum, Lycopodium
- *Menschenmengen:* Argentum nitricum, Lycopodium, Kalium phosphoricum
- *morgens aufzuwachen:* Syphilinum
- *Musik:* Aconit, Arsenicum album, Barium carbonicum, Phosphor, Sulfur
- *Nacht, vor der:* Syphilinum

Angst (vor)

- *Nadeln und scharfen Gegenständen:* Silicea
- *Name, beim eigenen Namen gerufen zu werden:* Sulfur
- *Neuem:* Medorrhinum
- *öffentlich aufzutreten:* Arsenicum album, Lycopodium, Gelsemium, Argentum nitricum, Medorrhinum, Phosphor, Thuja
  - *öffentlich zu sprechen:* Lycopodium
- *Platzangst, Angst in engen Räumen:* Aconit, Argentum nitricum, Calcium carbonicum, Lycopodium, Natrium muriaticum, Stramonium
  - *in dunklen, engen Räumen:* Sepia
- *Polizei, daß sie es einsperrt:* Arsenicum album, Belladonna
- *Prüfungsangst:* Aethusa, Anacardium, Argentum nitricum, Arsenicum album, Gelsemium, Kalium phosphoricum, Lycopodium, Medorrhinum, Phosphoricum acidum, Silicea, Thuja
- *Reiten, beim:* Sepia
- *Rowdys:* Arsenicum album
- *Schatten:* Calcium carbonicum
  - *Schatten durch Kerzenlicht:* Calcium carbonicum
- *schauen, nach unten:* Gelsemium, Borax
- *schlechte Nachrichten zu hören:* Calcium carbonicum, Calcium phosphoricum, Kalium carbonicum, Natrium muriaticum, Lycopodium
- *Schnelligkeit, schnellem Fahren:* Staphisagria
- *schüchtern:* Lycopodium, Gelsemium, Argentum nitricum, Arsenicum album, Medorrhinum, Phosphor, Thuja
- *schwarz, vor dunklen Sachen:* Arsen, Stramonium, Tarentula, Veratrum album
- *Selbstmord, mit Gedanken an:* Nux vomica, Rhus toxicodendron, Staphisagria
- *Selbstvertrauen, mangelndes, Versagensängste, dabei sehr erfolgreich:* Silicea, Lycopodium
- *Sorgen um die Schule:* Lycopodium, Silicea
- *Spiegeln, glitzernden Gegenständen:* Stramonium, Lyssinum
- *Sprechen:* Sepia
  - *vor anderen:* Natrium muriaticum, Phosphor
- *Spritzen:* Silicea

Angst (vor)

- *Stimmlosigkeit, Angst verursacht:* Opium
- *Strafe:* Arsenicum album
- *Straße zu überqueren:* Aconit, Kalium phosphoricum
- *Tätigkeit, neuer (z. B. Lehrlinge):* Silicea, Lycopodium
- *Telefon, hinzugehen, wenn es klingelt:* Lycopodium
- *Tieren*
  - *Haien:* Medorrhinum
  - *Hunden:* Belladonna, Calcium, Causticum, Hyoscyamus, Lyssinum, Stramonium, Tuberculinum, Veratrum album
  - *Hunden, schwarzen, bösen oder wilden Tieren:* Stramonium
  - *Insekten:* Calcium carbonicum
  - *Katzen:* Tuberculinum
  - *Ratten:* Hyoscyamus, Lyssinum, Belladonna, Calcium carbonicum, Opium, Phosphor
  - *Spinnen:* Phosphor, Stramonium, Tuberculinum
  - *Vögeln:* Tuberculinum
- *Todsünde begangen zu haben:* Psorinum
- *Toiletten, fremde:* Lycopodium
- *Träumen, phantastischen:* Calcium carbonicum
  - *schrecklichen:* Sulfur
- *Treppe hinunterzugehen:* Gelsemium, Borax
- *Treppensteigen, beim:* Hyoscyamus
- *Tür zu öffnen:* Lycopodium
  - *rauszugehen:* Aconit, Kalium phosphoricum
  - *wenn eine Tür zufällt, spürt es die Angst im Magen:* Kalium carbonicum, Calcium carbonicum, Phosphor, Sepia
- *umgebracht zu werden:* Phosphor
- *Unglück:* Calcium carbonicum, Causticum, Lycopodium, Phosphor, Psorinum, Tuberculinum, Sepia
- *Unglücksfällen, eingebildeten, möchte davor weglaufen oder sich verstecken:* Belladonna, Opium, Phosphor
- *unheilbare Angst, untröstlich:* Aconit, Veratrum album
- *unheilbar krank zu sein:* Psorinum
- *unheilvollen Geschehnissen:* Barium carbonicum

Angst (vor)

- *Unordnung:* Arsenicum album
- *unpünktlich zu sein:* Arsenicum album
- *Unternehmungen:* Argentum nitricum, Arsenicum album, Lycopodium, Medorrhinum, Silicea
  - *vor größeren anstrengenden:* Argentum nitricum, Gelsemium, Arsenicum album, Lyssinum, Thuja
  - *vor ungeplanten:* Calcium carbonicum
- *Verabredung mit Freunden:* Barium carbonicum
- *Veränderungen:* Medorrhinum
- *Verantwortung zu übernehmen:* Argentum nitricum, Arsenicum album, Silicea, Kalium phosphoricum, Lycopodium, Medorrhinum
- *Verarmung:* Psorinum
- *verbotene Handlungen begangen zu haben:* Arsenicum album
- *verfolgt zu werden, muß sich immerzu umdrehen:* Lachesis, Medorrhinum, Staphisagria
- *Vergeßlichkeit, besonders am Abend:* Pulsatilla, Phosphor, Lycopodium, Kalium phosphoricum, Calcium carbonicum, Natrium muriaticum
- *vergewaltigt zu werden:* Pulsatilla
- *vergiftet zu werden durch Behandlung:* Arsenicum album, Phosphor
- *verlassen zu werden:* Phosphor
- *verletzt zu werden:* Stramonium
- *Verletzungen beim Alleinsein:* Arsenicum album
- *verraten zu werden:* Hyoscyamus
- *Versagen:* Lycopodium, Silicea
- *versteckt sich (in der Toilette) vor Angst:* Arsenicum album
- *Verwirrung, fürchtet, daß die Leute sie bemerken:* Calcium carbonicum
- *Vollmond, bei, Angst im Bett:* Silicea, Sulfur
- *Wasser, ins Wasser zu fallen und zu ertrinken:* Belladonna, Hyoscyamus, Lyssinum, Phosphor, Stramonium
- *Wiege, beim Legen in die:* Borax
- *Zeit*
  - *Abenddämmerung:* Calcium carbonicum, Causticum, Kalium carbonicum, Phosphor, Pulsatilla, Sepia

Angst (vor)
- *abends:* Calcium carbonicum, Kalium carbonicum, Phosphor
- *abends und um Mitternacht:* Tuberculinum
- *abends, mit Hitzeandrang wegen wirklicher oder eingebildeter Ereignisse:* Sepia
- *3 Uhr nachts:* Arsenicum album, Silicea, Aconit, Rhus toxicodendron
- *5 Uhr:* Nux vomica
- *morgens:* Argentum nitricum, Lycopodium
- *morgens, beim Aufstehen:* Argentum nitricum
- *nachts:* Arsenicum album, Belladonna, Calcium carbonicum
- *nach 3 Uhr nachts:* Arsenicum album, Rhus toxicodendron
- *Zittern und Beben, wenn der Abend näherrückt:* Aconit, Arsenicum album, Calcium carbonicum, Sulfur
• *Zeitdruck, falls ein Termin festgesetzt ist:* Argentum nitricum, Gelsemium, Medorrhinum
• *Ziel zu verfehlen, z. B. auf Wanderungen oder bei Prüfungen:* Lycopodium
• *zu Hause:* Arsenicum album, Kalium carbonicum, Lycopodium, Pulsatilla
• *Zusammenbruch:* Silicea, Kalium phosphoricum, Natrium muriaticum

VII.

ANHANG

Tabelle homöopathischer Mittel

In dieser Tabelle sind der Vollständigkeit halber auch Mittel erwähnt, die nicht im Buch beschrieben sind.

Name des Mittels	Deutscher Name	Abkürzung
Aceticum acidum	Essig	Acet-ac.
Aconitum napellus	Sturmhut	Acon.
Aethusa cynapium	Hundspetersilie	Aeth.
Allium cepa	Zwiebel	All-c.
Aloe socotrina	Aloe	Aloe
Alumina	Tonerde	Alum.
Anacardium orientale	Elefantenlaus	Anac.
Anagallis arvensis	Ackergauchheil	Anag.
Angustura vera	Borke von Galipea cusparia	Ang.
Antimonium crudum	Grauspießglanzerz	Ant-c.
Antimonium tartaricum	Brechweinstein	Ant-t.
Apis mellifica	Biene	Apis.
Argentum metallicum	Silber	Arg-m.
Argentum nitricum	Höllenstein	Arg-n.
Arnica montana	Arnika, Bergwohlverleih	Arn.
Arsenicum album	Arsen	Ars.
Arsenicum jodatum	Arsentrijodid	Ars-j.
Asarum europaeum	Haselwurz	Asar.
Aurum metallicum	Gold	Aur.
Barium carbonicum	Bariumcarbonat	Bar-c.
Barium jodatum	Bariumjodid	Bar-j.
Barium muriaticum	Bariumchlorid	Bar-m.
Belladonna (Atropa belladonna)	Tollkirsche	Bell.

Name des Mittels	Deutscher Name	Abkürzung
Bellis perennis	Gänseblümchen	Bellis.
Berberis vulgaris	Berberitze	Berb.
Borax veneta (Natrium boracicum)	Borax	Bor.
Botulinum	Wurstgift	Botul.
Bromium	Brom	Brom.
Bryonia alba	Weiße Zaunrübe	Bry.
Cactus grandiflorus	Königin der Nacht	Cact.
Caladium seguinum	Schweigrohr	Calad.
Calcium carbonicum	Austernschalenkalk	Calc.
Calcium phosphoricum	Calciumphosphat (phosphorsaure Kalkerde)	Calc-p.
Calcium sulfuricum	Gips, Alabaster	Calc-s.
Calendula officinalis	Ringelblume	Calend.
Camphora officinarum	Kampfer	Camph.
Cantharis vesicatoria	Spanische Fliege	Canth.
Capsicum annuum	Cayennepfeffer	Caps.
Carbolicum acidum	Karbolsäure	Carb-ac.
Carbo animalis	Tierkohle	Carb-an.
Carboneum sulfuratum	Schwefelkohlenstoff	Carb-s.
Carbo vegetabilis	Holzkohle	Carb-v.
Carcinosinum oder Carcinominum	Krebs-Nosode	Carc.
Carduus marianus	Mariendistel	Card-m.
Castor equi	Pferdezehe	Cast-eq.
Caulophyllum thalictroides	Frauenwurzel	Caul.
Causticum Hahnemanni	Hahnemanns Ätzstoff	Caust.
Chamomilla vulgaris	Kamille	Cham.
Chelidonium majus	Schöllkraut	Chel.
China officinalis	Chinarinde	Chin.
Cina (Artemisia maritima)	Zitwerblütensamen	Cina
Clematis erecta	Aufrechte Waldrebe	Clem.

Name des Mittels	Deutscher Name	Abkürzung
Cocculus indicus (Anamirta cocculus)	Kockelskörnerstrauch	Cocc.
Coccus cacti (Dactylopus coccus)	Cochenillelaus	Coc-c.
Coffea cruda	Roher Bohnenkaffee	Coff.
Coffea tosta	gerösteter Kaffee	Coff-t.
Colchicum autumnale	Herbstzeitlose	Colch.
Colocynthis (Citrullus colocynthis)	Koloquinte	Coloc.
Corallium rubrum	Rote Koralle	Cor-r.
Crataegus oxyacantha	Weißdorn	Crat.
Croton tiglium	Krotonöl	Crot-t.
Cuprum metallicum	Kupfer	Cupr.
Cuprum arsenicosum	Kupferarsenit	Cupr-ars.
Derris pinnata	unbekannt (chinesische bohnenartige Pflanze)	Der.
Dioscorea villosa	Yam	Dios.
Diphtherinum	Diphtherie-Nosode	Dipht.
Dolichos pruriens	Juckbohne	Dol.
Drosera rotundifolia	Sonnentau	Dros.
Dulcamara (Solanum dulcamara)	Bittersüße Nachtschatten	Dulc.
Echinacea angustifolia	Echinacea	Echi.
Euphrasia officinalis	Augentrost	Euphr.
Ferrum metallicum	Eisen	Ferr.
Ferrum phosphoricum	Eisenphosphat	Ferr-p.
Fluoricum acidum	Flußsäure	Fl-ac.
Gelsemium sempervirens	Jasmin	Gels.
Glonoinum	Nitroglyzerin	Glon.

Name des Mittels	Deutscher Name	Abkürzung
Graphites	Reißblei	Graph.
Gunpowder	Schießpulver	Gunp.
Hamamelis virginica	Zaubernuß	Ham.
Hecla lava	Hekla lava	Hecla
Hepar sulfuris calcareum	Hahnemanns Calciumsulfid	Hep.
Hippozaenium (Malleinum)	Nosode der Pferdenetzkrankheit	Hippoz.
Hydrastis canadensis	Kanadische Gelbwurz	Hydr.
Hypericum perforatum	Johanniskraut	Hyper.
Ignatia amara	Ignatiusbohne	Ign.
Illicium anisatum	Anis-Sternanis	Ill.
Ipecacuanha (Cephaelis ipecacuanha)	Brechwurzel	Ip.
Jalapa (Ipomoea purga)	Jalapenknolle	Jalap.
Kalium bichromicum	Kaliumbichromat	Kali-bi.
Kalium carbonicum	Kaliumcarbonat	Kali-c.
Kalium muriaticum	Kaliumchlorid	Kali-m.
Kalium permanganatum	Kaliumpermanganat	Kali-per.
Kalium sulfuricum	Kaliumsulfat	Kali-s.
Kreosotum	Kreosot	Kreos.
Lac caninum	Hundemilch	Lac-c.
Lachesis muta (Trigono-cephalus lachesis)	Buschmeister	Lach.
Lacticum acidum	Milchsäure	Lac-ac.
Lathyrus sativa	Platterbse	Lath.
Latrodectus mactans	Schwarze Witwe	Lat-m.
Ledum palustre	Wilder Rosmarin/Sumpfporst	Led.
Lycopodium clavatum	Bärlapp	Lyc.
Lyssinum (Hydrophobinum)	Tollwut-Nosode	Lyss.

Name des Mittels	Deutscher Name	Abkürzung
Magnesium carbonicum	Magnesiumcarbonat	Mag-c.
Magnesium phosphoricum	Magnesiumphosphat	Mag-p.
Medorrhinum	Gonorrhoe-Nosode	Med.
Melilotus	Steinklee	Meli.
Mentha piperita	Pfefferminze	Menth.
Mercurius solubilis Hahnemanni	Hahnemanns lösliches Queck- silber	Merc.
Mercurius corrosivus sublimatus	Quecksilberchlorid	Merc-c.
Mercurius cyanatus	Quecksilberzyanid	Merc-cy.
Mercurius jodatus flavus (protojodatus)	gelbes Quecksilberjodid	Merc-j-f.
Mercurius jodatus rubrum (binjodid)	rotes Quecksilberjodid	Merc-j-r.
Millefolium	Schafgarbe	Mill.
Mitchella repens	unbekannt (englisch: Partridge-Berry)	Mitch.
Muriaticum acidum	Salzsäure	Mur-ac.
Naphthalinum	Naphthalin	Naph.
Natrium carbonicum	getrocknetes Natriumcarbonat	Nat-c.
Natrium muriaticum	Kochsalz	Nat-m.
Natrium sulfuricum	Glaubersalz	Nat-s.
Nitricum acidum	Salpetersäure	Nit-ac.
Nux moschata	Muskatnuß	Nux-m.
Nux vomica	Brechnuß	Nux-v.
Opium (Papaver somniferum)	Schlafmohn	Op.
Pertussin	Keuchhusten-Nosode	Pert.
Phellandrium aquaticum	Wasserfenchel	Phel.
Phosphorus	Phosphor	Phos.
Phosphoricum acidum	Phosphorsäure	Phos-ac.
Phytolacca decandra	Kermesbeere	Phyt.

Name des Mittels	Deutscher Name	Abkürzung
Pilocarpinum	Pilocarpin	Pilo.
Plantago major	Breitwegerich	Plant.
Plumbum metallicum	Blei	Plb.
Podophyllum peltatum	Maiapfel (Fußblatt)	Podo.
Psorinum	Krätze-Nosode	Psor.
Pulex irritans	Floh	Pulex
Pulsatilla nigricans (Anemone pulsatilla)	Küchenschelle	Puls.
Rheum officinale (palmatum)	Rhabarber	Rheum
Rhus toxicodendron	Giftefeu	Rhus-t.
Rubeolinum	Röteln-Nosode	Rubl.
Rumex crispus	Krauser Ampfer	Rumx.
Ruta graveolens	Weinraute	Ruta.
Sambucus nigra	Holunder	Samb.
Sanguinaria canadensis	Kanadische Blutwurzel	Sang.
Sanicula aqua	Mineralwasser aus Ottawa, Illinois, USA	Sanic.
Senega (Polygala senega)	Senegawurzel (Klapper-schlangenwurzel)	Seneg.
Sepia officinalis	Tintenfisch	Sep.
Silicea terra (Silicium)	Kieselsäure	Sil.
Spigelia anthelmia	Wurmkraut	Spig.
Spongia marina tosta (Euspongia officinalis)	Meerschwamm (gerösteter)	Spong.
Staphisagria (Delphinium staphisagria)	Stefanskorn	Staph.
Stramonium (Datura stramonium)	Stechapfel	Stram.
Strontium carbonicum	Strontiumcarbonat	Stron-c.
Sulfur	Schwefel	Sulf.
Sulfuricum acidum	Schwefelsäure	Sulf-ac.

Name des Mittels	Deutscher Name	Abkürzung
Symphytum officinale	Beinwell	Symph.
Syphilinum	Syphilis-Nosode	Syph.
Tabacum (Nicotiana tabacum)	Tabak	Tab.
Terebinthina	Terpentin	Ter.
Tetanus	Tetanusnosode	Tet.
Thuja occidentalis	Lebensbaum	Thuj.
Tuberculinum bovinum	Tuberkulose-Nosode	Tub-bov.
Urtica urens	Brennessel	Urt-u.
Valeriana officinalis	Baldrian	Valer.
Varicellinum	Windpocken-Nosode	Varic.
Veratrum album	Weiße Nieswurz	Verat.
Veratrum viride	Grüne Nieswurz	Verat-v.
Verbascum thapsus	Königskerze	Verb.
Vespa crabro	Wespe	Vespa
Zeckenbißfieber-Nosode	—	Zeck.
Zincum metallicum	Zink	Zinc.
Zincum phosphoricum	Zinkphosphid	Zinc-p.

Quellenverzeichnis

Albonici, H., Klein, P., Grob, Ch., Pewsner, D., *Schweizerische Impfkampagne gegen Masern, Mumps und Röteln,* Sonderdruck aus Schweiz. Zschr. GanzheitsMedizin 1/1994

Borland, D., *Children's Types,* Jain Publishers, New Delhi

Breisach, G. et al., *Tetanus-Andikörperbestimmung bei Kindern,* Dtsch. med. Wochenschrift Nr. 104/1979, S. 1409–1412

Buchwald, G., *Impfen, das Geschäft mit der Angst,* Hirthammer-Verlag, München

Buchwald, G., *Therapieresistentes Hirnkrampfleiden mit hochgradigem Intelligenzdefekt als Folge einer Kinderlähmungs-Schluckimpfung (Sabin), Erfahrungsheilkunde Acta medica empirica,* Zeitschrift Heft 5, 1986, Band 35, Haug Verlag, Heidelberg

Cayol, M., Tauveron, J., *Whole-body protein turnover + hepatic protein synthesis are increased by vaccination in man* (Centre de Recherche de Nutrition Humaine d'Auvergne, Clin-Sci-Colch. 1995 Oct., 89 [4] 389–96)

Coulter, Fischer, *Dreifachimpfung – Ein Schuß ins Dunkle,* Barthel & Barthel Verlag, Berg

Coulter, Harris, *Impfungen – der Großangriff auf Gehirn und Seele;* Hirthammer Verlag

Cournoyer, C., *Impfen – ja oder nein?,* Waldhausen Verlag

Delarue, F. + S., *Impfungen – der unglaubliche Irrtum,* Hirthammer Verlag, München

Delarue, S., *Impfschutz – Irrtum oder Lüge,* Hirthammer Verlag, München

Dyer, C., *Familes win support for vaccine compensation claim* (BMJ, 1994, Sept. 24)

Edsal, G., *Excessive Use of Tetanus Toxid,* Boosters JAMA 1967, 8202: S. 111–113

Ehrengut, Wetal, *Über natürlich erworbene Tetanusantitoxine im Serum von Kindern und Erwachsenen in Mali,* Immunität und Infektion 11/1983, S. 229–232

Elswood, B. F., Stricker, R. B., *Polio vaccines and the origin of AIDS* (University of California, San Francisco, Mission Center, Med. Hypothesis 1995, Mar. 44 [3], 226)

Fishers, Charles E., *Diseases of Children and their homoeopathic treatment,* M. Bhattacharyya & Co., Calcutta, 1937

Friedrich u. a. (Departamento de Virologia, Rio de Janeiro 1995), *Genomic characterization of type 3 polioviruses isolated from vaccine-associated poliomyelitis cases in Brazil*

Herscu, P., *Die homöopathische Behandlung der Kinder,* Kai Kröger Verlag, Groß-Wittensee

Hof, H., Dorries, R., *Polioschutzimpfung heute: Kritische Anmerkungen* (Institut für Medizinische Mikrobiologie und Hygiene, Fakultät für klinische Medizin Mannheim der Uni Heidelberg, Immun-Infekt. 1995 Aug., 23 [4] 130–3)

Horaud, F., *An historical outline of the development of live poliovaccine and its non-target effects* (Institut Pasteur, Paris, Dev-Biol-Stand. 1995, 84, 117–22)

Mai, Ketal, *Über den Stand und die Dauer des Impfschutzes gegen Tetanus bei Kindern,* Dtsch. med. Wochenschrift Nr. 95/1970, S. 1044–1050

Maschikian, MV, Stollermann, G. H. (Hospital-Pract-of-at 1994, Sept. 15, 29 [9:69–73,76,7]), *Vaccine Associated Polio: A Case and its Lessons*

Müller, Neil Z., *Vaccines: Are they really safe and effective? A Parents's Guide to Childhood Shorts,* New Atlantean Press, Santa Fe, New Mexico 1992

Müller, Markus Dr. jur., *Die M+M+R-Impfkampagne des Bundes auf dem juristischen Prüfstand,* Separatdruck Schweizerische Ärztezeitung, Band 75, Heft 10/1994, Hans Huber Verlag Bern

Nathanson, N., Langmeier, AD, *The Cutter incident. Polio following formaldehyde-inactivated poliovirus vaccination in the USA during the spring of 1955* (Am-J-Epidemiol. 1995 Juli 15, 142 [2], 190–40, discussion 107–8)

Oeter, D., *Impfschutz und überstandene Kinderkrankheiten der Hamburger Schulanfänger von 1981,* S. 44, R. G. Fischer Verlag, Frankfurt 1987

Pilars de Pilar, C. E., Spiess, H., *Diphtherie und Tetanusantikörper bei Kindern und jungen Erwachsenen,* Dtsch. med. Wochenschrift Nr. 106/1981, S. 1341–1344

Roy, Ravi u. Lage-Roy, Carola, *Homöopathischer Ratgeber*
Nr. 3 Impfschäden
Nr. 4 Homöopathische Impfung
Nr. 5 Grippe
Nr. 9 Säugling – Wochenbett
Nr. 10 Kinderkrankheiten
Nr. 14 Neurodermitis
Nr. 15 Impfschäden und Behandlung
Verlag Lage & Roy, Murnau

Roy, Ravi u. Lage-Roy, Carola, *Selbstheilung durch Homöopathie,* Droemer Knaur Verlag, München 1988

Rumke, H. C., Oostvogel, P. M., *Polio in the Netherlands* (Laboratory for Clinical Vaccine Research, Epidemiol.-Infekt., 1995 Oct, 115 [2]: 289–98)

Sitzmann, F. C., *Pädiatrie,* Hippokrates Verlag 1995

State of World's Children, 1993 (Oxford Univ. Press, New York 1993); WHO – *Expanded Programme of Immunization. Immunization Information System* (WHO, Genf, 1994)

Strebel u. a., *Intramuscular injections within 30 days of immunization with oral poliovirus vaccine – a risk factor for vaccine-associated paralytic poliomyelitis,* N. Engl. J. Med. 1995

Udani, UNICEF (Postgraduate Institute of Medical Science, Bombay Hospital 1994), *BCG vaccination in India and tuberculosis in children: newer facets*

Wyatt, H. V., *Poliovaccines: lessons learnt and forgotten* (University of Leeds, Publ.-Stu-Zool-Napoli-II 1995, 17 [1], 91–112)

Nützliche Adressen

Ravi Roy
Lehr- und Forschungsinstitut für Homöopathie
Hörnleweg 36, 82418 Murnau
Tel. 0 88 41 / 44 55, Fax 0 88 41 / 42 98

Dr. Montinari
Viale Orazio Flacco 11/19, I–70100 Bari
(erforscht Impfschäden)

Arzneimittelkommission der deutschen Ärzteschaft
Aachener Straße 233–237, 50931 Köln
Tel. 02 21 / 4 00 40, Fax 02 21 / 43 15

arznei-telegramm
Petzower Straße 7, 14109 Berlin
Fax 0 30 / 8 05 42 03
(Institut für Arzneimittelinformationen,
nimmt Meldungen entgegen)

Arbeitskreis zur Selbsthilfe bei chemisch-pharmazeutischen
Gesundheitsschäden (ASG)
Bismarckstraße 66, 38667 Bad Harzburg
Tel. 0 53 22 / 29 56

Dr. Dieter Knapp
Privates Forschungsinstitut für Biophysik
und bioenergetische Medizin
Mittenwalder Straße 8, 82481 Mittenwald
Tel. 0 88 23 / 35 24

Dr. med. Dieter Rings
Mohrengäßchen 5, 55590 Meisenheim
Tel. 0 67 53 / 43 79
(arbeitet mit dem Plasma-Print-Verfahren)

Dr. med. Gerhard Buchwald
Am Wolfsbühl 28, 95138 Bad Steben
Tel. 0 92 88 / 83 28
(Impfschadensgutachter)

Prof. Dr. med. Wolfgang Ehrengut
Am Kroog 5, 22147 Hamburg
Tel. 0 40 / 6 47 39 79
(Impfschadensgutachter)

Prof. Dr. med. Ulrich Kreuth
Am Brückweiherhof 7, 66593 Neunkirchen/Saar
Tel. 0 68 21 / 3 13 82
(Impfschadensgutachter nach Diphtherieimpfung)

Prof. Dr. med. Hans W. Kreth
Universitätsklinik
Josef-Schneider-Straße 2, 97080 Würzburg
Tel. 09 31 / 20 11
(Impfschadensgutachter, besonders nach Masernimpfung
und allen Komplikationen mit Herpes)

Prof. Dr. med. Christian von Deuster
Klinik und Poliklinik für HNO-Kranke
Josef-Schneider-Straße 11, 97080 Würzburg
Tel. 09 31 / 2 01 23 72
(Impfschadensgutachter, besonders bei Hörstörungen)

Schutzverband für Impfgeschädigte
Franz Josef Pfeifer
In den Gärten, Postfach 1105, 35620 Hüttenberg
Tel. 0 64 41 / 7 16 70

Wolfgang Wilhelm
Spandauer Straße 31, 57072 Siegen
Tel. 02 71 / 2 28 23, Fax 02 71 / 2 48 97
(Rechtsanwalt des Schutzverbandes für Impfgeschädigte)

Interessengemeinschaft Impffreiheit für unsere Kinder
Postfach 45, I–39043 Klausen/Südtirol
Tel. (von D) 00 39 - 4 72 / 85 51 53

Arbeitsgruppe für differenzierte MMR-Impfungen
Dr. Albonico
Postfach, CH–3000 Bern 9

Ligue Nationale pour la Liberté des Vaccinations
4, Rue Saulnier, F–75009 Paris
Tel. (von D) 00 33 - 1 / 48 24 43 60

Stichwortverzeichnis